Felix Largiadèr

Transplantation von Organen

Felix Largiadèr

Transplantation von Organen

Von der Mythologie bis zur erlebten Gegenwart

EMH Schweizerischer Ärzteverlag

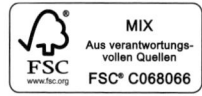

© 2010 by EMH Schweizerischer Ärzteverlag AG, Basel
Lektorat: Tobias Lerch
Umschlaggestaltung: Thomas Lutz, Schwabe
Gesamtherstellung: Schwabe AG, Druckerei, Muttenz/Basel
Printed in Switzerland
ISBN 978-3-03754-051-0

Inhaltsverzeichnis

Vorwort	13
Sind Organtransplantationen ethisch verantwortbar?	15
Standpunkt der Religionen	16
Nimmt die Philosophie Stellung?	19
Einfluss der Rechtswissenschaft	20
Die Biomedizinische Ethik	21
Kernthemen mit ethischer Relevanz	22
Der autonome Mensch als ethische Instanz?	24
Sind Organtransplantationen ethisch verantwortbar?	25
Vollkommenheit?	26
Transplantationen von der Mythologie bis zur Neuzeit	27
Der elefantenköpfige Ganesha	27
Pien Ch'iao, der legendäre Herzverpflanzer	30
Der Gott des Alten Testaments transplantiert Herzen?	31
Heilhandlung im Neuen Testament?	31
Hautplastiken, verbürgte und andere	32
Zweitausend Jahre ohne Transplantationsfortschritt	32
Die Beinverpflanzer Cosmas und Damian	34
Antonius von Padua und das Fusswunder	37
Neues Interesse an Transplantationen in der Neuzeit	37
Fünfzig Jahre bis zum Transplantationserfolg – warum so lange?	43
Eine technisch einwandfreie Operation genügt nicht	43
Klärung des Einflusses von genetischen Faktoren	46
Nachweis einer Immunreaktion als Ursache	49
Die erste erfolgreiche Nierentransplantation	52
Nobelpreise markieren wichtige Etappen der Transplantation	53
Minneapolis und die Transplantation	55
Fahrt ins gelobte Land	55
Gastric Cooling, ein Nachdiplomstudium und viel freie Zeit	56
JFK	58
Stand der Organtransplantation 1963/64	59
Mein Ziel: ein funktionierendes Pankreastransplantat	61

Die Master-Promotion	65
Die Rückkehr	66

Aufschwung und Zusammenarbeit im deutschsprachigen Europa ... 69

Aufschwung mit Verzögerung	69
Die Transplantation in Deutschland	70
Die Transplantation in Österreich	74
Die Transplantation in der Schweiz	77
Monographie «Organ-Transplantation»	78
Zürcher Transplantationskolloquium 1966	81
Kongress der European Society for Experimental Surgery 1969	83
Arbeitsgemeinschaft für Transplantationschirurgie	85
Nichtchirurgische Transplantationsgruppen in der Schweiz	86

Recht auf eine Organtransplantation und ein Organ? ... 89

Der Patient als Pionier	90
Ambulante Behandlung der Transplantationsanwärter wird möglich	90
Europäische Zusammenarbeit und Patienten aus Nachbarländern	91
Das Recht, auf die Warteliste gesetzt zu werden	93
Das Asylantenintermezzo	94
Bestimmungen der Transplantationsgesetze zum Thema	96
Welche Rechte haben Patienten?	97

Entnahme, Aufbewahrung, Transport und Zuteilung der Organe ... 99

Entnahme der Organe	99
Aufbewahrung der Organe	100
Organtransport	102
Zuteilung (Allokation)	103

Die Nierentransplantation ... 105

Warum Nierentransplantation?	105
Dominator, Stimulator und Promotor der Organtransplantation	107
Die ersten zehn Jahre ohne die Schweiz	109
Beginn und Aufbau in Zürich	110
Aurea prima sata est aetas	113
Das silberne Zeitalter	115

Nierentransplantation wird zur Routine	115
Eines Zürcher Transplanteurs Blick zurück …	116
… und in die nicht mehr selbst mitgestaltete Zeit	117
Unzuverlässige Patienten als Abstossungsverursacher?	119
Zahlen und Resultate weltweit	120
Ausblick in die nahe Zukunft	122

Die Pankreas- und Pankreasinseltransplantation ... 123
    Warum Pankreas- oder Pankreasinseltransplantation? ... 123
    Erste Transplantationen in Minneapolis ... 124
    Vorbereitungen in Zürich ... 125
    Erste Pankreastransplantation beim Menschen in Europa ... 127
    Intermezzo: Inseltransplantation mit einer Weltpremiere ... 129
    Wie weiter? ... 132
    The delayed duct occlusion technique ... 132
    Ein Spitzenergebnis in der Weltstatistik ... 135
    Der Irrweg Blasendrainage ... 136
    Die ursprünglich experimentelle Technik als
    endgültige Lösung ... 137
    Zahlen und Resultate weltweit ... 138
    Ausblick in die nahe Zukunft ... 141

Der Pionier der Herztransplantation ... 143
    Norman E. Shumway ... 143

Die Herztransplantation ... 147
    Warum Herztransplantation? ... 147
    Erste Zürcher Transplantationsexperimente im Herbst 1962 ... 150
    Bei Barnard in Kapstadt 1968 ... 151
    Zwei Zürcher Herztransplantationen im Jahr 1969 ... 153
    Glanzzeit der Zürcher Herztransplantation ... 155
    Turbulente Zürcher Herztransplantation und
    Herzchirurgienachfolge ... 156
    Zahlen und Resultate weltweit ... 162
    Ausblick in die nahe Zukunft ... 165

Pioniere der Lebertransplantation ... 167
    Thomas E. Starzl ... 167
    Roy Y. Calne ... 170
    Rudolf Pichlmayr ... 171

Die Transplantation und das Berufsziel	177
Habilitation in Zürich	177
Weitere Laufbahn anderswo?	178
Ordinarius in Innsbruck?	181
Chirurgienachfolge in Zürich	183
Die Entscheidung	189
Und die Lebertransplantation?	191
Die Lebertransplantation	193
Warum Lebertransplantation?	193
Die Anfänge in der Schweiz	196
Die Kassen wollen nicht bezahlen	198
Der Rechtssprechung sei Dank	200
Rolle und Zukunft der Virushepatitis und des Virus C	202
Zahlen und Resultate weltweit	204
Ausblick in die nahe Zukunft	207
Die Lungentransplantation	209
Warum Lungentransplantation?	209
Erste Forschungen mit Tierversuchen	211
Minneapolis und die Lungenkonservierung	212
Beim Menschen vorerst nur Misserfolge	213
Erste Erfolge mit einem zweifelhaften Konzept	214
Vorbereitungen in Zürich	215
Hierarchische Verselbständigung der Thoraxchirurgie	216
Die Lungentransplantation in der Schweiz	218
Zahlen und Resultate weltweit	221
Ausblick in die nahe Zukunft	224
Die Dünndarmtransplantation	225
Warum Dünndarmtransplantation?	225
Geschichte und Entwicklung der Dünndarmtransplantation	228
Verkehrte Welt: Der Dünndarm will seinen Wirt abstossen	229
Vorbereitungen in Zürich ohne sowie mit positiven Folgen	231
Späte und zögerliche Zunahme der Transplantationen	233
Zahlen und Resultate weltweit	235
Ausblick in die nahe Zukunft	237
Multiorgantransplantationen	239
Warum Multiorgantransplantationen?	239

Auswirkung auf die Dosierung der Immunsuppression?	240
Generell schlechtere Resultate oder gar protektive Effekte?	240
Herz-Lungen-Transplantation	241
Kombinierte Transplantation von Bauchorganen	243
Transplantation bei voneinander unabhängigen Krankheiten	245
Swisstransplant als nationale Transplantationsorganisation	**247**
Der oft mühsame Weg zum Zusammenschluss	247
Gründung von Swisstransplant	248
Präsidium Jakob Schönenberger	249
Präsidium Guy Olivier Segond	251
Bilanz der ersten zwölf Jahre Swisstransplant	254
Präsidium Felix Largiadèr	254
Bulletin Swisstransplant	256
Präsidium Trix Heberlein	257
Organzuteilung im Auftrag des Bundes	261
Swisstransplant – umgebaut und erfolgreich	262
Abschied, aber kein Ende	**263**
Als Student in Genf	263
Swisstransplant in Genf	265
Der Abschied	266
Die Transplantation und die Gesetze	**269**
Sine lege? Ohne Gesetze?	269
Der lange Weg zum Gesetz am Beispiel der Schweiz	270
Wann ist der Mensch tot?	278
Wer darf der Organentnahme bei Verstorbenen zustimmen?	281
Die Zuteilung: Wer erhält die Organe?	283
Die Lebendspende	285
Verbot des Handels mit Organen	286
Fazit der rechtlichen Regelungen	287
Organmangel begrenzt die Transplantation	**289**
Zahlenmässiger Anstieg der Transplantationskandidaten	290
Rückgang der Spender	291
Was weiter unternehmen gegen den Spendermangel?	295
Alt für Alt?	298
Kommerzialisierung des menschlichen Körpers?	302

Lebendspende als Ausweg aus dem Spendermangel? ... 305
   Für welche Organe geeignet? ... 305
   Vorteile der Lebendspende ... 309
   Nachteile der Lebendspende ... 310
   Ethisch-moralische Bewertung ... 311
   Was sagt das Recht? ... 312
   Wer soll das bezahlen? ... 312
   Forcieren der Lebendspende? ... 314
   Spender- und Spenderinnenvereine ... 315
   Schlussfolgerungen und Zukunft ... 316

Organhandel und frevelhafte Organbeschaffung ... 317
   Käufer beim Geschäft Organhandel ... 317
   Sammelbegriff Organhandel ... 318
   Freiwillige, bezahlte Spende und Transplantationstourismus ... 319
   Erzwungene und zum Teil trotzdem bezahlte
   Nierenentnahme ... 321
   Verbrecherischer Organraub ... 323
   Organraub und Organhändler als Filmmotive ... 325
   Internationales Verbot und Ächtung? ... 326

Gedankenspiele zur Zukunft ... 329
   Bessere Resultate? Keine Patientensterblichkeit mehr! ... 329
   Toleranz anstelle ungezielter Immunsuppression ... 330
   Transplantationen für alle? ... 331
   Organtransplantationen – eines Tages überflüssig? ... 332
   Träumereien über Behebung des Organmangels ... 333
   Epilog ... 335

Was bleibt: der Dank ... 337
   Dank den Vorbildern und Lehrern ... 337
   Dank den politischen Vorgesetzten ... 339
   Dank den Transplantationskollegen weltweit ... 340
   Dank den Mitarbeiterinnen ... 340
   Dank den Schülern ... 342
   Dank an Helene ... 343

Anhang 345
   Warum Aristoteles? 345
   Immunsuppression 347
   Ausgewählte Artikel aus Transplantationsgesetzen 349
   Literatur 353
   Abkürzungen / Glossar 364
   Sachregister 366
   Personenregister 370
   Der Autor 375

Vorwort

Wenn ich in meinen letzten Monaten im Amt als Klinikdirektor und Departementsvorsteher im Universitätsspital Zürich von Kollegen gefragt wurde, was ich denn nach der Emeritierung tun werde, so antwortete ich immer: «Dann wandere ich auf die Alp.» Und damit war in der Regel die Unterhaltung schon beendet, denn die Fragenden konnten sich auf diese Auskunft offenbar keinen vernünftigen Reim machen. Dies war durchaus beabsichtigt, denn hinter der Frage stand ja die Neugier, ob ich – wie andere pensionierte Professoren – mich in eine Privatklinik absetzen, mich sogar an der Universität für ein Zweitstudium immatrikulieren oder ob ich meine Memoiren schreiben werde. Solche Altersbeschäftigungen entsprachen aber durchaus nicht meinen Vorstellungen und Träumen für die neue Lebensphase, dessen war ich mir sicher. Die Privatklinik stand für mich nie zur Diskussion, denn als im 68. Altersjahr stehender Chirurg sollte man wirklich einsehen, dass die operative Tätigkeit trotz ungebrochener fachlicher Faszination für die Chirurgie einmal ein Ende finden muss. Das war meine Überzeugung; ich brauchte nicht als zusätzliche Begründung heranzuziehen, dass ich mehrmals von Ferne miterlebt hatte, wie Versuche von pensionierten Lehrstuhlinhabern, in einer Privatklinik noch weiterhin von ihrem beruflichen Renommee zu profitieren, für sie unbefriedigend verlaufen waren. Und etwas Neues zu studieren, ohne dies jemals in verantwortungsvoller Stellung anwenden zu können, das lag mir überhaupt nicht. Und das Schreiben von Erinnerungen? Dies würde ich mir, wenn überhaupt, fürs höhere Alter aufsparen.

Darum gingen Helene und ich kurz nach der Emeritierung im Mai 1998 tatsächlich auf die Wanderung, von Erlenbach in acht Tagen über den Pfannenstiel, dem Walensee entlang, durch das Prättigau, zwischen hohen Schneemauern über den Flüelapass ins Engadin und zuletzt über den Pass dal Fuorn bis zu unserem Refugium «Prà da vaschins» im Val Müstair, auf 2000 Metern Höhe auf der Sonnenseite des Tals. Wir gewannen so Abstand vom Spital, und wir genossen diese Tage so sehr, dass wir beschlossen, diese Wanderung künftig jährlich zu wiederholen und dabei den Alpenhauptkamm jedes Mal an einer anderen Stelle zu überschreiten.

Wir waren noch nicht lange wieder zu Hause, da geschah Unerwartetes: Der Präsident der Stiftung Swisstransplant, ein Genfer Staatsrat, trat aus Verärgerung über die nicht in seinem Sinn und gemäss Antrag der Kantonsregierung votierenden Genfer Stimmbürgerinnen und Stimmbürger sofort vom Präsidium zurück. Ich hatte die Stiftung im Jahre 1985 mitgegründet und war seither ihr Vizepräsident. Nun musste ich quasi über Nacht die Leitung übernehmen, eine Tätigkeit, die ich in einem der folgenden Kapitel beschreiben werde. Das Amt gab mir unter anderem auch die Möglichkeit, für die Stiftung ein eigenes Publikationsorgan zu schaffen. Präzis zur Jahrtausendwende erschien die erste Nummer des von mir redigierten «Bulletin de Swisstransplant». Und es dauerte nicht sehr lange, bis neue Mitglieder des Stiftungsrats und der Arbeitsgruppen mich fragten, wie denn das früher so gewesen sei mit der Transplantation. So wurde das Schreiben von Erinnerungen vorerst ein Teil der redaktionellen Arbeit, aber dieses Erinnern gewann bald Eigendynamik, weil sich bei mir offenbar ein Erbfaktor bemerkbar machte. Denn schon mein Urgrossvater, Anton Philipp Largiadèr, der als Jüngling aus dem damals mausarmen Val Müstair ausgewandert war, hatte Erinnerungen und Fachbücher geschrieben, als er es in der weiten Welt als Pädagogikfachmann zu Ansehen gebracht hatte. Und Vaters älterer Bruder, mein Onkel und Pate Anton Largiadèr, war mir als Staatsarchivar des Kantons Zürich und Geschichtsprofessor an der Universität ohnehin das bewunderte Vorbild eines Gelehrten. Bei mir konkretisierte sich dieser Faktor im Wunsch, als Abschluss des beruflichen Lebens noch ein Pendant zur 1966 erschienen Monographie «Organ-Transplantation», mit der ich den damaligen Stand dieses Fachs noch vor meiner ersten Transplantation zusammengefasst hatte, zu schreiben. So begann ich, nochmals die ganze Transplantationsgeschichte zu schildern, von den mythologischen Anfängen bis zu den Zukunftsvisionen, aber doch mit dem Hauptgewicht auf der persönlich erlebten und zum Teil auch mitgestalteten Entwicklung der Verpflanzung der grossen Organe.

Nun liegt meine erlebte Transplantationsgeschichte vor, und ich selbst habe jetzt tatsächlich das früher vorausgeahnte höhere Alter erreicht. In den seit der Emeritierung vergangenen Jahren sind wir bisher dreizehnmal vom Zürichsee über Pässe zwischen Fernpass im Osten und Greina im Westen ins Val Müstair gewandert und haben dabei viele wunderschöne, erlebnisreiche und erinnerungsträchtige Tage und Wochen verbracht. Und noch immer warten unbegangene Übergänge auf uns.

Sind Organtransplantationen ethisch verantwortbar?

Diese Gerechtigkeit ist die vollkommene Tugend, aber nicht schlechthin, sondern im Hinblick auf den anderen Menschen. Darum gilt die Gerechtigkeit vielfach als die vornehmste aller Tugenden.

ARISTOTELES

Die abendländische Medizin, die heute zur Medizin der hochzivilisierten Welt geworden ist, hat gemäss ihrem Selbstverständnis den Auftrag, Krankheiten und Unfallfolgen zu heilen und dort, wo keine Heilung mehr möglich ist, die Folgen zu lindern, Schmerzen auszuschalten und die bestmögliche Lebensqualität so lange wie möglich zu erhalten. Hippokrates hat dies bereits 400 Jahre vor Christus so formuliert: *«Meine Verordnungen werde ich treffen zum Nutz und Frommen der Kranken, nach bestem Vermögen und Urteil. Ich werde sie bewahren vor Schaden und willkürlichem Unrecht.»* Unsere Medizin ist eine Individualmedizin. Für jeden einzelnen Menschen soll das ihm Angepasste, das für ihn Richtige und die für seine Krankheit erfolgversprechendste Behandlung ausgewählt werden. Das bedeutet nicht in jedem Fall die modernste und teuerste; manchmal aber schon. Jede Behandlungsentscheidung muss also schliesslich auf das Individuum bezogen werden. Lässt sich mit dieser Ethik auch die Transplantation rechtfertigen?

Als die Organtransplantation noch jung war und der transplantierende Chirurg noch nicht viel älter, verschwendete er wenig Zeit an die Frage nach der ethischen Vertretbarkeit seines Tuns, denn für ihn war die Antwort zu selbstverständlich. War die neue Technik nicht die Erfüllung eines alten, bis vor kurzem noch utopisch scheinenden Menschheitstraums? Einen kranken Menschen mit einer Operation vor dem Tod zu bewahren – der Jünger des Hippokrates war überzeugt, dass er das Gebot des «primum nil nocere» nicht nur nicht verletze, sondern in einer anderen Sphäre interpretiere, in der «nocere» gleichbedeutend war mit «Nichtstun». Und nichts zu tun ist ja nicht die typische Eigenschaft eines Chirurgen. Deshalb schloss ich 1966 die geschichtliche Einleitung meiner Monographie «Organ-Transplantation» mit den Worten: *«Aber das Wesentliche am heutigen Stand ist gar nicht die Höhe der Erfolgsquote. Ob sie nun 30% oder 60% betrage, ist für das Gesamtbild unbedeutend. Die Tatsache, dass überhaupt Menschen dank der Transplantation fremder Organe vor dem sonst sicheren Tod gerettet werden können, diese Tatsache allein ist wirklich von Bedeutung. Sie zeigt, dass der Jahrtausende alte Traum im Begriffe steht, Wirklichkeit zu werden.»*

Nach der ersten Aufbruchstimmung fragte man sich aber doch, was die moralischen Instanzen unserer Gesellschaft über die Organtransplantation wohl denken würden, und solche Instanzen sind nach überliefertem Denken in erster Linie die Religionen, die Philosophie und die Rechtswissenschaft.

Standpunkt der Religionen

Seitens der **christlichen Kirchen** ist vor 1954, also vor der weltweit ersten erfolgreichen Nierentransplantation, keine Aussage zur Organtransplantation fassbar, was kaum erstaunt, da die wissenschaftlichen Grundfragen einer Fremdorganverpflanzung erst wenige Jahre zuvor definitiv geklärt worden waren. Vor diesem Zeitpunkt schien offenbar der Gedanke an eine Transplantation als Heilbehandlung so unbekannt und fremd oder so utopisch, dass er keiner Überlegung wert war. Aber bereits wenige Jahre nach 1954 findet sich tatsächlich eine für die Organentnahme bei Verstorbenen und für die Transplantation sehr positive Stellungnahme des doch eher konservativen Papstes Pius XII.: «*Per chi le riceve [...] rappresentano un ripristino. [...] Il cadavere non è piu, nel senso proprio della parola, un soggetto di diritto. Gli organi non posseggono più nel cadavere il carattere di beni, perchè non gli servono più e non hanno relazione con alcun fine [...]. Però bisogna educare il pubblico e spiegargli, con intelligenza e rispetto, che consentire espressamente o tacitamente a seri interventi contro la integrità del cadavere nell' interesse di coloro che soffrono, non offende la pietà dovuto ai defunti.*»

Neun Jahre nach dem Papst formulierte der protestantische Hamburger Theologieprofessor Helmut Thielicke in einem Vortrag über ethische Fragen der modernen Medizin: «*[...] so wird es bei der Organtransplantation oder Organsurrogaten lediglich darum gehen, den Leidenden durch Herz- oder Nierenaustausch oder durch mechanische Ermöglichung ausgefallener Teilfunktionen dem Leben zu erhalten, sein Leiden einzugrenzen und ihm ein sinnerfülltes Leben zu ermöglichen. Damit sind die Fragen des Organaustausches oder -ersatzes in sehr evidenter Weise in den klassischen Heilauftrag des Arztes eingegliedert.*» Später, als die Organtransplantation schon fest etabliert war, drehten sich die Diskussionen in diesen Kirchen und in weiteren christlich-kirchlichen Glaubensgemeinschaften wie den Methodisten, Baptisten, Episkopalen und Orthodoxen vor allem noch um die Organentnahme bei Verstorbenen und um die Wahrung des Totenfriedens. In diesen Kreisen wird zum Teil heute noch strikt das explizite Einverständnis des Verstorbenen zur Organentnahme vorausgesetzt, aber die ethische Vertretbarkeit der Transplantation als solche wird nicht mehr bestritten.

Unter den nichtchristlichen Glaubensbekenntnissen nimmt das **Judentum** eine Sonderstellung ein, weil in Mittel- und Westeuropa und in Nordamerika jüdische Forscher seit Beginn der Neuzeit wesentliche Erkenntnisse zu den modernen Wissenschaften beigetragen haben, so auch zur Immunologie und zur Transplantationslehre; in der im vorliegenden Buch zitierten wissenschaftlichen Literatur finden sich manche jüdische Autoren. Generell ist die Einstellung des Judentums zu Transplantation und Organentnahme bei Verstorbenen in Westeuropa und Nordamerika liberaler als in Israel selbst, wo die Einwanderung aus nichtwestlichen Ländern zu einer starken Stellung der Orthodoxie geführt hat, die sich in diesem Zusammenhang mit der Betonung auf Unversehrtheit des toten Körpers äussert. Immerhin hat Israels Oberrabbinat schon vor mehr als 20 Jahren das Hirntodkriterium und die Organentnahme bei Verstorbenen akzeptiert.

Den übrigen Weltreligionen, zu denen der **Islam**, der **Buddhismus**, der **Hinduismus**, der **Konfuzianismus** und der **Schintoismus** gehören, sind einige Äusserlichkeiten gemeinsam, wenn man sie nach ihrer Einstellung zur Organransplantation untersucht. Sie verfügen nicht über eine zentrale, von der ganzen Religionsgemeinschaft akzeptierte Autorität, die wie der Papst in der römisch-katholischen Kirche für dogmatische Einheit sorgen kann. Des Weiteren waren sie an der Entwicklung der modernen Wissenschaften und insbesondere der Naturwissenschaften sehr wenig beteiligt. Auch in der Medizin waren und sind sie zum Teil ihren überlieferten Vorstellungen verpflichtet; die moderne westliche Medizin hat dort nur mit grosser Verzögerung Fuss gefasst. Deswegen wurde auch die Entwicklung der Organtransplantation nicht wahrgenommen, bis sie Realität geworden war und Patienten nach ihr verlangten. Dann erst wurde untersucht, was man aus überlieferten Vorschriften und Glaubensbekenntnissen für oder gegen die Transplantation ableiten könnte, und in diesem Prozess äussert sich das Fehlen einer zentralen Autorität auch darin, dass man für keine dieser Religionen eine wirklich einheitliche dogmatische Aussage zitieren kann.

Der **Islam** steht dem Christentum trotz agressivem Sendungsbewusstsein und Konkurrenzsituation am nächsten; er anerkennt Jesus von Nazareth als einen Propheten, und auch für ihn ist die Nächstenliebe von zentraler Bedeutung. Als die christliche Kirche während fast eines Jahrtausends in der Scholastik erstarrt war, hat der Islam die humanistischen Errungenschaften des Altertums und des Hellenismus in die Neuzeit hinübergerettet. Heute wird in vielen islamischen Ländern die Organtransplantation akzeptiert, und auch die Organentnahme bei Verstorbenen und sogar die Lebendspende sind erlaubt. Der Hirntod gilt als Todeskriterium, und für die Entnahme wird die Zustimmung des Spenders oder seiner Angehörigen vorausgesetzt.

Für den **Buddhismus** gilt, dass beim Tod die Seele den Körper verlässt und in einem Neugeborenen weiterlebt. Ziel eines guten Lebens ist jedoch nicht die Wiedergeburt, sondern das Nirwana, das Verlöschen. Beim verlassenen Körper dürfen ohne weiteres Organe entnommen werden, aber der Tod tritt nach buddhistischem Verständnis nicht zu einem einzigen, definierten Zeitpunkt ein, sondern er wird als längerer Prozess verstanden. Trotzdem werden sowohl die postmortale Spende als auch die Lebendspende akzeptiert. Und vom Dalai Lama, dem Oberhaupt der konservativen tibetischen Glaubensrichtung, wird sogar die Aussage zitiert: «Wenn die neuesten wissenschaftlichen Erkenntnisse dem Buddhismus widersprechen, müssen wir den Buddhismus revidieren.»

Auch im **Hinduismus** gilt, dass die Seele eines Verstorbenen in ein anderes Lebewesen hinüberwandert. Der Leichnam wird verbrannt, und bis dahin soll er unversehrt bleiben. Es gibt aber keine religiösen Vorschriften zur Organspende und Organtransplantation. Deswegen ist das Individuum in dieser Hinsicht in seinen Entscheidungen frei. Die indische Tradition, einem Leidenden zu helfen, stärkt die Befürworter der Transplantation.

Der **Konfuzianismus**, früher Staatsdoktrin in China und anderen Ländern Ostasiens, ist weniger eine Religion mit einem göttlichen Wesen im Mittelpunkt als eher eine Geisteshaltung, zentriert auf die Moral des Zusammenlebens in Staat und Familie. Der Lebenssinn des Menschen misst sich an seiner Bedeutung für die Gesellschaft, und der Nutzen einer medizinischen Behandlung des Einzelnen wird gegen den Nutzen für die Gemeinschaft abgewogen. Nach dem Tod wird der Leichnam in der Regel unversehrt verbrannt. Hingegen dürfen bei Übeltätern, deren Verbrechen auch durch den Tod nicht gesühnt werden können, Organe entnommen werden, quasi als zusätzliche Strafe. Auf dieser konfuzianischen Tradition beruht das früher vielfach vermutete und heute zugegebene Vorgehen im heutigen China, zum Tode verurteilte Menschen als Organspender zu missbrauchen und sogar den Hinrichtungszeitpunkt mit dem Bedarf an frischen Organen abzustimmen.

Der **Shintoismus**, die Staatsreligion Japans, ist von Naturverehrung und Ahnenkult geprägt. Organentnahmen beim Verstorbenen werden als Schändung abgelehnt, da nur ein unversehrter Leichnam die Wiedergeburt der Seele ermöglicht; er soll aber als unrein möglichst rasch entsorgt werden. Deshalb stützt sich die Transplantation in Japan sehr viel stärker auf die Lebendspende als in jedem anderen Land. Zwar haben 1987 die Japan Medical Association und 1992 die Regierung erklärt, der Hirntod sei gleichbedeutend mit dem Tod des Menschen, was von fast der Hälfte aller Japaner akzeptiert wird. Trotzdem gehen Japaner für Herz- und Lebertransplantationen auch heute noch ins Ausland. Das hochzivilisierte Japan hat offenbar alle Errungenschaften der westlichen Medizin übernommen, ausser den Umgang mit Geburt und Tod.

Nimmt die Philosophie Stellung?

Als weitere moralische Instanz kann man die Philosophie über die Transplantation befragen. Dass Aristoteles, der in dieser Schrift in anderer Form zu Wort kommt, nicht auch noch um eine Stellungnahme zur Transplantation bemüht wird, möge der Leser verstehen. Aber auch die grossen Denker der Neuzeit und der Moderne, von René Descartes («Cogito ergo sum») und Immanuel Kant («Die menschliche Freiheit», «Die Autonomie des Menschen») über die Philosophen des 19. Jahrhunderts bis hin zum frühen 20. Jahrhundert mit Karl Jaspers, Martin Heidegger und Theodor W. Adorno, verschwendeten keinen Gedanken an die Organtransplantation, denn ihnen war sie offenbar noch fremd und unbekannt. Das gleiche gilt auch für den 1952 gestorbenen John Dewey, den damals führenden Philosophen Amerikas, sowie auch für den in seinem Land ähnlich prominenten Franzosen Henri Bergson (gestorben 1943). Der englische Mathematiker und Philosoph Bertrand Russell publizierte 1946 seine enzyklopädische «Philosophie des Abendlandes», zwar mit dem Nobelpreis gekrönt, aber ebenfalls ohne ein Wort zur Transplantation.

Karl Raimund Popper (1902–1994) hingegen hätte in den letzten 30 Jahren seines langen Lebens die Entwicklung der Organtransplantation mitverfolgen können. In seinen jungen Jahren schrieb er über «Logik der Forschung» und in den späteren war er «Auf der Suche nach einer besseren Welt» (sein Hauptwerk), aber darin wird die Transplantation nicht erwähnt; offenbar ist für sie kein Platz in seiner besseren Welt. Dem gleich alten Hans Jonas (1903–1993), europäischer Jude und wie Popper in die USA emigriert, kann man hingegen diesbezüglichen Interessemangel nicht vorwerfen: Bereits 1968 übte er Kritik am Hirntodkonzept, und 1985 nahm er ausführlich Stellung zu Hirntod und Organbanken. Sein Hauptwerk wird am Schluss dieses Kapitels nochmals zur Sprache kommen. Jürgen Habermas (geb. 1929) schliesslich hat sich mehrmals zu bioethischen Fragen, zum Klonen und zur Stammzelltransplantation geäussert, aber nie explizit zur Organtransplantation.

Weil sich also die meisten berühmten Philosophen zum für sie offenbar unwichtigen Randthema nicht oder dann (mit Ausnahme von Jonas) erst zu einem Zeitpunkt äusserten, in dem die Transplantation schon voll in Fahrt und ohnehin nicht mehr zu bremsen war, und weil die Ansichten von hier nicht mehr namentlich erwähnten jüngeren Philosophen von der Wirklichkeit ohnehin gnadenlos überholt wären, sei an ihrer Stelle ein Innsbrucker Philosophieprofessor zitiert, der schon sehr früh klar Stellung bezogen hat. Michael Marlet sagte bereits 1968 in einem Vortrag zur Organtransplantation in Bern: «*Es kann jedoch nicht die Absicht des Ethikers sein, aus irgendeinem ethischen Apriori die modernen Möglichkeiten der Medizin im Hinblick auf die Behandlung des konkreten Patienten gleichsam von aussen her zu begrenzen.*»

Einfluss der Rechtswissenschaft

Im Weiteren ist noch die Rolle der Rechtswissenschaft zu dieser Fragestellung zu besprechen. Sie schafft aber keine neue Ethik; vielmehr sorgt sie dafür, dass die ethischen Grundsätze der Gesellschaft rechtlich abgesichert sind, dass die entsprechenden Gesetze eingehalten und dass eventuelle Lücken geschlossen werden. Im Bereich der Transplantation steht für das Recht weniger der Empfänger, sondern vielmehr der (verstorbene) Organspender im Vordergrund. Nach einem Italiener, einem Deutschen und einem Österreicher sei zu diesem Thema noch ein Schweizer zitiert. Der Basler Rechtsprofessor Hans Hinderling schreibt schon 1969: «*Wenn nun aber das Herz oder ein anderes Organ oder ein Körperteil eines künstlich Beatmeten, für den nach den von Medizinern und Juristen erarbeiteten Kriterien die endgültige Aufhebung des Bewusstseins und damit der Eintritt des Todes [...] festgestellt wurde, zu Transplantationszwecken verwendet werden soll, um dem Empfänger entscheidende Besserung, ja Rettung aus naher Todesgefahr zu bringen, ist die Rechtslage eine andere. Die Organtransplantation kann in bezug auf den Empfänger einen Heileingriff darstellen. Damit ergibt sich dann eine Konfliktsituation: Von zwei an sich geschützten Rechtsgütern (Totenfriede einerseits, Leben oder Gesundheit anderseits) kann nur das eine auf Kosten des anderen berücksichtigt werden. In solchen Fällen entscheidet der Jurist nach dem sog. Güterabwägungsprinzip. Das weniger wertvolle Rechtsgut darf dem wertvolleren aufgeopfert werden.*»

In den meisten Ländern ist seither die Transplantation und insbesondere die Organtransplantation mit allen ihren Aspekten gesetzlich geregelt worden; die Rechtswissenschaft hat dabei die ihr zukommende zentrale Rolle gespielt.

Die Biomedizinische Ethik

Ist es ethisch vertretbar oder gar geboten, einen sonst unheilbar Kranken mit einem Organ eines anderen Menschen zu behandeln, mit einem Organ, das dem Leichnam des Anderen entnommen oder vom lebendigen Anderen gespendet werden muss? Bisher wurde untersucht, ob und wie in der frühen Phase der Organtransplantation die Religionen, die Philosophie und die Rechtswissenschaft zu dieser Frage Stellung bezogen haben. Wie die weitere Entwicklung verlaufen wäre, wenn diese moralischen Instanzen damals strikten Einspruch erhoben hätten, bleibt für immer unbeantwortet. Sie haben aber keinen Einspruch erhoben und im Gegenteil die neuen Möglichkeiten mehrheitlich begrüsst und die Transplantation hat sich seither (unabhängig von einer Zustimmung?) gewaltig weiterentwickelt.

Jetzt, im Zeitalter des nur durch den Spendermangel zum Teil gebremsten weiteren Aufschwungs, werden die rechtlichen, moralischen und ethischen Aspekte weltweit vielfach in wissenschaftlichen Zeitschriften und in Büchern diskutiert, und dabei wird die Transplantation per se nicht mehr in Frage gestellt. In dieser Diskussion sind nicht mehr nur die Mediziner federführend (denn sie haben ja bereits Tatsachen geschaffen), sondern Philosophen, Juristen, Moraltheologen und Ethiker verschiedenster Richtungen. Die Stellungnahmen beschränken sich häufig nicht nur auf die Transplantation, sondern behandeln das Thema mit allen Bezügen zu weiteren Fragestellungen und Anwendungen im Fach der jeweiligen Autoren. Dass dabei in rein medizinischen Belangen manchmal Fehler oder Unklarheiten zu bemerken sind, trübt den Gesamteindruck für den Mediziner nur ein wenig, aber immerhin ein wenig.

Weil die Sprachen der Mediziner und der Ethiker nie ganz übereinstimmten, entstand zur Überwindung der Differenzen das neue Fach Biomedizinische Ethik, zuerst in den USA, aber bald auch in Europa. Man könnte es als säkulare, auf die Medizin bezogene Moraltheorie bezeichnen; die Fachverantwortlichen haben konsequenterweise ein doppeltes Studium hinter sich. An der Universität Zürich wird es seit einigen Jahren durch die Ordentliche Professorin Nikola Biller-Andorno mit grossem Erfolg vertreten. Das neue Fach ist geeignet, die hippokratische ärztliche Standesethik zwar nicht einfach zu ersetzen, sie aber zeitgemäss zu erweitern. Adressaten sind dabei nicht nur die Medizinstudierenden, sondern auch die Fachleute der Pflegeberufe. Die Transplantation ist für die Biomedizinische Ethik ein wichtiges Thema, aber die (zu) einfache Frage, ob eine Organtransplantation ethisch sei oder nicht, will sie nicht mit einfachem Ja bzw. Nein beantworten. Die Biomedizinische Ethik begnügt sich nicht mit Fragen nach dem reinen Prinzip, sondern beurteilt vor allem die praktische Anwendung und die Art der Durchführung.

Kernthemen mit ethischer Relevanz

Die enge Verzahnung zwischen dem medizinisch Möglichen und der ethischen Beurteilung des Möglichen ist bei der Organtransplantation offensichtlicher als in jedem anderen Teilgebiet der Chirurgie und der Medizin. Dies ist bei den nachfolgend kurz angeführten Kernthemen besonders eindrücklich. Wegen ihrer Bedeutung und rechtlicher Relevanz ist diesen aber zur ausführlicheren Besprechung noch ein separates Kapitel gewidmet (S. 269).

Wann ist ein Mensch tot? Nicht wegen der Transplantation, sondern wegen der modernen Intensivmedizin sind die bis vor 60 Jahren angewandten Todeskriterien nicht mehr in allen Fällen genügend. Wenn früher ein Herzstillstand eintrat, die Atemfunktion definitiv aussetzte oder ein Mensch eine schwere Hirnschädigung erlitten hatte, äusserte sich der Tod bald mit den klassischen Zeichen wie dem gebrochenen Auge, dem Fehlen des Herzschlags und der nachweisbaren Atmung, bald gefolgt von Totenstarre und Leichenflecken. Die moderne Intensivmedizin kann aber mit künstlicher Beatmung eine Herz-Kreislauf-Funktion auch bei Patienten aufrechterhalten, deren Hirn durch einen Unfall zerstört oder infolge eines vorübergehenden Ausfalls der Durchblutung abgestorben ist, so dass der betroffene Mensch auch nie mehr selbst atmen könnte. Das Absterben eines Körpers ist ohnehin ein gradueller Vorgang. Das Überleben der Organe und Gewebe wird durch ihre Stoffwechselintensität und ihren Sauerstoffbedarf bestimmt. Deswegen können anspruchslose Gewebe nach dem klinischen Tod noch stundenlang weiterleben; das an Leichen sichtbare Bartwachstum bezeugt dies. Anderseits verliert das auf Sauerstoffmangel am empfindlichsten reagierende Organ, das Hirn, seine ganze Funktion definitiv und endgültig, wenn es bei normaler Körpertemperatur während länger als sechs bis maximal acht Minuten nicht mehr durchblutet ist. Der Mensch lebt, solange sein Hirn lebt, und er ist tot, wenn sein Hirn abgestorben ist.

Ist es ethisch verantwortbar, an einem Leichnam chirurgische Eingriffe wie das Herausschneiden von Organen vorzunehmen? Die Rechtslehre hat diskutiert, ob ein Leichnam noch eine vollwertige Person oder nur noch eine Sache sei, und gelangte mehrheitlich zum Schluss, er sei etwas «zwischen Person und Sache» und behalte einen besonderen moralischen Status; ja sogar von einem «postmortalen Persönlichkeitsrecht» wird gesprochen. Stört man mit einer Organentnahme nicht den Anspruch auf «Totenfrieden»? Diesen und andern Fragen kann der einfache Hinweis auf die Autopsie (Obduktion) entgegengehalten werden, die ja zumindest in unserem Kulturkreis allgemein akzeptiert ist. Dank dieser Leichenöffnung ist schon vor vielen Jahrhunderten der Bau des menschlichen Körpers in allen Einzelheiten geklärt worden, und seit dem Beginn der modernen Medizin wurde mit Hilfe der Autopsie das Wesen von ungezählten Krankheiten geklärt. Diese Aufgabe hat die Autopsie auch heute noch (obwohl sie wegen der modernen bildgebenden Verfahren an Bedeutung verloren hat), aber bei gewissen unklaren Todesfällen sowie Todesfällen von eventuell strafrechtlicher Relevanz ist die Autopsie nach wie vor von Gesetzes wegen vorgeschrieben. Da kann man nur noch anmerken, dass eine chirurgische Organentnahme zu Transplantationszwecken sehr viel schonender ist und pietätvoller empfunden wird als eine «gewöhnliche» Autopsie.

Wer kann/muss einer Organentnahme zustimmen? Es entspricht unserer sittlichen Vorstellung, dass auch Ärztinnen und Ärzte mit dem Leichnam eines Menschen nicht nach Belieben umgehen dürfen. Zum Beispiel kann eine Autopsie von den Angehörigen verweigert werden, wenn sie rein wissenschaftlich motiviert und im Einzelfall nicht von Gesetzes wegen vorgeschrieben ist. Für eine Organentnahme beim Verstorbenen ist irgendeine Form der Regelung, der Bewilligung oder der Zustimmung nötig, sei sie pauschal oder auf den Einzelfall bezogen. Es besteht weitgehend Einigkeit, dass der vor dem Tod geäusserte Wunsch oder die testamentarisch festgelegte Anweisung eines Menschen zu respektieren sei. Das gilt sowohl für die Verfügung, dass keine Organe entnommen werden dürfen, als auch für den expliziten Wunsch nach Organspende. Eine entsprechend formulierte letzte Verfügung überwiegt eventuelle Einsprachen seitens der Familie. Wir stehen jedoch vor der Tatsache, dass nur wenige Menschen sich vor dem Tod in der einen oder anderen Form festlegen oder dauernd einen Spenderausweis mit sich tragen. Vielerorts durchgesetzt (und in der Schweiz und in Deutschland gesetzlich verankert) hat sich die erweiterte Zustimmungslösung: Sofern keine dokumentierte Zustimmung oder Ablehnung von Seiten des verstorbenen Menschen vorliegt, sind die nächsten Angehörigen anzufragen.

Wie werden Organe zugeteilt? Die Zuteilung, gemeinhin als Organallokation bezeichnet, ist zum ethischen Problem geworden, weil die Menge der wartenden Transplantationskandidaten die Zahl der zur Verfügung stehenden Organe weit überstiegen hat. Gäbe es Transplantate im Überfluss, wäre die Zuteilung ein rein medizinisch-technischer Vorgang. Letzteres traf für die Frühphase der klinischen Transplantation zu, weil damals die Zahl der Zentren gering und der Patientenzustrom eher bescheiden, die Zahl der Spender aber höher als heute war. Spätestens jedoch seit dem weltweiten Aufschwung in den frühen 1980er Jahren ist die Balance zwischen Organangebot und Zahl der Transplantationsanwärter völlig – und wie es fast scheint definitiv – aus dem Lot geraten. Definitiv, weil einerseits die zu erwartende, weitere Verbesserung der Resultate den Zustrom von Patienten zum Behandlungskonzept Organtransplantation noch verstärken wird, und anderseits, weil die Zahl der Organspender nicht beliebig gesteigert werden kann. Das ethische Grundkriterium der Organallokation ist die Chancengleichheit für alle Wartenden. Um dies zu gewährleisten, werden die Spenderorgane von Verstorbenen nach objektiven, rationalen, transparenten und nichtdiskriminierenden Kriterien zugeteilt.

Lebendspende? Von einer Organlebendspende profitiert nur der Organempfänger (der Spender höchstens immateriell durch das Bewusstsein, etwas Gutes zu tun). Beim Spenden sind deshalb unabdingbar: der Ausschluss eines erhöhten Risikos, die absolute Freiwilligkeit und die finanzielle Sicherstellung. Die Lebendspende begünstigt zwar auch den Organkauf und den Organhandel, beides verwerflich, ist aber trotzdem weit verbreitet. Schliesslich ist auch noch zu klären, welche Instanz überhaupt einer Lebendspende zustimmen muss oder kann. Nur der Spender oder die Spenderin selbst, als autonomer Mensch!

Der autonome Mensch als ethische Instanz?

Autonomie oder Autonomia: zusammengesetzt aus *autos* (mit Betonung auf dem o, hat uns der gymnasiale Griechischlehrer beigebracht) gleich *selbst* und *nomos* für *Gesetz,* heisst wörtlich übersetzt «Selbstgesetzlichkeit», «Selbstgesetzgebung» oder vereinfacht «Selbständigkeit» oder «Entscheidungsfreiheit». Der moderne Individualist tendiert dazu, in allen seinen Entscheidungen – nicht nur für oder gegen eine eventuelle Transplantation – autonom zu sein. Weil sich aber bei der Frage nach der Transplantation die weitaus überwiegende Zahl der betroffenen und ein Grossteil der übrigen Menschen unbedingt positiv äussert, hat ihre Meinung das Gewicht einer ethischen Instanz.

Der am Versagen eines lebenswichtigen Organs leidende Mensch verlangt nach Hilfe, und wenn nach Ansicht seiner Ärzte nur eine Transplantation noch Hilfe bringen kann, wird sich der Betroffene vielleicht Gedanken darüber machen, was seine nächsten Bezugspersonen darüber wohl denken. Seltener wird er auch nachfragen oder nachlesen, wie sich seine Religion oder die Philosophen oder Rechtsgelehrten zur Transplantation äussern. Vor allem interessieren ihn aber die Erfolgsaussichten dieser Behandlung, die möglichen Komplikationen, die Abläufe und die nötigen Medikamente und schliesslich die möglichen Einschränkungen der Lebensqualität, sollte er alles überstehen. Die Aufgabe des Arztes ist es, all diese und noch alle weiteren Fragen gewissenhaft und objektiv zu beantworten und zu besprechen, damit schliesslich nicht nur er allein, sondern der Patient partnerschaftlich mitentscheiden und die Folgen eines Entschlusses auch mittragen kann.

Aber ist dies für den Patienten wirklich eine autonome Entscheidung oder nicht vielmehr ein Aufzeigen der Grenzen einer persönlichen Autonomie? Autonom ist er nur bezüglich der Wahl Weiterleben oder Tod!

Sind Organtransplantationen ethisch verantwortbar?

Das fragte sich der Transplanteur nach der ersten Aufbruchstimmung, nach den ersten Erfolgen und Fehlschlägen. Genügt es, dass aus den bisher zitierten Aussagen und untersuchten Kulturen kein grundsätzlicher Widerstand gegen die Organtransplantation fassbar wird? Viel eher jedoch eine häufig positive Bewertung? Insbesondere auch von den direkt profitierenden Menschen? Diese Stellungnahmen sind zum Teil noch mit dem herkömmlichen Verständnis von Ethik vereinbar, aber eben nur zum Teil. Genügt es wirklich, dass Patienten etwas gut finden, weil es ihnen nützt? Bestätigt eine autonome Patientenentscheidung automatisch die ethisch positive Bewertung der diskutierten Handlung?

Der Transplanteur sagte sich damals, die Transplantation sei etwas ganz Neues, und die Frage des ethischen Handelns könne doch nicht ein für allemal und besonders nicht für alle zukünftigen Handlungen im Vornherein beantwortet werden. Deshalb rechtfertige er sein Tun vor sich selbst mit der Überzeugung, dass neue Situationen – wie im vorliegenden Fall die Organtransplantation – auch ein neues Denken erforderten. Und fast gleichzeitig mit dem definitiven Transplantationsaufschwung der frühen 1980er Jahre formulierte der Philosoph Hans Jonas für solche in der Luft liegende Gedanken eine allgemeingültige, nicht speziell auf die Transplantation bezogene Antwort.

Hans Jonas, der im Exil jenseits des Atlantiks jahrelang nur noch in englischer Sprache publiziert hatte, postuliert in seinem wieder deutsch geschriebenen, epochalen Hauptwerk «*Das Prinzip Verantwortung – Versuch einer Ethik für die technologische Zivilisation*» gleich auf der ersten Seite des ersten Kapitels, dass die bisherige Ethik auf Prinzipien beruht, die die Reichweite menschlichen Handelns eng umschreiben. «*Es ist die Absicht der folgenden Ausführungen, zu zeigen, dass diese Voraussetzungen nicht mehr gelten, und darüber zu reflektieren, was dies für unsere moralische Lage bedeutet. Spezifischer gefasst ist meine Behauptung, dass mit gewissen Entwicklungen unserer Macht sich das Wesen menschlichen Handelns geändert hat;*

und da Ethik es mit Handeln zu tun hat, muss die weitere Behauptung sein, dass die veränderte Natur menschlichen Handelns auch eine Änderung in der Ethik erforderlich macht.» Der Mensch selbst, der in seinem Drang nach Neuem die «Entwicklung unserer Macht» selbstverantwortlich vorantreibt und sie deshalb auch verantworten muss, schafft also die neue Ethik; dies haben wir seit den ersten Transplantationen auch so empfunden. Bei der Organtransplantation ist es sicher nicht so, wie es in einer Studie von Rechtswissenschaftlern offenbar fern vom ärztlichen Alltag einmal salopp formuliert wurde: «*Ärztliche Ethik war Ethik von Ärzten für Ärzte.*» Wir Transplanteure standen ja und stehen vor der Tatsache, dass Hunderttausende von kranken Menschen aller Länder und aller Bekenntnisse von der Transplantation Hilfe erhoffen und diese Hilfe wenn immer möglich auch erhalten. Von der Transplantation, die nicht einfach von irgendwoher gekommen ist, sondern vom Menschen geschaffen wurde. Der Mensch trägt alle damit verbundenen Risiken bewusst und muss sie selbst tragen. Das ist die neue Ethik. Die Transplantation verdient es daher, bis zur Vollkommenheit weiterentwickelt zu werden.

Vollkommenheit?

Diese Vollkommenheit kann aber so lange nicht erreicht werden, bis das mit Abstand schwierigste und drängendste Problem der Organtransplantation gelöst ist. Die Transplantation ist Opfer ihres eigenen Erfolges geworden, denn mit den Hunderttausenden von wartenden Patienten hält der Nachschub an Organen schon längst nicht mehr Schritt. Vollkommen wäre diese Heilbehandlung aber erst, wenn für alle Wartenden innert sicherer Frist genügend Organe von hoher Qualität und zweifelsfreier Herkunft zur Verfügung stünden. Es darf doch nicht sein und nicht so bleiben, dass es von einer für den Spezialisten und den Erfolg wichtigen, dem Patienten aber wenig sagenden Faktorenkonstellation abhängt, ob er das benötigte Organ bald, erst (zu) spät oder gar nie erhält. Es darf doch nicht für immer so sein, dass verzweifelte Patienten sich irgendwo in der Welt ein Organ von dubioser Herkunft kaufen. Und es ist zutiefst unethisch, dass mit Organen ein schwunghafter Handel betrieben werden kann, weil sie so gesucht sind. All diese und noch weitere Probleme und Fragen können nicht von heute auf morgen aus der Welt geschafft werden, aber die Bereitstellung von hochwertigen Organen in genügender Zahl oder deren voller, gleichwertiger Ersatz ist die wichtigste Aufgabe für die Zukunft.

Transplantationen von der Mythologie bis zur Neuzeit

Jede Kunst und jede Lehre, ebenso jede Handlung und jeder Entschluss scheint irgendein Gut zu erstreben. Darum hat man mit Recht das Gute als dasjenige bezeichnet, wonach alles strebt.

ARISTOTELES

Der Ersatz eines unwiderruflich geschädigten oder fehlenden Körperteils durch einen gesunden ist ein jahrtausendealter Traum der Menschheit. Er wurde schon in frühester Zeit geträumt, damals, als die Heilkunde noch nicht Wissenschaft, sondern Magie war. Denn in jenen goldenen Zeiten, als Götter und Helden den Weltlauf bestimmten, als im germanischen Wald die Elfen hausten und im Rhein die Rheintöchter schwammen, als Hellas bevölkert war von Kentauren, Nymphen, Meermädchen und von Chimären, erschien eine kleine Transplantation nicht als etwas Unmögliches. Diese und andere wunderliche Gestalten bezeugten ja durch ihre blosse Existenz die Fähigkeit von Körperteilen verschiedener Herkunft, sich zu einem harmonischen Ganzen zusammenzufinden. Häufig entsprossen sie sogar der Vereinigung zweier verschiedener Arten. Bei den Griechen übernahmen zuerst die Urmutter Gaia oder der Urvater Chronos einen Part bei der Erzeugung dieser Vielfalt und später vor allem auch der in verschiedenen Gestalten die Welt durchstreifende Zeus. Götter und Halbgötter lebten aber nicht nur im Okzident, sondern auch in weiten Teilen des Orients, von Syrien und den Ebenen und Sümpfen Mesopotamiens bis nach Indien und sogar im fernen China. Und die indische Mythologie überliefert auch die erste richtige Transplantation, nämlich die Genese der elefantenköpfigen Hindu-Gottheit Ganesha.

Der elefantenköpfige Ganesha

Anders als die Weltreligionen Christentum, Islam und Buddhismus lässt sich der Hinduismus, dem ein überwiegender Teil der Bevölkerung Indiens heute noch angehört, nicht auf einen Gründer zurückführen. Er hat sich im Laufe von Jahrtausenden entwickelt, und er kennt eine Unzahl von Gottheiten, denen allen eine bestimmte Funktion zukommt. Wegen der grossen Zahl und der Überschneidung der Aufgaben ist für den Aussenstehenden der Hinduismus kaum begreifbar oder völlig fassbar. Im Zentrum steht die universelle

Seele Brahma, die als göttlicher Urgrund in allem und jedem vorhanden ist. Fassbarer sind die beiden Hauptgötter Vishnu, der Beschützer der Weltordnung und der Tugendhaften, und der blaugesichtige Shiva, der 1008 Namen tragende Gott der Zerstörung, des Neuanfangs und des Tanzes. Die nachfolgende Geschichte von Shiva und seiner Frau Parvati gibt es in den unterschiedlichsten Versionen; hier wird sie so erzählt, wie wir sie in Indien gehört haben.

Für einen Europäer scheint Shiva geradezu ein Geistesverwandter von Zeus und Wotan gewesen zu sein. Diese beiden Götter mochten auch nicht dauernd neben ihren zeitweise nicht nur wohlgelaunten Gattinnen Hera und Fricka auf dem Olymp beziehungsweise in der Walhalla sitzen und sich damit begnügen, die Welt von oben zu regieren. Viel lieber mischten sie sich unter die Menschen und durchstreiften die Welt in mancherlei Gestalt auf der Suche nach Abenteuern, nach attraktiven weiblichen Wesen und nach Erkenntnis. So verliess einmal auch Shiva seine Parvati und damit auch seinen neugeborenen Sohn Ganesha und kehrte erst nach 16 Jahren wieder zurück. Just zur Zeit seiner Rückkehr nahm Parvati ein Bad und hatte ihren inzwischen gross und kräftig gewordenen Sohn gebeten, den Zugang zu bewachen, damit sie nicht von einem Fremden gestört werde. Shiva verlangte Einlass, und als Ganesha ihm diesen verwehrte, wurde er wütend und schlug dem Türbewacher den Kopf ab. Dass das Wiedersehen der Eheleute unter diesen Umständen nicht freudig verlief, versteht man. Parvati klärte Shiva darüber auf, wen er enthauptet hatte, und flehte ihn an, dem Enthaupteten den Kopf wieder aufzusetzen. Shiva entgegnete, das sei unmöglich – der heutige Erzähler ist geneigt, dem Shiva so viele Kenntnisse der Pathophysiologie zuzuschreiben, dass dieser wusste, dass die sechs oder acht Minuten, die ein Gehirn ohne Durchblutung höchstens überleben kann, längst verstrichen waren. Und zu diesen Kenntnissen passt auch Shivas Aussage, die Kopftransplantation könne nur mit einem ganz frischen Kopf gelingen. Also sandte er seine Begleiter in den Wald mit dem Auftrag, ihm sogleich den Kopf des ersten Lebewesens zu bringen, das sie antreffen würden. Diese gehorchten und trafen alsbald auf einen jungen Elefanten, mit dem sie gemäss Befehl verfuhren. Das Resultat der daraufhin gelungenen Kopftransplantation war die elefantenköpfige Gottheit Ganesha.

Ganesha wurde rasch populär, ja er wurde und wird heute noch zum Teil auf die gleiche Stufe gestellt wie Vishnu und Shiva, in Südindien sogar über diese beiden. Er wird angerufen für Glück auf dem Weg oder bei neuen Unterfangen und verkörpert Gelassenheit, Weisheit und Intelligenz. In den bildlichen Darstellungen sitzt er mit seinem grossen Bauch auf einer Lotusblüte, mit einer Maus als Reittier (Abb. 1).

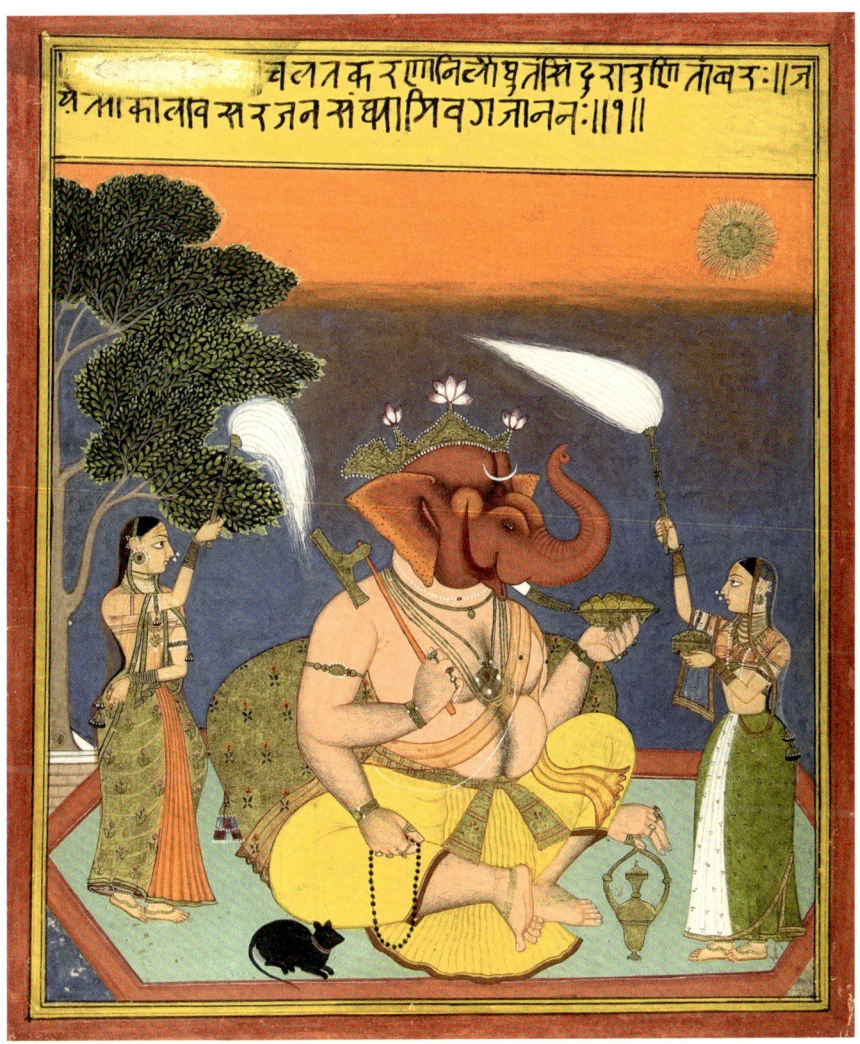

Abb. 1   Ganesha, der Gott mit dem Elefantenkopf. Frontispiz einer Sharangadhara-Serie, Indien, Rajasthan, Udaipur, um 1700. Bildmass 28 x 24,5 cm; Museum Rietberg Zürich (reproduziert mit freundlicher Genehmigung des Museums Rietberg, Zürich).

Pien Ch'iao, der legendäre Herzverpflanzer

Nicht mehr nur zur Mythologie, sondern zunehmend auch zur Medizingeschichte gehört, dass sich seit mehr als 3000 Jahren in China eine Medizin entwickelt hat, die seither in diesem Land ohne Unterbruch gepflegt wird und deren traditionellen Praktiken teilweise auch in die abendländische Medizin Eingang gefunden haben. Akupunktur, Moxibustion und Massage sind bekannte Beispiele.

Nach langen Jahrhunderten von vorwiegend auf Magie beruhenden Heilbehandlungen hat der um 430 v. Chr. in Po-hai geborene Pien Ch'iao (chinesisch *Qin Yueren* genannt, auch *Bian Que*) die chinesische Medizin so umgestaltet und beeinflusst wie der nur 30 Jahre ältere Hippokrates die hellenische. Pien Ch'iao hat als erster die heute noch in Chinas Universitäten gelehrten «vier diagnostischen Methoden» beschrieben (Beurteilung der Gesichtsfarbe, der Zunge, des Pulses und der Atmung), er versuchte, die Medizin zu versachlichen, auf eine rationale Basis zu stellen, er kämpfte gegen Aberglauben, Magie und Wunderheilungen und legte Wert auf die Angaben des Patienten (die Anamnese). Pien Ch'iao durchreiste das Land und behandelte nicht nur Könige, Prinzen und Grafen, sondern alle, die seine Hilfe suchten. Dabei machte er die Erfahrung, dass er sechs Patiententypen nicht helfen konnte: den Hochmütigen und Eigensinnigen, den ihren Körper wegen dauernder Suche nach Geld Vernachlässigenden, Menschen, die ihr zügelloses Leben nicht aufgeben wollen, solche mit Ungleichgewicht der Yin- und Yang-Energien, Menschen, die zu schwach sind, um Medikamente zu schlucken, und Menschen, die an Wunderheiler und Magier glauben. (Yang-Energie steht für Tag, Sonne, Himmel, Leben, Schöpfung, Klarheit, Trockenheit, Weiss; Yin für Nacht, Mond, Erde, Tod, Zerstörung, Feuchtigkeit, Schwarz).

Prima vista gar nicht zu diesem Bild eines rationalen Arztes passt die vom Chronisten Lieh Tzu überlieferte Legende, Pien Ch'iao habe einmal Herzen verpflanzt. Zwei erkrankte Männer hätten seine Hilfe gesucht und seien zwar nach der Behandlung vorübergehend genesen, Pien Ch'iao habe ihnen aber erklärt, dass dies nicht eine endgültige Heilung sei, da bei beiden die Energien nicht im Gleichgewicht stünden. Bei einem sei der Wille stark, der Geist aber schwach, beim anderen Patienten sei der Geist stark, aber der Wille schwach. Mit einem Herzaustausch könnte das Gleichgewicht wieder hergestellt werden. Die Beiden vertrauten dem berühmten Arzt. Der narkotisierte sie mit starken pflanzlichen Mitteln für drei Tage, öffnete ihre Brustkörbe und tauschte die Herzen aus. Die Patienten erholten sich rasch und gingen zufrieden und beschwerdefrei nach Hause. Die erste Vollnarkose der Medizingeschichte? Die erste Herztransplantation? Mehr als eine Legende, mehr als nur ein Ausdruck der grenzenlosen Bewunderung für die scheinbar unbeschränkten Fähigkeiten des berühmten Arztes?

Der Gott des Alten Testaments transplantiert Herzen?

Des Alten Testaments der Bibel kundige Transplantationsgelehrte glauben jedoch, die erste Erwähnung einer Herztransplantation bereits im Prophetischen Buch Ezechiel gefunden zu haben. In der Versen 24 bis 26 des Kapitels 36 dieses Buches spricht Gott der Herr zu seinem in der babylonischen Gefangenschaft schmachtenden und ihm – anderen Göttern zuliebe – untreu gewordenen Volk (also um ungefähr 580 v. Chr.): «*Ich werde euch aus den Völkern herausholen und aus allen Ländern sammeln und euch heimbringen in euer Land. Dann werde ich euch mit reinem Wasser besprengen, dass ihr rein werdet; von all eurer Unreinheit und von all euren Götzen werde ich euch rein machen. Und ich werde euch ein neues Herz geben und einen neuen Geist in euer Inneres legen; ich werde das steinerne Herz aus eurem Leib herausnehmen und euch ein fleischernes Herz geben.*» Gott der Herr als Herztransplanteur? Mehr als nur eine kollegiale Anbiederung durch heutige Transplanteure? Doch eher eine zu mechanische Interpretation eines rein geistig gemeinten Bildes!

Heilhandlung im Neuen Testament?

Eine im vorliegenden Zusammenhang völlig singuläre Stellung kommt einer Episode im Kapitel über Jesu Leiden und Sterben im Neuen Testament der Bibel zu. In den Versen 49 bis 50 erzählt der Evangelist Lukas: «*Als aber die um ihn sahen, was bevorstand, sagten sie: Herr, sollen wir mit dem Schwert dreinschlagen? Und einer von ihnen schlug nach dem Knecht des Hohepriesters und hieb ihm das rechte Ohr ab. Da antwortete Jesus und sprach: Lasst es damit genug sein! Und er rührte das Ohr an und heilte ihn*» (Zürcher Bibel von 1531: «*Unnd er rürt sein or an und heylet jn*»). Auch die anderen Evangelisten erwähnen diese Episode, beschränken sich aber auf das Abschlagen des Ohres ohne Erwähnung der Heilhandlung Jesu. Die populäre Interpretation war und ist eine wundersame Replantation (Autotransplantation) des abgeschlagenen Ohres. Wenn man aber berücksichtigt, dass die Evangelien von Johannes, Markus und Matthäus wahrscheinlich in den Jahren 70 bis 90 n. Chr. geschrieben worden sind und die Heilhandlung nicht erwähnen, dasjenige von Lukas aber erst um 100 n. Chr., so bleibt Raum für gläubige und wissenschaftliche Interpretationen.

Hautplastiken, verbürgte und andere

Der frühen, noch wenig präzisen Medizingeschichte sind auch die ersten überlieferten Versuche zuzuordnen, Haut zu verpflanzen. Wenn diese Versuche hier vorsichtshalber als Plastiken und nicht als Transplantationen bezeichnet werden, so ist das auf die dünne Faktenlage zurückzuführen: Es ist kaum je präzisiert, ob die Haut frei (das wäre eine richtige Transplantation) oder gestielt (Eigenhaut mit Belassung einer schmalen Hautbrücke zur Entnahmestelle zwecks Erhaltung der Durchblutung) transplantiert und ob nur Eigenhaut oder auch Fremdhaut gebraucht wurde. Die Indikationen waren schon klarer: Hautdefekte, insbesondere auch solche der Nase. Sushruta soll im 8. Jahrhundert v. Chr. in Indien plastische Chirurgie mit gestielten Hautlappen und vielleicht sogar mit freier Eigenhaut betrieben haben. Später gibt es entsprechende Mitteilungen aus Alexandrien und Arabien, und sehr zuverlässig überliefert ist, dass Celsus im 1. Jahrhundert n. Chr. in Rom gestielte Hautlappen zur Deckung von Defekten verwendet hat.

Zweitausend Jahre ohne Transplantationsfortschritt

Im Jahre 460 v. Chr. wurde Hippokrates auf der griechischen Insel Kos geboren und fast 2000 Jahre später, im Jahr 1493 n. Chr., Paracelsus nahe Einsiedeln. Während dieser langen Zeit war die Transplantation mit Ausnahme der Hautplastiken höchstens in Träumen und Wundern gegenwärtig, nicht aber in der realen Welt. Hippokrates begründete die wissenschaftliche Medizin, die sich rein auf die Erfahrung stützte, und diese war naturgemäss eher auf alltägliche, dringendere Probleme ausgerichtet als auf die Realisierung von Träumen. In seiner Nachfolge entwickelten sich in der griechischen und römischen Welt über die Jahrhunderte mehrere Medizinschulen, die auch konzeptionell auseinenderdrifteten. Strittig war vor allem die Frage: Ist die Heilkunde eher eine Wissenschaft oder eine Kunst? Der im Jahr 130 n. Chr. in Pergamon geborene Galen (Galenos, 130 bis 200 n. Chr.), der sich mit 17 Jahren der Heilkunde zugewandt hatte, wurde dank seiner ungewöhnlichen Belesenheit, eines nie versagenden Gedächtnisses, einer vollkommenen Beherrschung der ganzen Medizin und eines kritischen Verstandes zur Schlüsselfigur und zum Einiger der Medizin. Der Ausspruch des Aristoteles

«*Die Natur tut nichts ohne Zweck*» wurde gleichsam zum Schlüssel des medizinischen Denkens Galens. In fast 400 Schriften fasste er das ganze damalige Wissen und seine medizinischen Erkenntnisse zusammen; der Ausdruck «Transplantation» kommt darin jedoch nicht vor. Auch nach Galens Tod dominierte sein Denken die Medizin und seine Schriften und Ratschläge überlebten vor allem auch in Ägypten und im arabischen und persischen Raum, im Raum, dem Alexander der Grosse fünf Jahrhunderte zuvor die erweiterte griechisch-römische Kultur in Form des Hellenismus gebracht hatte.

Zu ähnlicher Wirkung gelangten später die Schriften des in Afschana bei Buchara (im heutigen Usbekistan) geborenen persischen Arztes, Philosophen und Astronomen Avicenna (*Abu Ali al-Husain ibn Sina al Qanuni*, 980 bis 1037 n. Chr.). Philosophisch entwickelte er die Lehren des Aristoteles und des Neuplatonismus weiter und stand deshalb oft im Gegensatz zur islamischen Orthodoxie. Er glaubte nicht an die Unsterblichkeit der menschlichen Seele, negierte Gottes Interesse an menschlichen Einzelschicksalen und leugnete die durch die Bibel überlieferte Form der Schaffung der Welt. Mit seiner Metaphysik beeinflusste er auch christliche Denker sehr und sein um 1030 entstandenes, fünfbändiges medizinisches Handbuch *Al-qanum fi a-tibb* wurde bereits im 12. Jahrhundert als *Canon medicinae* ins Lateinische übersetzt. Bis weit in die Neuzeit beherrschten Avicennas Werke in Vorderasien und in den kein päpstliches Edikt beachtenden universitären und gelehrten Kreisen Europas das medizinische Denken, und seine Schriften standen in den Universitäten gleichrangig neben denjenigen von Hippokrates und Galen.

In der «alten» Welt hingegen verschwand mit dem Niedergang des römischen Reichs am Übergang von der Antike zum frühen Mittelalter auch das Verlangen nach echtem medizinischem Fortschritt. An seine Stelle trat ein Jenseitsdenken, dem ein intakter Körper wichtiger war als ein Überleben auf dieser Welt. Anstelle einer fantasievollen, auf exakte Beobachtungen gestützten Medizin trat für rund tausend Jahre eine wirklichkeitsfremde Scholastik. Und wer immer etwas mit den damaligen Kenntnissen nicht Erklärbares schuf, wurde entweder heilig gesprochen oder als Ketzer verbrannt. Den Tiefpunkt erreichte diese Entwicklung im Jahre 1163 mit dem Konzil von Tours, als Papst Alexander III. den Geistlichen verbot, Chirurgie zu praktizieren («*Ecclesia abhorret a sanguine*»). Die diesem Edikt unterworfenen akademischen Ärzte widmeten sich fortan nur noch der Inneren Medizin und überliessen die operativen Heilverfahren sowie das Schröpfen und den Aderlass bis zum Beginn des 19. Jahrhunderts den Badern, Barbieren und sogenannten Wundärzten.

Die Beinverpflanzer Cosmas und Damian

Heilig gesprochen wurden auch die Ärzte Cosmas und Damian, aber wegen ihres Martyriums, nicht wegen ihrer Transplantation! Über sie berichtet die «Legenda aurea», das populärste und am weitesten verbreitete religiöse Volksbuch des Mittelalters (damals angeblich mehr gelesen als die Bibel), das zwischen 1263 und 1273 vom Dominikanermönch Jacobus de Voragine verfasst worden war. In der Legenda aurea ist zu lesen: *«Cosmas und Damianus waren leibliche Brüder und wurden in der Stadt Aegea geboren von der heiligen Mutter, die hiess Theodora. Sie lernten die Kunst der Ärzte und empfingen so grosse Gnade in der Kunst vom heiligen Geist, dass sie alles Siechtum von Menschen und von Tieren vertrieben. Dafür nahmen sie kein Gut.*

Dieser Heiligen Leben kam unter Diocletianus, der um das Jahr 287 zur Herrschaft kam, vor den Landpfleger Lysias, der sie vor sich bringen liess und sie fragte, wes Landes sie wären, wie ihre Namen und Gewerbe wären. Da antworteten die Heiligen: ‹Wir sind genannt Cosmas und Damianus; drei andere Brüder haben wir, die genannt sind Antimus, Leontius und Eupreprius; Arabia ist unser Land, aber wir werben nicht nach irdischem Gut, denn wir sind Christen.› Da hiess der Landpfleger ihre Brüder auch herbeibringen, dass sie miteinander den Göttern opferten. Da sie dies Gebot verschmähten, liess er sie gar schwerlich peinigen an Händen und Füssen; sie aber spotteten seiner Strafe. Da liess er sie mit einer Kette binden und ins Meer werfen. Aber ein Engel führte sie alsbald unversehrt aus dem Meer und stellte sie wieder vor den Richter. Als das der Richter ansah, sprach er zu ihnen: ‹Bei den grossen Göttern, ihr siegt mit Zauberei, dass ihr den Martern entrinnet und das Meer stillet: Darum so lehret mich diese eure Kunst, so will ich euch nachfolgen im Namen meines Gottes Adriani.› Als er das gesagt hatte, waren zwei Teufel gegenwärtig, die schlugen ihn mit Macht in sein Angesicht. Da schrie er auf und sprach: ‹O ihr guten Herren, bittet euren Gott für mich.› Das taten sie, und die Teufel wichen alsbald von ihm. Da sprach der Richter: ‹Sehet ihr nun, wie meine Götter wider mich erzürnt sind, dass ich sie verlassen wollte; darum so will ich nicht länger leiden, dass ihr meine Götter schmähet.› Also liess er sie in ein grosses Feuer werfen, davon blieben sie jedoch unversehrt, und die Flamme schlug aus ihnen und verbrannte viele Heiden, die dabei stunden. Darauf gebot er, dass sie auf die Folter würden gespannt, aber ein Engel hütete ihrer; und da die Knechte sie vor Müdigkeit nicht mehr mochten schlagen, wurden sie wieder vor den Richter gestellt unversehrt. Da liess er nun die drei Brüder in den Kerker schliessen; Cosmas und Damianus liess er kreuzigen, und hiess das Volk mit Steinen auf sie werfen. Da sprangen die Steine auf die zurück, die da warfen, und verwundeten ihrer viele. Da liess der Präfekt voll

Zorn die drei Brüder aus dem Gefängnis führen und neben das Kreuz stellen und hiess vier Ritter, auf Cosmas und Damianus, die am Kreuz hingen, mit Pfeilen zu schiessen. Doch sprangen die Pfeile zurück und verwundeten viele andere Menschen, die heiligen Märtyrer aber blieben unversehrt. Da der Präfekt sah, dass er in allem war überwunden, ward er geängstigt bis in den Tod, und er liess die fünf Brüder des anderen Morgens enthaupten. Und die Christen gedachten dessen, was Sanct Cosmas hatte gesagt, dass man sie nicht zusammen sollte begraben, und betrachteten, wie und wo die Märtyrer wollten begraben sein. Siehe, da kam unversehens ein Kamel des Weges und rief mit menschlicher Stimme, dass man die Heiligen bei einander sollte begraben.

Der Papst Felix, der der achte war vor Sanct Gregorio, baute in der Ehre der Heiligen Cosmas und Damianus zu Rom eine gar edle Kirche. In dieser Kirche diente ein Mann den heiligen Märtyrern, dem hatte der Krebs ein ganzes Bein gefressen. Und siehe, als er schlief, erschienen einst Sanct Cosmas und Damianus mit ihrem Diener und trugen Salben und ärztliche Werkzeuge mit sich. Da sprach der Eine zum Anderen: ‹Wo wollen wir frisch Fleisch hernehmen, das Loch zu füllen, da wir das faule Fleisch müssen ausschneiden?› Sprach der Andere: ‹Auf dem Friedhof zu Sanct Peter ist heute ein Mohr begraben, der ist noch frisch; von dem hole, was wir für diesen brauchen.› Also lief der eine wohl bald zu dem Friedhof und brachte des Mohren Bein; danach schnitten sie dem Kranken den Schenkel ab und setzten des Mohren Schenkel an die Stelle, und salbten die Wunde mit Sorgfalt; das Bein des Kranken aber taten sie an des Mohren Leib. Als der Mann erwachte und keinen Schmerz empfand, griff er mit der Hand an die Hüfte und fand sie ohne Fehl. Da zündete er ein Licht an und sah, dass nichts Böses mehr an dem Bein war, und hub an zu zweifeln, ob er es selber wäre oder ein anderer. Aber da er wieder zu sich kam, sprang er in Freuden aus seinem Bett und ezählte den Menschen, was er im Traum hätte gesehen, und wie er wäre geheilt worden. Die sandten eilend zu dem Grab des Mohren und fanden den Schenkel des Mohren abgeschnitten, und den des Geheilten in sein Grab gelegt.» (Abb. 2)

Nachsatz zur Legenda: Der erwähnte Papst Felix IV. bestieg den Thron Petri im Jahre 526. Er baute die Kirche der Heiligen Cosmas und Damian in Rom auf den Resten des Tempels von Romulus und Remus.

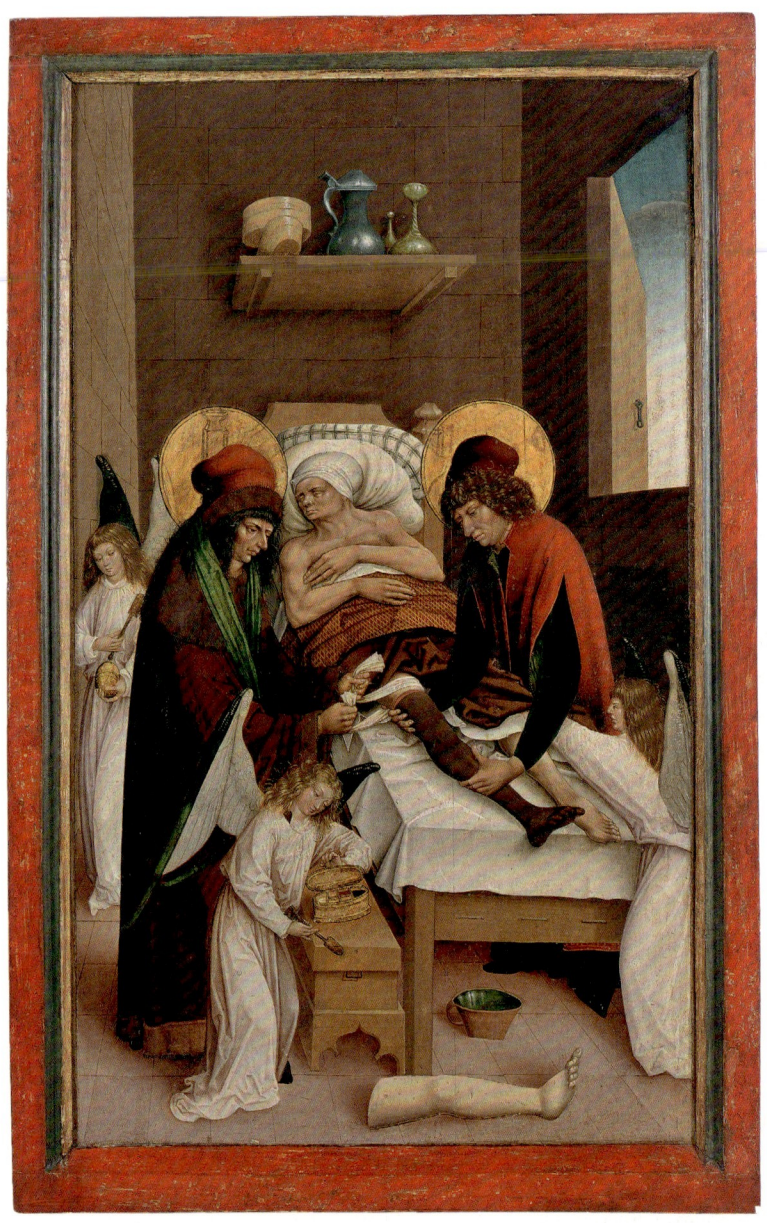

Abb. 2 Beintransplantation durch die Heiligen Cosmas und Damian. Anfang 16. Jahrhundert; dem Meister des Stettener und Schnaiter Altarretabels zugeschrieben. Württembergisches Landesmuseum, Stuttgart. Foto: Peter Frankenstein, Hendrik Zwietasch, Landesmuseum (reproduziert mit freundlicher Genehmigung des Württembergischen Landesmuseums).

Antonius von Padua und das Fusswunder

Antonius, einer der populärsten Heiligen der katholischen Kirche, wurde als Fernando Martin de Bulhões e Taveira Azevedo 1195 in Lissabon geboren. Schon als 15-Jähriger wurde er Augustiner-Chorherr, mit 25 Jahren trat er dem Franziskanerorden bei und nahm den Namen Antonius an. In den folgenden Jahren war er in Marokko, in Sizilien, in Mailand und in Südfrankreich tätig. Schon früh wurde seine enorme Begabung als Redner offenkundig: Er konnte sich auch mit anderssprachigen Gläubigen verständigen, und als einmal in Rimini die Menschen nicht auf seine Rede achteten, versammelten sich die Fische, streckten die Köpfe aus dem Wasser und hörten ihm zu. Später folgte er dem Ruf von Franz von Assisi. 1230 legte er, entkräftet von den langen Reisen, seine Funktionen nieder und lebte von nun an auf einem Nussbaum bei Padua. Er wurde sehr populär und schon bei Lebzeiten vom Volk wie ein Heiliger verehrt, und bald zirkulierten ungezählte Geschichten von Wohl- und Wundertaten.

In Padua soll einmal ein junger Mann im Jähzorn seiner Mutter einen Fusstritt versetzt haben. Bald überkam ihn tiefe Reue über seine Missetat und er hackte sich selbst diesen Fuss als den eigentlichen Missetäter ab. Antonius aber brachte dem ob seiner Tat doppelt Verzweifelten den Fuss wundertätig wieder zur Anheilung.

Antonius starb am 13. Juni 1231 und bereits im folgenden Jahr wurde er heilig gesprochen. Donatello hat das Fusswunder im 1450 geweihten Hochaltar des Doms Sant' Antonio, der zu Ehren Antonius' errichteten Grabeskirche in Padua, dargestellt.

Neues Interesse an Transplantationen in der Neuzeit

Nie zuvor hatte die Menschheit innert weniger Jahrzehnte eine solche kulturelle Entwicklung erlebt und das Wissen über die Welt so ausgeweitet wie am Übergang vom Mittelalter zur Neuzeit. Sie begann um 1450 mit der Ablösung der gotischen Architektur durch die Renaissance, mit der Eroberung Konstantinopels durch die Türken und mit der Erfindung des Buchdrucks durch Johannes Gutenberg. 1492 folgte die Entdeckung Amerikas, 1517 die Reformation vorerst in Deutschland durch Martin Luther und kurz darauf durch Ulrich Zwingli in Zürich und Johannes Calvin in Genf. Michelangelo Buonarroti schuf zwischen 1496 und 1564 in Rom und Florenz Skulpturen, Bauten und Gemälde, die ihm für alle Zeiten einen künstlerischen Spitzenplatz sicherten. 1508 wurde in Padua Andrea di Pietro della

Gondola, genannt Palladio, geboren, der bedeutendste Renaissance-Architekt Italiens und Schöpfer von Bauten von einzigartiger Harmonie und Eleganz. Weitere die Epoche prägende Ereignisse waren die erste Weltumsegelung durch Fernão de Magalhães und seine Gefährten sowie der Beweis des heliozentrischen Weltsystems durch Nikolaus Kopernikus. Der 1525 geborene Giovanni Pierluigi da Palestrina komponierte Messen und andere geistliche Werke, die auch heute noch (beziehungsweise wieder) aufgeführt werden. Für die bildende Kunst steht nördlich der Alpen exemplarisch der Nürnberger Albrecht Dürer, der in seinen Stichen und Gemälden Menschen von Fleisch und Blut darstellte, weg von den strengen und schematischen Formen seiner Vorgänger. Ein anderer Nürnberger Künstler, Hans Sebald Beham, bereicherte 1536 seinen grossformatigen Holzschnitt «Jungbrunnen» mit eindeutig erotischen Szenen, für die er hundert Jahre zuvor noch auf dem Scheiterhaufen gelandet wäre. Und der Niederländer Hieronymus Bosch stellte 1503 in seinem «Garten der Lüste» auch keine Heiligen mehr dar, sondern triebhafte und sündige Menschen.

Das Bürgertum begann, sich zu emanzipieren, und das neue Bildungsideal war der Humanismus, in der Schweiz verkörpert durch den im heutigen Gasthaus Kreuz bei der Tüfelsbrugg nahe Einsiedeln geborenen Theophrastus Bombastus von Hohenheim, genannt Paracelsus (am Gasthof Kreuz erinnert eine Tafel auch die heutigen Jakobsweg-Wanderer noch an den berühmtesten Einsiedler). Auch die Grundhaltung der Heilkunde wandelte sich im Zuge des Aufkommens von so vielen neuen Erkenntnissen und erst damit war auch für die Transplantation wieder ein realer Fortschritt möglich, weg von den Mythen und den Heiligen. Für das neue Denken geradezu programmatisch tönt der Vortrag, den Paracelsus als neuer Stadtarzt in Basel am 5. Juni 1527 hielt und den er gedruckt in die Welt gehen liess. Er beginnt:

«Nur wenige üben heute mit Glück die Heilkunst. Andere wollen sie von der Trübung durch die Barbaren, wie von schweren Irrtümern säubern, nicht nach den Vorschriften der Alten, sondern der Natur selbst. Zu ängstlich hat man sich an die Worte des Hippokrates, Galenos und Avicenna wie an Orakel geklammert. Nicht der Schmuck von Titeln, Beredsamkeit, Sprachkenntnis und Bücherstudium, sondern die Erkennung der Naturgeheimnisse machen den Arzt.»

Den Anfang dieser neuen Transplantationsära markierten Hautplastiken, deren Technik von der indischen, persischen und arabischen Medizin übernommen wurde und zum Teil auch aus römischer Zeit überliefert war (S. 32). Die Verwendung von freien Hauttransplantaten war der logische nächste Schritt. In den folgenden Jahrhunderten wurden Transplantationsversuche vorerst zögerlich auf Knochen und Knorpel ausgedehnt, zum Teil sogar mit Erfolg. Indikationen für diese Eingriffe waren immer äusserlich sichtbare Defekte und Deformitäten. Eine Übersicht über die wichtigsten Schritte und Akteure gibt Tabelle 1. Weniger wichtige Experimente und Versuche sind hier nicht aufgeführt, zudem lässt die Zusammenstellung auch erkennen, dass von planmässiger Transplantationsforschung noch keine Rede sein konnte, eher von Einzelergebnissen besonders interessierter und motivierter Forscher. In Tabelle 1 sind neben Transplantationsversuchen auch die Anfänge der Naht von Blutgefässen aufgeführt, ist doch eine erfolgreiche Gefässnaht die technische Grundvoraussetzung für die Transplantation eines ganzen Organs.

Eine prinzipielle Erweiterung der Transplantationsindikation brachte 1883 der Berner Chirurg Theodor Kocher, weg vom äusserlich Sichtbaren und hin zum funktionell Nützlichen. Der 1841 in Bern geborene Kocher war bereits im 31. Lebensjahr zum ordentlichen Professor für Chirurgie in Bern gewählt worden und blieb trotz mehreren Rufen an grössere, ausländische Universitäten auf dem Berner Lehrstuhl bis zu seinem Tod im Jahre 1917. Er nahm sich nach seiner Wahl bald der in jener Zeit auf dem Lande grassierenden Kropfbildung an, also der gutartigen, zum Teil aber monströsen Schilddrüsenvergrösserung am Hals. Die Indikation für eine Operation war also immer funktionell, weil die Riesenkröpfe durch die Einengung der Luftröhre zur lebensbedrohlichen Atemnot führen konnten. Die Operationsindikation war nicht kosmetisch; angeblich wurde ein «schöner» Kropf zu jener Zeit als normal und nicht als kosmetischer Nachteil empfunden. Bei den ersten Patienten entfernte Kocher die ganze Drüse, deren Funktion man damals noch nicht kannte und deren Lebensnotwendigkeit noch umstritten war. Noch 1879 hatte ja der berühmte Physiologe Claude Bernard geschrieben: *«Nous ne savons absolument rien sur les usages de ces organes.»* Die spätere Nachkontrolle der von Kocher auf diese Weise totaloperierten Patienten ergab aber, dass sie kretinoid geworden waren, also im Aussehen und im trägen und antriebslosen Gehaben wie Unterentwickelte. Kocher nannte die neue Krankheit *Cachexia strumipriva*. Fast gleichzeitig, im Jahr 1882, machte der Genfer Professor Jacques-Louis Reverdin, dessen Name mit der von ihm beschriebenen Technik der Hauttransplantation verbunden geblieben ist («Reverdin-Läppchen»), die gleiche Beobachtung und nannte den Zustand *myxœdème opératoire*. Kocher und Reverdin warnten in der Folge die Fachwelt vor der Totalentfernung der kropfigen Schilddrüse. Dass die beiden nie eine Tetanie (eine Art von Starrkrampf) als Operationsfolge beobachten mussten, erklärt sich dadurch, dass beide langsam und sorgfältig

Tabelle 1

400 Jahre Fortschritt der Transplantation in der Neuzeit.

1503	Die ersten überlieferten plastischen Operationen der Neuzeit: Der Sizilianer Branca deckt Defekte der Nase mit Haut der Stirne oder der Wange.
1597	Gaspare Tagliacozzi in Bologna popularisiert mit seinem Buch die gestielten Hautplastiken.
1771	John Hunter in London verpflanzt Sehnen, Zähne und (bei Hühnern) Drüsengewebe.
1804	Der Italiener Giuseppe Baronio beschreibt anhand von Experimenten mit Schafen, dass verpflanzte eigene Haut einheilt, fremde hingegen zugrundegeht.
1872	Der Genfer Jacques-Louis Reverdin verwendet freie, kleine, dünne Hautstücke zur Deckung von grösseren Wunden.
1872	Der Franzose Louis-Xavier Ollier verwendet mit dem gleichen Ziel erstmals grosse, sehr dünne flächenhafte Hautfragmente.
1873	Der Engländer Jas. Hobson Aveling transfundiert beim Menschen mit Erfolg Blut.
1875	Der Engländer Wolfe beschreibt die Deckung von Hautdefekten mit freien, die ganze Dicke der Haut umfassenden Transplantaten.
1876	Eduard Albert transplantiert in Wien erfolglos einen Nerv.
1883	Theodor Kocher transplantiert in Bern Schilddrüsengewebe (siehe Text).
1886	Der Deutsche Karl Thiersch beschreibt ohne Kenntnis der Arbeiten von Ollier eine gleichartige Technik der Hauttransplantation (seither «Thierschung» genannt).
1888	Dem deutschen Augenarzt Arthur von Hippel gelingt die erste erfolgreiche Hornhautverpflanzung beim Menschen.
1889	Jassinowski in Dorpat (Estland) beschreibt die erfolgreiche Längsnaht einer Arterie.
1889	Dem Deutschen Arthur Natan Hanau (damals Prosektor im Kantonsspital St. Gallen) gelingt die Übertragung einer Rattengeschwulst auf eine andere Ratte.
1889	Der deutsche Immunologe Paul Ehrlich immunisiert Tiere gegen verpflanzte Geschwülste.
1892	Otto von Büngner verwendet in Marburg Haut des Oberschenkels für eine Nasenplastik.
1897	Der Franzose Mathieu Jaboulay beschreibt die Transplantation der Schilddrüse.
1898	Der Berliner Themistokles Gluck entwickelt eine Methode zur zirkulären Gefässnaht.
1900	Erwin Payr experimentiert in Graz mit der nahtlosen Vereinigug von Blutgefässen.
1901	Der Leipziger Pathologe Felix Marchand veröffentlicht sein Buch «Der Process der Wundheilung mit Einschluss der Transplantation».

operierten, grossen Wert auf die sichere Schonung des Nervus recurrens legten und damit unbewusst die Nebenschilddrüsen (die Parathyreoideae) schonten, deren Bedeutung für den Kalziumstoffwechsel man damals auch noch nicht kannte.

Bereits im Juli 1883 versuchte Kocher, die Situation eines myxödematös gewordenen Patienten mit einer Transplantation zu verbessern, indem er diesem jungen Mann frisches menschliches Schilddrüsengewebe unter die Halshaut einpflanzte. Eine klinische Besserung trat ein (offenbar durch das vom Körper aufgesogene Schilddrüsenhormon Thyroxin!), aber nur vorübergehend. Deshalb wiederholte er bei diesem Patienten im Laufe der Jahre diese Transplantationen, sowohl in die Bauchhöhle als auch unter die Haut und selbst in die grossen Gefässe hinein. Theodor Kocher erhielt im Jahre 1909 für seine Schilddrüsenforschung als erster Chirurg den seit 1901 verliehenen Nobelpreis für Medizin. Noch in seiner Nobel-Vorlesung bezeichnete er die Verpflanzung von Schilddrüsengewebe als beste Behandlung einer Unterfunktion dieses Organs.

Abgesehen von dieser Neuerung brachten die ersten Jahrzehnte der modernen Medizin, also die letzten Jahrzehnte des 19. Jahrhunderts, für die Transplantation nicht viel. Wohl wurden die Techniken, besonders diejenigen der Hauttransplantation, verbessert, aber es blieb bei Haut, Knochen, Fragmenten von anderen Geweben und Geschwülsten von Versuchstieren. Der Ersatz eines ungenügend funktionierenden Organs durch ein gesundes lag zwar in der Luft – so schrieb zum Beispiel 1894 der Chirurg Otto Lanz, dass eine Therapie, «*welche bestrebt ist, dasjenige Organ, das funktionsuntüchtig geworden ist, dem Organismus zu ersetzen, nicht von vornherein belächelt werden sollte*». Der Leipziger Pathologe Felix Marchand fasste in einem umfangreichen Buch zusammen, was am Ende des 19. Jahrhunderts beim Menschen transplantiert oder zu transplantieren versucht wurde: Haut, Schleimhaut, Hornhaut, Knorpel, Knochenmark, Knochen, Zähne, Drüsen, Muskeln und Nerven; Organe erwähnt er nicht. Die Organtransplantation im heutigen Sinne ist ein Kind des 20. Jahrhunderts.

Fünfzig Jahre bis zum Transplantationserfolg – warum so lange?

Wir überlegen uns aber nicht die Ziele, sondern das, was zu den Zielen führt. Denn der Arzt überlegt nicht, ob er heilen soll, noch der Redner, ob er überzeugen soll, noch der Politiker, ob er eine gute Staatsordnung schaffen soll, noch überhaupt jemand hinsichtlich des Zieles. Sondern wir setzen das Ziel an und erwägen dann, wie und durch welche Mittel wir es erreichen, und wenn sich mehrere Wege zeigen, so wird geprüft, welcher der schnellste und schönste sei.

ARISTOTELES

Eine technisch einwandfreie Operation genügt nicht

Um 1900 stand bereits fest, dass erfolgreiches Operieren an Arterien und Venen möglich ist; es ging nur noch darum, die beste Technik zu finden. Dazu war aber ein Modell nötig. Und was würde den Erfolg einer Gefässnaht besser beweisen als das Funktionieren und Überleben eines frei transplantierten Organs?

Die offizielle Geburtsstunde der Organtransplantation schlug in Wien am 7. März 1902, in der Kaiserstadt, die Theodor Billroth nach seinem Weggang von Zürich zum Weltzentrum der Chirurgie gemacht hatte. An diesem 7. März berichtete der Privatdozent Emerich Ullmann in einer Sitzung der Wiener Ärztegesellschaft, die von Billroths Schüler und Nachfolger Anton von Eiselsberg präsidiert wurde, über die Transplantation von Hundenieren in die Leiste oder an die Halsgefässe mit Hilfe von Kanülen für die Gefässanastomosierung (Abb. 3). Eine der Nieren, die einem anderen Hund entnommen worden war, also eine allogene nach heutiger Nomenklatur, funktionierte während fünf Tagen (offensichtlich bis zur damals noch nicht bekannten akuten Abstossung!). In einer späteren Sitzung demonstrierte Ullmann eine Ziege mit einer funktionierenden Hundeniere an den Halsgefässen, ohne aber seine Resultate weiter zu präzisieren. Ein anderer Chirurg benutzte die Gelegenheit, um mitzuteilen, dass er ebenfalls Nierentransplantationsversuche unternommen habe, an Kaninchen und einmal an einem Hund, jedoch an technischen Schwierigkeiten gescheitert sei.

Später im gleichen Jahr veröffentlichte derjenige chirurgische Forscher, der in der Folge der ganzen Periode seinen Stempel aufdrücken sollte, in der medizinischen Fachzeitschrift «Lyon médical» seine erste Arbeit: der Fran-

Abb. 3   Die sechs Tage später erfolgte Publikation von Emerich Ullmanns Mitteilung vom 7. März 1902 in der Gesellschaft der Ärzte in Wien über die experimentelle Nierentransplantation.

zose Alexis Carrel. Er beschrieb die erfolgreiche Verpflanzung einer autologen (d.h. vom gleichen Tier stammenden) Niere an die Halsgefässe eines Hundes mittels Naht der Blutgefässe. Und obwohl es Carrel primär ebenfalls um die Technik der Gefässanastomosierung ging, war er sich der potenziellen Bedeutung seines Erfolges durchaus bewusst: *«Simple curiosité opératoire aujourd'hui, la transplantation d'une glande pourra peut-être un jour avoir un certain intérêt pratique.»* Kurz darauf übersiedelte Carrel in die Neue Welt, und diese Auswanderung erscheint heutzutage geradezu als Auftakt und Symbol der sich anbahnenden Verlagerung des Schwergewichts der medizinischen Forschung in das grosse, noch junge Land im Westen (mit seiner damals erst knapp hundertjährigen Medizintradition!). Carrel arbeitete zuerst in Chicago, wo er die Gefässnahttechnik vervollkommnete, weiterhin im Tierversuch Nieren transplantierte und die ersten, wenn auch erfolglosen Versuche mit der Transplantation des Herzens unternahm. Später fand er am Rockefeller Institut in New York eine Stelle als experimenteller Forscher. Nacheinander wurden – natürlich auch an Tieren – die technisch-operativen Probleme der Transplantation der Milz, des Dünndarms und der Schilddrüse gelöst und langdauerndes Überleben von autotransplantierten Nieren erzielt. Diese Erfolge lösten eine Flut von experimentellen Arbeiten weiterer Forscher und sogar einige Versuche mit Tierorganverpflanzungen auf den Menschen aus; was aber all diese anderen Wissenschaftler beitrugen, war mit wenigen Ausnahmen blosse Bestätigung von Carrels Resultaten.

Im Jahre 1912 erhielt Alexis Carrel für seine Arbeiten über die Gefässnahttechnik und die Transplantation von Gefässen und Organen den Nobelpreis für Medizin, als zweiter (nach Theodor Kocher 1910) und für 50 Jahre letzter Chirurg, dem diese Ehrung widerfahren sollte (50 Jahre später war es ein Urologe ohne Beziehung zur Transplantation). Und obwohl die damit vor aller Welt erfolgte Anerkennung der Lösbarkeit der operativ-technischen Probleme sinngemäss ein Auftakt zum allgemeinen Durchbruch der Organtransplantation hätte werden sollen, war sie in Wirklichkeit ein Abschluss. Carrels Experimente und Resultate hatten zwar bewiesen, dass körpereigene, frei transplantierte Organe nach Wiedervereinigung der Blutgefässe überleben und trotz Unterbrechung der Nervenversorgung und der Lymphgefässe auch wieder funktionieren können; sie hatten aber auch gezeigt, dass in allen Fällen von Fremdorganverpflanzung, seien sie von einem anderen Menschen oder von einem Tier, ein unbekannter biologischer Faktor die operativen Erfolge innert kurzer Zeit zunichtemachte.

Klärung des Einflusses von genetischen Faktoren

Heutzutage mutet es direkt erstaunlich an, dass der fundamentale Unterschied zwischen der Verpflanzung von fremdem und eigenem Gewebe erst nach längerem Experimentieren allgemein erkannt worden ist. Zu den Gründen dieses langsamen Durchsetzens der Erkenntnis gehörten wohl die hohe operationstechnische Komplikationsquote damaliger Organtransplantationen und die uneinheitlichen Kriterien bei der Beurteilung der Vitalität von Hauttransplantaten. Zwar hatte der Italiener Giuseppe Baronio bereits 1804 mit Versuchen bei Schafen klar gezeigt, dass eigene Haut dauernd einheilt, Fremdhaut nach Transplantation hingegen in Kürze abgestossen wird! Diese Mitteilung blieb indessen unbeachtet. Bekannte Forscher liessen sich mit heute unverständlichen Beurteilungen vernehmen, wie folgendes Beispiel zeigt: «*Sogar Heterotransplantationen sind also nicht unter allen Umständen aussichtslos. Sie setzen voraus, dass die Zusammensetzung der Gewebe und Säfte bei beiden Species eine gewisse Übereinstimmung zeigt, die bei Hund und Menschen vielleicht durch eine ähnliche Nahrung bedingt ist.*» (H. Ribbert). «Hetero-» bedeutete damals von einer anderen Art stammend, heute heisst das «Xeno-». Andere waren skeptischer: «*Solange nicht einwandfreie Beweise vorliegen, fehlt mir daher der Glaube, dass fremde, wenn auch artgleiche Epidermis oder Haut dauernd einheilen könne.*» (E. Lexer). Auch Carrel («*Die homöoplastische Transplantation enthält ein unbekanntes Moment mehr als die autoplastische*») und andere Forscher waren wegen ihrer Nierentransplantationsexperimente mehr oder weniger vom verschiedenen Verhalten des fremden Gewebes im Vergleich zu körpereigenem Gewebe überzeugt; die schon erwähnte und damals noch als normal in Kauf genommene Häufung von technisch bedingten Komplikationen und Versagern bei der Verpflanzung von ganzen Organen liess jedoch in keinem Fall endgültige Schlüsse zu. Es dauerte noch über ein Jahrzehnt, bis der Beweis des unterschiedlichen Verhaltens auch mit Organtransplantaten, und zwar wiederum mit Nieren, definitiv erbracht werden konnte.

Die weniger von technischen Schwierigkeiten geplagte nichtchirurgische Forschung hatte aber die Frage in der Zwischenzeit schon fast gelöst und war bereits zu weiteren Problemen vorgedrungen. Während der nächsten Jahrzehnte beherrschten nämlich nicht mehr Chirurgen und andere Kliniker das Feld, sondern rein experimentell arbeitende Biologen, Genetiker und Immunologen. Als Forschungsobjekte dienten nicht mehr Menschen, Hunde und Schafe, sondern Meerschweinchen, Ratten und Mäuse. Und es ging jetzt vor allem um die Abklärung, ob der Transplantationsmisserfolg genetisch bedingt und damit vielleicht gar unbeeinflussbar sei. Viele Forscher diesseits

Tabelle 2
Stationen auf dem Weg zur Organtransplantation in den ersten 60 Jahren des 20. Jahrhunderts.

1902	Emerich Ullmann sowie Alexis Carrel: experimentelle Nierentransplantation (s. Text).
1906	Clemens von Pirquet prägt den Begriff «Allergie».
1908	Nobelpreis für Paul Ehrlich für die Erforschung der Immunität von Tumoren. G. Schöne prägt den Begriff «Transplantationsimmunität».
1909	E. E. Tyzzer postuliert, dass die Annahmebereitschaft bzw. Resistenz für Geschwulsttransplantate vererbt wird.
1911	Erich Lexer: Fremde Haut heilt auch bei Artgleichheit nicht dauernd ein.
1912	Nobelpreis für Alexis Carrel für die Gefässnahttechnik und die Transplantation.
1918	Leo Loeb formuliert seine Theorie vom «individuality differential» (S. 48).
1920	L. C. Strong und C. C. Little: Vererbte Faktoren bestimmen den Verlauf der Transplantation.
1923	C. S. Williamson weist in Tierexperimenten endgültig nach, dass sich Nierentransplantate bezüglich Abstossung gleich verhalten wie Hauttransplantate.
1924	C. C. Little und L. C. Strong: konsequente Verwendung von Inzuchtstämmen für die Erforschung der Transplantationsgesetze (S. 49).
1924	Nobelpreis für Karl Landsteiner für die Entdeckung der Blutgruppen (S. 49).
1933	F. C. Mann, J. T. Priestley und J. Markowitz: erfolgreiche Technik zur experimentellen Transplantation des Herzens an periphere Blutgefässe.
1936	V. Voronoy transplantiert ohne Erfolg einem Patienten eine menschliche Niere.
1944	Peter Brian Medawar: endgültige Beweise für die immunologische Natur jeder Fremdtransplantatabstossung (S. 50).
1948	D. G. Snell prägt den Begriff «Histokompatibilitäts-Gene» und beschreibt Methoden.
1949	Macfarlane Burnet: Fremdes Gewebe in einem unreifen Organismus wird auch später nicht als fremd empfunden (S. 50).
1953	R. E. Billingham, L. Brent, P. B. Medawar: «actively acquired tolerance» (S. 51).
1958	Macfarlane Burnet formuliert die «clonal selection theory». Jean Dausset weist nach, dass sich die Lymphozyten immunologisch in Gruppen einteilen lassen; Grundlage des HLA-(Human-Leucocyte-Antigen-)Systems.
1960	Nobelpreis für Macfarlane Burnet und Peter Brian Medawar für die Entdeckung und Beschreibung der erworbenen immunologischen Toleranz.

und zunehmend auch jenseits des Atlantiks trugen dazu bei, dass die meisten unklaren Fragen schliesslich gelöst wurden; der vorliegende Text beschränkt sich auf die Namen und Konzepte der beiden wichtigsten. Weitere siehe Tabelle 2.

Leo Loeb setzte sich die Erforschung des Rätsels der Einmaligkeit des Individuums zur Lebensaufgabe. Loeb war Deutscher, hatte in Zürich im Jahr 1897 promoviert, arbeitete aber bereits seit 1902 in den USA. Sein bleibender Verdienst ist es, endgültig nachgewiesen zu haben, dass zwischen «fremd» und «eigen» ein Unterschied besteht, dass dieser Unterschied mit Abnahme des Verwandtschaftsgrads zunimmt und dass die entsprechenden Eigenschaften vererbt werden. Diese Schlussfolgerungen wurden in der Folge nicht mehr angezweifelt; die weitere Diskussion ging nur noch um die Frage, worin der Unterschied bestehe und wie er vererbt werde. Zur Erklärung dieses Unterschieds formulierte Loeb 1918 aber eine Theorie, die sich als völlig falsch erweisen sollte. Die Theorie besagte, dass das Gewebe eines jeden Individuums eine spezifische Substanz enthalte (von ihm «individuality differential» genannt), die in einem fremden Organismus als Gift wirke. Diese «differentials» seien vererbbar, wobei es ihm aber allerdings nicht gelang, dies mit den akzeptierten Theorien der Vererbung, den vom Augustinerpater Gregor Mendel noch im vorherigen Jahrhundert ausgearbeiteten und nach ihm benannten Mendelschen Regeln, in Einklang zu bringen. Zu diesen falschen Schlussfolgerungen gelangte Loeb, weil er mit genetisch uneinheitlichen Meerschweinchen arbeitete. Erst später erkannte man, dass der ein fremdes Gewebe (ein Transplantat) empfangende Körper einige Tage Zeit braucht, um sein Immunsystem zu aktivieren und die Abwehr gegen das Fremde aufzubauen; deshalb wird das Fremde erst nach fünf oder sechs Tagen abgestossen, das heisst zerstört. Wenn dann bei einer zweiten Transplantation dem Empfänger nochmals ein mit dem ersten Transplantat genetisch identisches Gewebe zugeführt wird, ist das Immunsystem bereits spezifisch aktiviert, weshalb der Empfänger das zweite Fremde beschleunigt abstossen kann. Loebs Meerschweinchen waren aber genetisch heterogen, kein Tier hatte also die gleiche genetische Konstitution wie das nächste, und deshalb kam es nicht zur beschleunigten Abstossung. Ein weiterer Irrtum Loebs war, dass er sich den entscheidenden Faktor als an ein einziges Gen gebunden vorstellte. Die Anhäufung von lymphoiden Zellen im Transplantat, später als für eine Immunreaktion typisch erkannt, schien ihm für eine Giftwirkung beweisend. Er vertrat aber sein Konzept noch 1930 mit grösster Autorität.

Der Amerikaner Clarence Cook Little, spezialisiert auf Onkologie und Entwicklungslehre, experimentierte hingegen wenig später nicht mehr mit genetisch heterogenen Objekten, sondern mit Mäuse-Inzuchtstämmen und mit transplantierbaren Tumoren (letzteres war nur eine technische Erleichterung; im Prinzip hätten mit Hauttransplantaten die genau gleichen Resultate – wenn auch mühsamer – erzielt werden können). Diese erstmalige Verwendung von genetisch reinen Stämmen stellte die ganze Transplantationsforschung auf neuen Boden, erlaubte sie doch Experimente mit grossen, in genetischer Hinsicht uniformen und deshalb wiederholbaren und statistisch vergleichbaren Serien. Little stellte aufgrund seiner Beobachtungen fest, dass nicht der Verwandtschaftsgrad per se, sondern das genetische Material für das Resultat einer Transplantation entscheidend ist, dass diese Eigenschaften auf mehr als ein einziges Gen verteilt sind und dass die Vererbung sehr wohl den Mendelschen Regeln folgt. 1924 schrieb er: «*The transmission of susceptibility to transplantable tumors obeys fundamental laws of mendelian heredity. Whether or not a given host grows the particular neoplastic tissue employed in these experiments depends upon the presence or absence of certain medelian units.*» In den nächsten Jahren konnten andere Forscher in vielen Ländern diese Resultate bestätigen und durch zusätzliche Befunde und Argumente untermauern.

Nachweis einer Immunreaktion als Ursache

Nachdem die genetische Basis geklärt war, blieb noch ein Hauptproblem: Durch welchen Mechanismus bewirkt der Körper die Abstossung, also die Zerstörung des transplantierten fremden, also eine abweichende genetische Konstitution aufweisenden Gewebes? Obwohl im Verlaufe der Jahre viele verschiedene Hypothesen aufgestellt und geprüft worden waren, ging jetzt die Diskussion im Wesentlichen nur noch um zwei Konzepte: Einerseits um die von Loeb vertretene lokale Giftwirkung des Transplantats, andererseits um die von mehreren Forschern über die Jahre immer wieder postulierte Immunisierung gegen das nicht als Gift, sondern als Antigen wirkende fremde Gewebe. Schöne hatte zwar schon 1908 den Begriff «Transplantationsimmunität» geprägt, aber nur als unbewiesenes Postulat. Jetzt noch konnte aber keine Seite überzeugende Beweise für das eine oder andere Konzept vorbringen, und so blieb das Problem in der Schwebe.

1930 erhielt der Wiener und ebenfalls in die USA ausgewanderte Karl Landsteiner den Nobelpreis für Medizin für seine bereits 1903 erfolgte Entdeckung der Blutgruppen und für die spätere Formulierung der Unverträglichkeitsregeln für Bluttransfusionen. Eine Bluttransfusion ist aber gleichbedeutend mit der Transplantation von Blut und die übrige Transplantationsforschung hätte durch diese Preisverleihung eigentlich einen zusätzlichen Auftrieb erfahren sollen. Auch Landsteiner gab sich in seiner Nobelvorlesung in dieser Hinsicht optimistisch: Er gab zu, dass durch Berücksichtigung der Blutgruppen die Transplantationen nicht erfolgreicher geworden seien,«*but this is understandable, for the blood groups constitute only a part of the existing serological differences and even apparently slight deviations may influence the take of the transplant. Consequently, the difficulty that arises from the experiments may seem to be disposed off, and the most probable supposition would be that the two series of phenomena – the serological differences of the individuals and the transplantation specificity – are related in nature and depend on chemical differences of a similar sort*». Landsteiners Entdeckung erwies sich aber schliesslich für die Transplantationsforschung eher als Hemmschuh, denn sie brachte mit sich, dass im Denken der Forscher das Phänomen Immunität noch mehr als bisher mit serologischer Immunität, also mit dem Nachweis von im Blut zirkulierenden Antikörpern gegen das Fremde verknüpft wurde. Aber entsprechende Serumuntersuchungen nach Transplantationen mit dem Ziel, diese Antikörper nachzuweisen, waren nach wie vor meistens negativ.

Das Problem blieb ungelöst, bis der englische Biologe und Zoologe Peter Medawar sich seiner annahm. Aufgrund von genauen Beobachtungen von Trägern von Hauttransplantaten kam er 1944 zum Schluss, dass sowohl die zeitlichen Verhältnisse als auch die für eine Immunreaktion jetzt als typisch erkannte Anhäufung von lymphoiden Zellen im Transplantat sowie die Abwesenheit dieser zellulären Reaktion unter gewissen Bedingungen und vor allem die beschleunigte Abstossung von genetisch identischen Zweittransplantaten nur durch eine aktive Immunreaktion des Transplantatträgers gegen das Fremde erklärt werden könne. Die besondere Bedeutung dieses Gedankengangs lag darin, dass nicht mehr der positive oder negative Nachweis von im Serum zirkulierenden Antikörpern, sondern eben die beschleunigte Abstossung eines genetisch mit dem Ersttransplantat identischen Zweittransplantats zum entscheidenden Kriterium eines Immunprozesses erhoben wurde. Dieses Kriterium wandte Medawar in der Folge auch bei seinen weiteren eingehenden und systematischen Experimenten mit Hauttransplantationen bei Versuchstieren an.

Wenig später postulierte der Australier Burnet aufgrund exakter Beobachtungen, dass im immunologisch unreifen Stadium, also im Mutterleib oder im Neugeborenenstatus, jedes Antigen, auch dasjenige eines anderen Individuums, als eigen empfunden werde, und dass in diesem Entwicklungsstadium deshalb nicht das fremde Antigen, sondern die gegen dieses Antigen gerichteten spezialisierten Immunzellen eliminiert würden. Die Hypothese wurde von Medawar zusammen mit seinen Mitarbeitern Rupert E. Billingham und Leslie Brent im Experiment geprüft. Sie konnten tatsächlich einen Zustand erzeugen, den sie als erworbene immunologische Toleranz bezeichneten. In einer Reihe von inzwischen zu Klassikern avancierten wissenschaftlichen Publikationen beschrieben die drei Forscher alle Aspekte dieses Toleranzphänomens.

Im Jahre 1960 erhielten Frank MacFarlane Burnet und Peter Bryan Medawar für den Nachweis der erworbenen immunologischen Toleranz den Nobelpreis für Medizin. Und wie 48 Jahre früher der gleiche Preis Markstein für die Lösung des operativ-technischen Problems der Organtransplantation war, so war er diesmal Sinnbild für die Wegweisung im immunologischen Bereich. Denn die wirkliche Bedeutung der Beiträge von Burnet und Medawar lag ja nicht im Aufzeigen einer speziellen Methode, sondern im grundsätzlichen Nachweis, dass eine spezifische Beeinflussung und sogar Unterbrechung des Immunmechanismus möglich ist.

Später durfte ich zwei dieser immunologischen Pioniere persönlich kennen lernen. Im Frühling 1969 war ich Mitorganisator des Kongresses der European Society for Surgical Research (ESSR) in Davos und lud als Verantwortlicher für das Transplantationsprogramm Leslie Brent für einen Vorsitz und einen Vortrag ein (S. 84). Und dank Medawar, damals schon Sir Peter Bryan Medawar, ist mir ein Antilymphozytenglobulin-Meeting vom März 1975 im Royal College of Physicians in London besonders in der Erinnerung haften geblieben. Mir kam die Ehre zu, die Sitzung über ALG bei der Nierentransplantation zu präsidieren; der damals 60-jährige Medawar hatte den Obervorsitz des Meetings inne. Er drängte sich in keiner Weise in den Vordergrund, griff auch in meine Vorsitzführung nicht ein und beschränkte sich darauf, Stellung zu unklaren Fragen zu beziehen; diese Statements waren klar und wohlformuliert. Im persönlichen Umgang war er von ausgesuchter Höflichkeit, grauhaarig, aber immer noch schlank und elegant – für den Kontinentaleuropäer der Inbegriff eines britischen Gentlemans. Deshalb genoss ich auch das gemeinsame Nachtessen ganz besonders; es war übrigens ganz unbritisch gut und der zum Abschluss gereichte Portwein war vorzüglich.

Die erste erfolgreiche Nierentransplantation

Aber nun nochmals 25 Jahre zurück, ins Jahr 1950. Schon damals war wie heute bei Menschen im «besten Alter» das definitive Nierenversagen viel häufiger als das vorzeitige Versagen jedes anderen lebenswichtigen Organs. Deshalb standen die Nieren bei den Bemühungen, Mittel und Wege zur Elimination dieser Todesursache zu finden, im Vordergrund. Ein Weg war die Entwicklung einer künstlichen Niere und damit der Dialysetechnik, was den temporären Ersatz der ausgefallenen Nierenfunktion ermöglichte. Zwar waren erste rudimentäre Apparate schon nach dem 2. Weltkrieg in den Niederlanden und in Seattle konstruiert worden, aber diese taugten wirklich nur zur kurzfristigen Funktionsüberbrückung bei akutem, vorübergehendem Nierenversagen und damit auch bei Vergiftungen. Mangels Alternativen wurden später aber auch Patienten mit definitivem Nierenversagen mit diesen Apparaten oder mit der ebenfalls noch wenig entwickelten Bauchfelldialyse behandelt, was den Transplantationsbemühungen einen zusätzlichen Schub gab. Die Techniken dieser neuen Verfahren und der erforderlichen Anschlüsse an die Blutgefässe beziehungsweise zum Bauchraum blieben aber noch rudimentär, weshalb ihre Wirkungsdauer weiterhin auf eine kurze Zeit beschränkt war. War es aber sinnvoll, das Leben der vom Nierenversagen betroffenen Patienten mit Hilfe dieser unvollkommenen maschinellen Verfahren kurzfristig zu verlängern, nur um sie danach an Komplikationen dieser Behandlung sterben zu lassen? Die Jahre ab 1950 erlebten deshalb vor allem in Paris und Boston die ersten grossen Anstrengungen, Nierentransplantationen beim Menschen zum Erfolg zu führen. Faute de mieux, denn man wusste nun um die für Misserfolge verantwortliche Immunreaktion, aber deren Bekämpfung war noch nicht entwickelt und wurde auch nicht versucht und deshalb endeten alle Transplantationen mit Fehlschlägen.

Die dadurch gewonnenen Erfahrungen ermöglichten aber die Lösung eines Problems, das versprach, an keinen immunologischen Schwierigkeiten zu scheitern: die Transplantation der Niere eines gesunden Zwillings auf den niereninsuffizienten eineiigen Bruder. 1954 wurde in Boston die erste derartige Transplantation von Murray und Mitarbeitern mit Erfolg vorgenommen. Für diese Pioniertat wurde der 1919 geborene Joseph E. Murray erst im Jahr 1990, als die Transplantation von allen Organen beim Menschen schon voll im Gang war, mit dem Nobelpreis geehrt. Wirklich ein Sinnbild des endgültigen Durchbruchs der Organtransplantation als Behandlungsprinzip von kranken Menschen!

Der Erfolg der Operation von 1954 stimulierte die Chirurgen zu einigen weiteren Eingriffen bei dieser privilegierten immunologischen Situation, war aber keine Hilfe für die überwiegende Mehrzahl der auf eine Heilung hoffenden Patienten im Stadium des Nierenversagens. Denn welcher dieser Patienten hatte schon einen eineiigen Zwilling, dazu noch einen mit zwei gesunden Nieren? Die Seltenheit der genetischen Konstellation löste ihr Problem nicht. Ich war zu jenem Zeitpunkt noch im Studium in Zürich und büffelte durch Lehrbücher, nicht durch wissenschaftliche Zeitschriften. Deshalb las ich erst später von dieser ersten erfolgreichen Nierentransplantation. Sie war aber auch der letzte grosse Fortschritt, von dem ich erst mit Verspätung Kenntnis erhielt, denn schon als Assistent faszinierten mich die Möglichkeiten der Transplantation. Nach Fertigstellung der Dissertation begann ich noch als Assistent in Wattwil und dann im Pathologischen Institut des Kantonsspitals St. Gallen, mich in das Thema einzulesen, sammelte Literatur und Bücher und abonnierte bald auch das neuerschienene «Transplantation Bulletin» (den Vorläufer der Fachzeitschrift «Transplantation»). So erlebte ich die weiteren Fortschritte des Fachs, das zu meinem Fach werden sollte, wenn auch vorläufig noch nicht in natura, so doch in der Spitalbibliothek und am Schreibtisch.

Nobelpreise markieren wichtige Etappen der Transplantation

Kurz zusammengefasst, obwohl an anderer Stelle des Buchs auch erwähnt: die für die Transplantation von Organen, Geweben und Zellen im 20. Jahrhundert verliehenen Nobelpreise.

1908 Theodor Kocher: für die Schilddrüsenforschung. Er beschreibt auch die erste (Schilddrüsen-)Gewebetransplantationen mit funktionellem Ziel.
1912 Alexis Carrel: für seine Arbeiten zur Gefässnahttechnik und zur Transplantation von Gefässen und Organen.
1930 Karl Landsteiner: für die Entdeckung der roten Blutgruppen und die Beschreibung der Unverträglichkeitsregeln für Bluttransfusionen.
1960 Frank MacFarlane Burnet und Peter Bryan Madawar: für den Nachweis der erworbenen immunologischen Toleranz.
1980 Jean Dausset: für die Entdeckung und Beschreibung des Gewebeverträglichkeitssystems. Er nennt es vorerst «Hu-1»-System.
1990 Joseph E. Murray: für die erste erfolgreiche Organtransplantation (die Nierentransplantation 1954) beim Menschen.

Jean Dausset war von 1946 bis 1962 Direktor des nationalen französischen Bluttransfusionszentrums in Paris und anschliessend Professor für Immun-Hämatologie an der Universität. Er hat seine Untersuchungen über das menschliche Gewebeverträglichkeitssystem «Hu-1» bereits ab 1958 publiziert. International hat sich aber schliesslich die Bezeichnung «HLA-System» (Human Leukocyte Antigen) durchgesetzt, wie sie schon früh auch von Terasaki und von van Rood verwendet worden war.

Ein Schweizer, ein in die USA ausgewanderter Franzose, ein in die USA ausgewanderter Österreicher, ein Australier, ein Engländer, ein Franzose und ein US-Amerikaner: ein Spiegelbild der Schwerpunkte der Entwicklung der Transplantation im 20. Jahrhundert!

Minneapolis und die Transplantation

Das Denken allein bewegt nichts, sondern nur das auf einen Zweck gerichtete und praktische Denken. Dieses ist auch der Ursprung des hervorbringenden Denkens. Denn jeder Hervorbringende tut dies zu einem bestimmten Zwecke, und sein Werk ist nicht Zweck an sich, sondern für etwas und jemanden.

ARISTOTELES

Fahrt ins gelobte Land

In meinen Studenten- und jungen Assistentenjahren wurde als Selbstverständlichkeit hingenommen, dass in der Medizin alles Neue aus den USA komme und kommen werde. Europa hatte seine Vorreiterrolle auf diesem Gebiet wegen des 2. Weltkriegs endgültig verloren und den Rückstand auch zu Beginn der 1960er Jahre bei weitem noch nicht wieder wettgemacht. Dies betraf insbesondere auch die Transplantation, wie mir damals beim Lesen von amerikanischen Fachzeitschriften schon seit längerer Zeit bewusst geworden war. Es war trotzdem eine grosse Überraschung und eine noch grössere Freude, als mein Chef, Professor Åke Senning, mich als einen seiner jüngsten Assistenten im Spätsommer 1962 fragte, ob ich nicht für einige Zeit in die USA gehen wolle. Er fahre demnächst nach Minneapolis und kenne dort den Chefchirurgen und den Herzchirurgen sehr gut. Ich wusste bereits, dass dort als Departementsvorsteher der berühmte Bauchchirurg Owen H. Wangensteen amtete und als Herzchirurg C. Walton Lillehei, der wie Senning selbst zu den Pionieren der offenen Herzchirurgie gehört hatte. Begeistert und ohne Zögern sagte ich zu.

Am 25. Juni 1963 fuhren wir los, Helene und ich mit dem fast dreijährigen Philipp und dem halbjährigen Markus, knapp finanziert durch ein kantonalzürcher Stipendium zur Förderung des akademischen Nachwuchses. Wir reisten nicht, ohne noch vom heimatlichen Alpstein durch das Erklettern der Hundstein-Südwand und das Überklettern von sieben der acht Kreuzberge Abschied genommen zu haben. Damals war das Reisen mit dem Flugzeug noch teurer als mit dem Schiff; deswegen und vor allem auch als Zeichen der Einmaligkeit unserer Reise bestiegen wir in Genua den Transatlantikdampfer «SS Atlantic» und erreichten über Cannes, Barcelona, Mallorca, Gibraltar und Madeira am 8. Juli frühmorgens New York, alle Flaggen hochgezogen und begleitet von kleineren Schiffen und sogar von Kriegsschiffen.

Nach Aufenthalten bei meinem Bruder Christoph und bei einem Onkel und nachdem ich allein im Auftrag der Schweizerischen Stiftung für Alpine Forschungen als Arzt und Bergsteiger an einer Expedition auf Baffin Island teilgenommen hatte, ging es am 4. September von New York westwärts, nachdem wir zuvor noch schlechte Erfahrungen mit amerikanischen Auto-Occasions-Händlern gemacht und deswegen schliesslich einen schönen Teil unseres privaten Geldes in einen neuen Ford investiert hatten. Deshalb war Sparen angesagt; wir nächtigten jeweils im Zelt und die ganze Reise inkl. Benzin kostete uns schliesslich nur 61.50 US-Dollar (der damals allerdings noch mehr als vier Schweizer Franken wert war). Am 8. September fuhren wir in Minneapolis ein und am nächsten Tag meldete ich mich zum Dienst in der Klinik, dem Department of Surgery des University of Minnesota Hospitals.

Gastric Cooling, ein Nachdiplomstudium und viel freie Zeit

Mein erstes Minneapolis-Jahr verbrachte ich unter den Fittichen des grossen Chefs Owen H. Wangensteen zusammen mit dem schon erfahrenen Residenten Bob Goodale mit Arbeiten an OHWs damaligem Steckenpferd, der lokalen Magenkühlung und -unterkühlung. Sie hatte zum Ziel, die Magensäureproduktion und mit ihr die Hauptursache des Auftretens von Magen- und Zwölffingerdarmgeschwüren zu eliminieren (säureunterdrückende Medikamente waren damals noch unbekannt, geschweige denn der Helicobacter pylori!). Zwecks Cooling mussten die Patienten einen Ballon schlucken, der den Magen ausfüllte und durch den kalte und später auch unterkühlte Flüssigkeit zirkulierte. Ich war stolz, dass OHW mir auch Patienten zur Behandlung mit dieser Methode anvertraute.

An der Universität immatrikulierte ich mich für ein zweijähriges Nachdiplomstudium mit dem Ziel, den Titel eines Master of Science in Surgery zu erwerben. Neben dem Hauptfach Chirurgie wählte ich als Nebenfach Biochemie, weswegen ich nach sieben Jahren wieder einmal regelmässig die Schulbank zu drücken und ein Abschlussexamen zu bestehen hatte. Für das Hauptfach hatte ich Weiterbildungsveranstaltungen zu besuchen, eine Dissertation (Master Thesis) zu verfassen und das gleiche schriftliche Examen zu bestehen wie die einheimischen Anwärter auf den Facharzttitel Chirurgie (Abb. 4) – die mit Abstand schwierigste Aufgabe, nicht wegen des fachlichen Inhalts, sondern wegen der sprachlichen Formulierungen.

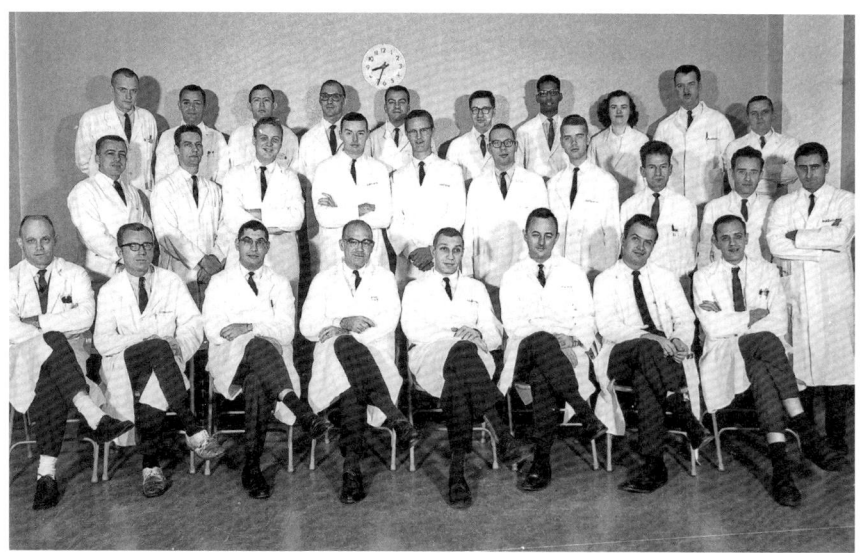

Abb. 4 Die Residents des Department of Surgery, University of Minnesota Hospital. Direkte Mitarbeiter und/oder Transplanteure und/oder neue Freunde:
1. Reihe v.l.n.r.: 3 Henry Sosin, 4 Arthur MacFee, 6 James Pierce.
2. Reihe v.l.n.r.: 4 John Delaney, 6 Frederic Merckel, 9 Zwi Eyal.
3. Reihe v.l.n.r.: 1 Ronald H. Dietzman, 5 Gary W. Lyons, 10 Wallace Ritchie.

Ich genoss es aber auch sehr, einmal frei von einem Spitalroutinebetrieb zu leben, viel mehr Zeit für Helene und die Buben zu haben, fast täglich in der Bibliothek sitzen zu können, mit den Buben in einem der tausend Seen Minnesotas zu fischen, Ferien und Kongressreisen unabhängig zu planen und sogar Zeit zu haben, das magere Budget der Familie durch Moonlighting aufzubessern (das bedeutete illegales Arbeiten nachts in einem Privatspital mit der Aufgabe, die gesetzlich vorgeschriebenen, aber niemanden interessierenden Krankengeschichten der Neueintritte zu verfassen). Das Fischen: In der wärmeren Jahreszeit wurde es fast zur Gewohnheit, am Sonntagnachmittag aus einem benachbarten See das Abendessen herauszuziehen – und im Winter war Ice fishing angesagt. Man fuhr einfach mit dem Auto auf einen zugefrorenen See hinaus – das erste Mal zugegebenermassen mit leicht mulmigem Gefühl –, hackte ein Loch ins Eis und liess die Angel in die Tiefe. Dieser Arbeit opferten wir zuerst ohne Erfolg einen der mitgebrachten alpinen Eispickel, bevor wir reumütig einen Nachbarn auf dem See um eine professionelle Eisbohrmaschine baten. Für die Silversternacht mieteten wir sogar eine kleine Hütte mit einem fertigen Loch in der Mitte.

Die Buben nahmen wir überall hin mit – mit einer Ausnahme, als wir sie im zweiten Jahr in einem Kinderheim (Kiddie Corner) unterbrachten, um in den kanadischen Rocky Mountains Berge zu besteigen. Für diese von Lucio Mondolfo, einem Baffin-Island-Bekannten, organisierte Expedition, fuhren wir über Calgary, Banff und Lake Louise nach Kinbasket und von dort mit dem Helikopter ins Clemenceaugebirge: Dreitausender, aber bezüglich Steilheit, Schnee und Eis ähnlich unseren Viertausendern. Das Gebirge war damals alpinistisch erst wenig erschlossen und unsere «Ausbeute» (alpinistischer Ehrgeiz!) entsprechend sehr zufriedenstellend: vor allem die dritte oder vierte Besteigung des 3648 m hohen Mt. Clemenceau, die Erstbegehung des Grats zwischen West- und Hauptgipfel des 3283 m hohen Mt. Shakleton und sogar eine Erstbesteigung, ein namenloser Gipfel, den wir zu Ehren des berühmten Forschers Mount Shipton tauften. Aber dann zurück zu den Buben (Helene hat ihretwegen auch heute noch ein schlechtes Gewissen!): von der Helikopterbasis nonstop nach Minneapolis, wir beide abwechslungsweise fahrend oder schlafend, die 1400 Meilen (2240 km) bis zum Kiddie Corner in 24 Stunden und 5 Minuten.

JFK

Die Vereinigten Staaten von Amerika waren damals auf dem Höhepunkt ihrer Macht und ihres weltweiten Ansehens und für den Blick in eine noch bessere Zukunft stand ein einziger Name: John Fitzgerald Kennedy. Uns Europäern war bereits sehr bewusst, dass der 1917 geborene Kennedy als jüngster Präsident und erster Katholik sein Amt angetreten hatte und wir kannten seine Inaugurationsrede vom 20. Januar 1961, die ja um die ganze Welt gegangen war – insbesondere die Passagen «And so, my fellow Americans: ask not what your country can do for you – ask what you can do for your country» und «My fellow citizens of the world: ask not what America will do for you, but what together we can do for the freedom of man». Wir wussten auch, dass er als aussenpolitischer Gegenspieler der Moskauer Kommunisten schon mehrere Stürme zu überstehen gehabt hatte und dass er dem US-Raumfahrtsprogramm bereits 1961 das Ziel gesetzt hatte, innerhalb eines Jahrzehnts einen Menschen auf den Mond zu bringen, dass seine Pläne zur Verbesserung der Sozialfürsorge und der Krankenversicherung vom Kongress abgelehnt worden waren und dass seine Vorlage für ein Bürgerrechtsgesetz (civil rights), die vor allem den Schwarzen das Wahlrecht hätte sichern sollen, beim Kongress durchaus nicht nur auf Zustimmung gestossen war. In Minneapolis erlebten wir nun aber, wie sehr dieser hochgebildete, visionäre und seine Macht souverän einsetzende Präsident jenseits der Tagespolitik zum Idol der jungen Generation geworden war. Die Ärzte, die Studenten und auch die schwarzen Tierwärter sprachen nicht von Präsident Kennedy oder Mister Kennedy, sondern repektvoll nur von «our president». Da wurde es fast zur Selbstverständlichkeit, die Bücher zu kaufen und zu lesen, die der junge Kennedy beim Studienabschluss und später in einer Krankheitsphase geschrieben hatte («Why England Slept» und «Profiles in Courage») und die Zeugnis nicht nur von seinem brillanten Schreibstil, sondern auch von seinem frühen Interesse für politische Vorgänge und seinem Sinn für die Macht ablegten.

Aber dann kam der 22. November 1963. Um die Mittagszeit geisterte plötzlich das Gerücht eines Attentats auf den Präsidenten durch die Klinik und bis ich nach Hause gekommen war, stand auch die Tatsache fest: Kennedy war in Dallas erschossen worden, von einem Einzeltäter, sinnlos. Am selben Abend war ein Abonnementskonzert mit dem renommierten Minneapolis Symphony Orchestra im zur Universität gehörenden grossen und glanzvollen Northrop Memorial Auditorium fällig. Wir hatten uns für die Saison einen Abonnementsplatz besorgt und wechselten ab, weil die Buben auch behütet sein wollten. Helene hatte das erste Konzert besucht, jetzt war die Reihe an mir. Das Programm war geändert und dem Tag angepasst worden: Der Trauermarsch aus Beethovens Eroica, Elgars Violinkonzert gespielt von Jehudi Menuhin, die Chaconne der d-Moll-Partita von Bach und die amerikanische Nationalhymne, die Menuhin im Orchester mitspielte. Kein lauter Ton, kein Applaus, die Zuhörer am Schluss stehend – eine fast europäisch wirkende Kollektivtrauer, der sich niemand entziehen konnte. Kennedy wurde durch seinen frühen Tod zum Mythos und zum Symbol für alle Hoffnungen Amerikas. Und dass bei der Niederschrift dieser Zeilen, mehr als 35 Jahre später, in einer Zeit des fast weltweiten, zum Teil selbstverschuldeten Niedergangs des Ansehens dieses grossen Landes die Erinnerung an JFK lebendig geblieben ist, versteht man.

Stand der Organtransplantation 1963/64

Die Transplantation von lebenswichtigen Organen war in den USA in diesen Jahren zum grossen Ziel der Chirurgie geworden und beherrschte die wissenschaftliche Diskussion, nachdem die offene Herzchirurgie dort nach nur 13-jähriger Entwicklung bereits zur alltäglichen Routine avanciert war. Die Zahl der Transplantationsbeiträge in Fachzeitschriften und an Kongressen war bereits kaum noch überblickbar. Wegen der grossen Zahl der betroffenen Patienten und aus operationstechnischen Gründen stand von allen Organen vorerst die Niere im Vordergrund, denn die Nierentransplantation ist für den Spezialisten eine eher unschwierige Operation, die Entnahme von Nieren Verstorbener ist einfacher als jede andere Organentnahme und man wusste bereits, dass entnommene Nieren dank Abkühlung auch ohne Blut- und Sauerstoffzufuhr für eine gewisse Zeit überleben können. Dazu kam vor allem, dass das nicht seltene terminale, also endgültige Nierenversagen für die Betroffenen damals praktisch ein Todesurteil war, weil auch die Dialyse (die «Blutwäsche») erst in einer frühen Entwicklungsstufe steckte (S. 52). Vor allem die Chirurgen Murray in Boston sowie Starzl und Marchioro in Denver hatten mit diesem Organ bereits grössere Transplantationsserien beim Menschen vorzuweisen (S. 109), wahrlich der Beginn der neuen Ära! Erste, vorerst zaghafte und dann immer zahlreichere Eingriffe in anderen Zentren folgten, insbesondere nach der Einführung eines wirksamen immunsuppressiven Medikaments. In optimistischer Überschätzung der Wirkung dieses neuen Wundermittels versuchte sich Reemtsma in New Orleans gar mit sechs Xenotransplantationen (Transplantation von tierischen Organen), die erwartungsgemäss fehlschlugen und doch 1964 an einem Kongress in Hot Springs stolz präsentiert wurden.

Am Fortschritt war seit 1960 auch Minneapolis aktiv beteiligt – und zwar wurden hier nicht nur Nieren bei Patienten transplantiert, sondern im Tierexperiment die Grenzen des Transplantationsprinzips ausgelotet und deshalb auch andere Organe Transplantationsversuchen unterzogen. Die anderen Organe, das waren das Herz, die Lunge, die Leber, aber auch die Milz, der Magen und der Dünndarm. Vor allem das Herz war für die Transplantationsforscher ein Faszinosum (wie für mich bereits in Zürich), weil der Erfolg, das Schlagen des transplantierten Herzens innert Sekunden nach Operationsende, direkt zu sehen ist; deshalb arbeiteten in diesen Jahren mehrere Forschergruppen der USA im Tierexperiment mit diesem Modell. Und auch der erste Versuch beim Menschen wurde publik. Weil für die Entnahme eines schlagenden Herzens bei einem hirntoten Menschen die Zeit noch nicht reif war, pflanzte James D. Hardy in Jackson (Mississippi) einem 68-jährigen Patienten ein Primaten-(Menschenaffen-)Herz ein, was erwartungsgemäss fehlschlug. Später, an einem Kongress, lernte ich den grossgewachsenen Hardy als typischen Südstaaten-Amerikaner kennen, unverbindlich charmant und nicht so beinhart, wie er offenbar klinikintern auftrat. Derselbe Chirurg sowie auch ein Kanadier transplantierten auch je eine Lunge bei de facto inoperablen Patienten, wiederum ohne Erfolg. Mit der Leber ging es Starzl in Denver vorerst nicht viel besser. Nach eingehender tierexperimenteller Vorbereitung konnte er zwar bereits 1963 über fünf klinische Transplantationen berichten, die aber allerdings zum Teil wegen Nekrose der Gallengänge, zum Teil wegen Ungenügen der damaligen Immunsuppression schliesslich auch fehlschlugen. Marchioro, ein Mitarbeiter von Starzl, versuchte einen zwölfjährigen Knaben mit der Krankheit Hypogammaglobulinämie durch Transplantation der Milz der Mutter zu heilen, ohne Erfolg. Die Milztransplantation hatte in der Folge beim Menschen mit dieser oder einer anderen Krankheit keine Zukunft. Sie war in Minneapolis zwar 1960 auch schon von Richard C. Lillehei (dem jüngeren Bruder des Herzchirurgen C. Walton Lillehei) erforscht worden, ohne Übertragung auf den Menschen. Derselbe Richard C. Lillehei hatte im Tierexperiment auch bereits den Magen und den Dünndarm transplantiert, nicht nur mit dem Ziel einer zukünftigen Anwendung beim Menschen vor Augen, sondern vor allem auch als Beweis für die Allgemeingültigkeit des Prinzips Organtransplantation. Und er hatte vor kurzem sogar über Konservierungsmethoden von Herztransplantaten publiziert!

Das war die Situation, die ich 1963/64 antraf, umfassend informiert durch die Lektüre von wissenschaftlichen chirurgischen Zeitschriften und als Zuhörer an spitalinternen Kolloquien und an Kongressen. Die Entwicklungsarbeiten für die Transplantation von Herz, Lunge, Leber, Niere, Milz, Magen und Dünndarm waren in vollem Gang – was blieb da für einen jungen Schweizer übrig, der sich auch mit der Organtransplantation profilieren wollte?

Im Sommer 1964, nach einer grossen Reise in den Westen und zum Kongress der American Medical Association in San Francisco, begann ich am 6. Juli in Minneapolis mit der Arbeit im Transplantationslabor von Richard C. Lillehei. Im Tagebuch notierte ich damals: «Damit ist aus meinem bisherigen Hobby meine berufliche Spezialität geworden.»

Mein Ziel: ein funktionierendes Pankreastransplantat

Richard C. Lillehei war zu diesem Zeitpunkt akademisch bereits eine Stufe höher gestiegen und widmete dem Operationssaal viel mehr Zeit als dem Forschungslabor. Ich profitierte von dieser Konstellation, weil mir dadurch bei der Auswahl meiner Projekte weitgehend freie Hand gewährt wurde. Für die Master Thesis (die zur Erlangung des Weiterbildungstitels Master of Science in Surgery erforderliche Dissertation) wählte ich die Organkonservierung mit Abkühlung auf fünf Grad Celsius unter hyperbarem Sauerstoff (Sauerstoffüberdruck) am Modell der Lungentransplantation beim Hund. Lillehei hatte zuvor meine Vorgänger-Fellows auf die Konservierung von

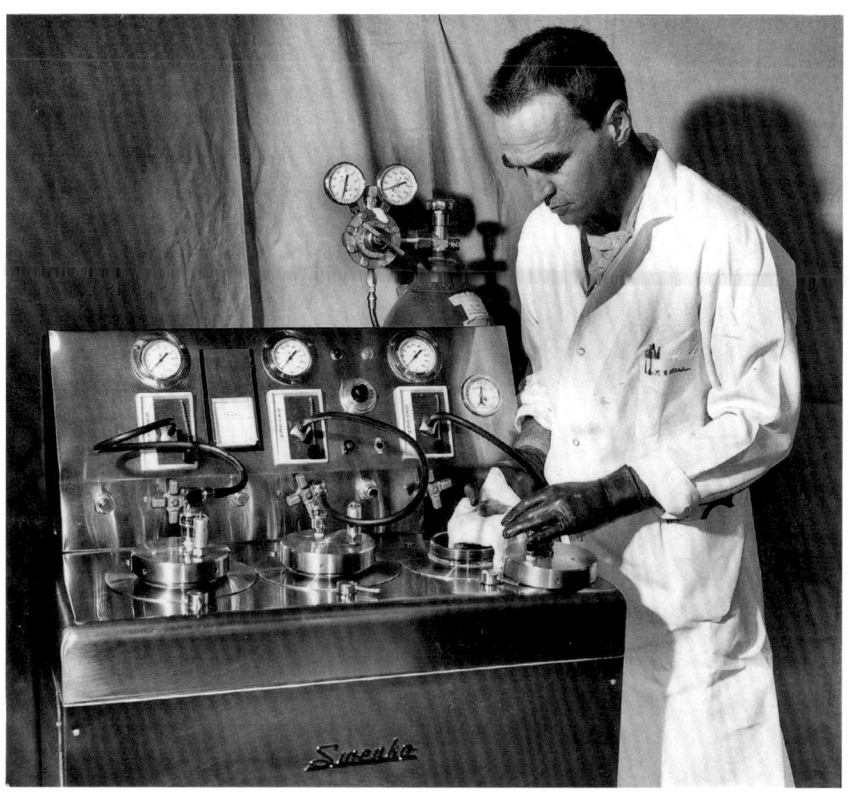

Abb. 5   Richard C. Lillehei mit der Apparatur zur Aufbewahrung der abgekühlten Organe unter Sauerstoffüberdruck.

anderen Organen mit dieser Methode angesetzt, so dass die für mein Projekt benötigte Apparatur schon bereitstand (Abb. 5) und ich somit zuversichtlich damit rechnen konnte, innerhalb eines Jahres Resultate zu erzielen, die als Master Thesis akzeptiert würden. Aber mein Hauptziel, ein eigener Beitrag zur Weiterentwicklung der Organtransplantation?

Beim Studium der Fachliteratur war mir schon seit längerem aufgefallen, dass das Pankreas, also die Bauchspeicheldrüse, bisher offenbar sehr selten transplantologisch erforscht worden war. Beschreibungen von Autotransplantationen, also vom Zurückpflanzen in dasselbe Tier mit Wiederherstellung der Gefässverbindungen, waren überhaupt nicht zu finden und nach Fremdorganverpflanzung erwiesen sich gemäss den spärlichen Mitteilungen in der Literatur die vom Pankreas produzierten Verdauungssäfte als gewichtiger Hauptgrund für die Fehlschläge. Wenn man sie nach aussen ableitete,

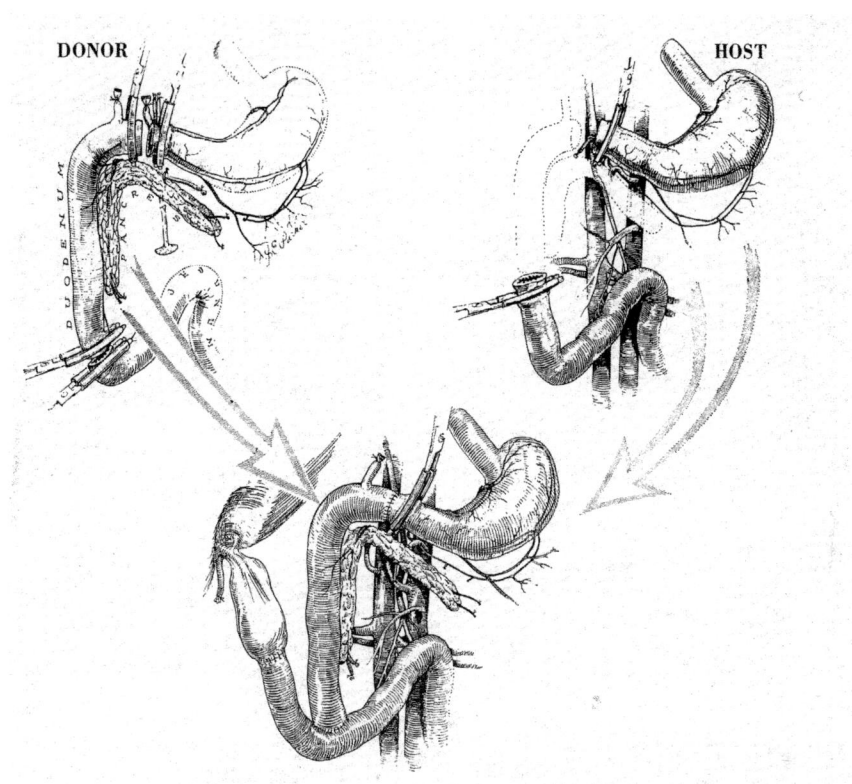

Abb. 6 Technik der experimentellen Pankreastransplantation (American Journal of Surgery).

starben die Versuchstiere am Flüssigkeitsverlust, unterdückte man sie aber durch Unterbinden der Kanäle, führte dies zur Selbstverdauung der Drüse. Aber auch bei Versuchstieren, die diese Komplikationen vorerst überstanden hatten, betrug das längste beschriebene Überleben trotz Einsatz des Immunsuppressivums Azathioprin nur 14 Tage. Das Problem der Pankreastransplantation war offensichtlich noch nicht gelöst, ja für gewisse Autoren galt es als unlösbar. Hier hatte ich mein Ziel und ich war entschlossen, es zu erreichen! Eine Vision nahm Gestalt an: die Heilung der Zuckerkrankheit, also des Insulinmangeldiabetes mit einer Transplantation. Also eine einzige, einmalige Pankreastransplantation beim Diabetiker als Ersatz für das ein- oder mehrmals tägliche, lebenslange Insulin-spritzen-Müssen, das zudem die Spätkomplikationen des Diabetes doch nicht verhindern konnte.

Orthotopic Allotransplantation of the Pancreas*

Felix Largiader, m.d., *Zurich, Switzerland,* Gary W. Lyons, m.d.,† *Minneapolis, Minnesota,* Francisco Hidalgo, m.d., *Mexico City, Mexico,* Ronald H. Dietzman, m.d.,‡ and Richard C. Lillehei, m.d., *Minneapolis, Minnesota*

From the Department of Surgery, University of Minnesota Medical School, Minneapolis, Minnesota. This work was supported by U.S.P.H.S. Grant No. A-3361.

Minkowski in 1892 first carried out pedicle transplants of a pancreatic lobe into the abdominal wall as a part of his experiments which established the relationship between the pancreas and diabetes mellitus [1]. Houssay and Molinelli described in 1927 a short-term parabiotic perfusion of the whole pancreas as well as the duodenum, similar to that of Delezenne, Hallion, and Gayet which demonstrated the exocrine and endocrine function of the preparation [2–4]. Bottin, using a similar preparation in 1936, was the first to transplant the pancreas by vascular anastomosis [5].

The few reports in the literature which deal with transplantation of the pancreas by vascular anastomosis are concerned for the most part with the endocrine function of the heterotopic transplant. Orthotopic auto- or allotransplantation of the pancreas with preservation of both exocrine and endocrine function by vascular suture methods has been unsuccessful up to the present time.

The purpose of this report is to describe a technic for orthotopic homotransplantation of the whole pancreas (including the duodenum), with preservation of both endocrine and exocrine function, and to give a preliminary report of the results.

MATERIAL AND METHODS

Adult mongrel dogs of either sex, weighing from 10 to 25 kg., were used. Total pancreatectomy was performed in a series of control dogs and in all recipitens prior to heterotopic or orthotopic allotransplantation of the pancreas and duodenum.

All dogs received a balanced saline solution in glucose intravenously for the first two or three days after operation. Plasma was given as indicated and parenteral tetracycline or Chloromycetin® was administered daily. Azathioprine (4 to 8 mg./kg.) was given to some animals daily. The dogs were given liquid ad libitum on the second or third day after transplantation; solid food was begun the following day.

Pancreatic secretion from the heterotopic transplant was collected daily and volume and electrolyte determinations made. Pancreatic secretion from the intra-abdominal transplant could be collected by simple intubation of the duodenostomy. Fasting blood sugar levels were obtained daily, along with complete blood counts. Specimens for histologic examination were obtained periodically and at time of death. Hematoxylin and eosin stains were applied to specimens of the pancreas and duodenum and Best's carmine stains were used on specimens of the liver.

Preparation of the Donor. With entrance into the abdomen, the pylorus was dissected free and the right gastric and right gastroepiploic vessels were ligated and divided. After division of the duodenum just distal to the pylorus, the tail of the pancreas was freed from the dorsal surface of the omentum. The splenic vessels (distal to the tail of the pancreas), left gastroepiploic vessels, left gastric artery, and coronary vein were ligated and divided. The lesser omen-

---

* Presented at the Seventh Annual Meeting of the Society for Surgery of the Alimentary Tract, Chicago, Illinois, June 25 and 26, 1966.
† U.S.P.H.S. Postdoctoral Research Fellow.
‡ Sterling Winthrop Institute Research Fellow.

Abb. 7 Publikation der Pankreasexperimente im American Journal of Surgery.

Während der nächsten Monate erarbeitete ich deshalb im Tierversuch ein Modell dieser Transplantation. Der erste Schritt bestand in einer heterotopen (das heisst zusätzlichen) Transplantation mit Ableitung des Pankreassekrets (also der Verdauungssäfte) nach aussen, bei Tieren mit intakt belassenem eigenem Pankreas. Dieses Modell erlaubte, die (glücklicherweise nicht nachweisbaren) Auswirkungen der Transplantation per se, also des operativen Traumas, zu messen und seine Auswirkungen auf die Pankreassekretproduktion zu studieren. Nach diesen positiven Ergebnissen wurde ein Transplantationsmodell entwickelt, das den folgenden Vorbedingungen zu genügen hatte: beim Transplantatempfänger Wegnahme des körpereigenen Pankreas mitsamt dem umgebenden Zwölffingerdarm (denn nur so konnte gesichert werden, dass nicht mikroskopisch kleine körpereigene Pankreasteile zurückblieben), beim Spender Entnahme des Transplantats ebenfalls inkl. Zwölffingerdarm (um einen ungestörten Abfluss der Säfte in den Darm sicherzustellen) und schliesslich Platzierung des Transplantats «orthotop», d.h. in die Bauchhöhle, in die normale, physiologische Position (Abb. 6). Das Modell erwies sich in der Folge als machbar und erfolgreich und gestattete, an diesen Versuchstieren vielfältige Untersuchungen vorzunehmen, wobei die normalen Blutzuckerwerte als Beweis für gut funktionierende Pankreasinseln mich natürlich besonders freuten, weil sie zeigten, dass das Ziel des Forschungsprojekts tatsächlich erreichbar war. Und ein weiteres, sehr positiv empfundenes Resultat: Trotz der damals noch sehr undifferenzierten Immunsuppression nur mit Azathioprin und Actinomycin-C oder Prednison überlebten die Versuchstiere mit ihrem funktionierenden Pankreas zum Teil länger als einen Monat, manche sogar bis zu 49 Tage.

Vor meinem Abschied aus Minneapolis fasste ich alle Resultate in einer wissenschaftlichen Publikation zusammen, die Lillehei an das American Journal of Surgery sandte, wo sie im Januar 1967 erschien (Abb. 7). Die ebenfalls verfasste Vortragsversion hielt ein Mitarbeiter anlässlich eines Kongresses in Chicago am 25. und 26. Juni 1966.

Die Master-Promotion

«Nach getaner Arbeit» hatte ich mich am 12. Juni 1965 vormittags mit vielen Tausenden von zukünftigen Graduates und einer viel kleineren Gruppe von Postgraduates im offenen Memorial Stadium von Minneapolis zur Hauptprobe für die abendliche Zeremonie einzufinden, bei typischem Minnesota-Sommerwetter, also heiss, klarem Himmel, wochenlang kein Regen. Abends um halb sieben begannen wir dann mit dem Einmarsch in das mit Angehörigen prallvoll gefüllte Stadion für die eine Stunde später beginnende akademische Feier; Helene sass mit Philipp und Markus auch in den Rängen. Alle Kandidaten trugen einen schwarzen Talar und einen schwarzen Dreispitz auf dem Kopf (diese Bekleidungsstücke konnte man mieten, nur die Kordel am Hut musste man kaufen; ich besitze sie heute noch). Die Zeremonie war wirklich festlich und berührend, besonders als die Flaggen von 78 Staaten hereingetragen und aufgezogen wurden, zu Ehren der aus 78 Staaten stammenden rund 1200 ausländischen Studierenden. Auch eine Schweizer Fahne flatterte im Abendwind. Neben ungezählten anderen Diplomen wurde auch drei Amerikanern und mir der Titel eines Master of Science in Surgery verliehen. Mit dieser denkwürdigen Feier ging unser Minneapolis-Aufenthalt zu Ende (Abb. 8).

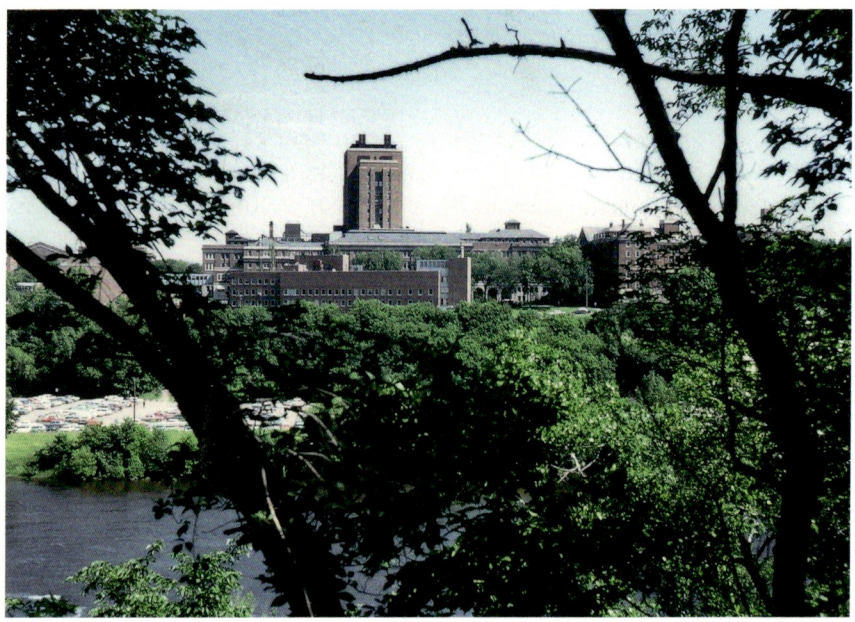

Abb. 8   Abschied am 15. Juni 1965: der Mississippi mit dem U of M Hospital (Foto: Felix Largiadèr).

Die Rückkehr

Mit den beiden bereits etwas Englisch sprechenden Buben und mit den Protokollen der experimentell erarbeiteten Pankreastransplantation fuhren wir in unserem Ford also endgültig wieder ostwärts. Nach einigen Tagen in

Maine und Besuch beim Freund Bruno Truniger in Boston bestiegen wir in New York wiederum ein Schiff, diesmal die «Queen Elizabeth», den damals zweitgrössten Passagierdampfer der Welt (nur die «Queen Mary» war grösser) für die Fahrt direkt nach Cherbourg. Sofort nach dem Ausschiffen genossen wir normales, gutes französisches Brot – wir waren kulinarisch wieder in Europa! Anschliessend mit dem Auto über Ronchamp zu unserem provisorischen Unterschlupf bei den Eltern. Wir hatten uns ausgedacht, wir könnten, wie zwei Jahre zuvor zum Abschied, nun quasi zur Feier der Rückkehr wieder für eine Klettertour in den Alpstein fahren. Aber dieser im heissen, trockenen Minnesota geborene Wunschtraum sah sich mit der Ostschweizer Realität konfrontiert: In der Bollenwees herrschten Nebel und Dauerregen, ans Klettern war nicht zu denken.

Am 16. August 1965 meldete ich mich bei Prof. Senning zurück zur Arbeit in der Chirurgischen Klinik A, doch alsbald holte mich eine andere schweizerische Realität ein. Ich wusste bereits, dass mein Bataillon – das Geb S Bat 8 – demnächst in den WK einrücken würde, und ich hatte deshalb geplant, meine offizielle Rückmeldung aus dem militärischen Auslandurlaub zu Gunsten von Chirurgie und Transplantation etwas hinauszuschieben. Doch der Bataillonskommandant Gerold Hilty, ein Freund und bereits Professor für Romanistik an der Universität (und wenige Jahre später deren Rektor), hatte von meiner Rückkehr erfahren, und so verbrachte ich den September nicht in der Klinik, sondern auf den Alpweiden zwischen Panixer- und Segnespass.

Aufschwung und Zusammenarbeit im deutschsprachigen Europa

Dem jungen Menschen ist die Freundschaft eine Hilfe, dass er keine Fehler begeht, den Erwachsenen unterstützt sie zu edlen Taten; denn zwei miteinander sind tauglicher zu denken und zu handeln.

ARISTOTELES

Der sehr schlagwortartig geratene Titel dieses Kapitels bedarf einer Präzisierung und Erklärung: Gemeint sind natürlich Deutschland und Österreich und auch die Schweiz, letztere aber auch mit ihren französischsprachigen, welschen Universitäten. Auch das Fürstentum Liechtenstein und das Südtirol sind deutschsprachig, aber ohne Transplantationseinrichtung. Die Liechtensteiner Transplantationsanwärter gingen deshalb nach Zürich, St. Gallen oder Innsbruck, die Südtiroler früher nach Zürich und später nach Innsbruck.

Aufschwung mit Verzögerung

Deutschland, Österreich und die Schweiz sowie die Chirurgen dieser Länder gehörten bei der Umsetzung der neuen wissenschaftlichen Transplantationserkenntnisse in die klinische Praxis nicht zu den Pionieren. Erst zwischen 1962 und 1964 wurden in diesen Ländern erstmals Nieren transplantiert. Welch ein Unterschied und Wandel der Vorreiterrollen! Genau 100 Jahre zuvor standen Bernhard von Langenbeck in Berlin, Richard von Volkmann in Halle, Viktor von Bruns in Tübingen, Theodor Billroth in Zürich und anschliessend in Wien, Theodor Kocher in Bern und viele andere Chirurgen und ihre Schüler in diesen Ländern an der Spitze des Fortschritts, ja sie galten weltweit als Inbegriff und Bannerträger der damals gewaltig aufstrebenden Chirurgie. Das war die Zeit, als die Chirurgie der deutschsprachigen Länder die Welt beeinflusste wie nie zuvor und nie mehr danach, die Zeit, da für jeden auf eine akademische Karriere aspirierenden Amerikaner die Reise nach Europa so unentbehrlich war wie heute für die Europäer die Amerikafahrt. So zog zum Beispiel Harvey Cushing, Begründer der Neurochirurgie, nach Bern zu Theodor Kocher, so wie sein Lehrer William Halsted, die überragende Figur der amerikanischen Chirurgenszene vor den Weltkriegen, früher nach Berlin und Wien gefahren war. Dass die Leaderrolle in der Medizin seither und besonders als Folge der beiden Weltkriege an die

Vereinigten Staaten übergegangen ist, ist eine Binsenwahrheit. Aber die schon nach 1950 registrierten Transplantationsversuche in Paris und später in London? War dies Ausdruck einer wissenschaftlichen Beflügelung, weil man sich auch als Sieger des 2. Weltkriegs fühlen konnte? Und waren Deutschland und Österreich als Folge des Kriegs infrastrukturmässig noch zu stark im Rückstand? Einzig eine objektive Geschichtsschreibung und nicht ein chirurgischer Chronist könnte diese Fragen definitiv beantworten. Und die Schweiz? Dass sie im Vergleich zum Ausland neue Entwicklungen in der Regel erst mit Verspätung und abgedämpft nachvollzieht, ist eine Erfahrungstatsache, die leider für positiv Modernes, aber gottlob auch für weniger Willkommenes gilt! Oder wie der Schriftsteller Adolf Muschg neulich in einem ganz anderen Zusammenhang zu unserer kleinen Schweiz geschrieben hat: «*Im 20. Jahrhundert hat sie lieber die Grenzen des diskret erfolgreichen Kleinstaats gehütet.*»

Im Rückblick sind für die ersten Nierentransplantationen in den drei deutschsprachigen Ländern drei erstaunliche und damals sicher nicht abgesprochene Parallelen zu vermerken. Erstens: Transplantiert wurde erst, als aus den USA die Kunde von den Erfolgsaussichten dank der damals neuen immunsuppressiven Medikamente nach Europa gelangt war. Zweitens wurden diese ersten Operationen von den mit den Nieren ohnehin vertrauten Urologen oder wegen der Gefässnähte von den in dieser Technik geübten Spezialisten für Herz- und Gefässchirurgie durchgeführt. Und drittens endeten die ersten Transplantationsversuche fast immer in Fehlschlägen. Hier sind die Parallelen zu Ende, denn nach den ersten Misserfolgen wurde zum Teil eine Pause eingeschaltet, während an anderen Orten weiter transplantiert wurde, bis sich die gewünschten Erfolge einstellten. Nach dieser ersten Phase kam dann aber die Stunde der jungen, zum Teil in den USA geschulten Nachwuchschirurgen, die nicht nur nebenbei auch noch transplantierten, sondern sich von der ganzen, vielschichtigen Problematik des neuen Fachs herausgefordert fühlten.

Die Transplantation in Deutschland

Für die Anfänge der Transplantation in Deutschland kann ich mich auf persönliche Erlebnisse, berufliche Kontakte sowie auf Erfahrungen von Bekannten und Kollegen und vor allem auf eine umfassende geschichtliche Darstellung durch Friedrich-Wilhelm Eigler stützen, mit dem ich mich seit mehr als vier Jahrzehnten durch das gemeinsame Interesse verbunden fühle, von den transplantologischen Jugend- und Sturmzeiten bis hin zum Rückblick auf Erlebtes und Erreichtes.

Auch in Deutschland hat die Organtransplantation verspätet eingesetzt, dann aber sukzessive aufgeholt bis zur Weltspitze mit mehr als einem Organ. Es kann aber nicht die Aufgabe der vorliegenden Schrift sein, eine komplette Transplantationsgeschichte dieses grossen Landes widerzugeben. Ich beschränke mich deshalb im Sinne dieses Kapitels auf den Aufschwung und damit auf die zehn Pionierspitäler, die während der ersten sechs Jahre aktiv geworden waren.

Die erste Nierentransplantation datiert vom November 1963, operiert im Klinikum Berlin-Steglitz durch Wilhelm Brosig, Extraordinarius für Urologie an der Freien Universität Berlin.

Er wurde assistiert von seinem Oberarzt Reinhard Nagel und vom Gefässchirurgen Emil Sebastian Bücherl (der diese Spezialität im Karolinska-Krankenhaus Stockholm bei Senning erlernt hatte). Die Patientin starb am sechsten Tag, aber nach vier Transplantationen im folgenden Jahr überlebten immerhin zwei Patienten, erstmals auch eine nach Lebendspende der Mutter für die Tochter. Brosig transplantierte später weiter; allerdings langsam, denn die zehnte Niere der Klinik wurde erst 1972 registriert.

l965 folgte als Zweiter der Urologe Winfried Vahlensieck in Bonn, der sich durch erste Fehlschläge nicht entmutigen liess, und dann im Februar 1966 Alfred Sigel in Erlangen, ebenfalls Urologe, wo es aber wiederum gemächlicher vorwärts ging, mit der zehnten Niere erst 1971. Doch der nächste war ein richtiger Transplantationschirurg: Der damalige Münchener Oberarzt Heinz Pichlmaier begann seine Serie im Mai 1966 (kurz vor unserem Zürcher Transplantationskolloquium) und konnte bei den ersten acht Transplantationen immerhin ein Überleben von vier Patienten verzeichnen. Er realisierte den zehnten Eingriff bereits 1967 und wurde noch vor seiner Berufung nach Köln zu einem der erfolgreichsten und bekanntesten Nierentransplanteure Deutschlands. München war damals ohnehin, auch dank der vom Pathophysiologen Walter Brendel geschaffenen chirurgischen Forschungsabteilung und der Entwicklung des Antilymphozytenserums durch Rudolf Pichlmayr, vorübergehend das eigentliche Transplantationszentrum Deutschlands. Nach Wegberufung der beiden Chirurgen musste später der neue Ordinarius Georg Heberer die Nierentransplantation fast von Grund auf wieder neu aufbauen.

Im gleichen Jahr 1966 wurde erstmals auch in der damaligen DDR eine Niere (eine Lebendspende) durch den Urologen H. Rockstroh in Halle transplantiert. Ein einmaliger Eingriff, denn in Halle wurde das Programm erst 1975 wieder aufgenommen. Ein ganz anderes Tempo schlug in Heidelberg der Urologe Lars Röhl ein. Er war 1963 aus Schweden nach Heidelberg explizit mit dem Auftrag zum Aufbau der Nierentransplantation berufen worden. Er startete im Februar 1967 und konnte bereits im Dezember den zehnten Eingriff verbuchen. Fast gleichzeitig und mit gleichem Tempo begann der Urologe Moritz Mebel sein Programm in Berlin-Friedrichshain, das sich in den folgenden Jahren zum grössten Nierentransplantationszentrum in der DDR entwickeln sollte.

Für den Abschluss der Zehnerserie der ersten deutschen Transplantationszentren sorgten im Jahre 1968 die drei Chirurgen Eigler, Halbfass und Pichlmayr. In Köln (im Universitätsklinikum Köln-Lindenthal) transplantierte Friedrich-Wilhelm Eigler, damals noch Oberarzt von Georg Heberer, im Februar, assistiert von Reinhard Nagel, die erste Niere – und zwar gleich mit vollem Erfolg, denn sie funktionierte bis 1984. Eigler wurde 1971 nach Essen berufen und startete dort am 5. Juli des folgenden Jahres sein grosses und erfolgreiches Programm (1000 Nieren in 16 Jahren!), während in Köln vorübergehend der Urologe transplantierte, bis Heinz Pichlmaier 1974 als neuer Klinikchef das Kommando übernahm.

Hans-Joachim Halbfass weilte von 1964 bis 1966 in Boston im Team von Joseph E. Murray, dem zehn Jahre zuvor die erste menschliche Nierentransplantation geglückt war. Kurz nach der Rückkehr folgte er seinem Chef Max Schwaiger 1968 nach Freiburg im Breisgau. Hier hatten zuvor Oberärzte des abtretenden Lehrstuhlinhabers eine Niere verpflanzt, was aber mit dem Tod des Patienten endete. Halbfass profitierte von hervorragenden nephrologischen Partnern und konnte bereits im August 1968 die erste Niere transplantieren, und bald fand er im grenzüberschreitenden Kontakt auch Anschluss an unsere Arbeitsgemeinschaft für Transplantationschirurgie. Alle zwischen 1969 und 1972 operierten 20 Patienten überlebten, 18 davon mit funktionierender Niere. Das Team wurde später noch erweitert und transplantierte bis zum Jahr 1982 400 Nieren, bis Hans-Joachim Halbfass als Chefarzt nach Oldenburg gewählt wurde, womit seine Transplantationstätigkeit zu Ende ging und diese in Freiburg von Günther Kirste übernommen wurde.

Die neue medizinische Hochschule Hannover hatte als Chirurgiechef den Thorax-, Herz- und Gefässchirurgen Hans Borst aus München geholt, der Rudolf Pichlmayr für die Abdominal- und Transplantationschirurgie mitnahm. Pichlmayr, der mit mir zusammen noch im November 1968 zu den Interessenten für den Ulmer Lehrstuhl gehört hatte (S. 180), setzte mit seiner ersten Nierentransplantation in Hannover im Dezember des gleichen Jahres das Startzeichen für eine stürmische Entwicklung, die zusammen mit seiner pionierhaften ersten Lebertransplantation im Jahre 1972 (S. 173) Hannover bald zum bedeutendsten Transplantationszentrum Deutschlands werden liess.

Sofern der Leser nach diesen Aufzählungen von Jahreszahlen und Transplantationszahlen genauere Angaben zur generellen Entwicklung des Fachs und vor allem zu den Resultaten vermisst, so sei er für diese Aspekte auf das Kapitel Nierentransplantation (S. 105) hingewiesen, denn wir Zürcher hatten die gleiche Entwicklung durchgemacht und wir waren nicht viel besser und auch nicht viel schlechter als unsere deutschen Kollegen. Und trotzdem nochmals eine Zahl: Alle vorgängig besprochenen zehn deutschen Zentren haben die Nierentransplantation mit steigenden Zahlen weitergeführt und sie konnten den tausendsten Eingriff (mit der Ausnahme von Bonn) noch vor der Jahrtausendwende registrieren, die meisten zwischen 1986 und 1997, Hannover aber schon 1984. Dazu haben neun jüngere, oben nicht besprochene Spitäler diese 1000-er-Marke auch noch im letzten Jahrhundert erreicht.

Das gemeinnützige «KfH Kuratorium für Dialyse und Transplantation» wurde schon 1969 mit dem damaligen Namen «Kuratorium für Heimdialyse» gegründet. Es war Wegbereiter und Schrittmacher für die Versorgung nierenkranker deutscher Patienten. Heute werden 30% der ungefähr 70000 Dialysepatienten Deutschlands in den Einrichtungen des KfH behandelt. Ein grosser Unterschied zur Schweiz, die keine vergleichbare Institution kennt! Über 6500 ärztliche und pflegerische Mitarbeiterinnen und Mitarbeiter sorgen in mehr als 200 KfH-Nierenzentren für Patientenbehandlung, Medizintechnik, Logistik und Verwaltung. Das Behandlungsspektrum umfasst die Prädialyse, die Dialyse, die Vorbereitung der für eine Nierentransplantation geeigneten Patienten und die Nachsorge nach Transplantation in enger Kooperation mit den Transplantationszentren.

1984 wurde als Ergänzung des Kuratoriums für die neben den Nieren neu aufkommenden übrigen Organe die «Deutsche Stiftung Organtransplantation» (DSO) von Eigler und weiteren Transplanteuren geschaffen. Sie koordiniert die postmortale Organspende bundesweit. Für die Organvermittlung an die am besten passenden Empfänger ist hingegen die Eurotransplant-Zentrale in Leiden zuständig. Alle Tätigkeiten unterliegen auch den Regeln des deutschen Transplantationsgesetzes (S. 278 ff).

1992 ist die «Deutsche Transplantationsgesellschaft e.V.» (DTG) als rein wissenschaftliche, fachübergreifende und nicht gesetzlichen Regelungen unterworfene Körperschaft in Essen gegründet worden, mit Rudolf Pichlmayr als erstem Präsidenten. Ihr Ziel ist die wissenschaftliche Förderung und Weiterentwicklung aller Verfahren der Transplantation, und sie sorgt für die Verbindungen zur Deutschen Stiftung für Organtransplantation, zu Eurotransplant, zur Bundesärztekammer, zu Patientenverbänden und zu vielen internationalen Fachgesellschaften.

Zum Schluss dieses Abschnitts, der zwischenzeitlichen Entwicklung vorausgreifend: Stand der Organtransplantation in Deutschland heute, 56 Jahre nach der weltweit ersten Nierentransplantation. Deutschland zählt heute 39 Transplantationszentren, von denen sich die Mehrzahl auf die Niere beschränkt, während in den grössten universitären Kliniken alle Organe (in einigen mit Ausnahme des Dünndarms) transplantiert werden. Berlin mit zwei Standorten – Charité Campus Virchow-Klinikum und Campus Charité Mitte – nimmt für sich heute in Anspruch, das grösste Transplantationszentrum Deutschlands zu sein. Und eine letzte Feststellung: Seit 1990 stagniert die Zahl der in Deutschland transplantierten Organe zwischen 2000 und 2300 pro Jahr, ein weiterer Anstieg ist nicht erkennbar. Auch hier nicht wegen einer ungenügenden Zahl von Zentren oder Chirurgen oder wartenden Patienten, sondern – wie überall – wegen des gravierenden Mangels an geeigneten Organen.

Die Transplantation in Österreich

Auch in diesem Land kann ich mich für die Geschichte der Organtransplantation auf persönliche Wahrnehmungen und vor allem auf Auskünfte von ehemaligen Transplantationskollegen stützen, auf Raimund Margreiter in Innsbruck, Franz Piza in Wien und Karl Heinz Tscheliessnigg in Graz. Bei der Wertung der Zahlen sollte bedacht werden, dass Österreich flächenmässig wohl doppelt so gross ist wie die Schweiz, aber nur wenig mehr Einwohner zählt, nämlich 8,3 Millionen im Jahre 2005 (Schweiz: 7,783 Millionen Ende 2009).

Eine Nierentransplantation in Graz 1962 markierte den Beginn der Transplantation, dann folgten eine 1965 in Wien und wenig später zwei in Innsbruck. Wegen der anfänglich meist unbefriedigenden Resultate ging es in Graz und Innsbruck gleich wie in Deutschland und in der Schweiz nur zögerlich und zum Teil mit Unterbrüchen voran, bis engagierte Transplantationschirurgen (wie in Wien bereits zu Beginn) das Szepter übernahmen.

Im Allgemeinen Krankenhaus Wien schuf Franz Piza in der Universitätsklinik für Chirurgie das grösste Transplantationszentrum Österreichs. Nierentransplantationen wie oben erwähnt seit 1965, Beginn der Lebertransplantation 1972, im Laufe der Zeit Ausdehnung auf Pankreas, Herz und Lunge und sogar, trotz des sehr geringen Bedarfs, auf den Dünndarm. Eine besondere Erwähnung verdient die Lunge: Der auch der Zürcher Fakultät wohlbekannte Walter Klepetko (S. 218) hatte mit seiner nahezu minimalinvasiven Operationstechnik dermassen Erfolg, dass die Zahl der Lungentransplantationen in Wien mit rund 70 jährlich im internationalen Vergleich überdurchschnittlich hoch liegt. Seit dem altersbedingten Rücktritt von Prof. Franz Piza im Jahre 1993 wird die klinische Abteilung für Transplantation von seinem Schüler Prof. Ferdinand Mühlbacher geleitet, der seit 1996 auch als Vorstand der ganzen Klinik für Chirurgie der heutigen Medizinischen Universität Wien amtet.

Im Landeskrankenhaus von Innsbruck, dem Universitätsklinikum des Landes Tirol, nahm Raimund Margreiter als neuer Transplanteur die Nierentransplantation 1974 wieder auf. Unter seiner Leitung entwickelte sich die Transplantationsabteilung der chirurgischen Klinik zur vielseitigsten in Österreich, und er selbst wurde zum ersten und wahrscheinlich einzigen Chirurgen der Welt, der alle Organe einmal selbst transplantierte. Er startete nach der Niere im Jahr 1977 auch mit der Leber und erzielte 1982 mit diesem Organ das erste Langzeitüberleben in Österreich. Die nachfolgenden Organtransplantationen waren für Österreich ausschliesslich Premieren und wurden von Margreiter persönlich operiert: Pankreastransplantation 1979, Herztransplantation 1983, Herz-Lungen-Transplantation 1985, Doppellungentransplantation 1986, Multiviszeraltransplantation 1989 und Dünndarmtransplantation 1990. Nur mit der isolierten Lungentransplatantion kam ihm dann der Wiener Walter Klepetko (S. 74, 218, 219) zuvor. Neben Margreiter muss in einer Transplantationsschrift aber auch Hildegunde Piza-Katzer erwähnt werden, die Gattin des Wiener Transplanteurs Franz Piza. Sie hat als dreifache Mutter akademische Karriere gemacht und wurde als Krönung dieser Laufbahn 1999 als erste Frau Ordinaria und Vorsteherin der Universitätsklinik für Plastische und Wiederherstellungschirurgie in Innsbruck. Sie gewann mit der weltweit ersten erfolgreichen Autotransplantation (Rückverpflanzung) von zwei amputierten Unterarmen grösstes Ansehen, und für uns war sie eine liebenswürdige Kongresspräsidentin in Alpbach. Auch Raimund Margreiter ist international sehr engagiert und angesehen und auch er war einmal Präsident der Österreichischen Gesellschaft für Chirurgie und hat als solcher in Innsbruck einen Kongress organisiert, den wir in allerbester Erinnerung haben. Nach dem Rücktritt der beiden Ordinarii Franz Gschnitzer und Ernst Bodner wurde er Vorstand der ganzen Innsbrucker Universitätsklinik für Viszeral-, Transplantations- und Thoraxchirurgie. Er hat dieses Amt altershalber im September 2009 abgegeben.

In der Chirurgischen Universitätklinik Graz transplantierte der damalige Vorstand Prof. Franz Spath im Jahre 1962 eine Niere, die nach mündlichen Auskünften über Jahre funktioniert haben soll. Später folgten dort einige Transplantationen durch den Urologen Prof. Peter Petritsch, aber endgültig etabliert und systematisch gefördert wurde das Fach erst, als Karl Heinz Tscheliessnigg nach einem zweijährigem Studienaufenthalt in Stanford während der Jahre 1985/86 nach Graz zurückkehrte und für die Transplantation zuständig wurde. Er übernahm auch die Herzchirurgie und führte die Nieren- und die Herztransplantation weiter. Bereits 1989 folgten die Leber und die Herz-Lungen en bloc. Auch in Graz wurde dann der zunehmenden Bedeutung der Transplantation durch hierarchische Aufwertung in der Spitalstruktur Rechnung getragen: 1992/93 Schaffung einer Klinischen Abteilung für Transplantationschirurgie mit Tscheliessnigg als Leiter. 2001 folgte noch die erfolgreiche Pankreastransplantation. Tscheliessnigg als Herzchirurg hat dem Grazer Transplantationszentrum einen Herzschwerpunkt verliehen: bereits 1993 Implantation eines Linksherzunterstützungssystems (Novacor) bis zur erfolgreichen Herztransplantation. Geforscht wird momentan über Pankreas-Inselzell-Xenotranspantation vom Schwein mit Einkapselung der Inseln, über Abstossungsmonitoring bei Herztransplantation über Telemetrie mit implantierten Schrittmachern und über die Stammzelltransplantation. Jetzt ist Karl Heinz Tscheliessnigg wie seine Transplantationskollegen in Wien und in Innsbruck auch Vorstand der Universitätsklinik für Chirurgie – in Österreich gilt heute ein Transplanteur offensichtlich als besonders fortschrittlich und belastbar!

Neben diesen drei grossen Zentren werden in Linz in zwei Spitälern, dem Elisabethinen-Spital und dem Allgemeinen Krankenhaus, ausschliesslich Nieren transplantiert; die Niere ist wie in allen Ländern das mit Abstand am häufigsten diese Behandlung erfordernde Organ.

Die bisher nicht erwähnte Funktionsbezeichnung «Austrotransplant» bedarf für Nicht-Österreicher noch einer Erklärung, weil die Organisationen Eurotransplant, Italotransplant, Swisstransplant, Francetransplant («Etablissement français des greffes») und Scandiatransplant Organzuteilungsfunktionen haben und ursprünglich aus Laboratorien zur Gewebeverträglichkeitsbestimmung (Typisierungslaboratorien) hervorgegangen sind. Für den 1970 gegründeten Verein «Austrotransplant» trifft aber weder das eine noch das andere zu: Er ist eine rein wissenschaftliche Interessengemeinschaft für Blutübertragung, Organübertragung und medizinische Genetik und wurde später in Österreichische Gesellschaft für Transplantation, Transfusion und Genetik umgetauft (www.austrotransplant.at).

Für die Organzuteilung sind die österreichischen Zentren dem Eurotransplant angeschlossen. Ein Koordinationsbüro für das Transplantationswesen (ÖBIG-Transplant, www.oebig.org) des staatlichen Österreichischen Bundesinstituts für Gesundheitswesen nimmt viele weitere Aufgaben wahr, unter anderem die Führung eines Widerspruchregisters gegen Organspende,

Öffentlichkeitsarbeit, Kommunikationsseminare für Intensivpersonal und Daten zum Transplantationsgeschehen im Bereich «Solide Organe».

Abschliessend die von ÖBIG erhobenen Zahlen während einer neueren Zehn-Jahres-Periode. Die Österreichischen Transplantationszentren verpflanzten von 1998 bis und mit 2007: 696 Herzen, 14 Herz-Lungen en bloc, 692 Lungen, wovon 546 doppelseitig, 1392 Lebern, 4015 Nieren und 350 Bauchspeicheldrüsen. Der Dünndarm wird nicht aufgeführt. Eindrücklich ist auch die Warteliste: Am Jahresende 2007 warteten 52 Patienten auf ein Herztransplantat, 103 auf eine Lunge, 113 auf eine Leber, 852 auf eine Niere und 32 auf ein Pankreas.

Die Transplantation in der Schweiz

In Minneapolis erreichte mich Ende 1964 die Nachricht, Professor Senning habe am 17. Dezember in Zürich eine Niere transplantiert, bei einem 25-jährigen Mann mit chronischer Glomerulonephritis. Bei guter Nierenfunktion erlitt der Patient fünf Wochen später einen Blutungsschock infolge eines blutenden Magenstressgeschwürs, er starb trotz einer Notoperation am 29. Januar 1965. Wir Zürcher waren fast jahrzehntelang der Meinung, dies sei die erste Nierentransplantation in der Schweiz gewesen. Dann ging Daniel Candinas, inzwischen Klinikdirektor in Bern geworden, einmal über die Bücher und stellte fest, dass bereits im März und Juni 1964 im Berner Inselspital je eine Niere verpflanzt worden war. Die erste Patientin, eine 27-jährige Frau, starb nach 13 Tagen an einer Blutvergiftung (einer Sepsis, wahrscheinlich wegen Überdosierung der Immunsuppression), und die zweite, eine 25-Jährige, nach einer Woche an einem schweren Hirnschaden, und das blutgruppenunverträgliche Transplantat erwies sich im Moment des Todes als nicht mehr vital. Diese beiden Versager wurden nicht publiziert und waren deshalb ausserhalb des Spitals nicht bekannt. Bern legte eine vorübergehende Transplantationspause ein, während Zürich das Programm trotz des initialen Fehlschlags weiterführte (S. 110).

Später folgten die chirurgischen Kliniken weiterer Schweizer Spitäler, nämlich 1968 des Kantonsspitals Basel und 1969 des Kantonsspitals St. Gallen. Und als dann noch 1970 bzw. 1971 die Universitätsspitäler von Genf und Lausanne dazustiessen, war die Nierentransplantation schon seit 1971 auf die gleichen Spitäler konzentriert wie auch heute noch. Parallel zur Organtransplantation entwickelte sich auch die Knochenmark-(heute Stammzell-)Transplantation mit einer Premiere in Basel am 4. April 1969.

Im Jahre 1969 erregte Zürich mit den ersten zwei Herztransplantationen in der Schweiz Aufsehen (S. 153); die nächsten folgten allerdings erst 1985. Ebenfalls in Zürich wurde 1973 ein grosses, mit der Zeit sehr erfolgreiches Programm der Pankreastransplantation in Angriff genommen. In allen übrigen Zentren des Landes beschränkte sich die Organtransplantation aber bis fast zur 1985 erfolgten Gründung von Swisstransplant auf die Niere.

Über das Thema des vorliegenden Kapitels hinausgreifend und unter Vorwegnahme der seitherigen Entwicklung: die Aufteilung der Organtransplantation in der Schweiz, 56 Jahre nach der weltweit ersten Nierenverpflanzung. In Genf (HUG) Leber, Niere, Pankreas, Pankreasinseln, Dünndarm; in Lausanne (CHUV) Herz, Lunge, Niere; in Bern (Insel) Herz, Leber, Niere, Pankreasinseln; in Basel (USB) und in St. Gallen (KSSG) Niere; und in Zürich (USZ) Herz, Lunge, Leber, Niere, Pankreas, Pankreasinseln.

Monographie «Organ-Transplantation»

Bei der Rückkehr aus Minneapolis im Sommer 1965 führte ich im Gepäck ein Konzept und viele Einzelmanuskripte für ein Transplantationsbuch mit nach Hause. Ich schrieb dieses mit Absicht in deutscher Sprache (die zweite Auflage war dann englisch), da noch keiner der deutschsprachigen Medizinalverlage etwas Vergleichbares im Sortiment führte und ich mir von der jungen Chirurgengeneration dieser Länder ein gewisses Interesse erhoffen durfte. Und da die Zahl der potenziellen Käufer in der Schweiz sicher zu klein war, dachte ich an einen Verlag in Deutschland, aber es musste ein grosser, bekannter sein. Ich fragte mich aber selbst auch, ob ein solcher Buchverlag das Werk eines jungen, im Ausland völlig unbekannten Schweizers überhaupt in Betracht ziehen würde. Und dazu noch über ein so ausgefallenes, ungewohntes Thema wie die Transplantation? Da ich mir aber sagte, dass man immer noch zurückkrebsen könne, wenn das höchste Ziel nicht erreicht wird, bot ich im Herbst das Material dem renommierten Georg Thieme Verlag in Stuttgart an. Zu unserer grossen Freude und Überraschung antwortete der Verlagsinhaber Günther Hauff persönlich: Er lud uns zur Besprechung und zum Vertragsabschluss nach Stuttgart ein! Um das Geschäft möglichst rasch zu sichern, reisten Helene und ich noch kurz vor Weihnachten nach Stuttgart, wo wir sehr zuvorkommend empfangen wurden und wo alles nach unseren Wünschen verlief.

Die gesicherte Abnahme war natürlich ein grosser Stimulus, und wir widmeten erst recht viele Abende und Wochenenden der Fertigstellung des Manuskripts. Ein Datum bleibt besonders in Erinnerung haften: Auch die

Nacht vom 9. auf den 10. Februar 1966 gehörte dem Buch, ich schrieb wie gewohnt von Hand und Helene tippte meine Texte in die Maschine. Wir arbeiteten bis nach Mitternacht und tranken dann noch ein Bier, um die leichten Wehen zu beruhigen, die Helene während des ganzen Tages gespürt hatte. Aber kaum waren wir im Bett, ging es richtig los, und um 3.05 Uhr kam Ursina zur Welt. Nur sechs Monate später, am 22. August, wurde «Organ-Transplantation» an den Buchhandel ausgeliefert (Abb. 9).

Für spezielle Fragestellungen hatte ich neun Fachleute als Mitautoren beigezogen. Von meinen Minnesota-Kollegen steuerten Eugene F. Bernstein, Robert A. Good, William D. Kelly, Carlos Martinez und mein Vorgesetzter und Freund Richard C. Lillehei je ein Kapitel bei. Unter den Schweizern ist neben Hansruedy Ramseier, Åke Senning und Bruno Truniger besonders der Jurist Eugen Bucher zu erwähnen, damals noch Privatdozent an der Rechts- und Staatswissenschaftlichen Fakultät der Universität Zürich, den ich um einen Beitrag zu den rechtlichen Problemen im Zusammenhang mit der Transplantatbeschaffung gebeten hatte. Der Erfolg von «Organ-Transplantation» war noch grösser als ich ihn mir erhofft hatte. In den fünf Monaten bis Ende 1966 wurden 332 Exemplare abgesetzt und bis 1970 war die ganze Auflage von 1400 Exemplaren ausverkauft. Und noch viele Jahre später haben mir insbesondere deutsche Transplantationskollegen immer wieder versichert, wie viel sie vom damals einzigen deutschsprachigen Werk profitiert hätten.

Die 2. Auflage in englischer Sprache («Organ Transplantation») erschien mit einer Auflage von 2000 Exemplaren im Sommer 1970. Das neue Autorenverzeichnis widerspiegelt meine inzwischen geknüpften Verbindungen zu Spezialisten in vielen Ländern: Neu waren der Transplantationschirurg Rudolf Pichlmayr aus Hannover, der Immunhämatologe Jon J. van Rood aus Leiden, der experimentelle Pathologe Morris C. Berenbaum aus London, der Chirurg Oskar Boeckl aus Salzburg, Milan Hašek und Karel Nouza von der tschechoslowakischen Wissenschaftlichen Akademie in Prag, der Blutgruppenspezialist Marthinus C. Botha aus Kapstadt und der Jurist David W. Louisell aus Berkley (Kalifornien). William D. Kelly hingegen figurierte nur noch auf dem Papier; er hatte sich in eine Privatklinik abgesetzt. Neue Schweizer Autoren waren Felix P. Brunner, François Reubi und Walter Scheitlin; Eugen Bucher war in der Zwischenzeit Professor für Privat- und Handelsrecht an der Hochschule St. Gallen geworden.

Von den Besprechungen in medizinischen Zeitschriften vieler Länder sei nur die positive Kritik von J. Navratil in der Wiener Klinischen Wochenschrift zitiert, die mit den Worten schliesst: *«So geht von diesem neuesten Zweig der Chirurgie eine eigenartige Faszination aus, welche sich in diesem Buch wider-*

Organ-Transplantation

Bearbeitet von

E. F. Bernstein
E. Bucher
R. A. Good
W. D. Kelly
F. Largiadèr

R. C. Lillehei
C. Martinez
H. Ramseier
Å. Senning
B. Truniger

Herausgegeben von

Dr. med. Felix Largiadèr

Chirurgische Universitätsklinik A, Zürich
University of Minnesota Medical School, Minneapolis

48 Abbildungen und 22 Tabellen

1966

Georg Thieme Verlag · Stuttgart

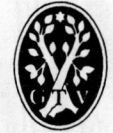

Abb. 9   Die 1966 erschienene Monographie «Organ-Transplantation».

spiegelt. Jeder Arzt, aber auch jeder Studierende, der sich über dieses interessante Gebiet informieren will, sollte dieses Buch lesen.» Welch eine Entwicklung in der Wahrnehmung der Transplantation von Organen innerhalb von wenigen Jahren!

Zürcher Transplantationskolloquium 1966

Nachdem die Arbeit an der ersten Auflage des Buchs beendet und es ausgeliefert war, realisierte ich den Plan, alle direkt oder indirekt an Transplantationsproblemen arbeitenden deutschsprachigen Ärzte und die damals noch seltenen Ärztinnen zu einem Treffen und zur Standortbestimmung nach Zürich einzuladen. Aber der Kreis der Interessenten hielt sich nicht an sprachliche Grenzen, und so versammelten sich in diesem Kolloquium vom 25. und 26. November 1966 Spezialisten aus sechs Ländern Europas. Viele Teilnehmer hatten damals in Transplantationsbelangen schon Rang und Namen erreicht, andere waren noch wenig bekannt und für noch andere war dies der erste Kontakt mit der Materie. Aus München erschienen auch Studenten und junge Assistenten, die ich dank der Unterstützung durch die pharmazeutische Industrie gratis beherbergen konnte. Für medizinhistorisch Interessierte zeigt Tabelle 3 die ausländischen Teilnehmer. Darunter finden sich bemerkenswerterweise auch junge Forscher, die später in hohe und höchste Positionen aufgestiegen sind (weitere 70 teils aktiv involvierte Kolloquiumsteilnehmer aus Zürich und Umgebung und 21 entfernter wohnende Schweizer sind in der Tabelle nicht namentlich aufgeführt). Aber es war auch die Zeit des Eisernen Vorhangs. Arbeitsort Berlin bedeutete de facto immer Westberlin und Einladungen an Professoren in der DDR wurden nicht beantwortet. Waldemar Kozuszek aus Wroclaw als Mitverfasser eines ins Programm aufgenommenen Vortrags erhielt trotz meiner Intervention bei der Fremdenpolizei und bei der polnischen Botschaft in Bern keine Ausreiseerlaubnis und dem Bulgaren Alexander Talakov ging es nicht viel besser.

Während anderthalb Tagen besprachen wir in zehn Sitzungen die Organkonservierung und die dabei feststellbaren Veränderungen, die experimentelle Pankreastransplantation und die Möglichkeiten einer Anwendung beim Menschen, erste experimentelle Studien zur Dünndarmtransplantation (die erst 15 Jahre später beim Menschen mit Erfolg durchgeführt wurde!) und die zellulären Reaktionen bei der Transplantatabstossung. Die Münchner stellten erstmals Untersuchungen über die Wirkung eines heterologen Antilymphozytenserums vor, die wenige Jahre später zur unverzichtbaren Komponente der Immunsuppression bei Transplantatempfängern wurde.

Tabelle 3

Ausländische Teilnehmer am Zürcher Transplantationskolloquium vom 25. und 26. November 1966 (neben 70 aus dem Zürcher Einzugsgebiet und 21 weiteren Schweizern).

Deutschland
Blömer Alois, Dr., Bonn
Brendel Walter, Prof. Dr., München
Braun Bernt, Dr., Melsungen
Bücherl Emil Sebastian, Prof. Dr., Berlin
Draznin Natanio, Dr., Bonn
Echart Wolfgang, cand. med., München
Eisele Klaus, Dr., Berlin
Endriss Rosemarie, cand. med., München
Fölsch Eckard, PD Dr., Heidelberg
Franz Hans, Dr., Heidelberg
Fürstenberg Heinz, Dr., Mannheim
Gemählich Martin, Dr., Pegnitz
Geyer Hans, Tierarzt, Tübingen
Halbfass Hans Joachim, Dr., Marburg
Junginger Theo, cand. med., München
Kaspar Franz, Dr., Berlin
Käufer Christoph, Dr., Bonn
Köhnlein Heinz, PD Dr., Freiburg i. Br.
Krampf Konrad, Dr., Kiel
Kreutzberg Bernhard, Dr., Bonn
Lausch Erwin, Dr., Hamburg
Lemperle Gottfried, Dr., Freiburg i. Br.
Löhr Berthold, Prof. Dr., Kiel
Meier Uta, Dr., Bonn
Messmer Konrad, Dr., München
Nagel Reinhard, PD Dr., Berlin
Nasseri Modjtaba, Dr., Berlin
Paquet Karl Josef, Dr., Heidelberg
Pichlmaier Heinz, Dr., München
Pichlmayr Rudolf, Dr., München
Potempa Joachim, Dr., Heidelberg
Röhl Lars, Prof. Dr., Heidelberg
Rodeck Gerhard, Prof. Dr., Marburg
Ruile Kurt, Dr., Giessen
Rutkowski Klaus, Dr., Mainz
Sachweh Dieter, Dr., Köln
Schaldach Max, Dr., Berlin
Schlicht Leo, PD Dr., Mannheim
Schmidt-Mende Manfred, Dr., München
Schmier Johannes, Prof. Dr., Heidelberg
Schoen Hans, Dr., Giessen
Schröder-Etzdorf Sigrid, cand. med., München
Schülgen Christa, cand. med., München
Seiffert Karl, Dr., Frankfurt a. M.
Siedek Michel, Dr., Bonn
Sunder-Plassmann Paul, Prof. Dr., Münster i. Westf.
Thoenes Gunther, Dr., Freiburg i. Br.
Tidow Gerhard, Dr., München
Traebert Elkhard, Dr., Düsseldorf
Vahlensieck Winfried, PD Dr., Bonn
Voss Rolf, Dr., Giessen
Warnatz Helmuth, Dr., Erlangen
Weber Wolfgang, Prof. Dr., Frankfurt a. M.
Wedell Jürgen, Dr., Düsseldorf
Wonigeit Kurt, cand. med., München
Zeiss Irmgard, Dr. agr., Freiburg i. Br.
Ziegler Manfred, Dr., Heidelberg
Zühlke Volker, Dr., Köln

Österreich
Boeckl Oskar, Dr., Salzburg
Böhmig Hans, Dr., Wien
Figdor Peter Paul, Dr., Wien
Fritsch Arnulf, Dr., Wien
Fritzer Walfried, Dr., Wien
Gasser Georg, Dr., Wien
Hell Emanuel, Dr., Salzburg
Jahn Oswald, Dr., Wien
Lorbek Walter, Dr., Wien
Pinggera Wulf, Dr., Wien
Piza Franz, Dr., Wien
Staudinger Elfriede, Dr., Innsbruck

Belgien
Alexandre Guy, Dr., Louvain

Italien
Demetz Antonio, PD Dr., Milano
Donati Giuseppe, Dr., Pavia
Pedroni Giovanni, Dr., Pavia
Scotti Carlo, Dr., Pavia

Schweden
Dahlbäck Olle, Dr., Lund
Jönsson Gösta, Dr., Lund
Lindstedt Eric, Dr., Lund

Versuche zur Beeinflussung der antigenen Wirkung von Fremdtransplantaten wurden besprochen (was aber auch 44 Jahre später noch nicht möglich ist!) und die deutschsprachige Transplantationsnomenklatur wurde diskutiert. Dann erholten sich die Teilnehmer mit ihren Damen beim Apéritif und Nachtessen im grossen Saal des Zunfthauses zu Zimmerleuten; die pharmazeutische Industrie und die Zürcher Banken und Versicherungen hatten sich sehr spendabel gezeigt. Der Samstagvormittag war der Nierentransplantation beim Menschen gewidmet und zum Abschluss wurde der temporäre künstliche Organersatz, besonders des Herzens und der Leber, noch zum Thema.

Das Fazit dieses Transplantationskolloquiums? Es war mit seiner umfassenden Diskussion der meisten der damals aktuellen Fragen und dank der repräsentativen Beteiligung die erste, aber auch zugleich letzte derartige Veranstaltung im deutschsprachigen Raum. Dass wegen der zeitlichen Beschränkung auf drei Halbtage und der sprachlich einseitigen Fixierung nicht alle Neuigkeiten vollständig berücksichtigt werden konnten, war Teil des Konzepts. Im Vordergrund standen das Bedürfnis einer Bestandesaufnahme des bisher Geleisteten und der Wunsch, über die Grenzen hinaus Kontakte zu Gleichgesinnten zu knüpfen. Viele der damaligen Kontakte sind ein Chirurgenleben lang nicht mehr abgebrochen.

In jenen Zeiten des ungestümen Wachstums der Erkenntnisse war eine komplette Übersicht über das Neueste vom Neuen bereits nur noch an grösseren, englischsprachigen Kongressen mit Beteiligung der damals dominierenden amerikanischen, englischen und französischen Wissenschaftlern zu hören, wie beispielsweise am ersten Weltkongress der Transplantation Society im Juni 1967 in Paris, einer noch nicht gross aufgemachten Veranstaltung, zu der ich mich in Paris durchfragen musste. Dieser Kongress wurde mir aber auch ein Beispiel für die Rasanz der Entwicklung: In Paris war Herztransplantation beim Menschen überhaupt noch kein Thema und doch wurde die erste nur sechs Monate später in Kapstadt Wirklichkeit!

Kongress der European Society for Experimental Surgery 1969

Die bereits erwähnten Merkmale eines wahrhaft internationalen Treffens mit den neuen Erkenntnissen in Sachen Transplantation waren am Kongress der European Society for Experimental Surgery (ESES, später ESR) vom 13. bis 16. April 1969 in Davos erfüllt. PD Dr. Ulrich F. Gruber aus Basel war für Schock, Pathophysiologie und Verbrennung, Dr. Stefan M. Perren vom Forschungsinstitut Davos für die Knochen und ich selbst für das Transplantationsprogramm zuständig. Als besondere Attraktion wollte ich schon im Herbst zuvor den Nobelpreisträger Peter Brian Medawar einladen, der aber mit der Entschuldigung *«unfortunately, I have a very longstanding engagement to visit America over this period»* absagen musste. Ebenfalls eingeladen hatte ich Leslie Brent, Professor im Department of Zoology der Universität von Southhampton, denselben Leslie Brent, der einst zusammen mit Billingham und Medawar die erworbene immunologische Toleranz beschrieben hatte. Er sagte zu und kam. Dieser Kongress – und insbesondere der Transplantationsteil – war offensichtlich sehr attraktiv. Fast alle Transplantationschirurgen mit Rang und Namen aus Deutschland, Frankreich, Belgien, den Niederlanden, Schweden, Grossbritannien, Italien, Österreich und der Schweiz erschienen in Davos. Auch Immunologen, bemerkenswerterweise auch solche aus Polen, Rumänien, der UdSSR und vereinzelte aus den USA meldeten sich zur Teilnahme und mit einem Vortrag an. Der Kongress fiel in die Zeit des Prager Frühlings, und dank dieser temporären Lücke im Eisernen Vorhang konnten wir auch Wissenschaftler aus der damals ungeteilten Tschechslowakei willkommem heissen, die wir bis anhin nur aus der Literatur gekannt hatten, insbesondere Karol Šiška aus Bratislava und seine Mitarbeiter. Die vier Transplantationssitzungen reichten gar nicht aus, um alle Vortragsanmeldungen ins Programm aufzunehmen.

Von den vielen Vorträgen und Diskussionen seien nur einige wenige erwähnt. Ein hochaktuelles Thema war die experimentelle Herztransplantation, zu der unsere Zürcher Arbeitsgruppe eine Eidophor-Lifedemonstration und Resultate beisteuerte, und auch Forscher aus Paris, Rom und erstaunlicherweise auch die Gruppe um Šiška über ihre Untersuchungen berichteten. Roy Y. Calne, bereits Professor of Surgery in Cambridge, sprach über Fremdtransplantate beim Schwein, und auch hier zeigte sich, dass hinter dem Eisernen Vorhang dieselben Themata behandelt wurden, in diesem Fall von Gabriel Iliescu aus Bukarest. Leslie Brent erledigte seine Aufgaben souverän, er sass einer Sitzung vor und behandelte in einem Hauptreferat den Fortschritt in der immunologischen Forschung und seine Bedeutung für die Organtransplantation. Bei den gemeinsamen Nachtessen war er ein höchst angenehmer Gesprächspartner, dies im Gegensatz zu den eher deprimiert wirkenden tschechoslowakischen Wissenschaftlern, die durch häufige telefonische Kontakte mit der potentiell unheilvollen politischen Entwicklung in ihrem Land konfrontiert waren.

Der Kongress war also wissenschaftlich ein voller Erfolg. Nur die als Post-Kongress-Event angebotene geführte Skitour auf den Piz Grialetsch oder den Piz Kesch fand keine Interessenten.

Arbeitsgemeinschaft für Transplantationschirurgie

Nachdem die Nierentransplantation in mehr als einem Spital der Schweiz Fuss gefasst hatte, war es diesen Transplantationschirurgen bald Wunsch und Bedürfnis, mit den Transplanteuren anderer Kliniken Erfahrungen auszutauschen und gemeinsame Probleme zu studieren. Auch eröffnete die um 1967 neu eingeführte Histokompatibilitätstestung (damals Leukozytentypisierung genannt) eine Möglichkeit zur Erzielung von besseren Resultaten durch differenziertere Empfängerauswahl (vorher war nur – jedoch strikte – auf die Verträglichkeit der roten Blutgruppen geachtet worden). Diese differenziertere Empfängerauswahl kommt aber nur zum Tragen, wenn für die Organzuteilung aus einem grossen Pool von wartenden Empfängern ausgewählt werden kann, aus einem Pool, der viel grösser ist als die Kandidatenliste eines einzigen Spitals. Dies bedingt zwangsläufig einen Warteliste- und Organaustausch zwischen den einzelnen Zentren. Deshalb schlossen sich aufgrund einer Zürcher Initiative 1969 die Transplantationskliniken von Zürich, Bern, Basel und St. Gallen sowie die damals führenden süddeutschen Zentren, nämlich Freiburg im Breisgau und München, zur Arbeitsgemeinschaft für Transplantationschirurgie (ATC) zusammen, zur ersten Säule einer späteren gesamtschweizerischen Zusammenarbeit. Federführend waren auch für diese Kliniken nicht die Chefärzte, sondern die Nachwuchschirurgen: in Bern Alex Krneta, in Basel Florin Enderlin und Felix Harder, in St. Gallen Danko Sege, in Freiburg i.Br. Hans Joachim Halbfass und in München Heinz Pichlmaier. Wenig später schlossen sich noch Genf und Lausanne an. Diese Arbeitsgruppe für Transplantationschirurgie traf sich in der Folge regelmässig und führte auch Nierentransplatataustausche durch. Höhepunkt war die gemeinsame Bewerbung um die Durchführung des Weltkongresses der Transplantation Society. Die Bewerbung landete auf dem zweiten Platz; den Zuschlag für den Kongress 1978 bekam Rom. Wir trösteten uns in unserer «Niederlage» mit der Einsicht, dass der Papst mehr zähle als die damals noch bescheidene Transplantationserfahrung Italiens. Aber tatsächlich wurde dann unerwarteterweise eine Papstinthronisation zu einem der Höhepunkte des Kongresses: Am strahlenden Kongress-Sonntag strömten mehr Kongressteilnehmende auf den übervollen Petersplatz als in die Vortragssääle und waren Zeugen der mehrstündigen, feierlichen Einsetzung von Papst Johannes Paul I. in das höchste Amt der römisch-katholischen Kirche!

Die Kontakte zu München gingen verloren, als Heinz Pichlmaier 1974 als Ordinarius nach Köln berufen wurde, und die Zusammenarbeit mit Freiburg i.Br. endete später ebenfalls, weil die deutschen Zentren sich gesamthaft dem Eurotransplant anschlossen. Die auf die Schweiz reduzierte ATC beschloss

1980 anlässlich ihrer 14. und letzten Sitzung den Übertritt in eine neu zu schaffende, multidisziplinäre gesamtschweizerische Organisation (Swisstransplant).

Nichtchirurgische Transplantationsgruppen in der Schweiz

Schweizerische Nephrologische Kommission für Nierentransplantation: Die Nephrologen als die wichtigsten und vorerst einzigen internistischen Partner der Transplantationschirurgen organisierten sich ebenfalls, insbesondere als 1969 die chronische Hämodialyse eingeführt wurde, die die kleine Zahl der mit Akuthämodialyse oder Peritonealdialyse notfallmässig behandelten Niereninsuffizienzpatienten in eine dauernd wachsende Population von zwar kranken, aber überlebenden Nierenpatienten verwandelte. Im Schosse der Schweizerischen Gesellschaft für Nephrologie konstituierte sich eine Kommission für Nierentransplantation, da die Dialysezentren daran interessiert waren, möglichst viele Dialysepatienten der Transplantation zuzuführen, um wieder freie Dialyseplätze für neue Patienten zu gewinnen. Federführend waren auch hier nicht die Ordinarii, sondern Nachwuchsnephrologen wie Gilbert Thiel in Basel, André Montandon in Bern und Michel Leski in Genf. Nach Abschluss der chirurgischen Transplantationsphase übernahmen, wie das auch heute noch der Fall ist, die Nephrologen die wieder ambulanten Transplantatträger zur Nachbehandlung und Nachkontrolle. Deshalb kümmerten vor allem sie sich auch um die Finanzierung und damit um die Absprachen mit den Krankenkassen. Und genau in diesem Punkt war das goldene Zeitalter der Nierentransplantation noch nicht zu Ende: Der damalige Chef des Schweizerischen Verbandes für die erweiterte Krankenversicherung (SVK), Joseph Schurtenberger, erkannte die Bedeutung der Nierentransplantation. Ihm ist es zu verdanken, dass diese Transplantation Pflichtleistung der Krankenkassen wurde und die Kassen ihre Leistungen beim Verband rückversichern konnten. So wurde die Nephrologische Kommission für Nierentransplantation dank ihres Einsatzes für die Patienten und dank ihrer Erfolge bezüglich Finanzierung hinter der ATC zur zweiten Säule im schweizerischen Transplantationswesen.

Schweizerische Arbeitsgruppe für Histokompatibilität: Die dritte Säule erwuchs aus der Histokompatibilitätstestung (Testung der Gewebeverträglichkeit, also der Verträglichkeit des Transplantationspatienten für ein ihm zugedachtes Organ). 1971 baute der Immunhämatologe Michel Jeannet im Kantonsspital Genf ein Typisierungslabor in der Division d'Immunologie et d'Allergologie des Departementes Innere Medizin auf, initial als Dienstleistung für das Genfer Nierentransplantationsprogramm. Dank Spezialisierung und Fachkenntnis übertraf das Genfer Labor die andernorts von Chirurgen oder Nephrologen geleiteten Typisierungslaboratorien fachlich jedoch bald und wurde so für die Nicht-Genfer zum fakultativen Kontrollorgan und zum Motor bei der Einführung von neuen Techniken. Auch die Organisationen Francetransplant und Eurotransplant waren ja ursprünglich aus Typisierungslaboratorien hervorgegangen, und dies führte deshalb zu Kontakten zwischen den drei Organisationen. Entscheidend für die bald unangefochtene Stellung des Genfer Laboratoriums für die Schweiz war aber die Knochenmarktransplantation, bei der die Spenderauswahl schon damals ausschliesslich auf der Gewebeverträglichkeitstestung beruhte.

*Arbeitsgruppe für Knochenmarktransplantation (*heute *Stammzelltransplantation)*: Die Knochenmarktransplanteure der Schweiz hatten sich unter der Initiative und Leitung des Baslers Bruno Speck auch zu einer Arbeitsgruppe zusammengefunden, die als vierte Säule des schweizerischen Transplantationswesens bezeichnet werden kann. Diese Transplantation ist zwar bezüglich Technik und Indikationen von den soliden Organen sehr verschieden, bezüglich der immunologischen Probleme und der Spendermotivation aber ähnlich.

Recht auf eine Organtransplantation und ein Organ?

Das Wollen geht auch auf Dinge, die man niemals aus sich selbst vollbringt, wie etwa, dass irgendein Schauspieler oder Athlet den Sieg erringt. Dazu entscheidet sich aber keiner, sondern nur zu Dingen, von denen er annimmt, dass er sie selbst zustande bringen kann. Ferner bezieht sich das Wollen eher auf das Ziel, das Entscheiden dagegen eher auf die zum Ziel führenden Wege. So wollen wir gesund sein, wir entscheiden uns aber für die Mittel, durch die wir gesund werden.

ARISTOTELES

Im ersten Kapitel (S. 15) wurde begründet, warum die Transplantation ethisch vertretbar ist, sofern in jedem einzelnen Fall eine eindeutige medizinische Indikation vorliegt. Eine genaue medizinische Abklärung ist also die Grundvoraussetzung. Kann deshalb ein kranker und korrekt abgeklärter Mensch, der wieder gesund werden möchte, sich selbst für die Heilbehandlung «Organtransplantation» entscheiden und diese sogar verlangen? Ist also eine Organverpflanzung eine Operation wie jede andere? Sie ist es nicht! Zwar entspricht das Konzept, einem an definitivem Versagen eines lebenswichtigen Organs leidenden Menschen dadurch zu helfen, dass man das kranke Organ durch ein gesundes ersetzt, prima vista durchaus dem herkömmlichen Heilauftrag. Dass aber das gesunde Organ von einem anderen Menschen kommen muss, von einem lebendigen oder toten, gibt diesem Verfahren eine ganz andere Dimension. Es geht im vorliegenden Kapitel nicht um die im Wesentlichen unproblematische Spende von regenerierbaren Körperbestandteilen wie Blut und Blutstammzellen und auch nicht um die Lebendspende von Organen und Organteilen. Die folgenden Ausführungen konzentrieren sich auf die Transplantation von Organen Verstorbener und hier auf die Frage: Hat ein Patient, dessen Krankheit aus medizinischer Sicht am besten mit einer Organtransplantation behandelt wird, auch unbedingten Anspruch auf eine Organtransplantation und sogar auf ein bestimmtes Organ?

Anstelle von theoretischen Überlegungen zu diesen Fragen sei hier einfach geschildert, wie wir dieses Problem angegangen sind, von 1964 bis zu meiner Emeritierung im April 1998. Als Beispiel dient die Nierentransplantation, quasi als pars pro toto.

Der Patient als Pionier

In den ersten Jahren nach dem Start unseres Nierentransplantationsprogramms, also ab 1964, ging es um das nackte Überleben der Patienten, rein praktisch und zielgerichtet, ohne Diskussionen und Überlegungen bezüglich Anspruch und Patientenrechte. In jener Zeit gab es noch keine Dialysetechniken, die niereninsuffizienten Patienten ein längeres Überleben hätten ermöglichen können, schon gar nicht ambulant, ausserhalb des Spitals. Nephrologen und Patienten waren gleichermassen froh, dass die Chirurgen mit der Nierentransplantation einen wenn auch anfänglich noch unsicheren Ausweg zum Überleben geöffnet hatten. Um diese Unsicherheit möglichst zu reduzieren, wurde selektioniert: Nur erwachsene Kranke unter 50 Jahren und ohne schwere Begleiterkrankungen wurden für die Transplantation akzeptiert. Die eigenen Nieren der Kandidaten wurden zur Verhütung möglicher Komplikationen grundsätzlich entfernt, teils um die renale Hypertonie (den nierenverursachten Bluthochdruck) zu eliminieren, bei anderen Nierenkrankheiten, um eine Infektionsquelle auszuschalten und beim Vorliegen von Zystennieren, um genügend Platz für die neue Niere zu schaffen. Damals waren nicht nur die den Fortschritt suchenden Ärzte, sondern auch die Patienten und Transplantationskandidaten Pioniere, motiviert durch den Wunsch nach Überleben dank einer neuen, jedoch noch in keiner Weise bewährten Operation mit erklecklichen und zum Teil noch nicht genau fassbaren Risiken. Von Recht oder Anspruch oder schriftlicher Aufklärung sprach niemand. Die Patienten fühlten sich wirklich auch als Pioniere; ein Mitgrund dafür, dass sich die Überlebenden später zu Transplantiertenvereinen zusammenschlossen.

Ambulante Behandlung der Transplantationsanwärter wird möglich

Um 1969 brachte die Einführung der chronisch-intermittierenden Hämodialyse mit neuen Dialyseapparaten und den chirurgisch angelegten arteriovenösen Fisteln am Vorderarm für den wiederholbaren Gefässzugang den niereninsuffizienten Patienten ein vorläufig gesichertes Überleben, zwar stabil krank, aber mit einer ambulanten Behandlung anstelle eines dauernden Spitalaufenthalts. Die Transplantationszahlen gingen in diesem Jahr vorübergehend zurück, bis alle Dialysestationen mit Patienten gefüllt waren, stiegen aber anschliessend umso kräftiger an. Die Leiter der Dialysestationen kamen von weit her zu den regelmässigen Transplantationsfallvorstellungen im damals noch Kantonsspital genannten Zürcher Universitätsspital. Was ihnen die vorzustellenden Patienten auf den Weg mitgaben, war der Wunsch nach einer Transplantation, nach der schon damals erfolgversprechendsten Behandlung, nicht den Anspruch auf eine Transplantation. Und die zuweisenden und jeden einzelnen Patienten persönlich vorstellenden Nephrologen kannten ihre Patienten und deren Eigenschaften offenbar so gut, dass wir an diesen offiziellen Fallvorstellungen kaum noch bei einem Kranken die Transplantation ablehnen mussten. Bereits am 31. Mai 1971 transplantierten wir die hundertste Niere unserer Klinik (S. 114). Die Bilanz zu jenem Zeitpunkt ergab, dass das Einjahresüberleben der Patienten (nicht der transplantierten Nieren!) im Laufe der Zeit von 64 auf 81% gesteigert werden konnte und dass von den ersten 22 Patienten der Klinik genau die Hälfte noch lebte – und zwar mit einem funktionierenden Ersttransplantat. Ein schlechtes Resultat? Nur die Hälfte? Zehn Jahre früher wären noch alle diese Patienten gestorben!

Ein Jahr später hielten wir in einer Publikation fest: *«Die Nierentransplantation ist heute für 6- bis 60-jährige Patienten mit irreversiblem Nierenversagen (von seltenen Kontraindikationen abgesehen) die Therapie der Wahl.»* Und ich schrieb ebenfalls: *«Wegen der befriedigenden Resultate müssen wir heute die Indikationen weiter stellen als früher. Wir dürfen heute einem Patienten die Nierentransplantation nicht mehr vorenthalten, nur weil er nicht allen strengen Anforderungen genügt.»* Die Patienten jener Zeiten hatten es nicht nötig, formell auf ein Patientenrecht zu pochen!

Europäische Zusammenarbeit und Patienten aus Nachbarländern

In der Zeit des Aufbaus des Zürcher Nierentransplantationsprogramms hatten wir erstmals wiederholte Kontakte mit Jon J. van Rood, einem der Pioniere der Erforschung der menschlichen Gewebeverträglichkeitsfaktoren. Unsere Laborantin erlernte bei ihm im Akademischen Krankenhaus Leiden (Niederlande) die Blutuntersuchung auf diese Faktoren, die sogenannte Typisierung. In der Folge schloss sich unser Zentrum Zürich der von Jon van Rood geschaffenen Austauschorganisation Eurotransplant (ET) an.

Die Zürcher Patienten figurierten deshalb auch auf der ET-Warteliste, und wir sandten Nieren, für die in Zürich (und später in der ganzen Schweiz) kein passender Empfänger gefunden werden konnte, nach den Niederlanden, nach Belgien, Luxemburg, Deutschland oder Österreich. Zahlenmässig war dieser Austausch nie gross, aber das europäische Denken war uns wichtig.

Als Beispiel diene 1971, das Jahr unserer hundertsten Nierentransplantation. In diesem Jahr erhielten wir durch Eurotransplant sowie durch unsere Arbeitsgemeinschaft für Transplantationschirurgie (ATC, S. 85) immerhin je ein Nierentransplantat aus Freiburg i.Br, München und Oslo und wir sandten eine Niere nach Freiburg i.Br., eine nach Wien und zwei nach Leiden. Die Eurotransplant-Organisation lebte anfänglich wie die ATC vom Enthusiasmus der Mitarbeiter und von Forschungsgeldern. Als Eurotransplant grösser wurde und zur Routine avancierte, war das Erheben einer Anmeldegebühr nicht mehr zu umgehen. Die schweizerischen Krankenkassen weigerten sich aber, diese Gebühr zu bezahlen, und so waren wir schliesslich gezwungen, diese europäische Zusammenarbeit vorübergehend einzustellen.

In den späten 1970er und den 1980er Jahren kamen Dialysepatienten aus dem Südtirol gerne nach Zürich zur Nierentransplantation. Die Südtiroler waren damals im italienischen Staat noch Bürger zweiter Klasse und dementsprechend in den im Aufbau begriffenen Transplantationszentren Norditaliens noch nicht heimisch. Warum nach Zürich? Für das dem Südtirol benachbarte Graubünden war Zürich mit seinen Hochschulen und Spitälern von jeher die Stadt, die die Bündner für das Studium, für berufliches Weiterkommen und für die Behandlung komplexer Krankheiten bevorzugten (bei der Eröffnung der ETH im Jahr 1855 sprach mein Urgrossvater im Namen der Studentenschaft!). Dass dazu ein Chirurg aus dem nahen Val Müstair vielleicht besonderes Vertrauen genoss, mag mitgespielt haben. Aber auch diese Patienten erhoben keinen Anspruch irgendwelcher Art. Sie wussten, dass die Schweizer Vorrang hatten, wann immer ein Organ besser zu einem Schweizer passte. Der Zustrom ebbte ab, als das Universitätsspital Innsbruck als Manifestation der Solidarität unter Tirolern den Südtirolern günstigere Tarife gewährte.

Als wir in den späten 1980er Jahren wegen des zunehmenden Organmangels gezwungen waren, die Aufnahme von ausländischen Patienten ganz zu sistieren, blieben einige wenige Südtiroler bis zur Transplantation noch auf unserer Warteliste. Als allerletzter dieser Wartenden kam am 13. Juni 1991 ein Patient mit dem Namen eines Tiroler Freiheitskämpfers zu Napoleons Zeiten nach Zürich zur Transplantation; unser Aufgebot hatte ihn in seinem Weinberg bei Bozen erreicht. Er schickt mir alljährlich vor Weihnachten seine Grüsse und meldet dazu die immer noch tadellose Funktion seiner Niere.

Das Recht, auf die Warteliste gesetzt zu werden

Obwohl sich in der Zwischenzeit die Resultate der chronisch-intermittierenden Hämodialyse bezüglich Überleben auch verbessert und mit denjenigen der Transplantation fast gleichgezogen hatten, entschieden sich wegen der unvergleichlich besseren Lebensqualität immer mehr niereninsuffiziente und korrekt abgeklärte Patienten für die Nierentransplantation. Und über die Jahre hatte sich der Konsensus herausgebildet, dass diesen Patienten das Recht zustand, auf die Transplantationswarteliste gesetzt zu werden. Ablehnen mussten und wollten wir Chirurgen und die Nephrologen nur noch die Patienten mit eindeutigen medizinischen Kontraindikationen, insbesondere mit schweren Zweiterkrankungen, die den Erfolg der Transplantation zunichte gemacht hätten.

Das erwähnte Recht galt für alle in der Schweiz wohnhaften Patientinnen und Patienten, ob Schweizer oder Ausländer. Asylanten, also Flüchtlinge mit gutgeheissenem Asylgesuch und vorläufiger Aufnahme, galten für uns auch als in der Schweiz wohnhaft; ihr Status spielte bei Zuteilungsentscheiden überhaupt keine Rolle. Im Ausland wohnhafte Ausländer konnten hingegen, wie oben bereits erwähnt, nicht mehr auf die Liste genommen werden. Eine zahlenmässig unbedeutende, aber unseres Erachtens gerechtfertigte Durchbrechung dieses Prinzips wurde den jenseits der Grenze wohnhaften Ausländern zugestanden, die in der Schweiz arbeiteten, in der Schweiz versichert waren und hier auch dialysiert wurden, für Zürich de facto vor allem Patienten aus dem Schaffhausischen Grenzgebiet. Ob diese Ausnahme später gesetzeswidrig wurde? Oder haben wir schon damals gesetzeswidrig gehandelt? Als Kuriosum ist nämlich zu vermerken, dass der Ständerat in der Wintersession 2008 (!) gegen den Willen des Bundesrates einer Motion zugestimmt hat, die fordert, dass Grenzgänger mit Krankenversicherung in der Schweiz bei der Zuteilung von gespendeten Organen gleich behandelt werden sollen wie Personen mit Wohnsitz in der Schweiz! Was wir schon immer taten.

Es war den Patienten und ihren zuweisenden Ärzten auch immer klar, dass mit dem Recht zur Aufnahme auf die Warteliste kein Recht auf eine Transplantation verbunden war, schon gar nicht das Recht auf ein bestimmtes Organ. Die Kandidaten hatten aber selbstverständlich Anspruch auf Nichtdiskriminierung bei der Zuteilung von zur Verfügung stehenden Organen. Dieser Anspruch wurde immer erfüllt, denn nur objektive Kriterien wie Blutgruppe, Gewebeverträglichkeits-(HLA-)Faktoren, zirkulierende Antikörper und Kreuzprobe entschieden über den am besten passenden Empfänger. Wenn ein Organ zu zwei Wartenden gleich gut passte, hatte derjenige mit der längeren Wartezeit Vorrang.

Das Asylantenintermezzo

Diese so klare, auch von den Richtlinien der Schweizerischen Akademie der Medizinischen Wissenschaften gestützte Regelung geriet Jahre später in eine unerwartete Diskussion, ausgelöst durch einen Krieg fernab der Schweiz, den Krieg um den Zerfall des ehemaligen Jugoslawiens. Seit Ende 1994 waren insbesondere die grenznahen Dialysestationen vermehrt mit Asylbewerbern konfrontiert, die in ihrer Heimat schon dialysiert worden waren, dann wegen den kriegerischen Ereignissen flohen und mit dem Flugzeug die Schweiz erreichten. Sie konnten nicht mehr zurückgeschickt und mussten sofort dialysiert werden, weil die Verlängerung des ohnehin schon langen Dialyseunterbruchs diese Patienten in akute Todesgefahr gebracht hätte. Ob wirklich alle diese Patienten echte Flüchtlinge oder zum Teil Transplantationstouristen waren, konnte in dieser ausserordentlichen Situation nie sofort abgeklärt werden; später stellte sich heraus, dass es sich in einigen Fällen nicht um echte Flüchtlinge gehandelt hatte. So oder so: Diese und andere Dialysepatienten wurden uns zur Transplantation angemeldet.

Am 3. Mai 1995 hatte ich den Auftrag, an der Sitzung der Aufsichtskommission des Universitätsspitals, damals präsidiert von Regierungsrat Prof. Ernst Buschor, über die Nierentransplantation und die Spenderzahlen und über die Diskrepanz zwischen Angebot und Nachfrage zu orientieren. Am Schluss wies ich auch auf das Problem der dialysierten Asylbewerber hin. Nach kurzer Diskussion entschied der Vorsitzende: «*Solange das Asylverfahren läuft, sind diese Patienten nur zu dialysieren. Wenn der Asylentscheid gefallen ist, erfolgt je nachdem die Ausschaffung.*» Damit war für uns klar, dass nur Dialysepatienten mit positivem Asylentscheid und vorläufiger Aufnahme, also anerkannte Flüchtlinge, Kandidaten für eine Transplantation werden konnten.

Bereits vor diesem regierungsrätlichen Grundsatzentscheid, im Jahr zuvor, hatten wir einen Asylbewerber auf die Kandidatenliste aufgenommen, dessen genauer Status uns verheimlicht worden war. Das Bundesamt für Flüchtlinge hatte eine zeitlich limitierte Kostengutsprache geleistet. Die Verlängerung dieser Garantie wurde nun an die inakzeptable bzw. unerfüllbare Bedingung geknüpft, eine allfällige Transplantation dürfe den Asylentscheid nicht präjudizieren. Inakzeptabel für uns darum, weil es jeder medizinischen Ethik widersprochen hätte, einen Transplantatträger in ein Land auszuschaffen, das in der damaligen Situation keinerlei Gewähr für eine fachgerechte Nachbehandlung hätte bieten können. Darum wurde der Patient von der Kandidatenliste gestrichen und entsprechend benachrichtigt.

Wir waren nicht asylantenfeindlich: Von 1993 bis zum Sommer 1995 hatten wir bereits sechs den Richtlinien entsprechende Flüchtlinge auf die Kandidatenliste aufgenommen, zwei von diesen hatten bereits eine Niere erhalten. Am 29. August 1995 ersuchte mich ein Journalist des Zürcher Tages-Anzeigers schriftlich um eine Unterredung mit Fragen, die ein echtes Interesse an den gegenwärtigen Problemen der Nierentransplantation vortäuschten. Am 1. September vormittags räumte ich ihm Zeit ein, er erschien mit einer Journalistenkollegin. Ich musste aber bald erkennen, dass die beiden mit einer vorgefassten Meinung gekommen waren, die durch keine Fakten und Tatsachen mehr beeinflusst werden konnten. Bereits am nächsten Tag erschien gross aufgemacht im Tages-Anzeiger ein Artikel unter dem Titel «Asylbewerber gestrichen». Das beste daran war ein Bild meiner Person; der Text strotzte vor Unwahrheiten und Unterstellungen und von meinen Erklärungen wurden nur diejenigen wiedergegeben, die zur Denkweise der Verfasser passten. Dass einige Zeitungen die Geschichte am folgenden Tag aufnahmen, war natürlich, und dass diese auch meine sofort verfasste Richtigstellung veröffentlichten, war erfreulich; korrekt verhielten sich insbesondere die NZZ, die Zürichsee-Zeitung und auch der Blick. Der damalige stv. Chefredaktor des Tages-Anzeigers weigerte sich hingegen, meine Richtigstellung zu publizieren. Am 8. September schrieb er: *«Nach Rücksprache mit unserem Rechtsdienst, meiner Kollegin […] und meinem Kollegen […] sehe ich keinen Grund, Ihr Schreiben in der von Ihnen gewünschten Form abzudrucken.»*

In jenen Tagen bewahrheitete sich wieder einmal die alte Bergsteigerweisheit, *«wenn es stürmt, ist der Sturm auf dem Gipfel am stärksten»*. Fakultätskollegen übten sich in vornehmer Zurückhaltung und Transplantationschirurgen anderer Zentren liessen sich, nur durch Journalisten befragt und ohne Rücksprache über die tatsächliche Regelung, zu angeblich ethisch begründeten Höhenflügen hinreissen. In nicht sehr zahlreichen Leserbriefen und direkten Zuschriften wurde ich kritisiert und dabei wurde verschiedentlich auf ein «Recht auf Transplantation» gepocht. Ein bekannter Kabarettist nannte mich mit durchaus negativem Unterton «Herr der Nieren» und ein illustriertes Blatt verlieh mir den Kaktus. Und im Pflegeunterricht schwadronierte ausgerechnet eine Ethikerin über eine Anklage gegen mich wegen Verstosses gegen das Antirassismusgesetz, was mir von den über diesen Unterricht empörten jungen Mitarbeiterinnen sogleich hinterbracht wurde. In Dutzenden von direkten Zuschriften und Leserbriefen wurde unsere Regelung hingegen als richtig bezeichnet und ich mit gar nicht gesuchtem Lob bedacht. Auch die Spitaldirektion und die Zürcher Ärztegesellschaft hiessen die gültige Regelung gut.

Das Thema erschöpfte sich bald; an der Pressekonferenz zum Tag der Transplantation am 9. September 1995 erschien neben der für den Wirbel mitverantwortlichen Tagi-Journalistin nur noch ein einziger Zuhörer. Später beschäftigte das Thema auch noch den Kantonsrat. Bei der Diskussion einer Interpellation verteidigten Franziska Frey-Wettstein und Ulrich E. Gut am 16. Januar 1996 die Regelung und auch mich, die neue Gesundheitsdirektorin verwies auf die klare Sachlage. *«Prof. Largiadèr hat nicht eigenmächtig gehandelt. Die Organzuteilung ist ethisch und rechtsstaatlich einwandfrei geregelt.»*

Bestimmungen der Transplantationsgesetze zum Thema

In der Schweiz bestimmt Artikel 17 des Transplantationsgesetzes Folgendes:
 1 Bei der Zuteilung eines Organs darf niemand diskriminiert werden.
 2 Personen mit Wohnsitz in der Schweiz sind bei der Zuteilung gleich zu behandeln.
 3 Einer Person ohne Wohnsitz in der Schweiz, die nach Artikel 21 Absatz 1 auf die Warteliste aufgenommen wurde, wird ein verfügbares Organ zugeteilt, wenn:
   a. die Transplantation medizinisch dringlich ist und keine Personen mit Wohnsitz in der Schweiz sich in der gleichen Situation befinden; oder
   b. die Transplantation medizinisch nicht dringlich ist und keine Empfängerin oder kein Empfänger mit Wohnsitz in der Schweiz ermittelt werden kann.
 4 Es besteht grundsätzlich kein Anspruch auf Zuteilung eines Organs.

Diese Formulierung deckt sich insbesondere mit der vorgängig beschriebenen Zürcher Regelung, die wir seit 1964 befolgt hatten. Sie erlaubt auch den Versand ins Ausland, wenn für ein Organ in der Schweiz kein passender Empfänger gefunden werden kann. Zur Nierentransplantation ist aber zuhanden der medizinisch offenbar nicht versierten Gesetzgeber anzumerken, dass diese ohnehin niemals dringlich ist. Die Methode der Wahl für die Sofortbehandlung eines lebensbedrohlichen Nierenversagens ist die jederzeit und sofort einsetzbare Dialyse, niemals (im Gegensatz zum Beispiel zur Leber) die Transplantation.

Das deutsche «Gesetz über die Spende, Entnahme und Übertragung von Organen (Transplantationsgesetz)» vom 5. November 1997 kennt hingegen keine Vorschriften über den Wohnort eines Transplantationskandidaten und auch kein Verbot der Diskriminierung. Der Hintergrund dieser Diskrepanz liegt in den völlig unterschiedlichen Organverteilungsorganisationen, die schon vor der Gesetzgebung bestanden und die der Gesetzgeber daher akzeptieren musste. Die deutschen Gesetzgeber standen vor dem Faktum, dass ihr Land wie auch Österreich bereits seit über 20 Jahren für die Vermittlung und Zuteilung von Organen dem Eurotransplant (ET) angeschlossen war. Im Gesetzestext wird ET allerdings nicht mit Namen genannt (so wenig wie Swisstransplant im schweizerischen Gesetz). Der entsprechende Passus lautet: «*Zur Vermittlung der vermittlungspflichtigen Organe errichten oder beauftragen die Spitzenverbände der Krankenkasse gemeinsam, die Bundesärztekammer und die Deutsche Krankenhausgesellschft oder die Bundesverbände der Krankenhausträger gemeinsam eine geeignete Einrichtung (Vermittlungsstelle).*»

Die Eurotransplant International Foundation mit Sitz in Leiden (Niederlande) ist verantwortlich für die Vermittlung und die Allokation von Organen in den sieben zentraleuropäischen Staaten Niederlande, Belgien, Luxemburg, Deutschland, Österreich, Slowenien und Kroatien. Alle Transplantationskliniken, Typisierungslaboratorien und Spenderspitäler dieser Länder sind in diesen Verbund mit eingeschlossen. Auch hier gilt im Prinzip, dass ein Organ dem am besten passenden Empfänger zugeteilt wird; in Anbetracht der Grösse des Krankenguts werden die Eigenschaften und Bedürfnisse jedes einzelnen Kandidaten mit einem ausführlichen Punktesystem erfasst und so im Computer gespeichert. Dass dabei die Staatsangehörigkeit der Bewohner eines dieser sieben Länder keine Rolle spielt, liegt im System begründet.

Welche Rechte haben Patienten?

Die Patienten haben Anspruch, auf die Transplantationswarteliste gesetzt zu werden,
– sofern gemäss spezialärztlichen Befunden ein Leiden vorliegt, das nur mit einer Organtransplantation oder am besten mit einer Organtransplantation geheilt bzw. behandelt werden kann;
– keine schweren Zweiterkrankungen vorliegen, die den Transplantationserfolg zunichte machen würden;
– die gesetzlichen Einschränkungen eingehalten werden;
– der Anspruch auf Nichtdiskriminierung bei der Zuteilung der Organe eingehalten wird.

Der Patient hat keinen Anspruch
- auf die tatsächliche Durchführung einer Organtransplantation, weil diese vom Vorhandensein eines passenden Organs abhängt, was vom Transplantationsdienst nicht beeinflusst werden kann;
- insbesondere keinen Anspruch auf ein bestimmtes Organ. Der Kandidat kann und darf auf die objektiven Mechanismen der Organzuteilung (Allokation) mit ihren unparteiischen Kriterien keinen Einfluss nehmen (nur für Kandidaten mit persönlich zugesichertem Lebendspender gilt diese Regel nicht).

Entnahme, Aufbewahrung, Transport und Zuteilung der Organe

Denn es ist der Tugend eher eigentümlich, Gutes zu tun als Gutes zu erfahren, und eher, Edles zu tun als Schändliches nicht zu tun. Offensichtlich gehört aber zum Geben das Tun des Guten und Edlen und zum Empfangen das Erfahren des Guten und das Meiden des Schändlichen. Auch dankt man dem, der gibt.

ARISTOTELES

Herzen, Lungen, Lebern, Bauchspeicheldrüsen, Nieren und Dünndärme zur Transplantation: Woher kommen sie und welches ist ihr Weg vom ursprünglichen Träger bis zum Patienten, dem Transplantatempfänger? Nachfolgend wird dieser Weg vor allem für Organe von verstorbenen Menschen beschrieben, den nach wie vor weitaus häufigsten und wirklich unverzichtbaren Organspendern. Die seltenere Lebendspende vereinfacht zwar alle Schritte: Organentnahme ohne Zeitdruck, anstatt Organaufbewahrung sofortige Transplantation, kein Transport nötig, kein Zuteilungsproblem und der Dank ist dem Spender gewiss. Aber besonders auch der Verstorbene tut mit der Gabe seiner Organe ebenfalls wirklich Gutes, auch wenn er den Dank nicht mehr selbst entgegen nehmen kann.

Entnahme der Organe

Die Organentnahme bei Verstorbenen ist eine Operation wie bei lebenden Patienten: im Operationssaal, mit allen gewohnten Massnahmen zur Wahrung der Asepis (weil sich eine Infektion des zu transplantierenden Organs besonders nachteilig auswirken würde!). Die Chirurgen, die instrumentierende Fachperson und alle anderen Beteiligten in steriler Kleidung, die Instrumente sterilisiert, Brust und Bauch des Spenders desinfiziert und rundherum steril abgedeckt. Bei Verstorbenen mit noch intaktem Kreislauf dank künstlicher Beatmung auch Lagerung auf einer Wärmematte, Magensonde zur Magendekompression, Blasenkatheter zur Kontrolle der Urinausscheidung, zentralvenöser Zugang für Flüssigkeit und Medikamente – wirklich kein Unterschied zu einem Eingriff bei Lebenden.

Und doch noch ein Unterschied: Wenn der Körper des Verstorbenen noch künstlich beatmet wird, muss irgendwann diese Beatmung abgebrochen werden. Wenn ich selbst operierte, habe ich die entsprechende Anweisung immer vor der Organentnahme gegeben.

Das Präparieren, das «Herausoperieren» der Organe bietet dem wirklich Geübten in der Regel keine Schwierigkeiten; die höchsten Ansprüche an Zeit und spezialisierter Erfahrung stellen die Leber und das Pankreas mitsamt Duodenum (Zwölffingerdarm). Besonders heikel wird aber die Operation, wenn zwei Organe entnommen werden, deren Arterien und Venen über eine gewisse Strecke gemeinsam verlaufen, wie bei Herz und Lunge oder bei Leber und Pankreas. Weil eine falsche Manipulation an einem Spenderorgan die ganze Transplantation gefährden würde, wird die Entnahme den für das betreffende Organ spezialisierten Chirurgen anvertraut. Zu diesem Zeitpunkt ist ja bereits bekannt, welchen Transplantationsanwärtern in welchen Zentren die Organe zugeteilt sind. Deshalb können die Organspezialisten dieser Zentren «ihr» Organ persönlich entnehmen, auch wenn sie – wie nachfolgend beschrieben – dafür in das Spital des verstorbenen Spenders eingeflogen werden müssen.

Wenn die Organe dem Spenderkörper entnommen sind, wird die als Zugang benötigte Öffnung der vorderen Brust- und Bauchwand wieder verschlossen und die Haut zugenäht. Äusserlich sind deshalb keine Spuren der Organentnahme mehr sichtbar. Der tote Körper wird in den Aufbahrungsraum des Spitals verbracht und die Angehörigen können dort, falls sie es wünschen, nochmals von ihm Abschied nehmen.

Aufbewahrung der Organe

Zur Verhütung der Blutgerinnselbildung wird schon während der Organpräparation ein gerinnungshemmendes Medikament (Heparin) verabreicht. Unmittelbar nach Entnahme und unabhängig von der zu erwartenden Aufbewahrungszeit ausserhalb des Körpers wird das entnommene Organ abgekühlt und von Blut befreit, mittels Durchspülen durch die Arterie bzw. Arterien mit je nach Organ ungefähr einem halben bis vier Litern einer kalten, isotonen (d.h. den gleichen osmotischen Druck wie die Körperflüssigkeiten aufweisenden) Elektrolytlösung. Dies bewirkt Auswaschen und Abkühlen bis gegen vier Grad Celsius zugleich (eine Temperaturabsenkung auf unter vier Grad wäre schädlich). Zusätzlich wird auch der Dünndarm (wenn seltenerweise auch benötigt) sowie der mit einem Pankreastransplantat mitentfernte Zwölffingerdarm und bei der Leber auch der Gallengang sauber ge-

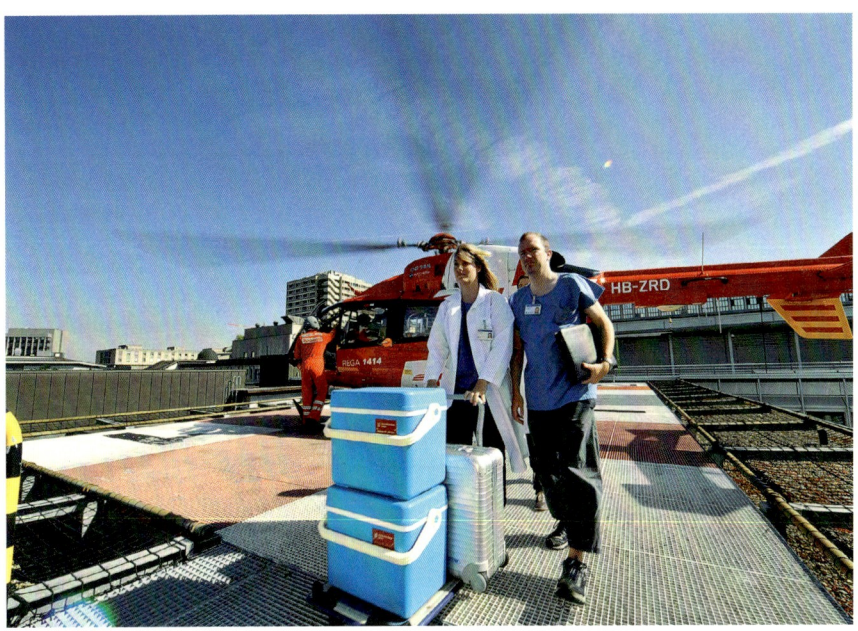

Abb. 10   Ankunft eines Organtransports auf dem Dach des Universitätsspitals Zürich (Unternehmenskommunikation USZ. Foto: Franco P. Tettamanti).

spült. Die so präparierten Organe sind in kalter Lösung gelagert und in einem Metalltopf steril verpackt bereit zur Transplantation oder zum Weitertransport. Für einen Transport kommt das Ganze noch in einen leicht tragbaren Plastikkoffer, der ebenfalls mit Eis die gewünschte tiefe Temperatur konstant hält (Abb. 10).

Im Laufe der Jahrzehnte wurden und haben wir viele Modifikationen dieser Verfahren geprüft, immer mit dem Ziel, die tolerierte Aufbewahrungszeit weiter zu verlängern. Dies hat dazu geführt, dass heute nicht für alle Organe dieselbe Perfusionslösung verwendet wird, sondern dass je nach Organ aus mehreren (heute industriell hergestellten) Produkten ausgewählt werden kann. Alle sind isoton; Versuche mit leicht hypertonen Lösungen oder stoffwechselbremsenden Medikamenten haben nichts gebracht, und andere Verfahren, zum Beispiel künstliche Dauerbeatmung der entnommenen Lunge, sind hie und da noch im Gespräch, ohne dass Vorteile bisher je zwingend nachgewiesen worden wären.

Mit dem oben beschriebenen Verfahren beträgt die sichere Toleranz für eine Aufbewahrung ohne Durchblutung (die Ischämietoleranz) für das Herz 4, die Lunge 6, die Leber 8, das Pankreas 12 und die Niere 24 Stunden.

Wenn diese Aufbewahrungszeiten überschritten werden und trotzdem transplantiert wird, kommt es zu einer zunehmenden, schliesslich nicht mehr rückgängig zu machenden Beeinträchtigung der Organfunktion.

Organtransport

In der Pionierzeit der Organtransplantation war alles einfach. Nur hie und da war ein Organtransport nötig, vom auswärtigen Entnahmespital ins Zentrum oder von einem Transplantationsspital in ein anderes. Und nur Nieren waren damals zu transportieren, und die im Vergleich zu anderen Organen viel länger tolerierte Aufbewahrungszeit, bis zu 24 Stunden, erleichterte die Wahl eines adäquaten Transportmittels ungemein.

Über kürzere Distanzen wurde natürlich das Automobil gewählt, sei es der Spitalkrankenwagen oder wenn nötig auch ein privates Auto. Ein probates und schnelles und dazu noch sehr billiges Beförderungsmittel über mittlere Distanzen – zum Beispiel von Zürich nach St. Gallen – war die Eisenbahn, damals völlig unkompliziert. Nach telefonischer Voranmeldung bei der SBB Zürich (ob bei der Zugleitstelle oder anderswo, weiss ich nicht mehr) mit blumiger Beschreibung der Wichtigkeit und der lebensrettenden Aufgabe dieses Transports brachte man den Organkoffer direkt zum Lokomotivführer des abfahrtsbereiten Schnellzugs. Dieser nahm den Koffer zu sich in den Führerstand und übergab ihn dann am Bestimmungsort dem dort bereits wartenden Transplantationschirurgen. Für weiter entfernte Empfänger, insbesondere solche im Ausland, benützten wir den Flugverkehr, aber nur den gewöhnlichen Linienflug. Und es war die Zeit, in der man noch nichts zu befürchten hatte betreffend versteckten Bomben, Terroristen oder illegal Einreisender. Für einen Organtransport ins Ausland genügte eine einfache telefonische Orientierung der Zollbehörden.

Als nach 1985 mehr und auch anspruchsvollere Organe zu transportieren waren und der Organaustausch zahlenmässig zunahm, genügten diese amateurhaften Improvisationen nicht mehr. Die Transporte wurden deshalb mehr und mehr professionellen und spezialisierten Unternehmen anvertraut (in der Schweiz der Schweizerischen Rettungsflugwacht REGA). Und mit ihnen kam vermehrt der Helikopter zum Einsatz, der von Spitaldach zu Spitaldach fliegen kann, unberührt von eventuell verstopften Strassen (Abb. 10). Ein Hauptgrund für die Wahl dieser schnellen Transportart ist die beschränkte Zeit, während derer die Herzen, Lebern und Lungen, ohne Schaden zu nehmen, ausserhalb des Körpers aufbewahrt werden können. So kann ein spezialisierter Chirurg eines Transplantationszentrums mit dem

Helikopter zum Entnahmespital fliegen, «sein» Organ nochmals prüfen, bei günstigem Befund der Heimklinik das Signal zum Start der Empfängeroperation geben, anschliessend das Organ entnehmen, es transportbereit präparieren und dann mitsamt dem Organ zurückfliegen.

Zuteilung (Allokation)

Der Entscheid, welchem Transplantationskandidaten ein zur Verfügung stehendes Organ zusteht, ist dem Einfluss der Transplantationsspitäler entzogen. Dieser Entscheid liegt in der Kompetenz und ist Aufgabe einer (selbst nicht transplantierenden) Zuteilungsorganisation. Für die Schweiz ist es die Stiftung Swisstransplant und für viele zentraleuropäische Länder inklusive Deutschland und Österreich das in Leiden beheimatete Eurotransplant. Die Vorbereitungsarbeiten beginnen in diesen Organisationen, sobald ein potentieller Spender mit bestätigtem Tod von einem Spital ihres Einzugsgebiets angemeldet wird.

Diese Zuteilungsorganisationen werden von den Transplantationszentren ihres Einzugsgebiets laufend über Veränderungen im Patientenpool (Abmeldungen, Todesfälle, erfolgte Transplantationen) orientiert und vor allem werden ihnen die neuen Transplantationskandidaten und -kandidatinnen angemeldet. Diese Anmeldung umfasst neben Name, Geschlecht, Alter, Grösse und Gewicht nur objektive Daten wie Blutgruppen, Rhesusfaktor, HLA-Typisierung, Serologie von aktiven oder durchgemachten Infektionen und eventuelle Besonderheiten. Nicht völlig objektiv, aber doch von allgemein akzeptierten Kriterien gestützt sind Wünsche bezüglich Dringlichkeit der Transplantation.

Diese Empfängerdaten vergleicht die Zuteilungsstelle mit Hilfe eines Computerprogramms (in der Schweiz SOAS, Swiss Organ Allocation System) mit den Daten des aktuellen Spenders und bestimmt so, welche potentiellen Empfänger am besten passen, das heisst am meisten profitieren, und setzt auch die Reihenfolge fest. Wie oben bereits erwähnt, werden anschliessend die Spitäler dieser Patienten orientiert, wenn immer möglich noch vor dem Beginn der Entnahmeoperation.

Die Organentnahmen und die Organzuteilungen sind in den meisten Ländern, auch in der Schweiz, in Deutschland und in Österreich, vom Staat durch Gesetze und Verordnungen geregelt. Für Einzelheiten dieser Regelungen kann deshalb auf das betreffende Kapitel verwiesen werden (S. 281–285).

Die Nierentransplantation

Warum Nierentransplantation?

Die beiden Nieren liegen in den Weichteilen der hinteren Bauchregion, beidseits der Wirbelsäule, hinter dem Dickdarm. Ihr Gesamtgewicht beträgt beim gesunden Erwachsenen 300 Gramm. Sie sorgen für Konstanz des Wasser- und Elektrolythaushalts (letzteres insbesondere für Natrium und Kalium), und sie eliminieren die harnpflichtigen Substanzen, also Stoffwechselendprodukte, die nur mit dem Harn ausgeschieden werden können (wie Harnstoff, Kreatinin, Harnsäure und andere). Daneben bilden die Nieren auch Hormone, die für die Regulation des arteriellen Blutdrucks, für die Bildung von roten Blutkörperchen sowie für den Kalziumstoffwechsel notwendig sind.

Der krankheitsbedingte Verlust dieser Funktionen führt zur Wasser- und Salz-(Elektrolyt-)Retention im Körper und zur Akkumulation von harnpflichtigen Substanzen im Blut; er äussert sich mit Müdigkeit, Kopfschmerzen, Übelkeit, morgendlichem Erbrechen, Ödemen (erkennbar am aufgedunsenen Gesicht), Anämie, Potenzstörung bzw. Amenorrhö, Polyneuropathie, Atemnot und arteriellem Bluthochdruck. Ohne Nierenersatztherapie (Dialyse und/oder Transplantation) stirbt der betroffene Patient letztlich.

Der Totalausfall nur einer der beiden Nieren (z.B. durch einen Unfall oder einen Nierentumor) wird vom Körper ohne weiteres toleriert; die verbleibende gesunde Niere kann problemlos die ganze Funktion dauernd übernehmen. Eine Transplantation kann deshalb nur bei Krankheiten nötig werden, die gleichzeitig beide Nieren befallen.

Der akute, vorübergehende Ausfall der Nierenfunktion (z.B. infolge schweren Schocks oder durch eine Vergiftung) gibt nie zu einer Transplantation Anlass, wohl aber gegebenenfalls zur vorübergehenden Funktionsüberbrückung durch eine Dialyse.

Die Niere ist das einzige lebensnotwendige Organ, dessen Funktion seit langem mit einem künstlichen Organersatz auch langfristig ersetzt werden kann: mit der Dialyse, in Form der Hämodialyse («Blutwäsche») mit einer künstlichen Niere oder mit der gleichwertigen Peritonealdialyse (Bauchfelldialyse, «Bauchfellwäsche»), ergänzt mit einer regelmässigen Zufuhr der fehlenden Hormone. Der Nierenpatient kann sich deshalb im Prinzip selbst für Transplantation oder Dauerdialyse entscheiden. Auch mit Dialyse kann er lange Zeit leben, bleibt aber stabil krank.

Tabelle 4

Grundkrankheiten des chronischen, definitiven Nierenversagens (Mittelwerte aus mehreren Statistiken). Zahlenmässige Gewichtung bzw. Häufigkeit nicht berücksichtigt.

	Alter bis 14 Jahre	ab 15 Jahren
Primäre Chronische Glomerulonephritis	25%	25%
Sekundäre Glomerulopathien bei Systemerkrankungen: Kollagenosen, Vaskulitiden, Amyloidose	4%	10%
Diabetes mellitus (vor allem Typ I)		30%
Tubulointerstitielle Erkrankungen und chronische Pyelonephritis	1%	10%
Analgetika-Nephropathie		5%
Hereditäre adulte Zystennieren		5%
Hypertonie unterschiedlicher Genese		14%
Hämolytisch-urämisches Syndrom	10%	
Kongenitale und hereditäre Missbildungen: Obstruktion, Dysplasie, autosomal rezessive polyzystische Degeneration, Alport-Syndrom, Tuberöse Sklerose u.a.	55%	
Raritäten: Fabry-Syndrom, Oxalose, Zystinose, Tumoren u.a.	5%	1%

Gesamtinzidenz der diesen Krankheiten anzulastenden Fälle von terminalem, das heisst definitivem Nierenversagen: 14 Patienten / 100 000 Einwohner / Jahr.

Die Transplantation ist jedoch bei chronischem, definitivem Versagen der Nierenfunktion aus ärztlicher Sicht die bevorzugte Therapieoption, weil keine Form der Dialyse die normale Nierenfunktion optimal ersetzen kann. Die ärztliche Betreuung schon vor dieser Phase und der Entscheid bezüglich Dialyse und/oder Nierentransplantation ist Sache des Fachnephrologen, selbstverständlich in engster Absprache mit dem Patienten. Die Nierentransplantation ist heute die kostengünstigste und effektivste Form des Ersatzes der definitiv verlorenen Nierenfunktion mit tieferer Erkrankungshäufigkeit und Mortalität sowie höherem Langzeitüberleben als mit Dauerdialyse. Sie kann zudem, aber nicht in jedem Fall, eine praktisch völlige Gesundheit zurückbringen.

Die Grundkrankheiten, die zum chronischen, definitiven Versagen der Nierenfunktion führen können, sind in Tabelle 4 medizinisch (aber nicht nach Häufigkeit) klassifiziert. Die Häufigkeit der dort aufgeführten Krankheiten zeigt altersgruppenabhängige Unterschiede. Bei Kindern stehen kongenitale Missbildungen wie polyzystische Degeneration der Nieren sowie Harnabflussstörungen im Vordergrund, bei Jugendlichen und Erwachsenen die chronische Glomerulonephritis und der insulinabhängige Diabetes und bei über 65-Jährigen die Hypertonie und die tubulointerstitiellen Erkrankungen.

Dominator, Stimulator und Promotor der Organtransplantation

Eine der beiden weltweit grössten Transplantationsstatistiken, das Organ Procurement and Transplantation Network (OPTN) des United Network of Organ Sharing (UNOS), dem alle US-Zentren obligatorisch angeschlossen sind, erfasste vom 1. Januar 1988 bis zum 31. Dezember 2009 total 478 375 Organtransplantationen. Darin inbegriffen sind nicht weniger als 284 171 Nierentransplantationen (von verstorbenen oder lebenden Spendern), also fast genau 60% aller Eingriffe. Die Leber folgt erst mit 21%. Warum diese Dominanz der Nierentransplantation?

Die andere dominierende weltweite Studie (ohne die USA und Russland), die Collaborative Transplant Study (CTS) von Gerhard Opelz in Heidelberg, registrierte von 1985 bis zum 1. Februar 2010 sogar 322 307 Nierentransplantationen. Nochmals: Warum so viele?

Die erste erfolgreiche Nierentransplantation mit einer mindestens ein Jahr lang funktionierenden Niere datiert von 1954. Die Leber folgte erst 1967, das Herz 1968, das Pankreas 1969 und dann mit Verspätung die Lunge 1986 und der Dünndarm 1988. Auch hier die Frage: Warum mit grossem zeitlichem Abstand zuerst die Nierentransplantation?

Erster Grund: Das trotz Einsatz aller Mittel nicht mehr rückgängig zu machende, endgültige Versagen der Nierenfunktion ist das mit Abstand häufigste isolierte Versagen eines lebenswichtigen Organs. Mit isoliert ist gemeint, dass die Nieren allein betroffen sind, dass also alle anderen Organe normal funktionieren. Diese grosse Patientenzahl allein wirkte schon vor Jahrzehnten als Stimulator, für diese Menschen einen Ausweg aus dem schicksalhaften Verlauf der Krankheit zu finden.

Zweitens spielen neben diesem zahlenmässigen Bedarf aber auch einige organspezifische Eigenheiten und Faktoren eine grosse Rolle, vor allem die Möglichkeit des Nierenfunktionsersatzes durch die Dialyse. Diese verschafft dem Nierenkranken ein zwar mühsames, aber doch weitgehend gesichertes

Überleben, bis eine passende Transplantatniere zur Verfügung steht. Falls das Transplantat seine Funktion erst mit Verzögerung von Tagen aufnehmen sollte, was mit Nieren von Herzstillstandspendern nicht selten in Kauf genommen werden muss, erlaubt sie eine problemlose Überbrückung.

Drittens wirken auch anatomische Besonderheiten der Niere begünstigend. Es müssen nur eine Arterie und eine Vene im Empfänger wieder angeschlossen werden, zudem in einer leicht zugänglichen Körperregion, und diese beiden Blutgefässe haben (beim Jugendlichen und Erwachsenen) einen problemlos zu nähenden Durchmesser, der ebenfalls neu anzuschliessende Harnleiter kann zwar gelegentlich zu Komplikationen führen, aber nicht zu tödlichen. Auch bereitet die Nierenentnahme beim Spender dem geübten Chirurgen keine Schwierigkeiten; sie ist weniger anspruchsvoll als die Entnahme von Herz, Lunge oder Leber.

Viertens spielt noch eine grosse Rolle, dass die meisten Menschen zwei Nieren aufweisen, und zwar jeweils gleich grosse und bezüglich Funktion gleichwertige. Von einem verstorbenen Spender profitieren deshalb zwei wartende Transplantationskandidaten und der gegenwärtige Boom der Transplantation von Lebendspendernieren trägt auch zu den hohen Zahlen bei.

Den fünften Grund liefert die Erfahrung, dass eine abgestossene Niere dank der oben erwähnten anatomischen Besonderheiten im Vergleich mit allen anderen Organen viel einfacher und mit geringerer Komplikationsgefahr durch ein zweites und sogar durch ein drittes Transplantat ersetzt werden kann, mit zwar abnehmenden, aber nicht dramatisch schlechter werdenden Erfolgsaussichten (Abb. 12).

Die Nierentransplantation wirkte seit ihrer Premiere auch als Promotor für die weiteren Organtransplantationen. Jetzt wusste man, dass und auf welchem Weg der Erfolg erreicht werden konnte. Die Transplanteure von Leber, Herz und Pankreas mussten nicht mehr bei Null beginnen, sondern kannten das erreichbare Ziel bereits, das Überleben und Funktionieren. Ein Ziel auch, das dann den einzelnen Organen angepasst weiter verfolgt werden konnte.

Und nochmals zur Dominanz: Es ist nicht abzusehen, wie und warum in absehbarer Zukunft die eingangs genannten Zahlen der Nierenerkrankungen an Gewicht verlieren sollten. Die Nierentransplantation wird dominierend bleiben.

Die ersten zehn Jahre ohne die Schweiz

Die erfolgreiche Verpflanzung einer Niere eines gesunden eineiigen Zwillings auf den nierenkranken zweiten Zwilling in Boston im Jahre 1954 (S. 52) hatte, wie eingangs bereits erwähnt, die Realisierbarkeit des Prinzips Nierentransplantation bewiesen und auch die Richtigkeit der immunologischen Voraussetzungen für einen Erfolg bestätigt. Die genetische Konstellation Eineiigkeit ist aber sehr selten; der weitaus grösste Teil der damals durch ein definitives Nierenversagen dem baldigen Tod geweihten Patienten hatte ja keinen gesunden eineiigen Zwilling. Deshalb wurde nun nach Mitteln und Wegen gesucht, die Immunreaktion zu unterdrücken. Kortikosteroidhormone (z.B. Cortison) erwiesen sich vorerst als nutzlos, und Antihistaminika zeigten ebenfalls keinen Effekt. Im Jahre 1959 publizierte der Franzose Hamburger den ersten Fall einer erfolgreichen Nierenallotransplantation (allogen = von einem genetisch nichtidentischen Spender) beim Menschen. Eine sublethale, also fast tödliche Röntgenbestrahlung des Nierenempfängers und damit die Faststilllegung seines Knochenmarks hatte den Erfolg ermöglicht. Aber es war ein Weg, der bald enttäuschte. Die Dosierung der Röngtenstrahlen erwies sich als unberechenbar und der Effekt auf die Immunreaktion war auch unter optimalen Voraussetzungen nur bei enger Verwandtschaft zwischen Spender und Empfänger genügend (Hamburgers Patienten waren zweieiige Zwillinge). Trotz grosser Anstrengungen in vielen Zentren konnten auf diesem Weg nur bei drei weiteren Patienten funktionierende Transplantate erreicht werden.

Inzwischen war aber der entscheidende Durchbruch an anderer Stelle, auf dem medikamentösen Sektor, erfolgt. 1958 beschrieb der Amerikaner Schwartz die hemmende Wirkung der chemischen Substanz 6-Mercaptopurin auf das Immunsystem des Kaninchens. In den nächsten Jahren wurde die Wirkungsweise dieses Medikaments intensiv weiter erforscht und an experimentellen Modellen getestet, schliesslich mit Nierentransplantationen beim Versuchstier und vereinzelt auch beim Menschen. Gleichzeitig wurden noch chemische Modifikationen des ursprünglichen Medikaments auf ihre Wirkung hin untersucht, von denen sich das Azathioprin als die wirkungsvollste und zuverlässigste Weiterentwicklung erweisen sollte. Und wenig später zeigten die ersten klinischen Resultate, dass wirklich ein Durchbruch stattgefunden hatte: Thomas Starzl in Denver, ein Transplantationspionier (insbesondere auch der Lebertransplantation), publizierte 1963 in der Fachpresse, dass nach zehn Nierentransplantationen bei Patienten nicht weniger als acht Empfänger nach einer Nachkontrollzeit von bis zu einem Jahr noch lebten – und zwar mit einem funktionierenden Organ. Wirklich ein Ergebnis, das eine neue Zeit ankündigte! Auch die Bostoner Gruppe beschrieb im gleichen Jahr bereits 50 Nierentransplantationen, wovon allerdings noch 18 zwischen Zwillingen. Warum der Amerikaner Reemstma jedoch 1963/64 noch bei sechs Patienten eine Schimpansenniere übertrug, ist heute nicht mehr nachvollziehbar. War es eine Überschätzung der Wirksamkeit des neuen immunsuppressiven Medikamentes oder einfach Profilierungssucht?

Als ich Anfang 1961 in die Chirurgische Klinik des damaligen Kantonsspitals (heute Universitätsspital) Zürich zu Prof. Alfred Brunner kam, erwartete man bereits Prof. Åke Senning als seinen Nachfolger. Nach der Amtsübernahme Mitte April waren die von Senning eingeführte offene Herzchirurgie sowie die Gefässchirurgie die grossen neuen, das Denken der Mitarbeiter prägenden Entwicklungen. Von der Transplantation sprach niemand; ich selbst aber beschaffte mir weiterhin Bücher zu diesem Thema und sammelte wissenschaftliche Artikel, vorwiegend aus US-Fachzeitschriften. Als ich dann im Herbst 1962 im Forschungslaboratorium experimentell Hundeherzen transplantierte, war dies für meine Oberärzte ein Ärgernis, der Chef jedoch vertröstete mich auf die USA. Immerhin, er selbst erfasste die Bedeutung der neuen Entwicklung und liess Anfang 1963 in der internen Fortbildung einen amerikanischen Wissenschaftler über Erfahrungen mit dem neuen Immunsuppressivum Azathioprin sprechen, das in der Folge (unter den Markennamen Imuran, Imurel und Imurek) den entscheidenden Fortschritt bringen sollte. Und in amerikanischen Fachzeitschriften las ich zur gleichen Zeit von den oben bereits zitierten Erfolgen von Thomas Starzl. Im Sommer 1963 dislozierte ich mitsamt der Familie nach Minneapolis. Was ich damals noch nicht wusste: In Österreich war bereits eine Niere transplantiert worden, und Deutschland stand kurz davor (S. 70, 74).

Beginn und Aufbau in Zürich

Während meines Aufenthalts in Minneapolis erfuhr ich mit nur wenigen Tagen Verspätung, dass Klinikdirektor Professor Senning am 17. Dezember 1964 in Zürich eine Nierentransplantation durchgeführt habe. Der Patient starb fünf Wochen später trotz einer Notoperation an den Folgen einer Magenblutung. Senning liess sich nicht entmutigen und machte weiter, verordnete aber später, dass der für die Komplikation verantwortliche Hormonabkömmling Prednison erst ab dem fünften Tag appliziert werden dürfe. Als ich dann im Sommer 1965 nach Zürich an die Universitätsklinik zurückkehrte, erkämpfte ich mir sogleich einen Platz im Transplantationsteam, zum Missfallen einiger Oberärzte, die mich lieber ins Forschungslaboratorium abgeschoben hätten. Senning liess mich aber gewähren und gab mir für den weiteren Aufbau freie Hand. Damals waren die Dialysetechniken noch wenig entwickelt: Ein Patient mit einem definitiven Nierenversagen wurde stationär mit einem ungenügenden Apparat hämodialysiert oder wurde mit einer rudimentären Technik peritonealdialysiert und konnte so während kurzer Zeit auf eine neue Niere warten, sonst starb er.

Während jener Zeit versuchten wir dauernd, die damals noch mageren Erfolge der Nierentransplantation zu verbessern, also die immunologisch verursachten Fehlschläge zu verringern. Wir ergänzten die auf Azathioprin und Prednison basierende immunsuppressive Behandlung mit verschiedenen Medikamenten, die in der onkologischen Medizin zur Anwendung kamen, wie zum Beispiel Sanamycin – ohne Erfolg. Akute Abstossungen bekämpften wir mit lokaler Röntgenbestrahlung des Transplantats – mit nur vorübergehendem Erfolg, da ja der Grundprozess unbeeinflusst blieb. Ein anderes Verfahren war ab 1967 die Erzeugung einer Lymphozytendepletion, also der Versuch, die für den Immunprozess und die zelluläre Abstossung hauptverantwortlichen Blutlymphozyten zu eliminieren. Die Lymphozyten kommen auf ihrem Weg durch den Körper durch einen dünnen Kanal, den Ductus thoracicus ins Blut zurück. Dieser Ductus mündet am Hals in eine grosse Körpervene. Wir legten ihn in Lokalanästhesie frei, kanülierten ihn und leiteten die Lymphe mitsamt Lymphozyten ab – eine im Moment wirksame Prozedur, die aber einen grossen personellen Aufwand erforderte und meistens nach einigen Tagen wegen Versiegen des Lymphflusses abgebrochen werden musste. Ebenfalls bereits 1967 schickte ich eine Laborantin nach Leiden in die Abteilung Immunhämatologie des Akademischen Krankenhauses zu Jon J. van Rood, damals schon neben Dausset in Paris und Terasaki in Los Angeles eine weltbekannte Kapazität für die Histokompatibilitätstestung (Verträglichkeitstestung anhand der Lymphozyten von Organspender und -empfänger). Nach der Rückkehr baute sie für uns ein eigenes Typisierungslabor auf, vorerst noch im Keller des Spitals. Die Zusammenarbeit mit van Rood blieb bestehen; wir schlossen uns auch seiner damals gegründeten, zuerst nur auf die Beneluxländer beschränkten Austauschorganisation Eurotransplant an.

Inzwischen waren fast zwei Jahre seit meiner Rückkehr aus Minneapolis vergangen. Ich hatte in dieser Zeit die Transplantationsinfrastruktur unseres Spitals aufgebaut, nationale und internationale Verbindungen geknüpft, mein Transplantationsbuch «Organ-Transplantation» war vom Thieme-Verlag gedruckt und in den Handel gebracht worden (S. 78), ich hatte den ersten deutschsprachigen Transplantationskongress organisiert (S. 81), bei vielen Organspendern die Nieren entnommen und sie schön und fertig

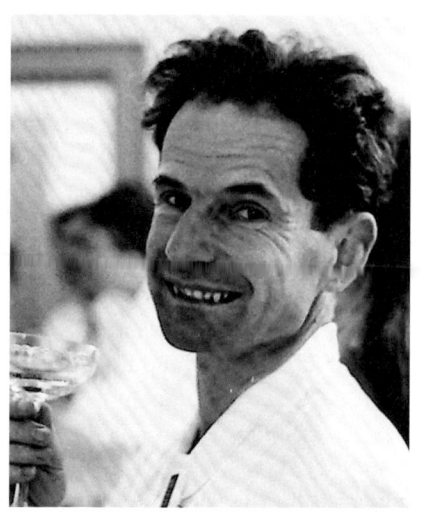

Abb. 11   Ein bereits habilitierter Assistenzarzt bei einer klinikinternen Feier (Foto: Hans-Ulrich Meili).

präpariert dem Chef übergeben, nur selbst transplantieren durfte ich nicht. Ich war ja noch Assistent (Abb. 11), quasi auf der untersten Hierarchiestufe der Chirurgie und als solcher noch ohne Anspruch auf eine selbständige operative Tätigkeit. Dass Senning die Transplantation auch seinen Oberärzten nicht überliess, war für mich ein gewisser, aber kleiner Trost. Ich fühlte mich doch als Stütze der Transplantation und ich wusste, dass ich die Operation beherrschen würde. So wurde ich zunehmend ungeduldig, und die liebe Frau zu Hause musste sich manche Klage anhören. Aber dann kam der 11. Juni 1967. Senning hatte bis anhin 20 Nieren transplantiert. Ich leistete an diesem Sonntag Dienst in der Klinik, und er verbrachte das Wochenende in seiner Ferienwohnung in Davos. Da wurde ein Nierenspender angemeldet. Ich orientierte Senning telefonisch, und er sagte: «*Machen Sie diese Transplantation selbst*». Als dieser lange ersehnte Tag vorbei war, mit Nierenentnahmen und zwei Transplantationen, feierte ich diesen Fortschritt meiner Karriere am Abend wirklich zufrieden zu Hause mit meiner Familie. Und es war mir eine besondere Freude und Genugtuung, die beiden Patienten anschliessend in der Intensivstation persönlich betreuen zu können, sie nach der Verlegung auf die Normalstation bei den täglichen Visiten zu sehen und nach der Entlassung von guten Kontrollresultaten zu hören.

Die bereits erwähnte Lymphozytengewinnung mittels Ductus-thoracicus-Drainage hatte noch weitere positive Folgen. In München war in der Forschungsabteilung der Chirurgischen Universitätsklinik ein Team um Prof. Walter Brendel mit der Erzeugung eines Antilymphozytenserums (Antikörper gegen menschliche Lymphozyten) zur Unterdrückung der Immunreaktion engagiert; erste experimentelle Resultate hatten die Münchener schon 1966 an unserem Transplantationskolloquium vorgetragen. Nun konnten wir ihnen reine menschliche Lymphozyten liefern, die Rudolf Pichlmayr einem Pferd injizierte, das mit der Bildung von equinen (vom Pferd stammenden) Antikörpern gegen menschliche Lymphozyten reagierte. Deshalb bekam nicht nur der Münchner Transplanteur Heinz Pichlmaier, sondern auch wir

Zürcher dieses Antilymphozytenserum zur Behandlung der Patienten. Der Erfolg war augenfällig und rasch wurde diese Substanz (später konzentriert auf das Globulin) als Antilymphozytenglobulin ALG und als solches von der Industrie in grossen Mengen hergestellt zur unverzichtbaren dritten Komponente unserer immunsuppressiven Therapie (und das betagte Pferd Otto zur lokalen Berühmtheit).

Diese immunsuppressive, wie der Name sagt die Immunreaktion unterdrückende Behandlung blieb aber auch mit dieser Erweiterung eine Gratwanderung: Sie war unspezifisch und unterdrückte nicht nur die Immunabwehr gegen das fremde Gewebe, sondern auch die Immunabwehr gegen krankmachende Keime wie Bakterien und Viren. Auf der einen Seite des Grats drohte die akute Abstossung mit Verlust der Nierenfunktion, auf der anderen Seite die unbeherrschbare Infektion. Ein Transplantatverlust führte zur Rückkehr an die Dialyse, eine unbeherrschbare Infektion bedeutete den Tod. In jenen Jahren und mit den damals zur Verfügung stehenden Medikamenten gelang die Gratwanderung leider noch nicht immer. Immerhin wurde den Patienten, die die Abstossung der ersten Niere überlebt hatten, die Möglichkeit einer zweiten Transplantation offeriert, die von den meisten auch wahrgenommen wurde.

Zu einem weiteren und wichtigen positiven Fortschritt wurde im Jahre 1969 die Etablierung der ambulant durchführbaren chronischen intermittierenden Hämodialyse. Sie eröffnete den Patienten die Möglichkeit, wenn nötig längere Zeit stabil krank ohne dauernden Spitalaufenthalt zu überleben, bis eine passende Niere gefunden wurde, oder überhaupt auf eine Transplantation zu Gunsten der Dauerdialyse zu verzichten. Aber schon damals drängten die meisten Nierenkranken weiterhin zur Transplantation.

Aurea prima sata est aetas

Ovid hat in seinen Metamorphosen vor fast genau 2000 Jahren das goldene Zeitalter als Idealbild des menschlichen Zusammenlebens besungen – und uns wurde im Gymnasium für den Vortrag der ersten Strophe ein Silbenzusammenzug beigebracht, damit der Hexameter auch rhythmisch richtig klingt. Also: *«Aurea prima sata'st aetas quae vindice nullo»* – das goldene Zeitalter der Transplantation, wie ich es im Rückblick vielleicht etwas verklärend empfinde, war angebrochen, gekennzeichnet durch die Euphorie des Gelingens, die Hoffung auf allgemeine Anerkennung und die (bis heute nicht erfüllte!) Erwartung, dass die immunologische Abstossung schon bald definitiv beherrscht werden könne. Denn auch *«quae vindice nullo»* konnte mit etwas Fantasie dahingehend interpretiert werden, dass man in jenem Zeitalter keinen Rächer, also keine Abstossung, zu fürchten brauchte.

Ich war in der Zwischenzeit Oberarzt und dann Leitender Arzt geworden. Es war die Zeit, in der wir – nach damaligen Massstäben – bereits gute Transplantationsresultate vorweisen konnten und uns Patienten aus der halben Schweiz zugewiesen wurden, die Zeit, in der ich die meisten Nieren selber transplantierte und im In- und Ausland für viele Vorträge über dieses Thema eingeladen wurde. Es war auch die Zeit, als die Transplantation von einer interessierten Öffentlichkeit (aber noch nicht von allen Ärzten) nur als positive Neuentwicklung wahrgenommen wurde und die Krankenkassen anstandslos zahlten, was medizinisch wirklich indiziert war. Am 23. Mai 1971 transplantierte ich bereits die 100. Niere der Klinik – die jungen Dr. Minale und Dr. Neumayr assistierten, Rösli Michel instrumentierte. Diese Operation wurde zudem zum Langzeiterfolg. Sponte sua, sine lege fidem rectumque colebat – ich tat dies aus eigenem Antrieb und mit Freude, ohne staatliche Arbeitszeitbeschränkung, eher auf Kosten des Familienlebens. «Sine lege» stimmte zwar nicht ganz, aber der Staat beschränkte sich damals tatsächlich auf die allernötigsten Vorschriften. Die Transplantationen verliefen schon damals schubweise; bei grossem Arbeitsanfall kam zusätzliches Operationssaalpersonal freiwillig zur Verstärkung. Neu und wichtig war auch die in jener Zeit etablierte Zusammenarbeit der schweizerischen Zentren als Arbeitsgemeinschaft für Transplantationschirurgie (S. 85).

In diese Zeit fiel auch eine äusserst dankbare Erweiterung unserer Transplantationstätigkeit, nämlich die Aufnahme der Nierentransplantation bei Kindern im Jahre 1973. Bereits die erste Transplantation beim Knaben E.R. wurde zum Vollerfolg: Im Jahre 2010 lebt der seit langer Zeit erwachsene und berufstätige ehemalige Patient mit seiner seit 37 Jahren normal funktionierenden Niere! Auch die 200. Transplantation unserer Klinik am 31. Oktober des gleichen Jahres kam einem Kind zugute. Es litt an Oxalose – welch eine Koinzidenz: Ich hatte in meiner Assistenzzeit im Institut für Pathologie St. Gallen meine erste wissenschaftliche Arbeit über die Krankheit Oxalose und die von ihr verursachte Schädigung der Nieren geschrieben. Auch die Niere des damals kleinen Mädchens R.R. aus meinem Heimattal funktioniert beim Abschluss dieser Zeilen immer noch einwandfrei. Als letztes Beispiel für die Kindernierentransplantation sei neben vielen Anderen nur noch die kleine Römerin L.P. erwähnt, die inzwischen erwachsen geworden ist und mit Erfolg Jurisprudenz studiert und auch geheiratet hat – sie kommt noch immer jährlich zur Kontrolle nach Zürich und schickt mir jedesmal einen Gruss. Erst seit 2009 sind leider Anzeichen einer Funktionsverschlechterung nachweisbar.

Das silberne Zeitalter

Aber wie bei Ovid ging auch bei uns das goldene Zeitalter einmal zu Ende, langsam und unmerklich. Positive und negative Entwicklungen markierten diesen Wandel. Zu den positiven war zweifellos zu zählen, dass auch die anderen fünf Nierentransplantationsspitäler der Schweiz ihre Kapazitäten und Dienstpläne ausbauten, so dass Patienten näher bei ihrem Wohnort und ihrer Dialysestation operiert werden konnten, und deswegen in Zürich die Zuweisungen aus entfernteren Kantonen abnahmen. Die Neuschaffung von Dialysestationen im weiteren Umkreis von Zürich sorgte aber dafür, dass unsere Transplantationszahlen nicht ab-, sondern weiterhin zunahmen. Einen sehr positiven Fortschritt bescherte uns die schweizerische pharmazeutische Industrie. Nachdem die immunsuppressive Therapie während mehr als einem Jahrzehnt de facto stagniert hatte und auf Azathioprin, Prednison und Antilymphozytenglobulin beschränkt blieb, brachte die Entwicklung und Einführung des Medikaments Ciclosporin (Sandimmun) eine sehr markante Resultatverbesserung, gemessen an zwei entscheidenden Parametern, nämlich am Überleben der Patienten und am Funktionieren der transplantierten Nieren. Ciclosporin bewirkte vorwiegend eine Reduktion des Schweregrads und der Häufigkeit von akuten Abstossungen.

Enttäuschend war schon vor der Einführung des neuen Medikaments die Erfahrung, dass mit der chronischen Abstossung ein anfänglich noch wenig wahrgenommenes Phänomen die längerfristigen Erfolge zum Teil bedrohte, nämlich ein schleichender, mit Medikamenten nicht zu stoppender Funktionsverlust. Zu den weiteren negativen Entwicklungen gehörte zweifellos auch das Faktum, dass in der Schweiz die Zahl der zur Verfügung stehenden Verstorbenennieren mit der steigenden Zahl der auf eine Transplantation wartenden Patienten nicht mehr Schritt halten konnte. Dieser Organmangel konnte seither nie mehr behoben werden; er hat im Gegenteil noch zugenommen. Ungünstig war auch die Art und Weise der Umsetzung des neuen Krankenversicherungsgesetzes KVG: Mit ihr wurde die Kostensenkung bei Transplantationen plötzlich wichtiger als Erfahrung und gute Resultate.

Nierentransplantation wird zur Routine

Um 1985 nahm die Zahl der Transplantationen der «grossen» Organe (Herz, Leber, Pankreas, Lunge) dank der neuen, auf die Immunreaktion wirkenden Medikamente weltweit explosionsartig zu; hauptsächlich wegen des schon erwähnten Ciclosporins und dem später von den Japanern auf den Markt gebrachten Tacrolimus. In Zürich nahmen wir 1985 die Herztransplantation wieder auf, 1986 folgte die Leber und einige Jahre später die Lunge. Verglichen mit diesen komplexen, hochspezialisierten Eingriffen erschien die Nierentransplantation nun als einfache Routine, zumal die operative Technik schon lange standardisiert war und die Behandlung sich nur noch neuen Medikamentenerfahrungen anzupassen brauchte. Als in den folgenden Jahren zuerst die Krankenkassen und später die kantonalen Gesundheitsdirektoren versuchten, die Zahl der Transplantationszentren zu beschränken, war immer (und ist auch heute noch) von Herzen, Lebern und Lungen die Rede; die Sonderstellung der auch zahlenmässig überwiegenden Nierentransplantation wurde nie bestritten und eine Reduktion der Zahl der sechs diese Behandlung anbietenden Schweizer Zentren wurde nie ernsthaft diskutiert. Zur Routine geriet leider auch immer mehr die Sorge um die ungenügenden Spenderzahlen. In Zürich notierten wir in den Jahren 1986 und 1988 das Maximum von jeweils über 80 Verstorbenennieren zur Transplantation; seither sind diese Zahlen nie mehr erreicht worden.

Auch die Zunahme der Lebendspende, also der Nierentransplantatentnahme bei einem gesunden Freiwilligen, war mindestens teilweise auch der Organknappheit zuzuschreiben. Wir hatten früher zweimal die Nierenlebendspende von einem eineiigen Zwilling vorgenommen. Ich habe aber lange – länger als andere Zentren – gezögert, ausserhalb dieser genetisch privilegierten Situation der Lebendspende zuzustimmen, weil beim Spender die Verletzung des ärztlichen Prinzips «primum nil nocere» in Kauf genommen wird und vor allem auch wegen der Befürchtung, dieser eher bequeme Weg sei für die Propagierung der Verstorbenenspende wahrscheinlich kontraproduktiv. Der Organmangel veranlasste mich schliesslich, die Lebendspende ebenfalls aufzunehmen, und so haben wir in den letzten Jahren meiner Amtszeit noch 35 derartige Eingriffe durchgeführt.

Eines Zürcher Transplanteurs Blick zurück ...

Inzwischen ist das Überleben der Patienten und der Transplantate dank der neuen, weniger Nebenwirkungen verursachenden und sicherer steuerbaren immunsuppressiven Medikamente noch bedeutend besser geworden. Zur wissenschaftlichen Dokumentation des Fortschritts gehört jedoch auch ein Rückblick auf die frühere Gratwanderung mit einer Analyse der Langzeitresultate der in jener Frühzeit operierten Patienten. Mit diesem Ziel haben meine Mitarbeiter das Schicksal der schon erwähnten (S. 114) ersten hundert Ersttransplantatempfänger nach einer Nachbeobachtungszeit von 20 bis

27 Jahren untersucht. Die Männer überwogen in diesem Patientenkollektiv deutlich mit 65 zu 35 und bei den Grundleiden stand die chronische Glomerulonephritis erwartungsgemäss im Vordergrund. Die Analyse ergab, dass in den ersten 10 Jahren nach der Transplantation jährlich 6% dieser Patienten verstarben (sei es mit funktionierender Niere wegen Infektionen oder nach Abstossung und Rückkehr an die Dialyse); in den folgenden 10 Jahren starben vom verbleibenden Kollektiv jährlich weitere 12%, wobei natürlich nieren- und transplantationsfremde Krankheiten zunehmend an Gewicht gewannen. Aber 11 Patienten lebten nach mehr als 20 Jahren seit der Transplantation mit einem tadellos funktionierenden Ersttransplantat (Serumkreatinin normal) und weitere 7 lebten zum Zeitpunkt der Untersuchung mit einem ebenfalls normal funktionierenden Zweittransplantat.

In der Pionierzeit 18 Patienten (von 100), die dank einer Nierentransplantation mehr als 20 Jahre überleben konnten, Patienten, die 10 Jahre vor ihrer Transplantation unweigerlich innert Wochen oder Monaten gestorben wären – diese nur auf den ersten Blick noch unbefriedigenden Zahlen sind in Tat und Wahrheit der unumstössliche Beweis für den Erfolg des Prinzips Organtransplantation. Und darum haben wir weiter transplantiert.

Im Universitätsspital Zürich wurden vom 17. Dezember 1964 bis zu meinem altersbedingten Rücktritt am 15. April 1998 total 1862 Nieren bei 1581 Patienten verpflanzt. Bei 129 dieser Patienten wurde gleichzeitig auch ein Pankreas eingesetzt. 463 der 1862 Nierentransplantationen habe ich selbst durchgeführt; in meinem persönlichen Operationskatalog ist dies die häufigste Operation überhaupt.

... und in die nicht mehr selbst mitgestaltete Zeit

Die gelegten Fundamente waren offensichtlich tragfähig, denn bereits am 30. November 1999 konnte die Klinik für Viszeral- und Transplantationschirurgie des USZ die zweitausendste Nierentransplantation melden und unter meinem definitiven Nachfolger Pierre-Alain Clavien blieben die Positionen unverändert. Als Beispiel sei das Jahr 2007 genannt: Zürich hat in diesem Jahr wiederum von allen sechs Zentren unseres Landes mit Abstand die meisten Nieren verpflanzt, nämlich 75 (von gesamtschweizerisch 242).

Aber zwei Fortschritte konnte ich in meiner Aktivzeit nicht mehr erleben, nämlich erstens die Nierentransplantation trotz Blutgruppen-ABO-Unverträglichkeit zwischen Spenderorgan und Transplantatempfänger (unter anderen von der Basler Gruppe erforscht) und zweitens und insbesondere die Nierentransplantation ohne Dialysezwischenspiel.

Einen Menschen mit einer einzigen Operation und ohne eine, wie immer geartete, obligate Vor- und Nachbehandlung von seinem Leiden zu befreien und endgültig heilen zu können – dies ist im Empfinden eines richtigen Chirurgen das Idealziel seines faszinierenden Fachs. Es ist in dieser absoluten Form mit gewissen Operationen tatsächlich erreichbar, allerdings vor allem mit mittelgrossen Routineeingriffen wie zum Beispiel mit Appendektomie bei Blinddarmentzündung, Cholezystektomie wegen Steingallenblase, Behebung eines Leistenbruchs, Exzision eines gutartigen Knotens der Brust oder Entfernen einer Leberzyste. Aber mit der Organtransplantation nicht; sie wäre ja ohne dauernde medikamentöse Immunsuppression vorläufig nicht zu verantworten. Bei der Nierentransplantation kann man jedoch dem oben formulierten Idealziel einen Schritt näher kommen, wenn man diese entscheidende Operation tatsächlich an den Anfang der Behandlung stellen kann, ohne vorgeschaltete Dialyse.

Schon heute hat die Nierenlebendspende den unbestreitbaren Vorteil, dass sie bei rechtzeitiger Diagnose und geeigneter Organisation die Möglichkeit eröffnet, eine Dialysebehandlung zwischen dem Stadium des fortgeschrittenen Nierenversagens und der Transplantation zu vermeiden. Falls ein Lebendspender frühzeitig gesucht und gefunden wird, wird die Transplantation zur planbaren Normaloperation und diese kann zeitlich angesetzt werden, bevor die Niere endgültig versagt und eine Dialyse nötig wird. Die Arbeitsunfähigkeit beschränkt sich dadurch auf wenige Wochen und eine Teilinvalidität wird vermieden. Auch im USZ wurden während der letzten drei Jahre 30 von 89 Lebendspendernieren ohne vorhergehende Dialyse, sogenannt «präemptiv» transplantiert. Einige USA-Zentren kommen nach ersten Auswertungen solcher präemptiver Transplantationen zum Schluss, dass sie vielleicht auch das Transplantationsresultat und die Lebenserwartung der Empfänger weiter verbessern. Wissenschaftlich einwandfreie Auswertungen von grossen Patientenzahlen sind aber noch nicht greifbar.

Das Vermeiden eines Dialysezwischenspiels ist aber auch bei Anwärtern auf eine Verstorbenenniere nicht ausgeschlossen. Früher war es die Regel, Nierenkranke erst nach Dialysebeginn auf eine Transplantationswarteliste zu setzen. Heute jedoch kann ein Nierenpatient bei Swisstransplant (und bei ausländischen Verteilorganisationen mit ähnlichen Regelungen) registriert werden, sobald der Nierenfunktionsparameter «Creatinin-Clearance» unter 15 absinkt (normal wären 95–120 μmol/L) oder man aufgrund des Verlaufs davon ausgehen kann, dass der Patient binnen 18 Monaten dialysepflichtig würde. Die Auswirkungen dieser neuen Regelung sind im Moment allerdings noch nicht bezifferbar.

Wird die Dialyse der Zukunft einerseits nur noch zur Sekundärmassnahme beim Versagen eines Nierentransplantats und andererseits (wie heute schon) zur alleinigen Behandlung beim Verzicht auf die Möglichkeit Transplantation? Diese Frage kann heute noch nicht beantwortet werden. Sicher ist nur, dass der Behandlungsablauf beim chronischen Nierenversagen seine definitive Form noch nicht gefunden hat, sondern sich weiter entwickeln wird.

Unzuverlässige Patienten als Abstossungsverursacher?

Früher galt im Denken der Transplantationsärzte über ihre Patienten fast als Axiom: Die Transplantatempfänger, die mit der Transplantation aus einer lebensbedrohenden Situation herausgeholt worden sind, werden für das Überleben ihres neuen Organs alles tun und insbesondere alle ärztlichen Weisungen einhalten und die immunsuppressiven Medikamente genau nach Vorschrift einnehmen. Man wusste zwar von der generellen Unzuverlässigkeit vieler anderer Kranker bezüglich der Einnahme von verordneten Medikamenten, die dann irgendwo im Haushalt nur teilbenützt mit früheren zusammen gehortet wurden. Aber bei Transplantatträgern, so dachte man, sei das doch ganz anders! Bei den von diesem Denkschema abweichenden Patienten wurden geistige Störungen als Erklärung herangezogen; ein «normaler» Transplantationspatient hält sich doch an die Vorschschriften seines Arztes!

Im Laufe der Jahre ist aber dieses Axiom immer mehr ins Schwanken geraten, es sind Zweifel aufgetreten, so dass man begonnen hat, die Patientenzuverlässigkeit gezielt und auch mit wissenschaftlichen Methoden zu untersuchen. Dass diese Abklärungen vor allem bei Nieren gemacht wurden, hat einleuchtende Gründe: Die Nierentransplantation ist die mit Abstand häufigste Organtransplantation und ihre Träger sind dank der vorausgegangenen Dialyse stabiler krank und vergleichbarer krank als Empfänger von anderen Organen. Allerdings liegen jetzt auch von anderen Organen Untersuchungen mit gleicher Fragestellung und ähnlichen Resultaten vor. Die Schlussfolgerungen aus diesen Studien lauten, dass das genaue Befolgen der immunsuppressiven Vorschriften für den Transplantationserfolg mitentscheidend ist und dass das Nichtbefolgen für wahrscheinlich 15 bis 35% der frühen und späten akuten Abstossungskrisen verantwortlich gemacht werden muss. Eine bereits vor der Jahrtausendwende in Minneapolis an 241 Nierentransplantatträgern erarbeitete Studie kam schon damals zum Schluss, dass nur ungefähr die Hälfte aller Patienten sich genau an die ärztlichen

Vorschriften hält. Bei jungen, weiblichen, unverheirateten oder wenig begüterten Patienten lag das Einhalten sogar signifikant tiefer; zusätzlich spielten auch Stress und Depression eine negative Rolle.

Eine der neusten und besten Studien zum Thema stammt aus der Schweiz und es ist nicht anzunehmen, dass die Patienten anderer Länder Europas viel zuverlässiger oder viel unzuverlässiger sind als die Schweizer. Gabriela Schmid-Mohler und Sabina De Geest vom Basler Universitätsinstitut für Pflegewissenschaften haben während viereinhalb Monaten alle erwachsenen Schweizer Nierentransplantationspatienten des Universitätsspitals Zürich anlässlich der Routinenachkontrolle in der nephrologischen Station befragt und auch die Beurteilung durch die kontrollierenden Ärzte miteinbezogen. 114 Patienten entsprachen allen Auswahlkriterien. Von diesen gaben nur 57, also genau 50% an, die immunsuppressiven Medikamente immer zur richtigen Zeit und in der vorgeschriebenen Dosierung einzunehmen. Die andere Hälfte hielt sich nicht immer an die Zeit (vorgeschrieben waren Abweichungen von weniger als zwei Stunden) oder vergass hie und da eine Medikamenteneinnahme ganz. Weniger häufig als das Vergessen wurde das bewusste Weglassen, ganz oder zeitweise, eines oder mehrerer Medikamente zugegeben mit Begründungen wie *«negativer Einfluss von Personen der Umgebung», «die Medikamente sind schädlich und nicht nötig für die Funktion meiner Niere», «Zeitabweichungen haben keine Konsequenz», «die Nachteile der Immunsuppression wiegen schwerer als die Vorteile einer transplantierten Niere», «immunsuppressive Medikamente sind gar nicht nötig zur Abstossungsverhütung».* Da kann man nur hoffen, dass die negativen Folgen eines solchen Verhaltens den zukünftigen Patienten noch eindrücklicher eingebläut werden!

Zahlen und Resultate weltweit

Wenn auch Zürich gemessen an Vielfalt und Zahlen der Transplantation in der Schweiz nach wie vor führend ist und während der 1970er Jahre sogar einen prominenten Platz im deutschsprachigen Raum eingenommen hat, so gehört unser Universitätsspital bezüglich Organtransplantation längst nicht mehr zu den wirklich Grossen. Grosse Transplantationszentren haben heute ein Einzugsgebiet, das die Wohnbevölkerung unseres Landes zum Teil weit übertrifft. Und wirklich zuverlässige und genaue Angaben über die weltweiten Aktivitäten und Patientenzahlen oder gar über präzise aktuelle Ergebnisse sind wegen der ständigen Weiterentwicklung beim Erscheinen dieses Buches zum Teil bereits überholt.

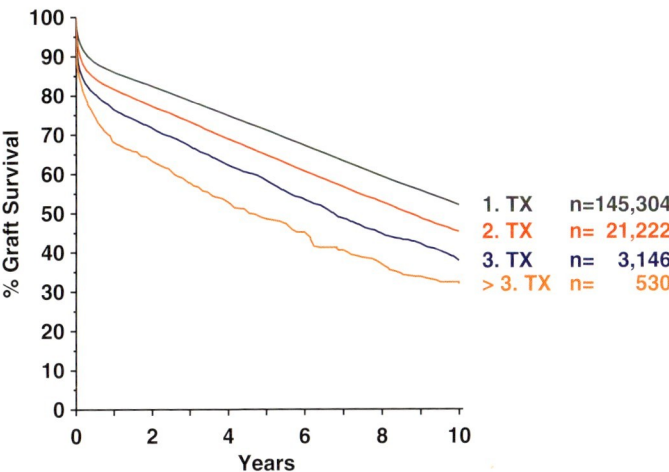

Abb. 12 Überleben der von 1985 bis 2008 transplantierten Nieren (nicht der Nierenträger!) gemäss Statistik der Collaborative Transplant Study. Nur Nieren von verstorbenen Spendern, nur europäische Transplantationszentren (zur Verfügung gestellt von Gerhard Opelz).

Diese Grafik widerspiegelt das funktionelle Überleben von 170 202 transplantierten Nieren in europäischen Zentren.
1. TX = erste Transplantation, *2. TX* = zweite, *3. TX* = dritte, *> 3. TX* = mehr als drei Transplantationen beim gleichen Patienten.
Eine gleich gestaltete Statistik zeigt alle durch die CTS im gleichen Zeitabschnitt weltweit erfassten 244 987 Transplantationen. Der Kurvenverlauf ist identisch, liegt aber generell ungefähr 2,5 bis 3% tiefer. Beispiel: die Zehnjahresfunktion der Nierenersttransplantate beträgt genau 50%.

Über die Gründe des schlechteren Resultats in nichteuropäischen Zentren kann nur spekuliert werden: Patienten kränker? Nachkontrollen weniger genau? Medikamenteneinnahme durch die Patienten noch unzuverlässiger als bei den Europäern?

Desto mehr Gewicht kommt den beiden weltweit grössten Transplantationsregistern zu, weil sie die zahlenmässige Bedeutung und die Verläufe von Organtransplantationen jenseits aller zentrumsspezifischer Besonderheiten widerspiegeln. Es sind dies das United Network of Organ Sharing (UNOS), dem alle US-Zentren angeschlossen sind, und die weltweite (aber ohne USA und Russland) Collaborative Transplant Study (CTS), der heute nahezu 300 Zentren (auch der Schweiz, Deutschlands und Österreichs) angehören. Beide sind schon eingangs gewürdigt und besprochen worden. Beide Register zeigen aber mit Verlaufskurven auch unerbittlich, dass mit den heutigen Nachbehandlungen und Mitteln noch kein lebenslanges Funktionieren aller transplantierten Nieren realisiert werden kann (Abb. 12).

Ausblick in die nahe Zukunft

Die dieses Kapitel einleitenden Ausführungen über die Indikationen zur Nierentransplantation sind von Prof. Pierre-Alain Clavien, Direktor der Klinik für Viszeral- und Transplantationschirurgie des Universitätsspitals Zürich, seinem Oberarzt PD Dr. Marc Schiesser und von Prof. Rudolf P. Wüthrich, Direktor der Klinik für Nephrologie des USZ, auf den neusten Stand gebracht worden.

Für die nächste Zukunft sehen sie, dass Fortschritte wahrscheinlich vor allem durch verbessertes postoperatives Management erzielt werden. Ein wichtiger Fortschritt wäre die Möglichkeit, den Patienten eine massgeschneiderte Immunsuppression verordnen zu können. Dies würde idealerweise zu einer Reduktion der Infekte, Abstossungen und medikamentösen Nebenwirkungen führen. Eine Stratifizierung der Risiken ist jedoch aktuell noch nicht realisiert. Operationstechnisch wird nach Etablierung der laparoskopischen Lebendspendernephrektomie wahrscheinlich nicht mehr viel Neues erreicht werden können. Hingegen gibt es neue immunologische Tests, die bereits vielversprechende Resultate bei der Früherkennung von Abstossungen aufgrund des immunologischen Risikoprofils zeigen. Schliesslich soll der chronische Überschuss an hochsensibilisierten Kandidaten auf der Warteliste (Patienten mit einem breiten Spektrum von Antikörpern gegen ihre Gewebeverträglichkeitsantigene) durch die Behandlung dieser Patienten mit einer speziellen Blutwäsche abgebaut werden.

Professor Wüthrich betont insbesondere, dass wegen des Mangels an Organen von verstorbenen Spendern weiterhin vermehrt auf die Lebendspendernierentransplantation ausgewichen wird. Letztere hat den Vorteil, dass sie gut planbar ist und deshalb realisiert werden kann, bevor beim Empfänger eine Dialysebehandlung nötig wird. Die Lebendspendernierentransplantation kann in neuerer Zeit sogar über die Blutgruppenschranke hinweg durchgeführt werden. Leider kann es aber bei einem zunächst erfolgreichen Verlauf zu Komplikationen kommen, einschliesslich Wiederauftreten der Grundkrankheit im Transplantat. Glücklicherweise kann aber bei vielen dieser Patienten erneuet eine Niere transplantatiert werden.

Die Pankreas- und Pankreasinseltransplantation

Warum Pankreas- oder Pankreasinseltransplantation?

Die längliche Bauchspeicheldrüse, in der Fachsprache Pankreas genannt, liegt in der Mitte des Oberbauchs hinter dem Magen in den Weichteilen. Die Vorderseite ist vom Bauchfell überzogen und der rechte Teil, der Pankreaskopf, ist innig mit dem Zwölffingerdarm verwachsen. Das Gewicht des Pankreas beträgt beim gesunden Erwachsenen 110 Gramm. Das Organ beeinflusst und reguliert den Stoffwechsel mit zwei grundverschiedenen Mechanismen: durch Verdauungsenzyme und durch Hormone.

Im sogenannten exokrinen Teil des Pankreasgewebes werden Verdauungsenzyme und Bicarbonat produziert und via ein dünnes Kanalsystem (Hauptkanal ist der Ductus Wirsungianus) direkt in den Zwölffingerdarm (Duodenum) abgegeben. Hier neutralisiert das Bicarbonat des Pankreassaftes den sauren Mageninhalt, und die Enzyme spalten den Speisebrei in so kleine Fragmente, dass diese durch die Dünndarmschleimhaut als Nahrung aufgenommen werden können. Ein teilweiser oder totaler Verlust dieser für die Verdauung wichtigen Funktion – zum Beispiel infolge einer chronischen Bauchspeicheldrüsenentzündung – kann mit Pankreasenzymen in Tablettenform kompensiert werden.

Die sogenannte endokrine Funktion wird von Pankreashormonen ausgeübt, die in spezialisierten, im Mikroskop gut sichtbaren Zellhaufen, den sogenannten Pankreasinseln, gebildet und direkt an das Blut abgegeben werden. Es sind drei Hormone: das Glukagon der A-Zellen, das Somatostatin der D-Zellen und das Insulin der B-Zellen. Eine Pankreastransplantation zielt vorläufig und wohl noch für längere Zeit einzig und allein auf diese Funktion, auf das von den B-(Beta-)Zellen der Inseln gebildete Insulin.

Der Mangel an Insulin führt zur Zuckerkrankheit, den Diabetes mellitus Typ 1. Der lateinische Name Diabetes mellitus bedeutet «Honigsüsser Durchfluss», weil der im Übermass gebildete Blutzucker mit dem Urin ausgeschieden wird. Der Diabetes schädigt bei langem Verlauf die Nieren, die Augennetzhaut, die peripheren Nerven und die Arterien jeden Kalibers mit der Gefahr des Nierenversagens, der Erblindung und von unbeeinflussbaren Nervenschmerzen, Durchblutungsstörungen und Herzinfarkt. Beim Diabetes Typ 1 (früher auch Insulinmangeldiabetes oder juveniler Diabetes genannt) fehlt das Insulin, weil die Inselzellen zerstört worden sind, und der Zuckerstoffwechsel muss deswegen mit täglichen Insulininjektionen unter Kontrolle gehalten werden. Beim Typ 2 (früher Altersdiabetes) ist primär nicht ein Insulinmangel, sondern eine Insulinresistenz nachweisbar, das heisst, dass das Insulin nicht mehr richtig wirkt. Er tritt vor allem, aber nicht ausschliesslich, bei älteren und übergewichtigen Menschen auf. Die adäquate Behandlung dieser Diabetesform besteht in Fasten, kontrollierter Zuckereinnahme, Gewichtsabnahme (bis hin zur operativ bewirkten Erschwerung der Nahrungsaufnahme bei Jungen mit exzessivem Übergewicht, zum Beispiel mit einem Magenbypass), Blutdruckkontrolle, Verzicht auf das Rauchen, Schutz der Gefässe mit Aspirin, eventuell etwas Insulin – aber nie in einer Transplantation.

Indikation zur Transplantation ist ausschliesslich der Diabetes Typ 1. Wenn bei einem durch ihn verursachten definitiven Nierenversagen, bei der diabetischen Nephrosklerose, die Nierentransplantation mit der Transplantation des Pankreas oder der Pankreasinseln kombiniert wird, schützt man die transplantierte Niere vor einer erneuten diabetischen Schädigung, und zusätzlich gewinnt der Patient wegen des Wegfalls des täglichen Insulinspritzen-Müssens enorm an Lebensqualität. Die ohnehin notwendige Immunsuppression muss wegen der zusätzlichen Transplantation nicht verstärkt werden. Hingegen ist eine isolierte Pankreastransplantation wegen primär an anderen Organen aufgetretenen, schweren diabetischen Komplikationen, jedoch noch ohne schwere Nierenschädigung (zum Beispiel der Netzhaut der Augen mit Gefahr der Erblindung), viel seltener angezeigt; in solchen Fällen ist die Notwendigkeit einer Immunsuppression in die Gesamtbeurteilung miteinzubeziehen.

Erste Transplantationen in Minneapolis

In Minneapolis ging nach meiner experimentellen Erarbeitung der Pankreastransplantation (S. 61) auch nach unserer Heimkehr in die Schweiz im Sommer 1965 die Geschichte weiter. Lillehei liess von meinen Nachfolgern im Forschungslabor, vor allem vom Japaner Yasuo Idezuki, weitere Teilaspekte dieses neuen Verfahrens untersuchen, unter anderem auch die Konservierung von Pankreastransplantaten. In der Zwischenzeit hatte aber William D. Kelly, ein weiterer Professor im chirurgischen Departement und akademisch höher positioniert als Lillehei, von meinen Forschungen erfahren und beauftragte nun seinerseits einen Fellow mit der Bearbeitung des Themas. Als erste Ergebnisse vorlagen, schritt Kelly zur Tat und transplantierte am 17. Dezember 1966 (assistiert von Lillehei) eine Niere und ein Pankreas bei einem Patienten mit diabetisch verursachtem Nierenversagen.

Dabei rächte es sich allerdings, dass er nicht das von mir beschriebene, sondern ein eigenes Verfahren anwandte und so alle Fehler machte, die ich bewusst vermieden hatte. Er transplantierte nämlich ein isoliertes Pankreas mit unterbundenen Ausführungsgängen, was innerhalb einer Woche zur schweren Pankreatitis, zum Fehlschlag und schliesslich zum Tod des Patienten führte. Für Bill Kelly blieb der zweifelhafte Trost, seither in den Statistiken als erster Pankreastransplanteur beim Menschen aufgeführt zu werden. Für einen einzigen und erst noch misslungenen Eingriff, denn er hat nie wieder transplantiert!

Damit war die Bahn frei für Richard Lillehei. Zwischen dem 31. Dezember 1966 und dem 19. März 1970 transplantierte er bei zehn dialysepflichtigen Patienten mit diabetisch bedingtem Nierenversagen eine Niere und ein Pankreas, aber nur einer dieser Patienten überlebte länger als zwölf Monate mit funktionierenden Transplantaten. Neben lokalen Komplikationen bei beiden Organen und immunologischen Abstossungen erwies es sich als besonders nachteilig, dass Lillehei das Pankreas nicht wie in meinen Tierexperimenten in die Bauchhöhle, sondern wie die Nieren in die Weichteile hinter dem Bauchfell verpflanzt hatte. Dies führte dort wegen der durch das Operationstrauma bedingten, offenbar unvermeidlichen Ausschwitzung von Pankreasverdauungsenzymen durch die intakte Pankreaskapsel zu Fettgewebenekrosen in der Umgebung. Deshalb musste auch diese Serie schliesslich abgebrochen werden.

Weltweit war in der Zwischenzeit dasselbe Phänomen zu beobachten wie später nach der ersten Herztransplantation: Mehrere Chirurgengruppen in den USA, in Argentinien und in Brasilien versuchten sich ohne eingehende Vorbereitung mit der Pankreastransplantation beim Menschen, gaben aber nach dem ersten Fehlschlag wieder auf. Der erste wissenschaftliche, weltweite Report der amerikanischen ACS/NIH Organ Transplant Registry verzeichnete bis zum 7. November 1970 dreizehn Transplantationen von Lillehei in Minneapolis und weitere zehn in insgesamt neun Spitälern der USA und Südamerikas, aber keinen einzigen Dauererfolg. Europa fehlte noch.

Vorbereitungen in Zürich

Ab Herbst 1965 führte ich die experimentellen Pankreastransplantationen in Zürich weiter. Aber bis ich diese Operation erstmals beim Menschen anwenden konnte, vergingen gute acht Jahre, im Rückblick eine unwahrscheinlich lange Zeit. Warum dauerte es so lange? Was habe ich während all dieser Jahre gemacht? Es gab schon einige Gründe! Erstens meine eigene Weiterbildung: Ich war noch immer Assistent, hatte zwar den FMH-Titel für Chirurgie im Sack, aber noch keine Erfahrung mit der wirklich grossen Bauch- und Lungenchirurgie. Dies war nachzuholen. Parallel dazu baute ich aus eigener Initiative, aber mit Wohlwollen des grosszügigen Chefs, die klinikinterne Transplantationsinfrastruktur auf, organisierte Kolloquien, hielt Vorträge in Ärztekreisen und Laienorganisationen, kümmerte mich um die Kontakte mit neuen schweizerischen Transplantationszentren und vertrat die Klinik in Transplantationsbelangen an internationalen Kongressen. Die weltweites Aufsehen erregenden Herztransplantationen der Jahre 1967/1968 und die klinikeigenen von 1969 gaben dem Chef und der Klinik vorübergehend einen eindeutigen Transplantationsschwerpunkt, fern vom Pankreas. Und in das gleichzeitig anbrechende, goldene Zeitalter der Nierentransplantation investierte ich mit Freude und Überzeugung viel Energie und vor allem viel Zeit.

Parallel zu diesen Aufgaben und Tätigkeiten arbeitete ich aber im Tierexperiment kontinuierlich an der weiteren Erforschung und Verbesserung der Pankreastransplantation, immer mit dem in Minneapolis entwickelten Modell. Von den 60 während dieser acht Jahre von mir veröffentlichten Originalarbeiten und gedruckten Vorträge zu Transplantationsthemen handeln zwar nur 13 vom Pankreas, aber diese 13 waren mir für die Zukunft besonders wertvoll. Wir untersuchten zusammen mit den Biochemikern das Verhalten der Serumamylase als eventuellen Indikator einer Abstossung, mit den Endokrinologen den Glukosestoffwechsel und die Insulinsekretion und mit den Pathologen das Verhältnis zwischen Abstossungskrise, Funktionsveränderung und histopathologischem Befund. Weitere Studien galten der Ischämietoleranz nach Abkühlung und damit der Aufbewahrungsmöglichkeit von Pankreastransplantaten. Besonders wichtig waren Untersuchungen mit dem Ziel der Verlängerung des funktionellen Transplantatüberlebens, wo wir auf die Erfahrungen mit der Nierentransplantation beim Menschen und auf die dort erzielten Verbesserungen der immunsuppressiven Therapie zurückgreifen konnten.

Das Konzept für die Anwendung bei kranken Menschen war damals, diese Transplantation noch nicht isoliert zur Heilung des unkomplizierten Diabetes mellitus Typ 1 einzusetzen. Dieser Traum würde für eine spätere Zukunft reserviert bleiben, für eine Zukunft mit hundertprozentigem Gelingen und ohne schädigende Immunsuppression. Sie sollte vorläufig nur die Nierentransplantation beim diabetisch verursachten Nierenversagen ergänzen, da bei dieser Kombination die ohnehin nötige medikamentöse Immunsuppression wegen des zweiten Organs nicht verstärkt werden musste. Man wusste nämlich bereits, dass beim Diabetes mit der alleinigen Nierentransplantation das Fortschreiten der typischen diabetischen Spätkomplikationen wie periphere Gangrän, Herzinfarkt und Infektionsanfälligkeit nicht aufzuhalten war.

Ein Hauptgrund für die verzögerte Anwendung beim Menschen lag aber in der einfachen Tatsache, dass in den ersten Jahren der Nierentransplantation die Diabetiker mit terminalem Nierenversagen von den behandelnden Hausärzten und den Diabetesspezialisten in den Spitälern als ungeeignet für die Transplantation beurteilt und den Transplantationszentren gar nicht zugewiesen wurden. Dass die diabetische Stoffwechselsituation das Auftreten von Infektionen begünstigt, wusste man schon längst. Die meisten Ärzte fürchteten nun, dass die ebenfalls Infektionen begünstigende, aber unverzichtbare Immunsuppression die Infektionsgefahr in nicht mehr kontrollierbare Höhen treiben würde. Erst nach und nach setzte sich die Einsicht durch, dass die Transplantation gerade für diese Patienten auch Vorteile bringt, die die Bedenken überwiegen können. Aufgrund dieser Einsichten wurden uns vor allem von auswärtigen Dialyseärzten ab 1970 auch Diabetiker für die Transplantation angemeldet, zum Teil allerdings mit schon beträchtlichen Durchblutungsstörungen vor allem des Herzens, des Darms und der Beine. Nur bei den Internisten des Universitätsspitals war die Stimmung gegenüber der Transplantation generell noch kritischer. Ich erinnere mich gut, wie ein spitalintern durchaus hochgeachteter internistischer Ordinarius, sonst eher bekannt für leise Töne, bei der interdisziplinären Besprechung eines Todesfalls nach Transplantation (das war damals bei diesen schwerkranken Patienten nicht immer vermeidbar) mir coram publico sagte: «Hören Sie doch auf mit dem Transplantationszeug, das führt ja ohnehin zu nichts.»

Erste Pankreastransplantation beim Menschen in Europa

In der Nacht vom 15. auf den 16. Dezember 1973 waren erstmals die Voraussetzungen für eine Pankreastransplantation erfüllt: ein von einem auswärtigen Dialysezentrum zugewiesener Patient, allerdings mit schon schweren diabetischen Komplikationen, aber umso mehr einverstanden mit einer kombinierten Nieren- und Pankreastransplantation, und gleichzeitig ein passender Spender zur Organentnahme. Um das Transplantat, d.h. den pankreatikoduodenalen Komplex, während der zeitraubenden Freipräparation nicht zu schädigen, wurde die Durchblutung beim hirntoten Spender mit der extrakorporalen Zirkulation sichergestellt; Marko Turina sass an der Maschine (diese Vorsichtsmassnahme erwies sich später als unnötig). Die

Transplantation selbst verlief völlig nach Plan und komplikationslos; schon vor Operationsende konnte eine Insulinausschüttung durch das transplantierte Pankreas festgestellt werden. Auch der postoperative Verlauf gab vorerst zu keinen Bedenken Anlass. Ich hatte schon im Herbst eine Einladung an ein Pankreastransplantationssymposium in Kalifornien angenommen und reiste nun, beschwingt durch den Erfolg, dorthin. Über San Francisco, wo ich Frederic Belzer besuchte, und Los Angeles, wo ich in der UCLA dem Typisierungspionier P. I. Terasaki meine Aufwartung machte und Gerhard Opelz kennenlernte, gelangte ich nach Santa Barbara und ins Santa Ynes Valley. Vom 24. bis 26. Januar 1974 diskutierten wir dort unter dem Obertitel «Beta Cell Function» über Pankreastransplantation, Inselzelltransplantation, Ethik und Inselzellkultur (Abb. 13).

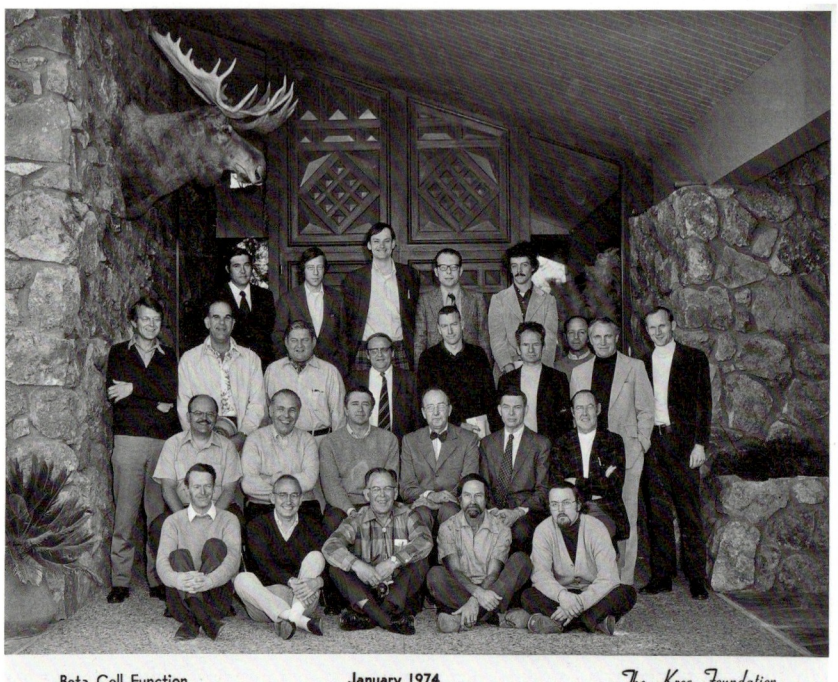

Abb. 13 Die Teilnehmer der Tagung «Beta Cell Function» vom 24. bis 26. Januar 1974 im Santa Ynes Valley, Kalifornien.
Transplantationswissenschaftler, mir zum Teil schon früher bekannt und zum Teil seit der Tagung in nie mehr ganz abgebrochenem Kontakt:
2. Reihe v.l.n.r.: 3 Walter F. Ballinger, 4 Paul E. Lacy, 5 Fred C. Goetz, 6 Max Miller;
3. Reihe v.l.n.r.: 1 Peter Amacher, 2 Jon S. Najarian, 3 William T. Newton, 5 Clyde F. Barker, 7 Richard Weil, 9 David Sutherland;
4. Reihe v.l.n.r.: 1 Charles Kemp, 3 Robert J. Leonard, 5 David W. Scharp.

Zu Beginn des Sommersemesters 1974 wurde ich zum ausserordentlichen Professor für Organtransplantationschirurgie befördert und wenige Wochen später folgte die zweite kombinierte Nieren- und Pankreastransplantation, wiederum mit initial guter Funktion. Und auch diesmal reiste ich mit dieser neuen Erfahrung an einen Kongress. In der Transplantation Society im August in Jerusalem wurde über diesen noch jungen Zweig der Transplantation bereits in mehreren Sitzungen gesprochen. Helene und ich ergriffen die Gelegenheit und erkundeten nach Kongressende das uns noch unbekannte Land, von den Golanhöhen und dem See Genezareth bis hinunter nach Eilat und an das Rote Meer. Freie Fahrt, noch ohne Intifada, und bei mehreren Gelegenheiten gute Gespräche mit den friedlichen, aber mit ihrer Situation nicht zufriedenen Arabern.

Die initialen Erfolge dieser kombinierten Transplantationen blieben aber leider initial und an dieser negativen Erfahrung änderten auch zwei weitere Transplantationen in den beiden folgenden Jahren nichts. Neben Komplikationen infolge von Abstossungen und vorbestehender Diabetesschädigung spielte vor allem eine Rolle, dass Verdauungsenzyme des Pankreas trotz intakter Ableitung des Ductus pancreaticus in den Darm durch die Kapsel in die umgebenden Weichteile austraten und dort zu Fettgewebenekrosen mit entsprechenden Komplikationen führten. So mussten wir ernüchtert feststellen, dass wir nicht besser waren als der Rest der Welt. Bis zum 1. März 1976 waren weltweit 48 Pankreastransplantationen (die vier Zürcher Eingriffe mit eingeschlossen) registriert worden. Zu diesem Zeitpunkt lebte nur noch ein einziger, nicht ein eigener Patient.

Intermezzo: Inseltransplantation mit einer Weltpremiere

Wie eingangs bereits beschrieben, wird das Hormon Insulin in speziellen Zellhaufen des Pankreas, den sogenannten Pankreasinseln, gebildet. Es lag daher auf der Hand, dass einige Forscher versuchten, nur diese Inseln anstelle des ganzen intakten Pankreas zu transplantieren. Die Frage war aber: wie kann man isolierte Inseln gewinnen.

In den USA konnten 1972 Walter F. Ballinger, Paul E. Lacy und David W. Scharp aus St. Louis (Missouri) an Ratten erstmals erfolgreich Inseln isolieren, später auch bei anderen Versuchstieren. Ich hatte das Privileg, die drei Forscher und auch Clyde F. Barker an der schon erwähnten Konferenz im Santa Ynes Valley kennenzulernen und mit ihnen über ihre Technik diskutieren zu können. Auch mein guter Bekannter David Sutherland aus Minneapolis konnte schon 1974 experimentelle Resultate mit Inselisolierung vorweisen, wie in den nächsten Jahren ebenfalls viele andere Forschergruppen, vorwiegend in den USA. Diesmal waren wir Zürcher zeitlich nicht an der Spitze, aber unter dem Eindruck des unbefriedigenden Verlaufs nach Transplantationen des intakten Pankreas und stimuliert durch die in Santa Ynes gehörten Resultate begannen wir um 1975 auch mit der Inselseparation im Tierexperiment. Unsere erste diesbezügliche wissenschaftliche Publikation erschien 1977. Wir versuchten nicht, möglichst reine Inseln zu isolieren und damit einen beträchtlichen Verlust in Kauf zu nehmen, sondern sogenannte Mikrofragmente zu transplantieren. Dabei handelt es sich um intakte Inseln, umgeben von etwas «gewöhnlichem» Pankreasgewebe (Abb. 14).

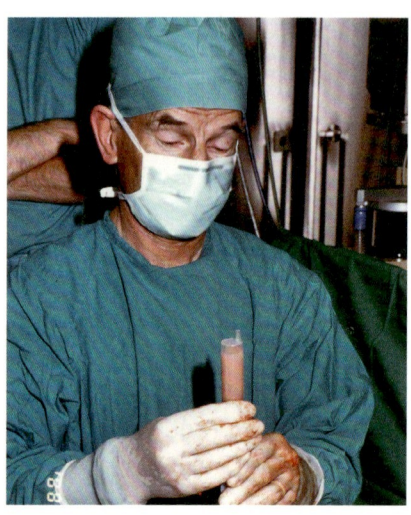

Abb. 14 Eine Injektionsspritze gefüllt mit einer Pankreasinselsuspension anstelle der Verpflanzung des intakten Pankreas.

Am 18. Juni 1977 transplantierte ich erstmals Pankreasinseln und eine Niere bei einem Patienten mit diabetisch verursachtem, definitivem Nierenversagen. Weitere folgten, so dass wir am «10ème Cours international de transplantation» in Lyon im Mai 1978 zur eigenen Überraschung feststellen konnten, dass mit der Inseltransplantation beim Menschen offenbar weltweit niemand so aktiv war wie wir Zürcher. Insgesamt behandelten wir mit dieser Kombination zwischen 1977 und 1979 acht Patienten, wobei bei den ersten vier die Mikrofragmentsuspension langsam durch die Pfortader in die Leber infundiert wurde, damit sich die Transplantate in der Leber festsetzten. Bei den vier nächsten spritzten wir sie durch die Milzkapsel verteilt in die Milz. Das Ergebnis bei sieben der acht Patienten ist rasch erzählt. Bei diesen konnten wir keine Inselaktivität und auch bei langer Nachkontrolle keine Anhaltspunkte für eine Insulinproduktion nachweisen, aber glücklicherweise auch nicht die geringste Schädigung durch die Inselapplikation und keinen negativen Einfluss auf die gleichzeitig transplantierte Niere.

Einmal aber führte diese kombinierte Transplantation zum Erfolg. Am 29. August 1978 operierte ich die 33-jährige Patientin G. A. Ihr Diabetes war im elften Altersjahr festgestellt worden und seither war sie auf Insulininjektionen angewiesen. Während einer Schwangerschaft im 31. Altersjahr mussten Bluthochdruck und eine zunehmende Nierenschädigung festgestellt werden, im folgenden Jahr eine Augenhintergrundschädigung, und im Februar 1978 wurde die Hämodialyse unausweichlich. Der Organspender war ein hirntotes, zweieinhalbjähriges Kind. Wir transplantierten beide Nieren en bloc und spritzten die Inseln bzw. die Mikrofragmentsuspension (zirka 200 000 Inseln) subkapsulär in die Milz. Der postoperative Verlauf unter Immunsuppression war unauffällig, aber bei der Entlassung nach vier Wochen benötigte die Patientin weiterhin 64 Einheiten Insulin täglich. Zwischen September 1978 und Februar 1979 mussten sogar drei Abstossungskrisen mit Prednisolon und lokaler Röngtenbestrahlung behandelt werden. Nach der letzten Krise konnten die Insulininjektionen aber reduziert und neuneinhalb Monate nach der Transplantation ganz weggelassen werden. Da die Patientin schon immer psychisch etwas eigenartig war, trauten wir der Sache nicht ganz und hospitalisierten sie zwecks strikter Überwachung und zur Durchführung von Testen. Diese bestätigten die Insulinproduktion durch die Transplantate einwandfrei und im Ultraschallbild waren die Inseln in der Milz eindeutig zu sehen. Das war Anlass genug, den Fall in der Fachpresse zu veröffentlichen. Seither gilt er als erste erfolgreiche Pankreasinseltransplantation der Medizingeschichte.

Die Patientin entzog sich zeitweise der weiteren Kontrollen. Im November 1979 wurde im auswärtigen Spital eine irreversible Nierenabstossung festgestellt, wobei wegen der auffälligen Psyche der Patientin vermutet werden musste, aber nicht bewiesen werden konnte, dass sie die immunsuppressiven Medikamente nicht mehr regelmässig eingenommen hatte. Genaue Tests in unserer Klinik am 19. November 1979 zeigten eine noch gute Insulinfunktion und sichtbare Inseln in der Ultraschalluntersuchung. Später ging auch dies verloren.

Der Verlauf dieses ungewöhnlichen Falles bedarf einer Erklärung. Diese liegt zweifellos im Alter des Spenders. Man weiss, dass im Erwachsenenalter die Zellen der Pankreasinseln sich nicht mehr vermehren können, dass also ein eventueller Verlust nicht mehr kompensiert werden kann. In unserem Fall war aber die Organspenderin erst zweieinhalb Jahre alt und man darf daher postulieren, dass diese Zellen noch unreif waren und ein Wachstumspotential behalten hatten; dies erklärt auch das lange zeitliche Intervall zwischen der Transplantation und dem Nachweis einer genügenden Inselfunktion.

Wie weiter?

Inzwischen war die Pankreastransplantation von mehreren Forscher- und Chirurgengruppen in den USA und in Europa auch aufgenommen worden – und zwar vorwiegend mit der Technik der Verpflanzung des ganzen Organs. Die meist erfolglose Inseltransplantation stand nicht mehr im Vordergrund; mit ihr befassten sich neben wenigen Chirurgen vor allem noch Grundlagenforscher. Beim ganzen, intakten Organ war es den meisten an diesem Vorgehen interessierten Transplantationsgruppen klar geworden, dass die exokrine Funktion, also die Produktion von Verdauungssäften, in irgendeiner Form unter Kontrolle gebracht werden musste. Dass die einfache Unterbindung des Pankreasganges zu Komplikationen führt, wusste man bereits. Die Platzierung des Pankreas mitsamt dem anhängenden Duodenum in die Bauchhöhle mit Anschluss an den Dünndarm (wie in meiner experimentellen Versuchsanordnung) schien vielen und auch mir bei den damaligen beschränkten immunsuppressiven Möglichkeiten ein zu grosses Risiko, weil im Falle einer nicht beherrschbaren akuten Abstossung mit Absterben des angehängten Zwölffingerdarms die in die Bauchhöhle auslaufenden Verdauungssäfte zur lebensbedrohlichen Bauchfellentzündung geführt hätten. Mit der Überlegung, dass die Verdauungssäfte ohne Kontakt mit der Darmschleimhaut inaktiv, also harmlos, seien, liess eine Chirurgengruppe tatsächlich die Säfte des in die Bauchhöhle platzierten isolierten Pankreas einfach in diese auslaufen, ein abenteuerliches Unterfangen, das bald wieder aufgegeben werden musste. Eine zukunftsträchtige Technik beschrieb hingegen Jean Michel Dubernard vom Hôpital Edouard-Herriot in Lyon: das Ausfüllen des Pankreasgangsystems mit einem schnellhärtenden Kunststoff. Damit wird das aktive Gangepithel zerstört und dadurch die Gefahr, dass sich als Komplikation eine Bauchspeicheldrüsenentzündung (Pankreatitis) entwickelt, drastisch herabgesetzt. Nach den vorwiegend doch enttäuschenden Erfahrungen mit der Inseltransplantation entschloss ich mich, zur Organtransplantation zurückzukehren und das Verfahren der Gangverödung weiterzuentwickeln.

The delayed duct occlusion technique

Da im Körper und im Schwanz der Bauchspeicheldrüse (des Pankreas) genügend Inseln liegen, um einen normalen Zuckerstoffwechsel zu unterhalten, wurde bei dieser neuen Technik der Pankreaskopf (etwa ein Drittel des Organs) mitsamt dem Zwölffingerdarm (Duodenum) nicht in das Transplantat miteinbezogen, sondern im Spender belassen. Das aus Pankreaskörper und -schwanz bestehende Transplantat wurde beim Empfänger in die Bauchhöhle, also intraperitoneal, gelagert. Nur die beiden Blutgefässe (Arterie und Vene) wurden durch eine Öffnung im Bauchfell an die Beckengefässe angeschlossen und das Bauchfell darüber wieder verschlossen. Um dem Transplantat neben der unvermeidbaren Ischämiezeit und dem Operationstrauma nicht noch eine weitere Belastung zuzumuten, wurde der Pankreasgang mit einer 2-mm-Silikonkanüle intubiert und diese durch die Bauchwand nach aussen geleitet. Dies hatte auch den Vorteil, dass in der ersten Phase nach der Operation die Funktion des transplantierten Pankreas nicht nur am Verhalten des Blutzuckers, sondern auch an der Menge des produzierten Verdauungssafts beurteilt werden konnte. Wenn sich die Verhältnisse beruhigt hatten, wurde der Pankreasgang durch diese Kanüle mit dem Kunststoff Prolamin ausgefüllt und die Kanüle gezogen, eine absolut schmerzfreie und auch ambulant durchführbare Prozedur. Während zwölf Jahren, von 1980 bis Ende 1991, war dies die von mir (und in meinen Ferienabwesenheiten von meinen Leitenden Ärzten) ausschliesslich angewandte Technik. Indikation für diese kombinierte Operation blieb weiterhin das diabetesbedingte Nierenversagen. Bei allen Ersttransplantationen wurde deshalb (mit einer Ausnahme) auch eine vom gleichen Spender stammende Niere transplantiert.

Zu Beginn dieser Serie waren die uns zugewiesenen Patienten wirklich schwerkrank und das die Zuverlässigkeit der Immunsuppression enorm verbessernde Ciclosporin war noch nicht im Handel; zur Abstossungsverhütung konnte wie zehn Jahre zuvor nur Azathioprin, Prednison und Antilymphozytenglobulin eingesetzt werden. Für die von 1980 bis 1982 mit dieser Technik und Immunsuppression operierten 13 Patienten (sechs Männer, sieben Frauen, Alter 28 bis 45 Jahre) ergab eine Bilanz 15 Jahre später, dass zwar bereits Ansätze für Langzeiterfolge vorlagen, die Gesamtresultate aber noch sehr unbefriedigend waren: ein Todesfall an Herzversagen mit funktionierendem Pankreas, sieben Todesfälle nach 40 Tagen bis 14 Jahren an infektiösen und diabetischen Komplikationen, fünf lebende Patienten, wovon drei ohne Pankreasfunktion wegen chronischer Abstossung, ein funktionierendes Zweittransplantat, und allerdings auch eine Patientin mit funktionierdem Pankreas- und Nierenersttransplantat seit 15 Jahren (siehe nachfolgende separate Beschreibung). Ab 1983 brachte dann die Erweiterung des immunsuppressiven Armentariums mit dem Ciclosporin (Sandimmun, Neoral) und später noch mit weiteren Medikamenten den entscheidenden Fortschritt.

Trotz den medizinisch positiven Entwicklungen wurde es aber in diesen Jahren auf dem administrativen und finanziellen Sektor zunehmend schwieriger. Die Krankenkassen als Kostenträger, die früher die Nierentransplantation sowie die kombinierte Pankreas- und Nierentransplantation anstandslos übernommen hatten, fühlten sich plötzlich berufen, über Transplantationsindikationen mitzubestimmen. Dies angeblich, um zu sparen, als ob die wenigen hundert Organtransplantationen pro Jahr in unserem Land auf die vielen Milliarden Franken Gesundheitskosten einen messbaren Einfluss gehabt hätten. So wurde in unserem Krankengut die isolierte Pankreastransplantation bei einer jungen Patientin, die zwar noch kein Nierenversagen, aber schwerste, konservativ nicht beeinflussbare diabetische Augenveränderungen mit der Gefahr baldiger Erblindung aufwies, nicht bezahlt. Die Patienten hätte warten müssen, bis auch die Nieren den Dienst versagten!

Im Vorfeld der Einführung des Krankenversicherungsgesetzes (KVG) kam auch der Bund mit ins Spiel. Am 29. April 1989 wurden wir Zürcher sowie Vertreter der Zentren Bern, Lausanne und Genf zur Besprechung der Transplantation von Leber und Pankreas nach Bern ins Bundesamt für Sozialversicherung zitiert. Immerhin konnte ich die medizinisch begründbaren Indikationen für das Pankreas differenziert darstellen und auch die Frage nach den Grenzen der alternativen Insulintherapie aufgrund unserer Erfahrung beantworten. Nach einem Monat erhielten wir ein auch bezüglich Pankreas sehr korrektes Protokoll – auf die entsprechende positive Konsequenz, die Lockerung des allzu strikten Kassenzugangs, warten wir heute noch.

Dessen ungeachtet fuhren wir fort, Bauchspeicheldrüsen mit der eigenen Technik zu transplantieren. Wegen einer beträchtlichen Inzidenz von arteriellen oder venösen Transplantatgefässthrombosen war das Verfahren inzwischen mit einem arteriellen Katheter für die initiale lokale Blutverdünnung ergänzt worden. Bis März 1989 belief sich die Zahl der mit unserer Methode durchgeführten Eingriffe auf 50 – ein Anlass für eine neue Standortbestimmung: Verluste durch akute Abstossung waren selten geworden. Von den letzten 25 Patienten waren fünf aus kardialen und anderen nichtimmunologischen Gründen mit funktionierenden Transplantaten gestorben, fünf hatten das Pankreas und die Niere wegen chronischer Abstossung nach 4 bis 63 Monaten verloren, aber immerhin 15 Patienten lebten mit gut funktionierenden Transplantaten. Insgesamt entsprach dies doch einer deutlichen Resultatverbesserung; zufrieden konnten wir aber noch nicht sein, obwohl sich mit der Zeit herausstellte, dass wir in dieser Serie auch einen «Weltrekord» erzielt hatten.

Ein Spitzenergebnis in der Weltstatistik

Den unumstösslichen Beweis für die Richtigkeit unseres Konzepts der Behandlung des Insulinmangeldiabetes mit einer Pankreastransplantation und für das Zukunftspotential dieser Methode lieferte die Lebensgeschichte der 1950 geborenen Patientin A.M. Am 11. April 1981 operierte ich die von einem Bündner Spital zugewiesene, inzwischen also 31 Jahre alt gewordene und beim Eintritt 59 Kilogramm schwere Frau. Mit 14 Jahren hatte sie ein Coma diabeticum erlitten und benötigte seither täglich Insulininjektionen. Seit 1977 hohe Blutdruckwerte, ab 1978 Verschlechterung der Nierenfunktion, anschliessend diabetische Retinopathie und Glaskörperblutungen, seit November 1979 Dialyse nötig – also eine nach unserem Konzept schon fast klassische Indikation für eine kombinierte Pankreas- und Nierentransplantation. Zwischen Spender und Empfänger bestand Identität bezüglich der roten Blutgruppen und je einem HLA-A- und HLA-B-Antigen; der HLA-DR-Lokus des Spenders war nicht bekannt. Bereits während der Transplantation kam es zur raschen Normalisierung des Blutzuckers und zur sofortigen Urinproduktion. Wegen Verschlechterung der Nierenfunktion mit bioptisch gesicherter Abstossungskrise wurden zwischen dem 11. und 19. Tag sechs Prednisolon-Grammstösse verabreicht, gefolgt von einer Antilympozytenglobulin-Therapie während 20 Tagen. Die Medikamente gegen den Bluthochdruck konnten noch während des Spitalaufenthalts reduziert und später ganz weggelassen werden. Die Patientin wurde mit Tagesdosen von 125 mg Azathioprin und 30 mg Prednison in Tablettenform aus dem Spital entlassen. Bei der ersten ambulanten Kontrolle wurde das Pankreasgangsystem über den liegenden Katheter mit Prolamin verödet, der Katheter gezogen und die Prednisondosierung dann schrittweise reduziert. Der orale Glukosebelastungstest ergab stets normale Werte von Insulin und C-Peptid und im Magnetresonanzbild waren die beiden Transplantate gut erkennbar.

Der weitere Verlauf war unauffällig und der Transplantationschirurg wurde nie mehr benötigt. Bereits nach wenigen Jahren figurierte unsere Patientin im internationalen Register der Pankreastransplantationen als weltweit am längsten überlebende Patientin mit normaler Funktion beider transplantierter Organe. Da die üblichen Kontrollen zunehmend nur noch auswärts gemacht wurden, verlor ich die Patientin fast aus den Augen. Ich lud sie deshalb gut 14 Jahre nach der Operation, am 13. Juni 1995, nach Zürich ein, um von ihr persönlich über ihr Befinden zu hören. Dabei erzählte sie mir, dass auch das Sehvermögen sich im Laufe der Jahre deutlich gebessert habe. Die Funktionen der beiden transplantierten Organe waren nach den gemessenen Blutwerten weiterhin völlig normal. Zur gleichen Zeit publizierte Terasaki in Los Angeles über «World transplant records»; wiederum war unsere Patientin als die weltweit am längsten Überlebende mit funktionierendem Pankreas- und Nierentransplantat aufgeführt.

Erst nach der Jahrtausendwende litt die Patientin zunehmend an Spätfolgen der diabetischen Gefässkrankheit; ihr Diabetes hatte sich ja vor der Transplantation während fast 20 Jahren auf die Arterien, die Augen und die Nieren auswirken können. Mehrere gefässchirurgische Eingriffe wurden nötig, zuletzt sogar eine distale Unterschenkelamputation rechts im August 2006. Die Angaben über den terminalen Verlauf verdanke ich Professor Adrian Frutiger, der die Patientin zuletzt in seiner Intensivstation betreut hat. Die Komplikationen des schweren Gefässleidens mündeten in eine Sepsis, die Transplantatnierenfunktion verschlechterte sich weiter, aber die Insulinproduktion durch das transplantierte Pankreas blieb fast bis zum Schluss intakt. Die Patientin verstarb am 30. April 2007, also 26 Jahre nach der erfolgreichen Pankreastransplantation.

Der Irrweg Blasendrainage

Wie bereits erwähnt, hatte sich bei den Pankreastransplanteuren schon in den siebziger Jahren die Erkenntnis durchgesetzt, dass der Schlüssel zum Gelingen der Pankreasorgantransplantation in der Beherrschung der exokrinen Funktion, also der für die Transplantation nutzlosen Produktion von Verdauungssäften, liege. Nach der Lehrmeinung werden diese Enzyme in inaktiver Form in das Pankreasgangsystem sezerniert und erst durch den Kontakt mit der Darmschleimhaut aktiviert und dadurch aggressiv. Deswegen kamen Transplanteure auf die Idee, das Pankreas mit der Harnblase zu verbinden und so auch die Verdauungsenzyme in die Blase abzuleiten, damit sie dann in inaktiver Form mit dem Urin ausgeschieden würden.

Der von München nach Madison (Wisconsin) ausgewanderte Hans Sollinger publizierte erstmals Resultate mit dieser Blasendrainage. Die vorerst sehr günstig lautenden Ergebnisse veranlassten andere Transplantationszentren bzw. Transplantationschirurgen, die Methode ebenfalls zu übernehmen. Auch Dubernard in Lyon und insbesondere David Sutherland in Minneapolis, der inzwischen bezüglich Pankreas die Nachfolge des allzu früh verstorbenen Richard Lillehei übernommen hatte, sammelten diesbezügliche Erfahrungen. 1985 schickte ich meinen Mitarbeiter Rolf Schlumpf zur transplantologischen Weiterbildung für zwei Jahre nach Minneapolis, wo damals die Blasendrainage bereits die Methode der Wahl für Pankreastransplantationen geworden war. Nach der Rückkehr und der Beförderung zum

Oberarzt war er zur Einführung dieser Technik im Prinzip bereit, aber erst nachdem wir in den folgenden Jahren mit unserer Methode der Segmenttransplantation mit Gangverödung die Resultate nicht mehr entscheidend verbessern konnten, wechselten auch wir zu einer Serie mit der Methode Blasendrainage.

Zwischen Januar 1992 und Dezember 1995 zählten wir 37 solche Eingriffe, immer mit dem ganzen, intakten Pankreas und immer als Ersttransplantation, kombiniert mit einer Niere desselben Spenders. Die Resultate sind rasch erzählt. Die Einjahresüberlebensrate betrug für die Patienten 71,1% (und war damit etwas schlechter als in der vorhergehenden Serie) und für die Transplantate nur 52,5%. Das war bei weitem nicht die erwünschte entscheidende Resultatverbesserung, besonders wenn man bedenkt, dass bei vier der funktionierenden Transplantate eine Umwandlungsoperation nötig geworden war (Ablösung von der Harnblase und Einleitung in den Dünndarm). Inzwischen waren auch von anderen Transplantationszentren ernüchternde Mitteilungen gekommen. Deshalb stoppten wir diese Technik Ende 1995.

Die ursprünglich experimentelle Technik als endgültige Lösung

Die Transplantation des ganzen, intakten Pankreas mitsamt dem Zwölffingerdarm, letzterer auf der einen Seite zugenäht und mit dem anderen Ende in den Dünndarm des Empfängers eingeleitet – das war 1964/65 in Minneapolis das Prinzip meiner experimentellen Methode, das wir jetzt, 30 Jahre später, bei Patienten als Routine einsetzten. Denn die medikamentöse Immunsuppression war in der Zwischenzeit so differenziert, wirkungsvoll und schonend geworden, dass frühere Bedenken wegen Komplikationen im Falle von akuten Abstossungen dahinfallen konnten. Und mit dieser Technik und mit der modernen Immunsuppression kam tatsächlich die erhoffte, endgültige Verbesserung der Ergebnisse.

1967 hatte ich für meine Antrittsvorlesung als Privatdozent der Universität Zürich in der Aula den Titel «Organtransplantation als Beispiel für die heutige Chirurgie» gewählt. Nun sprach ich in meiner Abschiedsvorlesung als Universitätsdozent am 8. April 1998 im grossen Hörsaal Ost des Universitätsspitals vor den Studierenden und Fakultätsvertretern zum Thema «Pankreastransplantation als Beispiel für die heutige Organtransplantation». Dabei konnte ich unter anderem berichten, dass alle seit dem 1. Januar 1996 mit der endgültigen Technik operierten Patienten noch lebten, und dies mit einer Einmonatfunktionsrate des transplantierten Pankreas von 89% und einer Einjahresfunktionsrate von 78% (Abb. 15). Eine Woche später trat ich altershalber als Klinikdirektor Viszeralchirurgie und Ordinarius für Chirurgie zurück. Bis zu diesem Zeitpunkt hatten wir im Universitätsspital Zürich bei 130 Patienten total 136 Bauchspeicheldrüsen (inkl. Inseln) verpflanzt.

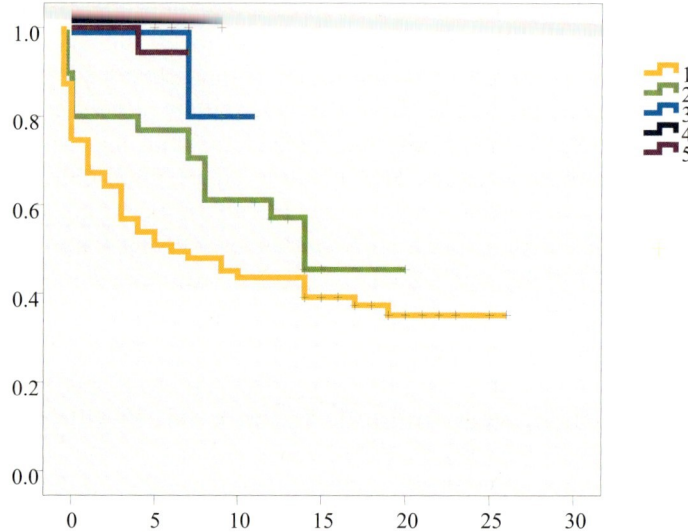

Abb. 15 Sukzessive Verbesserung der Resultate der Pankreastransplantation im Zürcher Krankengut von 1973 bis April 1998, gemessen an der Einjahresfunktionsdauer. Nur Ersttransplantate, ohne die einzige isolierte Transplantation, ohne Inseltransplantationen, ohne die ersten vier erfolglosen, nur mit Azathioprin und Steroiden behandelten Empfänger (Dissertation Peter Urs Krähenmann, Zürich 2009).
Kumulative Funktionsdauer der transplantierten Bauchspeicheldrüsen in Jahren, berechnet nach Immunsuppressionsära: 1 Azathioprin + Steroide + Thymoglobulin; 2 Azathioprin + Steroide + Thymoglobulin + Ciclosporin; 3 Ciclosporin + Steroide + (Thymoglobulin) + Mycophenolatmofetil; 4 Tacrolimus + Steriode + (Thymoglobulin) + Mycophenolatmofetil; 5 Tacrolimus + Steroide + Mycophenolatmofetil + Basiliximab.

Zahlen und Resultate weltweit

Seither ist die Pankreastransplantation weltweit wirklich Routine geworden, und das Interesse an den viele Jahrzehnte dauernden Entwicklungsarbeiten wird von der ungeheuren Datenflut neuerer und neuester Studien überlagert. Nicht mehr wer was und mit welcher Methode zuerst gemacht hat, steht jetzt im Vordergrund, sondern wieviel transplantiert wird und mit welchen auf grosse Zahlen abgestützten Resultaten. Für das Pankreas hat David Sutherland in Minneapolis glücklicherweise schon 1980 mit der International Pancreas Transplant Registry (IPTR) eine Registratur aufgebaut, mit der die Aktivitäten der meisten US-Zentren und auch der meisten Spitäler ausserhalb der USA erfasst wurden – und zwar rückwirkend ab 1966. Die weltweite Inselstatistik wurde 1989 aber von der IPTR an ein Register der Universität Giessen transferiert und die IPTR selbst wurde Ende 2009 beendet. Während ihres Bestehens hat sie Daten von über 20 000 Pankreastransplantationen in Nordamerika, rund 6000 in Europa und auch in Südamerika, Südafrika, Asien und Australien gesammelt und ausgewertet.

Für einen Zürcher ist es reizvoll, die eigenen – doch mit kleiner Patientenzahl erhobenen – Entwicklungen und Resultate mit einer Massenstatistik zu vergleichen, die einen vergleichbaren Zeitraum abdeckt, also nicht den allerneusten. Als zuverlässigste Vergleichsmöglichkeit bieten sich die Zahlen der UNOS an, die das Krankengut der USA wirklich komplett widerspiegelt. Einige Angaben dieser UNOS: Die Zahl der pankreastransplantierenden Zentren (bzw. Spitäler) stieg von 20 im Jahre 1988 auf 140 im Jahre 2004 und diejenige der jährlichen Transplantationen im gleichen Zeitraum von gut 200 auf über 1400 an. Im Jahre 2004 wurde mit 1472 Pankreastransplantationen die höchste Anzahl registriert, zu der in jenem Jahr 131 Zentren beigetragen hatten (von denen allerdings 15 nur eine einzige Operation melden konnten). Die durchschnittliche Dauer des Diabetes von der Diagnose bis zur Transplantation betrug 23 Jahre (also etwas länger als bei unserer «Rekordpatientin»). Bezüglich der chirurgischen Technik können wir Zürcher mit Genugtuung vermerken, dass anderswo auch 1992 vorwiegend die Drainage in die Blase Trumpf war, dass aber zehn Jahre später für die gleichzeitige Nieren-Pankreas-Transplantation bei 80% der Fälle die Ableitung in den Darm bevorzugt wurde, wie bei uns seit 1996. Beim Vergleich der Überlebens- und Funktionszahlen muss in Rechnung gestellt werden, dass die UNOS-Zahlen auch wenig routinierte Zentren miteinschliessen, während Zürich doch als erfahren gelten kann. Für die Jahre 2002/03 lag nämlich in den USA das Einjahrespatientenüberleben bei 95% (bei uns bereits 1996 bis 1998 bei 100%) und nach einem Jahr funktionierten noch 85% der im gleichen Zeitraum durchgeführten US-Transplantate. Zürich liegt also gemessen an seinen Resultaten zumindest im weltweiten Durchschnitt, wenn nicht sogar etwas darüber. Und man geht in der Erwartung sicher nicht fehl, dass die immer noch besser werdende Behandlung eine weitere Zunahme der Transplantationspatienten zur Folge haben wird, weil in Zukunft noch mehr Diabetiker diese Behandlung wünschen – und zwar in einer früheren Krankheitsphase.

Und neue Entwicklungen in der Schweiz? Genf hat schon immer mehr Gewicht auf die Inseltransplantation gelegt als auf das intakte Organ. In Bern waren diesbezügliche Pläne von behördlicher Seite gestoppt worden. Für Zürich hatte ich noch zu meiner Amtszeit Markus Weber in die USA zu Clyde Barker geschickt, um erfolgversprechende neue Prinzipien und Techniken heimzubringen: steroidfreies Protokoll, verbesserte Inselisolation, und vor allem Wiederholung – wenn nötig mehrmals – der perkutanen intrahepatischen Inseltransplantationen bei demselben Empfänger (natürlich jedesmal von einem neuen Spender). Zusammen mit Roger Lehmann von der Klinik für Endokrinologie und Diabetologie des USZ hat er im Juni 2000 die Inseltransplantation wieder aufgenommen und auch die Pankreasorgantransplantation ist im USZ nach einem unschönen Interregnum nach meiner Emeritierung unter meinem definitiven Nachfolger Pierre-Alain Clavien wieder voll im Schwung. Von 2000 bis Mitte April 2010 wurden im USZ durchgeführt: 67 Pankreas-/Nierentransplantationen (Höchststand 2008 mit 10), eine isolierte Pankreastransplantation, 20 Insel-/Pankreas- und 51 isolierte Inseltransplantationen.

Seit dem 1. Juli 2007 ist in der Schweiz das Transplantationsgesetz in Kraft. Die Ausführungsbestimmungen zum Gesetz (nicht das Gesetz selbst!) haben unter anderem bestätigt, was früher schon galt: Pankreas- und Pankreasinseltransplantationen dürfen nur in den Universitätsspitälern von Genf und Zürich durchgeführt werden, was in Anbetracht der Kleinheit unseres Landes und der vermehrten Tendenz zur Zentrumsbildung prima vista für Aussenstehende vertretbar erscheint; der Fachmann realisiert aber, dass man damit den Transplantationskandidaten ausserhalb dieser zwei Zentren die Möglichkeit der kombinierten Nieren-Pankreas-Transplantation beim Dia-

Tabelle 5

Art. 24: Zuteilung von Bauchspeicheldrüsen und Inseln. Aus: Verordnung über die Zuteilung von Organen zur Transplantation (Organzuteilungsverordnung) vom 16. März 2007, erlassen vom Schweizerischen Bundesrat.

1   Patientinnen und Patienten, bei denen eine Bauchspeicheldrüse oder ein Bauchspeicheldrüsensegment transplantiert werden soll, haben bei der Zuteilung Vorrang vor Patientinnen und Patienten für eine Transplantation der Inseln.

2   Sind die Erfolgsaussichten einer Bauchspeicheldrüsentransplantation wegen des Alters oder des Körpergewichts der Spenderin oder des Spenders deutlich vermindert, so sind Bauchspeicheldrüsen an erster Stelle Patientinnen und Patienten zuzuteilen, denen die Inseln transplantiert werden sollen.

3   Das EDI regelt die Prioritäten der Zuteilung an Patientinnen und Patienten, denen die Inseln transplantiert werden.

betes Typ 1 de facto vorenthält. Geradezu überheblich ist aber ein Passus in der erwänten Organzuteilungsverordnung, der dem EDI, also de facto dem BAG, die Kompetenz gibt, die von rein medizinischen Kriterien abhängigen Prioritäten zu regeln (Tab. 5).

Ausblick in die nahe Zukunft

Die dieses Kapitel einleitenden Ausführungen über die Indikationen zur Pankreas- und Pankreasinseltransplantation und der nachfolgende Ausblick sind vom langjährigen Spezialisten der Klinik für Viszeral- und Transplantationschirurgie des USZ für diese Operation, Privatdozent Dr. Markus Karl Müller (seit September 2010 Chefarzt Chirurgie im Kantonsspital Frauenfeld), und von Prof. Roger Lehmann, Leitender Arzt der Klinik für Endokrinologie und Diabetologie des USZ und zuständig für die Inseltransplantation, auf die aktuelle Gültigkeit hin überprüft beziehungsweise erweitert worden.

Zuerst stellen sie nochmals klar: Die Pankreastransplantation, ob in Form der Organtransplantation oder der Inseltransplantation, wird in absehbarer Zukunft nur beim Diabetes mellitus Typ 1 indiziert sein – und auch bei dieser Krankheit nicht einfach in jedem Fall. Dieses Krankheitsbild nimmt (wie auch der Diabetes Typ 2) in den hochzivilisierten Ländern zu, wie neulich auch eine europäische Bestandesaufnahme wieder gezeigt hat. Natürlich laufen auch Studien, wie man diese Krankheit heilen könnte, bevor sie einen definitiven Schaden gesetzt hat. Da beim Diabetes Typ 1 die insulinproduzierenden Inselzellen durch einen Autoimmunprozess zerstört werden, sollen Mittel und Wege gesucht werden, um die aggressiven Immunzellen durch Medikamente zu vernichten oder diesen Autoimmunprozess zu stoppen. Der grosse Schwachpunkt dieses Forschungsansatzes: Der Diabetes wird in der Regel erst entdeckt, wenn die Inselzellen bereits weitgehend zerstört sind.

Eine für die Betroffenen schwerwiegende Diabeteskomplikation ist die diabetische Augenschädigung mit Erblindungsgefahr, die diabetische Retinopathie. Sie kann auch auftreten, bevor die Nicre schwer geschädigt ist. Wenn das Fortschreiten dieses diabetischen Augenleidens mit allen anderen Mitteln nicht zu stoppen ist, wäre dies durchaus eine Indikation zur alleinigen Pankreastransplantation, unter Inkaufnahme der obligatorischen Immunsuppression. Aber in der Schweiz müssen die Krankenkassen aufgrund eines Beschlusses einer eidgenössischen Kommission (S. 250) diese Operation nicht bezahlen, obwohl die (aus wissenschaftlicher Sicht ohnehin diskutierbare) bundesrätliche Organzuteilungsverordnung diese Limitierung der

Anwendung gar nicht erwähnt. Momentan läuft allerdings ein Antrag an das BAG, alle Pankreas- und Inseltransplantationen zu entschädigen. Und neuerdings sind wenistens die Inseltransplantationen freigegeben worden, weil sie gar nicht als Organ-, sondern nur als Gewebetransplantationen eingestuft werden! Derartig einschränkende Vorschriften kennen die USA nicht: Die UNOS verzeichnete schon von 1987 bis zum Juni 2004 – als in der Schweiz strikte nur die Kombination Niere-Pankreas bezahlt wurde – über tausend isolierte Pankreastransplantationen wegen Retinopathie, vorwiegend bei Frauen. Fazit: Die Schweiz hat bezüglich Pankreastransplantation den Mittelweg zwischen dem «Laisser-faire» der USA und unseren überholten behördlichen Vorschriften und Einschränkungen im Moment noch nicht ganz gefunden.

Und die viel häufigere und noch schwerer wiegende Diabeteskomplikation, die diabetische Nephropathie mit endgültigem Verlust der Nierenfunktion, für uns bisher die klassische Indikation für eine simultane Pankreas- und Nierentransplantation? Dazu ist einfach festzuhalten, dass die drei Säulen einer möglichen Therapie – Insulinzufuhr, intaktes Pankreas, Inseln – noch laufend perfektioniert werden und deswegen ihre optimale Form noch nicht gefunden haben. Insbesondere das Milliardengeschäft mit Insulinpumpen hat mit der dauernden und bedarfsgerechten Insulinzufuhr die frühere Situation verändert. Weitere Stichworte sind unter anderen die steroidfreie Immunsuppression, die nur einmal nötige Inselapplikation, simultane versus zeitlich verschobene Transplantationen, Transplantation schon vor Dialysebeginn, Pankreasorgan oder Inseln – die beste und allgemein akzeptierte Behandlung des Diabetes mellitus Typ 1 mit Nierenversagen wird erst die Zukunft bringen. Im Moment überwiegt noch wie früher die simultane Nieren- und Pankreasorgantransplantation.

Der Pionier der Herztransplantation

Warum ich überhaupt über herzchirurgische Erinnerungen schreibe, mögen sich viele Leser dieser Zeilen fragen, war ich doch im Berufsleben und in meiner operativen Tätigkeit ein ausgesprochener, geradezu einseitiger Viszeral- und Lungenchirurg. Mit der grossen Unfallchirurgie hatte ich nur als Zuhörer und in passiver Form Kontakt: in den gemeinsamen Rapporten mit der Klinik für Unfallchirurgie in meiner Zeit als Departementsvorsteher sowie als Patient nach zwei Unfällen. Auch Herzchirurg wollte ich nie werden; eine diesbezügliche Offerte in meinen frühen Oberarztjahren habe ich ohne grosses Zögern abgelehnt, obwohl ich während je einer Rotation die Funktion eines Assistenten und später des Oberarztes des herzchirurgischen Bereichs der Klinik ausgeübt hatte. Warum also trotzdem diese Affinität zur Herzchirurgie? Der Hauptgrund war mein Interesse an der Transplantation. Für meine ersten Transplantationsexperimente am Versuchstier im Herbst 1962 wählte ich das Modell der heterotopen Herztransplantation; das Gelingen war im wörtlichen Sinn ein schlagender Beweis für das Funktionieren des Prinzips Transplantation (S. 150). Und der andere Grund ist mein verehrter Chef und Lehrer Åke Senning. Er war einer der Pioniere der Herzchirurgie in den 1950er Jahren, selbst ein brillanter Herzchirurg, brachte uns – seinen Schülern – pathophysiologisches Denken bei und war ein grosser Förderer der Transplantation.

Norman E. Shumway

Zu den Pionieren der Organtransplantation, die ich noch persönlich gekannt habe, gehört Norman E. Shumway, der Wegbereiter der Herztransplantation beim Menschen. Freilich konnte auch er auf tierexperimentelle Vorarbeiten früherer Forscher zurückgreifen, was seine Verdienste indessen nicht schmälert. Bereits 1905 verpflanzte nämlich der spätere Nobelpreisträger Alexis Carrel im Tierversuch Herzen, allerdings nicht der Transplantation zuliebe, sondern als Beweis für das Funktionieren seiner Gefässnahttechnik. 1933 veröffentlichten Mann und Mitarbeiter ausführliche experimentelle Transplantationsergebnisse mit dem Modell Herztransplantation, andere Forscher folgten. Später beschrieb Demichov nicht weniger als 13 verschiedene Varianten der heterotopen (zusätzlichen) Transplantation eines tierischen Herzens in den Brustkorb der Versuchstiere. Aber all diese Experimente dienten in erster Linie der Perfektionierung der Gefässnahttechnik und dem Studium des Verhaltens eines transplantierten Organs nach der vollständigen Unterbrechung aller Nerven und Lymphgefässe und der temporären Unterbrechung der Durchblutung. Sie führten aber auch zur Erkenntnis, dass ein fremdes Organ in einem neuen Körper nicht unbeschränkt weiterlebt, sondern abstirbt (heute würde man sagen «abgestossen wird»). Der Versuch einer Übertragung dieses Prinzips auf den Menschen war damals auch technisch noch ausgeschlossen, weil es noch nicht möglich war, den menschlichen Körper und insbesondere das Gehirn während des Herzaustausches durchblutet und damit am Leben zu erhalten. An der Überwindung der letztgenannten Hürde war Shumway mitbeteiligt.

Noman E. Shumway wurde 1923 in Kalamazoo, Michigan, geboren. 1941 – im Jahre des Eintritts der Vereinigten Staaten in den 2. Weltkrieg – nahm er ein Jus-Studium auf, wurde aber bei der Aushebung zum Militärdienst den Sanitätstruppen zugeteilt und wechselte deshalb die Studienrichtung auf Medizin. Nach Abschluss dieses Studiums kam er zur Weiterbildung an das Department of Surgery der University of Minnesota Medical School in Minneapolis.

In Minneapolis hatte der chirurgische Departementsvorsteher, Owen H. «the Chief» Wangensteen erkannt, in welche Richtung sich die Chirurgie weiterentwickeln würde, nämlich Richtung Herz, und dass für Operationen am Herzen eine Stilllegung dieses Organs unabdingbar sei und deshalb ein temporärer Ersatz seiner Funktion entwickelt werden müsse. Er hatte erreicht, dass der Kardiologe Visscher mehreren jungen Chirurgen der chirurgischen Klinik ein Spezialtraining in der Physiologie der Blutzirkulation angedeihen liess. Dermassen gerüstet bearbeiteten nach 1950 diese Nachwuchschirurgen unter der Leitung von C. Walton Lillehei das bisher ungelöste Problem der extrakorporalen Zirkulation, also die Entwicklung einer Herz-Lungen-Maschine. Zu dieser Gruppe gehörten neben Shumway auch Clarence Dennis, Richard DeWall, Vincent L. Gott, Richard L. Varco und zeitweise auch Christiaan Barnard. Die Entwicklungsarbeiten gipfelten in der ersten offenen Herzoperation in den Vereinigten Staaten. Fast gleichzeitig hatten in Stockholm Clarence Crafoord und Åke Senning mit einer Eigenentwicklung dasselbe Ziel auch erreicht.

Später, während meines Minnesota-Aufenthalts, hatte ich das Privileg, all diese Chirurgen persönlich kennenzulernen, teils in Minneapolis selbst wie Lillehei, Varco und Gott, teils an Kongressen wie Dennis, De Wall und insbesondere den sehr höflichen und sympathischen Shumway, von dessen Transplantationsexperimenten ich damals schon gewusst hatte. Senning war in der Zwischenzeit mein Chef in Zürich geworden und Crafoord besuchte uns einmal in unserer Zürcher Klinik.

Nach Abschluss der chirurgischen Weiterbildung in Minneapolis wechselte Shumway 1958 an das Stanford University Medical Center in Palo Alto, Kalifornien. Offenbar war er zu diesem Zeitpunkt der Einzige, der das Potential der neuentwickelten Technik Herz-Lungen-Maschine für die Herztransplantation erkannte und sofort ausnützte. Bereits 1959 gelangen ihm, zusammen mit seinem Assistenten Richard Lower, im Tierversuch die ersten erfolgreichen orthotopen Herztransplantationen; die diesbezügliche wissenschaftliche Publikation im folgenden Jahr markierte einen Meilenstein in der Transplantationsgeschichte. In den nächsten Jahren verfeinerte Shumway seine Technik in ungezählten Tierexperimenten weiter, unbeirrt von der damals in der Öffentlichkeit und auch in Medizinerkreisen noch vorhandenen Skepsis gegenüber dem Gedanken der Verpflanzbarkeit des menschlichen Herzens. Ein Ausdruck dieser Skepsis war 1964 der unsinnige Versuch von James D. Hardy, einem Menschen ein Schimpansenherz einzupflanzen. Am 20. September 1967 erklärte Shumway den Medien, er und sein Team seien für die Herztransplantation am nächsten geeigneten Patienten bereit. Doch Christiaan Barnard, der sich in Kapstadt in aller Stille auch vorbereitet hatte, kam ihm zuvor. Barnards am 3. Dezember 1967 realisierte erste Herztransplantation bei einem Menschen löste weltweit in den Medien ein so gewaltiges Getöse aus, dass darob Shumways erste Transplantation am 6. Januar 1968 fast unterging, zumal Barnard kurz darauf eine zweite bekanntgeben konnte, die dann erstmals zu einem längeren Überleben führte (S. 152). Als später Shumway einmal gefragt wurde, wie er die «Überholung» durch Barnard empfunden habe, soll er geantwortet haben: *«Gleich wie Amundsen, der am Südpol entdecken musste, dass Scott schon dort war.»*

Während Christiaan Barnard sich weltweit feiern liess und herumreiste (und im Juli noch ein drittes Herz transplantierte, aber wenige Jahre später seine operative Tätigkeit wegen eines Rheumatismus aufgab), lösten seine ersten Operationen und diejenigen von Shumway vor allem in den USA einen doch nicht ganz vorausgesehenen Boom aus. Wie viele der daran Beteiligten wirklich fachlich vorbereitet und qualifiziert waren und wie viele einfach auf den laufenden Zug aufspringen wollten, ist nicht genau zu differenzieren. Wirklich ein Boom: Weltweit waren bis zum Oktober 1968 bereits etwas über 60 Herztransplantationen dokumentiert, davon sechs von Norman Shumway. Weniger als 20 wurden aus fast so vielen nichtamerikanischen Spitälern mit wirklich interessanten Standorten (Buenos Aires, Bombay, Bratislava, Caracas, London, Madrid, Montpellier, Montreal, Paris, Sao Paulo, Sapporo, Valparaiso) gemeldet. Man tut allen diesen Chirurgen aber wahrscheinlich nicht Unrecht, wenn man sie als «auf den fahrenden Zug aufspringend» einordnet.

Dann ging aber der Boom der Herztransplantation rasch wieder zu Ende. Die meisten Herzchirurgen mussten nach zwei oder drei misslungenen Eingriffen erkennen, dass die Herztransplantation mehr ist und mehr erfordert als eine solide operative Leistung. Shumway aber arbeitete weiter, und dass die Medien sich in der Zwischenzeit anderen Themen zugewandt hatten, war ihm wahrscheinlich sehr recht. In regelmässigem Rhythmus transplantierte er weiterhin Herzen – und das mit zunehmendem Erfolg. Im Frühjahr 1978, zehn Jahre nach seiner ersten Transplantation, hatte Shumway von den 225 in den USA registrierten Herztransplantationen mehr als die Hälfte persönlich durchgeführt. Seine Ergebnisse zu diesem Zeitpunkt übertrafen alles Vorhergehende: Einjahresüberleben der herztransplantierten Patienten 70%, Dreijahresüberleben 50% – und das nota bene mit einer immunsuppressiven Behandlung, die damals noch auf Azathioprin, Prednison und Antilymphozytenglobulin beschränkt war.

Und nochmals gelangte Shumway mit einer Transplantationspremiere in die Schlagzeilen: 1981 gelang ihm mit seinem Mitarbeiter Bruce Reitz die erste erfolgreiche Transplantation des Herzens mitsamt beider Lungen en bloc. Und das nicht, wie bei späteren Lungentransplanteuren, nur zur Ermöglichung der Lungentransplantation (S. 214), sondern mit einer sehr korrekten Indikation: eine nicht mehr behandelbare Lungengefässerkrankung kombiniert mit einem Herzversagen.

Kurz darauf brachte die Einführung von neuen Immunsuppressiva auch für die Herztransplantation überall eine gewaltige Resultatverbesserung mit einem Einjahresüberleben der operierten Patienten von 90% und höher. Shumway, der selbst unverändert aktiv blieb, konnte miterleben, wie darauf ein zweiter, diesmal anhaltender weltweiter Boom der Herztransplantation einsetzte und dass seine ehemalige Pionierleistung zur Routinebehandlung von vielen Herzleiden wurde.

Im Alter von 70 Jahren trat er von der Leitung des von ihm 1974 mitgeschaffenen Departement of Cardiothoracic Surgery des Stanford University Medical Center zurück. Am 10. Februar 2006 – einen Tag nach seinem 83. Geburtstag – ist Norman E. Shumway in seinem Heim in Palo Alto gestorben.

Die Herztransplantation

Warum Herztransplantation?

Das Herz ist eine reine Pumpe ohne Zusatzaufgaben, eine raffiniert gebaute und funktionierende Pumpe mit einer sehr langen Lebensspanne. Die Pumpwirkung entsteht durch die regelmässige Kontraktion des Herzmuskels (= Systole) gefolgt von Entspannung (= Diastole), und zwar 60- bis 80-mal in der Minute (in Ruhe). Beim Erwachsenen werden mit jedem Schlag ungefähr 70 ml Blut weiterbefördert, und dies über zwei getrennte Systeme. Das venöse Blut, dem die Gewebe des Körpers den Sauerstoff entzogen haben, fliesst über die obere und die untere Hohlvene (Vena cava) in den rechten Vorhof des Herzens und dann in die rechte Herzkammer, von wo es über die Lungenarterie (Arteria pulmonalis) durch die Lungen gepumpt wird. Das in den Lungen mit frischem Sauerstoff angereicherte und vom Kohlendioxyd befreite Blut gelangt über den linken Herzvorhof in die linke Herzkammer und durch die Pumpwirkung des Herzmuskels wird es dann via Aorta allen Arterien und damit allen Körpergeweben zugeführt. Je eine Herzklappe mit Ventilwirkung zwischen den Übergängen Vorhof/Kammer und zwischen den Kammern und der Pulmonalarterie beziehungsweise der Aorta sorgt dafür, dass das Blut sich nur vorwärts bewegen kann. Die durch diesen Pumpmechanismus erzeugte Welle ist als Puls der Arterien spürbar.

Die diesem System inhärente, dauernde Abfolge von Hochdruck und Niederdruck, also das Pulsieren, ist für ein längeres Überleben nicht absolut unabdingbar, wie man früher vermutet hat. Das haben Untersuchungen an Menschen gezeigt, deren eigene Herzfunktion vorübergehend durch eine künstliche, mechanische Pumpe ersetzt worden ist, insbesondere zur Entlastung der linken Herzkammer (left ventricular assist device LVAD) oder beider Kammern (bi-VAD). Früher haben nämlich sogenannt nichtpulsatile, künstliche Pumpen mit dauerndem, pulslosem Blutfluss diese Funktion auch übernehmen können. Heute sind die pulsatilen Systeme sehr stabil und besser geworden. Sie sind zwar auf eine dauernde externe Energiezufuhr angewiesen und die Bewegungsfreiheit dieser Patienten ist entsprechend eingeschränkt, sie können aber heutzutage die Herzfunktion während Wochen oder Monaten übernehmen, ja sie sind als Überbrückung während mehrerer Jahre erfolgreich geworden, auch in der Schweiz. Die Einschränkungen der Lebensqualität und vermehrte Angstzustände können eine psychologische Begleitung notwendig machen. Allerdings sind diese Pumpen ohnehin heute (noch) keine Alternative zur Herztransplantation, wohl aber in geeigneten Fällen lebensrettend, denn sie ermöglichen bei vorübergehendem Herzversagen eine Überbrückung bis zur Erholung des Herzens und im Falle der fehlenden Erholung einen Aufschub, bis ein passendes Herztransplantat gefunden ist.

Warum also Herztransplantation? Bei weitem nicht jedes Herzversagen (die häufigste Todesursache des alten Menschen!) gibt Anlass zu einer Transplantation. Diese kann aber bei Jüngeren in Erwägung gezogen werden, wenn ein Herzleiden in absehbarer Zeit zum Tode führen würde, weil es sich trotz Einsatz aller Behandlungsmöglichkeiten unaufhaltsam weiter verschlechtert oder weil sämtliche Therapiemöglichkeien bereits ausgeschöpft sind. Diese Leiden kann man grob in Erkrankungen des Herzmuskels (wie zum Beispiel krankhafte Erweiterung der Herzhöhlen), in Durchblutungsstörungen (infolge Koronarsklerose), in nicht korrigierbare angeborene Herzfehler und in einige weitere, seltene Affektionen einteilen. Überfällig ist die Zuweisung zur Transplantation, wenn sich die Nierenfunktion verschlechtert und/oder wenn der Blutdruck in der Lungenarterie ansteigt, sich eine kardiale Kachexie (unaufhaltsamer Zerfall des Allgemeinzustands) entwickelt oder eine sorgfältige medikamentöse Behandlung zeitlich nicht mehr möglich ist. Die medizinische Klassifikation der Krankheiten zeigt Tabelle 6; ihre relative Häufigkeit ist aus Abbildung 16 ersichtlich.

Das Gewicht und die prozentuale Zuordnung der Krankheitsgruppen und damit auch der Transplantationsbedarf bei diesen Krankheiten hat sich in den letzten 20 Jahren etwas verschoben. Heute sind zum Beispiel die minimal-invasiven Behandlungen der Koronarerkrankungen viel differenzierter und erfolgreicher geworden und die Transplantationsnotwendigkeit bei diesen Krankheiten entsprechend geringer. Ein weiteres Beispiel ist die heute übliche chirurgische Korrektur von angeborenen Herzfehlern schon im Neugeborenen- oder Säuglingsalter, was die Zahl der nicht mehr korrigierbaren Herzfehler in der höheren Altersstufe absinken lässt. Auch die medikamentöse Behandlung des Herzversagens hat enorme Fortschritte erlebt; mit ihr können sehr viele Patienten für sehr lange Zeit stabilisiert werden.

Voraussetzung für die Indikationsstellung zur Transplantation ist selbstverständlich, dass keine unbehandelbare Krankheit eines anderen Organs oder Organsystems vorliegt, die den Transplantationserfolg zunichte machen würde. Zu dieser Einschränkung gibt es aber auch seltene Ausnahmen: So kann zum Beispiel beim zusätzlichen Vorliegen eines definitiven Nierenversagens die gleichzeitige Herz- und Nierentransplantation in Erwägung gezogen werden (siehe Kapitel Multiorgantransplantation). Im Vordergrund der Diskussionen um Indikation und Empfängerwahl steht heute aber der

Tabelle 6

Herzkrankheiten, die zu einer Transplantationsindikation werden können (zahlenmässige Gewichtung bzw. Häufigkeit nicht berücksichtigt).

Dilatative Kardiomyopathie
- Idiopathisch: Progressive Dilatation aller Herzhöhlen mit konsekutiver Globalherzinsuffizienz ohne feststellbare Ursache;
- Virusmyokarditis: Herzinsuffizienz, oft mit ventrikulären Rhythmusstörungen, nach abgelaufener Virusinfektion (Coxsackie-Viren, Zytomegalie usw);
- Zustand nach Klappenoperationen: initial meist Linksherz-, später Globalherzinsuffizienz infolge ausgeprägter Schädigung des Myokards.

Hypertrophe obstruktive Kardiomyopathie
- Muskuläre Wandhypertrophie meist des linken Ventrikels, vorwiegend die Ausflussbahn betroffen (beim Versagen der konventionellen Operationen).

Restriktive Kardiomyopathie
- Behinderung der diastolischen Füllung der Ventrikel ohne Herzdilatation;
- Grundleiden: Endomyokardfibrose, Amyloidose, Fibroplastische Endokarditis Löffler.

Ischämische Kardiomyopathie
- Koronare Herzkrankheit mit oder ohne Dilatation der Herzhöhlen, die nicht mehr konventionell (AC-Bypass, minimal-invasive Eingriffe) verbesserbar ist. Ursachen:
  - diffuser Befall der distalen Koronargefässe;
  - ausgedehnte Myokardinfarkte;
  - Zustand nach mehrfachen Bypassoperationen.

Komplexe, nicht oder nicht mehr korrigierbare kongenitale Herzfehler
- Ohne Eisenmenger-Reaktion (evtl. Indikation für Herz-Lungen-Transplantation);
- nach Palliativeingriffen oder primär;
- Versagen oder Nichtanwendbarkeit der konventionellen Korrekturoperationen.

Intraktable ventrikuläre Herzrhythmusstörungen
- Ischämisch oder nichtischämisch verursachte ventrikuläre Tachykardie mit Synkopen oder konsekutiver Herzinsuffizienz, beim Versagen eines rhythmuschirurgischen Eingriffs oder der Implantation eines automatischen Defibrillators.

Herztumoren
- Maligne Tumoren ohne Lymphknoten- und Fernmetastasen: Sarkome, Lymphome;
- Benigne nicht resektable Tumoren: Rhabdomyome, Fibrome, Teratome.

schwere Spendermangel, das Faktum, dass dieser noch viel ausgeprägter ist als für andere Organe. Für das Herz gibt es naturgemäss keine Lebendspende, man kann das Herz auch nicht in zwei funktionierende Transplantate teilen und viele verstorbene Organspender qualifizieren nicht mehr als Herzspender, auch wenn Leber, Pankreas und Nieren durchaus noch geeignet sind. Wegen des Mangels an Herztransplantaten befürworten viele prominente Herztransplanteure eine strenge Selektion der Transplantatempfänger: nicht zu früh transplantieren ohne Ausschöpfung wirklich aller Behandlungsmöglichkeiten, nicht zu spät transplantieren wegen des erhöhten Risikos und bewusste Bevorzugung der jungen vor den ganz alten Kandidaten.

Erste Zürcher Transplantationsexperimente im Herbst 1962

Im damaligen Kantonsspital Zürich hatte Senning nach seiner Amtsaufnahme im Spital ein Experimentallabor, als Provisorium im Geschoss E des Ostflügels, bis zum Bezug eines Neubaus eingerichtet, den er bei seiner Anstellung zugesichert erhalten hatte. Dass dieses Provisorium fast zehn Jahre lang zu funktionieren hatte, war damals noch fast undenkbar. In diesem Notbehelf arbeiteten Gastassistenten und zeitweise auch Ärzte der Klinik an kardiologisch-herzchirurgischen Fragestellungen. Mich jedoch interessierte die Transplantation. Ich kannte bereits Veröffentlichungen früherer Forscher über heterotope Transplantationen, das heisst Transplantation eines zusätzlichen Herzens, und mich nahm die Idee eines solchen Modells gefangen, weil der Erfolg sofort nach Operationsende «schlagend» manifest wird: Das transplantierte Herz schlägt wieder.

Um nicht ein vorzeitiges Veto des Klinikdirektors zu riskieren, unternahm ich einige derartige Experimente im Herbst 1962, als Senning am amerikanischen Chirurgenkongress in den USA weilte. Es war für mich wirklich faszinierend, erstmals in natura zu erleben, dass das Transplantationsprinzip wirklich funktioniert. Nach der Verpflanzung eines kleinen Hundeherzens an die Halsgefässe eines grossen Tiers begann das Transplantat wenige Sekunden nach Freigabe der Blutzirkulation wieder zu schlagen und es schlug bis zur Abstossung nach vier oder fünf Tagen. Ich versuchte nicht, diesen Normalverlauf zu beeinflussen, entfernte das abgestossene Organ jeweils wieder und überliess das gesunde Versuchstier den Herzchirurgen. Nach der Rückkehr von Senning liefen einige Oberärzte sofort zu ihm und erzählten ihm von meinen Missetaten. Senning zitierte mich, eher wohlwollend, und sagte mir, ich solle doch mit «solchen Sachen» zuwarten, bis ich in den USA sei (denn damals stand schon fest, dass ich im darauffolgenden Sommer nach Minneapolis zügeln würde).

Aber Senning hatte die Herztransplantation nicht vergessen. Als er uns im Herbst 1964 in Minneapolis besuchte, fragte er mich sogleich, ob hier an diesem Projekt gearbeitet werde. Offenbar erwartete er von mir eine objektivere Antwort als von seinen Kollegen Herzchirurgen. Ich konnte ihn beruhigen, weil ich wusste, dass das von C. Walton Lillehei geleitete Herzteam sich in keiner Weise mit Transplantationsfragen beschäftigte. Und Senning hatte auch meine Experimente nicht vergessen, als er selbst 1969 erstmals bei einem Patienten ein Herz transplantierte. Er verlangte von mir die Versuchsprotokolle von 1962 und präsentierte sie den staunenden Journalisten, um zu zeigen, wie lange und gründlich wir in Zürich uns schon auf die grosses Aufsehen erregende Tat vorbereitet hätten. Er gab mir die Protokolle übrigens nie wieder zurück.

Bei Barnard in Kapstadt 1968

Fast die ganze Welt war völlig überrascht, als am 3. Dezember 1967 die Meldung verbreitet wurde, der südafrikanische Herzchirurg Christiaan Barnard habe im Groote-Schuur-Hospital in Kapstadt ein menschliches Herz transplantiert. Eine Meldung inklusive Namen des Patienten, Louis Washkansky, und auch des Spenders! Das Echo in allen Medien war wahrhaftig gewaltig und anhaltend und es wurde nicht kleiner, als Barnard einen Monat später eine zweite Transplantation melden konnte. Die vier Tage nach Barnards erster Transplantation von einem New Yorker Chirurgen bei einem zweieinhalb Wochen alten Säugling mit schwerem Herzfehler durchgeführte Herzverpflanzung fand in den Medien wegen des Todes des kleinen Patienten bereits nach sechs Stunden nur sehr vorübergehende Beachtung und auch die vom eigentlichen Pionier Norman Shumway am 6. Januar 1968 vorgenommene Transplantation ging in der öffentlichen Wahrnehmung wegen des Kapstadter Medienrummels fast unter. Immerhin, die vier ersten Verpflanzungen von Menschenherzen auf Menschen innerhalb eines guten Monats – da wurde es weiten Kreisen klar, dass eine neue Ära der Medizin begonnen hatte. Viele mit den Fortschritten der Transplantation nicht vertraute Kommentatoren und Ärzte liessen sich aber zu Aussagen hinreissen, die sie später nicht mehr gemacht hätten. So zum Beispiel der Medizin-Nobelpreisträger Werner Forssmann unter dem Titel «Verlust an sittlicher Substanz»: *«Angesichts dieser unabstreitbaren Tatsachen wirkt die optimistische Aussage, wir stehen bereit für die nächste Herztransplantation, wie eine Hybris, und der Drang, den Fehlschlag in einem populär-wissenschaftlichen Buch dem Laien schmackhaft zu machen, wirkt peinlich.»* Und der medizinische Chefarzt des Kantonsspitals Baden schrieb kurz darauf: *«Der teilweise gelungene einmalige Versuch könnte die Hoffnung erwecken, in absehbarer Zeit werde die Medizin so weit sein, in grösserem Ausmass Herzen zu übertragen und damit einer erheblichen Anzahl von Herzkranken das Leben zu verlängern. Diese Hoffnung ist trügerisch.»*

Der 6. Januar 1968 wurde nicht nur für Norman Shumway, sondern unerwarteterweise auch für mich ein wichtiger Tag, denn die Post brachte einen Brief des Regierungsrates mit meiner Beförderung zum Oberarzt, rückwirkend auf den 1. Dezember 1967, und in der Klinik erreichte mich die Weisung, ich solle sofort Prof. Senning in Davos anrufen. Und Senning fragte: «*Wollen Sie morgen Abend nach Kapstadt fliegen?*» Eine Zeitung würde den Flug bezahlen und er selbst hätte weder Zeit noch grosse Lust, selbst hinzugehen. So wurde das Wochenende ziemlich hektisch; neben den üblichen Vorbereitungen hatte ich noch einen Zeitungsartikel zu ethischen Aspekten der Herztransplantation fertigzustellen, wie üblich von Hand geschrieben und von Helene in die Maschine getippt. Der Flug mit Zwischenhalten in Athen, Entebbe, Nairobi und Johannesburg dauerte 23 Stunden und ich fand mich aus dem Zürcher Winter in den südafrikanischen Sommer versetzt mit klarem Himmel, blühenden Blumen und angenehmer Temperatur. Am nächsten Morgen wolllte ich das flugbedingte Schlafmanko ausgleichen, hatte aber den Einfluss der früheren britischen Kolonialherrschaft nicht bedacht, denn pünklich um 6.30 Uhr wurde ich mit dem Early Morning Tea geweckt.

Im Groote-Schuur-Hospital lief gerade die tägliche Pressekonferenz, vorwiegend für die südafrikanischen Medien, nachdem die internationale Pressemeute grösstenteils bereits wieder abgezogen war. Als ich den Raum betrat, hörte ich Barnard sagen, dass sogar der berühmte Professor Senning einen Mitarbeiter per Telegramm angemeldet habe, aber leider sei dieser noch nicht hier. Worauf ich nur zu rufen brauchte «*Here I am, Sir!*». Barnard schleppte mich sofort zu den Journalisten, fast als erstes fragte er, ob Senning jetzt auch Herzen transplantieren werde, erklärte mir die Klinikorganisation und die Technik der Herztransplantation und schliesslich durfte ich durch ein Glasfester auch den berühmten Patienten Phillip Blaiberg sehen. Ich blieb vier Tage in Kapstadt, machte jeden Morgen die Visite mit und hatte viele Gespräche mit Barnards engsten Mitarbeitern, die bereitwillig alle meine Fragen beantworteten. Mit Barnard selbst unterhielt ich mich mehrmals über die Technik der Operation und einmal auch über Zürich und Minneapolis, über die von ihm geplante Lungentransplantation und seine vor kurzem realisierte erste Nierentransplantation in Kapstadt. Er fragte mich nach den Resultaten der von Senning entwickelten Technik des Herzklappenersatzes mit Fascia lata. Neben den vielen Gesprächen blieb auch Zeit zum Erkunden der eindrücklichen Natur und Umgebung der Stadt. Einmal fuhr ich per Schwebebahn auf den Tafelberg und ein andermal forderte ein isolierter Felszacken, der Lion's Head, mich heraus. Die Kletterei war wirklich sehr leicht, normale Schuhe genügten vollkommen, aber just an diesem Nachmittag versuchte ein Blick-Journalist, von mir Neuigkeiten zum Befinden des Patienten zu erfahren. Aber wegen meiner «Bergtour» erschien am nächsten Tag in Zürich im Blick nur die Schlagzeile «Largiadèr auf dem Lion's Head». Ich selbst nahm dann Abschied von den gastfreundlichen südafrikanischen Kollegen und flog zurück nach Zürich zum Rapport bei Professor Senning. In den nächsten Tagen waren wir vorübergehend und für sehr kurze Zeit gesuchte Interviewpartner für Zeitungen, Radio und Fernsehen. Der Rummel war bereits am Abklingen, als uns Barnard auf einer Europatournee in Zürich besuchte, um unsere Forschungseinrichtungen kennenzulernen.

Zwei Zürcher Herztransplantationen im Jahr 1969

Dass Senning fortan mit dem Gedanken an eine Herztransplantation spielte, war klar; sonst hätte er mich nicht nach Kapstadt geschickt. Wieviel und was er mit Betreuern von potentiellen Transplantationskandidaten, den Internisten und den Kardiologen in der Fakultät, sprach, blieb uns verborgen. Und was diese Spezialisten wirklich über die Transplantation dachten, wusste vielleicht nicht einmal er selbst. Jedenfalls liess uns der Chef nie ein Herztransplantationsprogramm mit der Umschreibung der Indikationen, den Anforderungen an die Spender und der immunsuppressiven Behandlung aufstellen; auch hier war seine uns schon bekannte Abneigung gegen schriftlich fixierte Verallgemeinerungen und seine Lust zur Improvisation spürbar. So kam es zum Beispiel vor, dass er uns erst nach Anmeldung eines jungen hirntoten Organspenders herum telefonieren liess, ob in einem Spital zufälligerweise ein für die Transplantation geeigneter Herzpatient liege.

Anfang April 1969 weilten wir beide in München am Kongress der Deutschen Gesellschaft für Chirurgie. Anschliessend fuhr Senning zurück nach Zürich und ich weiter nach Davos zum von mir mitorganisierten Kongress der European Surgical Research Society (S. 83). Die Transplantation war eines der Hauptthemen und hier war auch die Rednerliste hochkarätig, allen voran Leslie Brent und Roy Calne. Mitten in diese Veranstaltung platzte die Nachricht, Senning habe in Zürich ein Herz transplantiert. Etwas deprimiert, weil ich nicht hatte dabei sein können, fuhr ich nach Kongressende direkt in die Klinik. Auch hier war der Medienrummel gross, wenigstens schweizweit. Dem Patienten ging es vorerst gut, aber dann traten Probleme auf, vorwiegend infektiöser Art und zweifellos verursacht durch die Immunsuppression. Er starb einige Wochen später, ohne das Spital je verlassen zu haben.

Der Fall hatte ein juristisches Nachspiel, das später aber die Ausbreitung der Herztransplantation auf alle schweizerischen universitären Zentren begünstigen sollte. Die Eltern des Herzspenders klagten gegen den Kanton Zürich als Eigentümer des Spitals, weil sie nicht um Erlaubnis zur Herzentnahme bei ihrem hirntoten Sohn gefragt worden waren. Im Kanton Zürich galt damals die Widerspruchsregel, das heisst, dass bei einem Verstorbenen ein Organ zur Transplantation entnommen werden durfte, sofern die Angehörigen nicht von sich aus Widerspruch einlegten. Die Klage ging an das Bundesgericht und dieses befand – natürlich zeitlich verzögert – dass die Organentnahme völlig den damals gültigen und rechtlich einwandfreien kantonalen Vorschriften entsprochen hätte. Es stellte zudem fest, dass die Herztransplantation bei korrekter Indikationsstellung den natürlichen Fortschritt der Medizin widerspiegle, der nicht mit juristischen oder wirtschaftlichen Argumenten aufgehalten werden könne.

Die zweite Transplantation am 7. Juli verlief dann in jeder Beziehung völlig glatt und vorerst erfolgreich. Der Empfänger war ein idealer Kandidat: jung, kräftig, nicht fettleibig und alle Organe einwandfrei mit Ausnahme der mit keinen Mitteln mehr beeinflussbaren zunehmenden Herzschwäche (Kardiomyopathie). Senning transplantierte ihm ein Herz, das ich kurz zuvor einem hirntoten Spender entnommen hatte. Ich entnahm anschliessend auch beide Nieren, von denen Senning eine transplantierte, weil er mit dem Herzen schneller fertig geworden war als ich mit der korrekten Versorgung des Spenders; die zweite Nierentransplantation überliess der Chef dann mir. Der postoperative Verlauf des Herzempfängers war frei von Komplikationen, die Immunsuppression konnten wir mit dem Münchener Antilymphozytenserum verbessern und stärken, das wir dem Patienten auch bei den späteren ambulanten Kontrollen noch verabreichten. Den grössten Ärger bereiteten Journalisten, die – wie nach dem ersten Fall – auch diesmal den Namen des Patienten entgegen seinem ausdrücklichen Wunsch veröffentlichten. Und dann nach zwölf Wochen der Schlag: die Nachricht, der Patient sei zu Hause völlig unerwartet und plötzlich gestorben. Die Ursache wurde nie geklärt.

Senning liess keine Lust nach weiteren Transplantationen erkennen und er sprach kaum noch über dieses Thema. Für mich war das goldene Zeitalter der Nierentransplantation angebrochen und lieber als mit dem Herzen beschäftigte ich mich mit der Niere und dem Pankreas. Erst gegen Ende seiner Amtszeit, als das Ciclosporin die Transplantationsresultate bei uns und überall verbesserte, liess Senning wieder ein Interesse an der Herztransplantation erkennen. Aber zu diesem Zeitpunkt hatte Marko Turina schon alle Fäden der Zuweisungen und Fallvorstellungen von Herzpatienten in der

Hand und er konnte als Sennings Herzchirurgienachfolger die Herztransplantation in Zürich wieder aufnehmen.

Glanzzeit der Zürcher Herztransplantation

Ich war inzwischen Departementsvorsteher geworden und mit der Arbeit für das Departement und für die eigene Klinik für Viszeralchirurgie sowie als interimistischer Leiter der neuen Klinik für Wiederherstellungschirurgie (die definitive Wahl dieses Klinikdirektors erfolgte erst ein Jahr später) und allem was dazugehörte inklusive der Transplantation von Niere und Pankreas völlig ausgelastet. Ich überliess die Transplantationsinfrastruktur im Moment gerne Turina als dem neuen Chef der Herzchirurgie. Im September 1985 transplantierte Marko Turina erstmals ein Herz; das war der Beginn einer glanzvollen Serie mit neun Transplantationen im gleichen Jahr und bereits zwanzig im nächsten mit einem kurzfristig fast 100%-igen Gelingen. Bei den ersten Eingriffen zog Turina mich zur immunsuppressiven Therapie noch bei; bald wurde diese mit den ersten Erfolgen so standardisiert, dass ich zu keiner Verbesserung mehr beitragen konnte.

Die dankbaren Herzempfänger empfanden ähnliche Pioniergefühle wie viele Jahre zuvor die überlebenden Nierentransplantatträger und hatten damit ebenfalls das Bedürfnis, sich mit Schicksalsgenossen zusammenzuschliessen. In der Schweiz gründete der charismatische Ur-Walliser Louis Caloz (S. 201, 252) die Patientenvereinigung «Les As de Cœur» und leitete sie viele Jahre lang bis zu seinem Tod. Jetzt führt Marcel Steiner, ebenfalls Herztransplantatempfänger, diesen zum Schweizerischen Transplantiertenverein erweiterten Zusammenschluss und redigiert für den Verein auch eigene «News».

Im USZ erreichte die jährliche Zahl der Herztransplantationen mit 31 im Jahre 1994 den Höchststand und sank in der Folge auf einen Durchschnitt von 16 ab, als Folge eines echt schweizerischen «Kantönligeistes». Nach und nach hatten nämlich alle Universitätskliniken des Landes die Herztransplantation ebenfalls aufgenommen, nicht nur aus fachlicher Notwendigkeit, sondern auch zur Profilierung, mit zum Teil nur sehr kleinen Zahlen. Und dies, obwohl die Indikationen für Herztransplantationen in diesen Jahren dank Fortschritten der kardiologisch-invasiven Behandlung bereits eher abgenommen hatten. Später, bei meiner departementalen Bestandesaufnahme im Zusammenhang mit der Emeritierung konnte ich im April 1998 feststellen, dass in der Klinik für Herz- und Gefässchirurgie des Departements 257 Herzen bei 255 Patienten verpflanzt worden waren (also nur zwei

Zweittransplantationen, ganz gemäss dem internationalen Trend). Zahlenmässig stand das USZ schweizweit nach wie vor unangefochten an der Spitze. Und als bald nach der Jahrhundertwende die 300. Herztransplantation gemeldet werden konnte, schien die schweizerische Hierarchie weiterhin gewahrt. Diese reine Zahl täuschte aber; die Zürcher Herztransplantation war auf dem Weg in die Krise.

Turbulente Zürcher Herztransplantation und Herzchirurgienachfolge

Die Weiterentwicklung der Medizin (wie aller menschlichen Kulturen) erfolgt nicht immer völlig gradlinig und störungsfrei und deshalb soll ein Buch wie das vorliegende nicht den Eindruck erwecken, die Transplantation und ihre Akteure seien in dieser Beziehung eine Ausnahme. Deshalb sei nachfolgend für einmal auch eine Entwicklungsstörung etwas ausführlicher beschrieben.

Als seit 1998 Pensionierter konnte ich auf den weiteren Lauf der Dinge keinen persönlichen Einfluss mehr nehmen, aber dank guter Beziehungen zu meiner früheren Wirkungsstätte und auch wegen meiner Rolle bei Swisstransplant blieb ich in Kontakt. Die Akteure in der nun folgenden, unguten Phase waren Marko Turina als Klinikdirektor Herzchirurgie, Regierungsrätin Verena Diener als kantonale Gesundheitsdirektorin, die Konferenz der kantonalen Gesundheitsdirektoren, der Berner Herztransplanteur Thierry Carrel und in einer völlig passiven Rolle die Patientin R.V.

Marko Turina war blitzgescheit und ein brillanter Operateur, von dessen Operationskunst ich auch persönlich profitiert habe. Mit ihm zusammen zu operieren, zum Beispiel bei einem Patienten mit einem Gefäss- und einem Leberleiden, war mir stets ein besonderes intellektuelles Vergnügen. Seine Analysen der ihm vorgestellten Herzpatienten waren messerscharf und die Behandlungspläne ebenso zwingend. Sein Interesse galt aber vorwiegend diesen Fragestellungen und den Indikationen, den Operationstechniken und den Zahlen; die Nachbehandlung und die Immunologie waren für ihn eher zweitrangig. Herztransplantatempfänger wurden nach kurzer Zeit auf die Medizinische Klinik verlegt (wo sie selbstverständlich auch sehr gut betreut wurden), und für die «gewöhnlichen» Herzpatienten wurde es schon bald nach seinem Amtsantritt fast zum täglichen Bild, dass ein Helikopter auf dem Dach des USZ landete und Patienten nach einer zwei oder drei Tage zuvor durchgeführten Herzoperation zurück in das zuweisende Spital brachte. Dass er mit diesem hohen Umsatz das Personal seiner Klinik zeitweise überforderte, brachte Turina Kritik der Gesundheitsdirektion ein. An den jährlichen wissenschaftlichen Tagungen der Stiftung Swisstransplant (und später der Swiss Transplantation Society), wo immer über die neuesten Ergebnisse und Therapieempfehlungen diskutiert wurde, nahm er leider fast nie teil und in der Swisstransplant-Arbeitsgruppe «Herztransplantation» liess er seine Klinik durch einen Oberarzt vertreten, der bald in ein Privatspital abwanderte, aber weiterhin als (natürlich einflussloser) Vertreter des Zentrums Zürich fungierte. Seine Schüler Ludwig von Segesser in Lausanne und Thierry Carrel in Bern hingegen waren bei diesen Zusammenkünften immer präsent und schafften sich so weit herum Anerkennung und Einfluss. In seinen späten Jahren hatte Turina dank seines Wissens und operativen Geschicks seine Stellung gegenüber seinen Mitarbeitern so gefestigt, dass in seinen Abwesenheiten kaum mehr Entscheide gefällt wurden.

Um die Rolle der Regierungsrätin und Gesundheitsdirektorin Verena Diener zu verstehen, muss daran erinnert werden, dass das Zürcher Universitätsspital damals direkt dem Staat unterstand und nicht halbautonom war wie heute. Das ging gut, solange ein Gesundheitsdirektor wie Dr. Peter Wiederkehr dem Universitätsspital einen hohen Stellenwert zumass und den Spitalbetrieb auch hervorragend kannte (damals musste der Spitaldirektor jeden Samstagvormittag zum Rapport in der Gesundheitsdirektion antraben). Wenn ein Klinikdirektor ein wichtiges administratives Problem besprechen und lösen wollte, ging er deshalb häufig direkt zu Regierungsrat Wiederkehr. Dieser hörte sich das Problem an, fragte nach, liess mit sich diskutieren – und dann entschied er. Bei weitem nicht immer in Sinne des Gesuchstellers, aber er entschied und man wusste, was galt. Regierungsrätin Verena Diener, die ihm folgte, war weniger offen, wirkte distanziert und man hatte immer das Gefühl, sie misstraue den Akademikern und dem akademischen Betrieb und die Alternativmedizin scheine ihr näher zu liegen. Wenn man wie bei ihrem Vorgänger die Obstgartenstrasse aufsuchte, sass man einer Gesundheitsdirektorin gegenüber, die das Gespräch immer mit den Worten abschloss, sie werde sich die Sache überlegen und der Gesprächspartner werde von ihr hören. Gehört hat man häufig nichts mehr – oder aber das Gegenteil des Empfohlenen.

Zur schweizweiten Koordination der Organtransplantation schuf die Konferenz der kantonalen Gesundheitsdirektoren schon bald nach der Jahrtausendwende eine «Groupe des quinze», in die alle Universitätsspitäler ihren Verwaltungsdirektor, den ärztlichen Direktor und den Dekan abordnen konnten (S. 258). In der dreiköpfigen Zürcher Delegation gab RR Diener indirekt über die Verwaltungsdirektorin den Ton an, zumal der Dekan, ein Dermatologe, am Problem kaum interessiert war und offenbar häufig fehlte. Es wurden acht Modelle ausgearbeitet; das schliesslich weiter verfolgte Modell («Cluster») sah vor, dass auch weiterhin an allen Universitätsspitälern transplantiert werde (der Kantönligeist blühte also immer noch), dass aber bei den «grossen» Organen – von der Nierentransplantation wurde kaum mehr gesprochen – jedes Spital auf ein Organ verzichten müsse. Bei den Herzen betraf das nicht Basel mit seiner äusserst geringen Erfahrung und den kleinen Zahlen, sondern Zürich als grösstes Zentrum. RR Diener vertrat in der Folge konsequent den Zürcher Verzicht auf die Herztransplantation, auch bei der Nachfolge Turina.

Inzwischen war nämlich in Zürich mit starker Verspätung die Diskussion um die Nachfolge des spätestens im Frühjahr 2004 aus Altersgründen zurücktretenden Prof. Marko Turina angelaufen. Erst im Januar 2003 wurde eine Nachfolgekommission bestellt und erst am 2. Juli 2003 genehmigte die Fakultät einen Strukturbericht, der unter anderem festhielt: «*Schwerpunkt der klinischen Tätigkeit der Professur soll weiterhin die Herz- und thorakale Gefässchirurgie im Erwachsenenalter sein. Diese umfasst auch die Herztransplantation. Das USZ ist auf Grund der bestehenden Erfahrungen und der Grösse seines Einzugsgebietes für Herztransplantationen prädestiniert.*» Im August 2003 wurde die Stelle zur Bewerbung mit Amtsantritt am 1. März 2004 ausgeschrieben. Man realisierte indessen bald, dass die angegebene Zeit für eine sorgfältige Vorbereitung der Wahl nicht ausreichen würde, weswegen die Amtszeit von Turina um ein halbes Jahr verlängert wurde. Die Nachfolgekommission der Fakultät sah sich in der komfortablen Lage, dass gleich zwei Schweizer Herzchirurgen und -transplanteure unzweifelhaft das Format für den Zürcher Lehrstuhl aufwiesen, nämlich die Turina-Schüler Ludwig von Segesser in Lausanne und Thierry Carrel in Bern. Der Fakultät und dem Universitätsrat waren sicher beide genehm; die Schlüsselposition hatte indessen RR Diener als Herrin über das USZ inne. Da von Segesser ein nur mässiges Interesse zeigte, wurde Carrel rasch zum Wunschkandidaten der Fakultät. Im Mai 2004 hatte dieser aber ein offenbar hartes Gespräch mit der Gesundheitsdirektorin, was ihn veranlasste, das Zürcher Angebot abzulehnen. In der Presse (NZZ von Samstag/Sonntag, 15./16. Mai 2004) liess er sich mit der Aussage zitieren, *die Unternehmenskultur (des USZ) sei rückständig und Klinikleiter würden wie Schulbuben behandelt. Mit seinem Team in Bern sei er sehr viel weiter.*

Kaum hatte Turina im Frühjahr 2004 seine verlängerte Amtszeit angetreten, liess er sich in einen Fall mit verhängnisvollem Ausgang verstricken. Nachträglich wollte zwar niemand als erster den Plan initiiert haben, doch immerhin ist anzumerken, dass naturgemäss dem Herzchirurgen die Schlüsselrolle in einem solchen Fall zukommen muss und dass die Spitaldirektorin des USZ erst eingeweiht wurde, als die Sache kaum mehr rückgängig gemacht werden konnte. Der Plan sah vor, die im Triemlispital liegende und vom dortigen Kardiologen betreute Herztransplantationskandidatin R.V. mit ihrem Einverständnis vom Fernsehen vor und nach der Transplantation zu begleiten. Es wurde aber während längerer Zeit kein passendes Transplantat gefunden, obwohl unüblicherweise die Patientin sogar persönlich am Fernsehen um eine Herzspende bat. Dies machte den Fall im ganzen Land bekannt, was das Mitgefühl mit der Betroffenen, aber auch die Nervosität aller Direktbeteiligten ansteigen liess. Am 21. April 2004 stand ein Spender mit der Blutgruppe B zur Verfügung (R.V. hatte allerdings die Blugruppe A). Der von diesem Angebot orientierte Leitende Arzt A.K. beauftragte morgens um vier Uhr einen Oberarzt, die Meinung und den Entscheid von Turina einzuholen, da er von einem Fall in Bern wusste, bei dem die Transplantation eines blutgruppenunverträglichen Herzens doch zum Erfolg geführt werden konnte (wobei anzumerken wäre, dass in Bern die Unverträglichkeit erst während der Operation bemerkt wurde, worauf sofort die stärksten Medikamente gegen die Abstossung eingesetzt wurden). Was zu jener Nachtzeit besprochen wurde, weiss niemand genau; jedenfalls gab Turina den Auftrag, vorwärts zu machen.

So nahm das Verhängnis seinen Lauf. Das Fernsehen begleitete die Patientin bis an die Spitalpforte des USZ, dann hörte man für lange Zeit nichts mehr. Auch als die Medien ungeduldig wurden, hörte man nichts. Erst nachträglich, als sich die Katastrophe nicht mehr verheimlichen liess, erfuhr man Näheres. Offenbar hatte ein Anästhesist noch reklamiert, das Herz habe ja die falsche Blutgruppe, aber dieser Einwand wurde entweder nicht beachtet oder überhört. Als das neue Herz im Körper angeschlossen war und die Durchblutung freigegeben wurde, kam es zur perakuten Abstossung; es gelang nie, das Herz zum Schlagen zu bringen und deshalb musste die Patientin an der Herzlungenmaschine angeschlossen bleiben. Über die Gründe des desaströsen Verlaufs herrschte offensichtlich Unverständnis und Unsicherheit. Erst am nächsten Tag wurde Bern angerufen und gefragt, was sie bei ihrer inkompatiblen Transplantation gemacht hätten. Man diskutierte auch das Einsetzen eines Kunstherzens, aber dafür war es zu spät. Die Patientin R.V. verstarb am 23. April – und die Medien hatten für das Wochenende vom 24. und 25. April ihr Thema, wenn auch leider anders als geplant.

So wurde der Fall über das traurige Einzelschicksal hinaus in den Medien zum Thema der Arztfehler, der Haftpflicht, der Patientensicherheit und der Spitzenmedizin, zum Teil sehr sachlich und korrekt, zum Teil aber auch polemisch ohne grossen Sachverstand. RR Diener zog ihre eigenen Schlüsse: Sie ortete organisatorische Mängel in den Abläufen der Klinik für Herzchirurgie und verhängte deshalb bis zu deren Behebung ein Moratorium für Herztransplantationen. Dass im Zusammenhang mit dieser Mitteilung endlich auch der von der Gesundheitsdirektion unterstützte Verzicht Zürichs auf die Herztransplantation publik wurde, ging in der allgemeinen Aufregung um den Todesfall fast unter.

Der Todesfall hatte noch ein juristisches Nachspiel. Schon früh eröffnete die Bezirksanwaltschaft eine Strafuntersuchung «gegen einige Ärzte». Man nahm sich sehr viel Zeit, unter anderem zur Beschaffung von Gutachten, die den Tod als Folge der inkompatiblen Transplantation bestätigten. Erst im Juni 2007, also nach mehr als drei Jahren, wurde das Strafverfahren abgeschlossen. Die Staatsanwaltschaft führte den Fehler auf «Irrtümer, Missverständnisse, kommunikative Unzulänglichkeiten und falsches Hierarchiedenken» zurück, das Bezirksgericht sprach drei Ärzte wegen fahrlässiger Tötung schuldig und mit einem Strafbefehl wurde ihnen bedingte Geldstrafen sowie Bussen auferlegt. Erstaunlicherweise wurde das Verschulden des Leitenden Arztes A.K. am höchsten gewichtet, obwohl ein Klinikdirektor die volle Verantwortung für die Abläufe in der Klinik trägt und diese Verantwortung nicht delegieren kann. Die drei akzeptierten das Urteil.

Nach dem definitiven Rücktritt von Prof. Turina bereits im Juli 2004 wurde der Leiter der herzchirurgischen Abteilung des Triemlispitals Zürich, der Turina-Schüler und Tessiner Privatdozent Dr. Michele Genoni mit der interimistischen Klinikführung im Universitätsspital betraut. Die Berufung von Thierry Carrel schien zu jenem Zeitpunkt immer noch möglich. Der Prorektor Forschung der Universität führte mit ihm weitere Verhandlungen, bei denen die Gesundheitsdirektorin schliesslich zu Konzessionen bereit war, auch bezüglich der Verwendung von Privathonoraren (Verwendung zum Teil für die Forschung wie in Bern und nicht Abgabe an den Staat wie in Zürich). In welcher Form RR Diener gegenüber Carrel auch Zusagen betreffend Herztransplantation machte, ist für den Aussenstehenden nicht zu beurteilen. Jedenfalls empfand Carrel die Zusagen als positiv und liess sich am 23. November 2004 vom Regierungsrat zum Nachfolger von Turina wählen. Aber die Freude aller Betroffenen über das scheinbar glückliche Ende dauerte nicht lange, denn RR Diener wiederholte klar, dass unter ihrer Leitung im USZ keine Herzen mehr transplantiert würden, worauf Carrel die bereits erfolgte Wahl ablehnte. Damit hatte Diener der ehemals so strahlenden und führenden Zürcher Herzchirurgie einen Schaden zugefügt, von dem sich diese bis heute nicht mehr ganz erholt hat.

Inzwischen hatte die Gesundheitsdirektorenkonferenz (GDK) das Modell mit dem Verzicht Zürichs auf die Herztransplantation unverändert übernommen und im November 2004 schickte sie diesen Text als «Interkantonale Vereinbarung über die Koordination und Konzentration der Spitzenmedizin» an die betroffenen Kantone zur Ratifikation. Als diese Vereinbarung allgemein bekannt wurde, zeigte es sich aber, dass trotz des Wirbels um die misslungene Herztransplantation weite Zürcher Kreise nicht bereit waren, die Spitzenposition ihres Universitätsspitals durch Abstriche zu gefährden. Die Klinik- und Institutsdirektoren des Spitals ersetzten ihren allzu nachgiebigen Vorsitzenden durch einen Mann mit klaren Worten (*«Verena Diener betreibt einen Ausverkauf der Spitzenmedizin»*) und forderten von der Politik ein klares Bekenntnis zur Spitzenmedizin. Politische Parteien übten offene Kritik an der Vereinbarung und unterstützten die Klinikdirektoren. Die Presse stellte im Ausland ein Kopfschütteln über den Zürcher Verzicht fest, und im Kantonsrat war die Regierung gezwungen, auf eine dringliche Anfrage wegen des Verzichts auf Herztransplantationen zu reagieren. Die Gesundheitsdirektorin aber änderte ihre Meinung (noch) nicht. Im Gegenteil.

Wegen eines weiteren Todesfalls, bei dem allerdings keine Fehler mitspielten, und mit anderen fadenscheinigen Begründungen erliess RR Diener im Juni 2005 nochmals ein Moratorium für Herztransplantationen und kritisierte gleichzeitig die Staatsanwaltschaft wegen zu langer Untersuchungsdauer und die Universitätsleitung wegen Verzögerung des Berufungsverfahrens für einen neuen Chef Herzchirurgie. Die Empörung war gross, Universitätsrektor Hans Weder *«verstand die Welt nicht mehr»*, denn *«das Scheitern der Berufung Carrel hat allein Diener zu verantworten»*. Die Kritik an der Staatsanwaltschaft wies Justizdirektor Markus Notter persönlich zurück. Dies machte auch deutlich, dass Diener mit ihren Plänen im Gesamtregierungsrat nicht mehr auf Unterstützung bauen konnte. In dieser Situation holte der Regierungsrat zu einem «Befreiungsschlag» aus (wie es die Presse formulierte). In seiner Sitzung vom 15. Juli 2005 beschloss er, die Vereinbarung über die Koordination und Konzentration der Spitzenmedizin nicht zu unterzeichnen und sie nicht dem Kantonsrat zur Ratifikation zu unterbreiten. Gleichzeitig gab Bildungsdirektorin Regina Aeppli als Präsidentin des Universitätsrats bekannt, dass Genoni als ausserordentlicher Professor weiterhin die Herzklinik leiten werde. Der durch die Ereignisse verursachte Niedergang der einst so stolzen Zürcher Herztransplantation wird auch in den Zahlen deutlich: In den Jahren 2003 bis 2006 wurden jeweils nur noch fünf, sechs, elf und fünf Herzen verpflanzt.

Nach all den Wirren, nach dem Rücktritt von RR Diener und mit grosser Verspätung kam es endlich zum definitiven Neuanfang. Auf den 1. Januar 2009 wurde Prof. Volkmar Falk, bisher Leitender Oberarzt am Herzzentrum Leipzig, als ordentlicher Professor und Direktor der Klinik für Herz- und Gefässchirurgie nach Zürich berufen. Auch ein Herztransplanteur, aber auch wissenschaftlicher Repräsentant einer neuen Generation: eine international anerkannte Kapazität und ein Pionier für minimal-invasive und katheterbasierte Herzklappenchirurgie. Sein Ziel: «*Ich möchte die Herzchirurgie des USZ unbedingt wieder dorthin bringen, wo sie zu Gründerzeiten in den 60-er Jahren und auch später gewesen ist. Nämlich auf einen internationalen Spitzenplatz.*» Und bis April 2010 hat er 15 Herzen transplantiert; alle Patienten leben.

In den Jahren dieser Zürcher Wirren hatte sich die schweizerische Herztransplantationslandschaft unabhängig von Zürich gewandelt und weiterentwickelt. Bereits 2004 konstituierte sich ein Centre romand de transplantation: Herz und Lungen nur noch in Lausanne, Leber und Pankreas nur noch in Genf. Basel gab 2006 die nie über minimale Zahlen hinausgekommene Herztransplantation wieder auf (je zwei in den Jahren 2004 und 2005!).

Zahlen und Resultate weltweit

Im Moment der endgültigen Fassung der vorliegenden Zeilen liegt der weltweite, definitive Aufschwung der Herztransplantation bereits über 25 Jahre zurück und diese Operation ist seit langem zur Standardbehandlung vieler Herzkrankheiten geworden. Ich scheue die Bezeichnung Routinebehandlung, denn «Routine» lässt zu sehr an eingeschliffene Einfachheit denken. Die Herztransplantation ist aber nach wie vor Spitzenmedizin, anspruchsvoll in jeder Beziehung, und nur ein erfahrenes, grosses Spezialistenteam kann die guten Resultate vollbringen, wie sie heute eine Selbstverständlichkeit sind.

Die Zahl der wissenschaftlichen Veröffentlichungen zur Herztransplantation ist inzwischen ins Unermessliche gestiegen und sicher auch für den Spezialisten nicht mehr völlig überschaubar. Viele von ihnen beschreiben auch kleinere Modifikationen des Vorgehens und Fortschritte in der Behandlung, die der Fachmann in seinen Plan miteinbeziehen kann und die ihm wichtig sind. Aber die Zeiten der grossen Entwicklungen und Neuerungen, wie sie im vorhergehenden Kapitel beschrieben worden sind, sind vorbei.

Bezüglich Zahlen und Resultate der Herztransplantation haben Publikationen einzelner Zentren ohnehin nur noch eine beschränkte Aussagekraft.

Heute können an ihrer Stelle die grossen Gesamtstatistiken ausgewertet werden, die wegen ihres Umfangs zentrumsspezifische Besonderheiten ausgleichen. Differenzen zwischen einzelnen Zentren sind unvermeidbar bei der Auswahl der Transplantationsanwärter, beim Alter, bei der Beurteilung der Qualität eines Herzens, bei der Exzellenz eines Teams und bei vielem anderen mehr. Die grosse Datensammlung gleicht aber alles aus und widerspiegelt dadurch den wahren Wert.

Zu den Zahlen: Die Collaborative Transplant Study (CTS) von Gerhard Opelz in Heidelberg registrierte von ihrem Beginn bis zum 1. Februar 2010 total 34 023 Herztransplantationen. Diese Statistik erfasst fast alle europäischen Zentren mit Ausnahme von einigen osteuropäischen (Russland fehlt ganz) sowie auch mehrere aussereuropäische, nicht aber die USA.

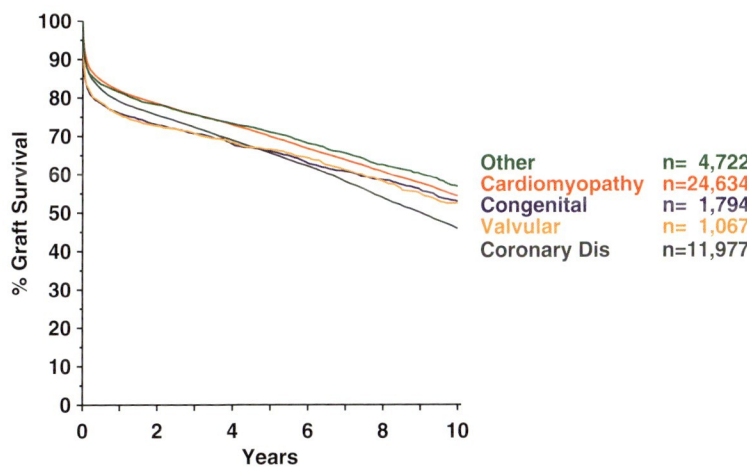

Abb. 16 Zahlenmässige Gewichtung und Funktionsdauer von 25 480 ersten Herztransplantaten, vorgenommen von 1985 bis und mit 2008 in europäischen Zentren (zur Verfügung gestellt von Gerhard Opelz).

Congenital	Angeborene Herzfehler
Cardiomyopathy	Kardiomyopathie, Herzmuskelschwäche
Other	andere Herzkrankheiten, Verschiedenes
Vascular	Herzgefässmissbildungen
Coronary Dis	Erkrankung der Koronararterien

Beachte: Koronar-(Herzkranzgefäss-)Erkrankungen haben die kürzeste Funktionsdauer!

163

Überlebensanstieg: Das United Network of Organ Sharing (UNOS) der USA berechnete einen Anstieg des Einjahresüberlebens der Patienten von 80,7% im Jahre 1987 auf jetzt 88,3%, des Dreijahresüberleben von 73,4 auf 80,9%, für fünf Jahre einen Anstieg von 64,3 auf 74,2% und für zehn Jahre einen solchen von 46,4 auf nur 55,2%.

Fast identische Überlebenszahlen zeigt die Collaborative Transplant Study. Interessant ist vor allem auch die Analyse des Verlaufs von 25 480 europäischen Ersttransplantaten der Jahre 1985 bis 2008 (Abb. 16) mit dem langsamen, gleichmässigen Abfall der funktionierenden Herzen über zehn Jahre, fast unabhängig von der Diagnose des ursprünglichen Herzleidens. Am gesamten registrierten Krankengut zeigt Abbildung 17, dass nach Versagen der Ersttransplantate nur relativ wenige (1104) zweite Transplantate möglich waren, mit einem bedeutend schlechteren Überleben.

Hauptverursacher der späten Transplantatverluste bleibt die chronische Abstossung. Sie äussert sich vor allem mit einer zunehmenden Verengung der Herzkranzarterien (der Koronargefässe) des transplantierten Herzens

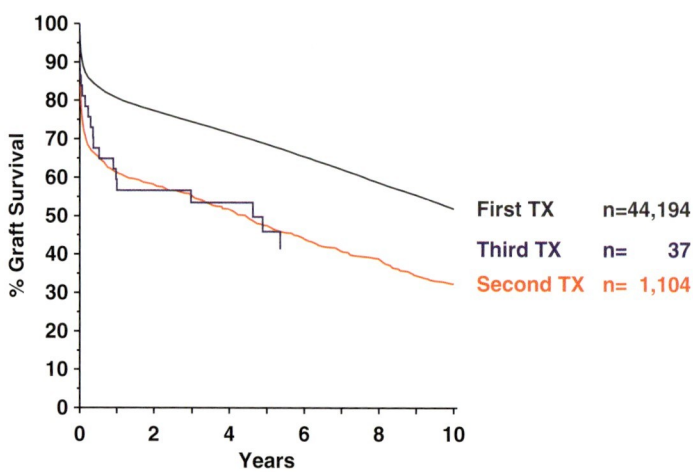

Abb. 17   Überlebens-(Funktions-)Dauer von 43 422 primären Herztransplantaten, vorgenommen weltweit von 1985 bis 2008. Vergleich mit Zweit- und Dritttransplantaten (zur Verfügung gestellt von Gerhard Opelz).

Zweittransplantate zahlenmässig eher bescheiden, Funktionsdauer bedeutend schlechter. Dritttransplantate bedeutungslos: nur 37!

durch einen der Arteriosklerose als Alterungsprozess aller Menschen ähnlichen Prozess. Zu den genannten momentanen Überlebenszahlen aus den Jahren 1985 bis 2008 muss allerdings bedacht werden, dass im neuen Jahrtausend die medikamentöse Unterdrückung des Immunprozesses noch schonender und wirkungsvoller geworden ist.

Ausblick in die nahe Zukunft

Die dieses Kapitel einleitenden Ausführungen über die Indikationen zur Herztransplantation sind von Prof. Thierry Carrel, Direktor der Universitätsklinik für Herz- und Gefässchirurgie am Inselspital Bern, und seinem kardiologischen Kollegen, Prof. Paul Mohacsi, auf den neuesten Stand gebracht worden. Carrel und Mohacsi schätzen, dass die Zahl der Anwärter auf eine Herztransplantation aber noch weiter zurückgehen wird, vor allem als Folge der immer wirkungsvoller werdenden minimal-invasiven Koronarchirurgie, der Korrektur von angeborenen Herzfehlern schon bei Neugeborenen und Kleinkindern und der nach ihrer Meinung noch viel leistungsfähiger und schonender werdenden Pumpsysteme zur mechanischen Herzunterstützung. Die beiden sehen auch voraus, dass diese Pumpsysteme es bald erübrigen lassen, die Transplantation bei einem vielleicht erholungsfähigen Herzen noch in Betracht zu ziehen und dass beim plötzlichen, unerwarteten Herzversagen die Pumpe bald Standardnotfallmassnahme wird. So wird sich die Transplantation in Zukunft auf die definitive, sicher nicht mehr erholungsfähige Herzinsuffizienz beschränken können.

Pioniere der Lebertransplantation

Bei diesem Kapitel war ich bezüglich Titel und Inhalt zuerst unschlüssig. Soll ich nur über den eigentlichen Pionier schreiben, also über Tom Starzl, oder über alle Pioniere, die ich gekannt habe? Aber: Eine eindeutige Abgrenzung von Pionieren zu weiteren mir bekannten Transplantationsspezialisten, die ebenfalls Wichtiges zum Fach beigetragen haben, ist schwierig, mit völlig objektiven Kriterien gar nicht möglich. Soll zum Beispiel der französische Leberpapst Henri Bismuth oder der selbstbewusste Schwede Carl Groth auch näher beschrieben werden? Oder aus der nächsten Generation der Pichlmayr-Schüler Christoph Broelsch, der in den USA 1989 die Leberlebendspende begründet hat und nach der Rückkehr nach Hamburg als Erster in Europa ebenfalls eine Lebertransplantation mit Lebendspende realisiert hat? Und der sich sogar inoffiziell in Zürich bei Largiadèr wegen dessen Nachfolge erkundigt hat? Der Leser möge verstehen, warum ich schliesslich (mit einer ganz kleinen Prise Subjektivität) die nachfolgend gewürdigten drei Pioniere vorgezogen habe.

Thomas E. Starzl

Der in Le Mars, Iowa, am 11. März 1926 geborene Thomas E. Starzl entschloss sich in seinen Jünglingsjahren zum Medizinstudium, nachdem seine Mutter an Brustkrebs gestorben war. Er studierte an der Northwestern University Medical School in Chicago und erwarb dort bis 1952 nicht nur den M.D., sondern auch einen Master of Science in Anatomy und den Ph.D. in Neurophysiologie.

Schon vor 1960 wurde an mehreren Universitäten der USA im Tierexperiment die Erforschung von weiteren Organtransplantationen aufgenommen, nachdem die ersten erfolgreichen Nierentransplantationen beim Menschen gezeigt hatten, dass ein Organersatz tatsächlich eine Möglichkeit zur Behandlung eines sonst tödlichen Organversagens werden könnte. Ich selbst wurde 1960 auf den Namen Starzl aufmerksam, weil er in diesem Jahr und dann wieder 1961 und 1962 in renommierten amerikanischen Fachzeitschriften über verschiedene Aspekte der experimentellen Lebertransplantation am Hundemodell publiziert hatte. Damals nahm ich mir vor, ihn während unseres Minneapolis-Aufenthalts einmal zu besuchen. Er war zu dieser Zeit am Veterans Administration Hospital der University of Colorado in Denver tätig.

Im Sommer 1964 war es soweit. Auf unserer grossen Fahrt in den Westen kampierten wir bei Boulder und am 15. Juni fuhr ich unter Hinterlassung der Familie im Camp nach Denver zum VA Hospital (Abb. 18). Starzl war äusserst liebenswürdig und nahm sich sehr viel Zeit für mich. Er war jetzt Associate Professor in Surgery und hatte ein Jahr zuvor (erstmals in der Welt) einem Menschen eine Leber transplantiert, erfolglos zwar wie auch bei den vier nächsten Patienten. Starzl schilderte mir den Verlauf und die Schwierigkeiten ausführlich. Dann nahm er mich mit ins Experimentallabor, zeigte mir einen Hund, der schon 83 Tage lang mit einem orthotopen Lebertransplantat lebte, und anschliessend entfernte er die Eigenleber eines weiteren Versuchstiers, das schon seit 56 Tagen eine funktionierende heterotope, also zusätzlich verpflanzte Fremdleber trug. Bei dieser Operation wurden mir auch die Gründe für die guten Resultate klar: Starzl, wie auch sein Mitarbeiter Marchioro, führten auch bei Versuchstieren alle Operationen immer persönlich durch, vom Hautschnitt bis zur Hautnaht, nichts wurde einem Assistenten überlassen. Als ich nach sechs Stunden das Spital verliess, wusste ich, wenn überhaupt ein Chirurg die Lebertransplantation zum Erfolg führen könnte, so werde es Starzl sein, und Starzl werde nicht ruhen, bis er das Ziel erreicht habe.

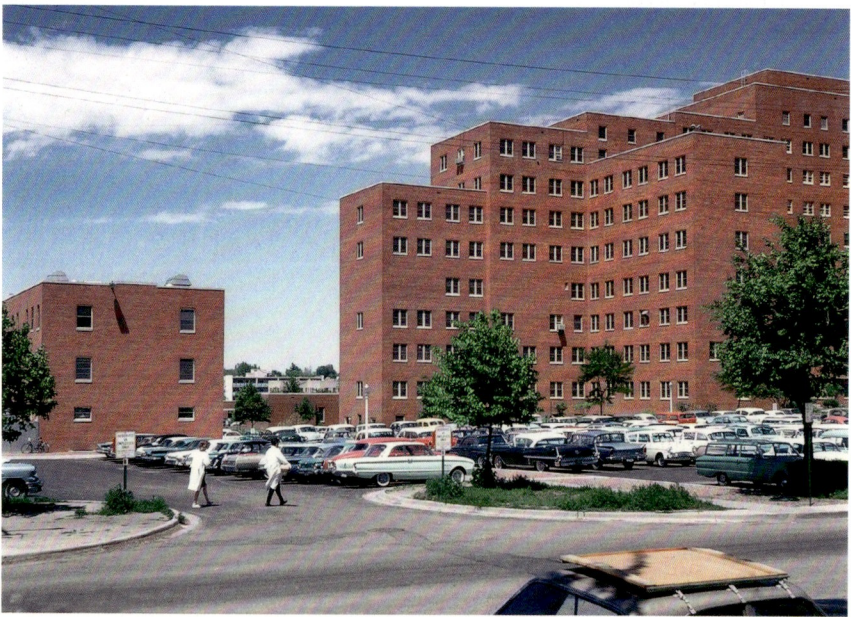

Abb. 18 Das Denver Veterans Administration Hospital am 15. Juni 1964, damals die Wirkungsstätte von Thomas Starzl (Foto: Felix Largiadèr).

1967 erreichte er dieses Ziel mit der weltweit ersten erfolgreichen Lebertransplantation beim Menschen, mit Langzeitüberleben des Empfängers und das – wie damals üblich – nur mit Azathioprin und Prednison als immunsuppressiver Massnahme. Damit hatte er seinen Ruf als erfolgreichster Lebertransplanteur endgültig zementiert. 1969 erschien nach einer Serie von 28 Transplantationen sein Buch «*Experience in hepatic transplantation*», das zum Standardwerk für alle Transplanteure wurde, die es ihm gleichtun wollten. Ich selbst sah ihn in grösseren Abständen an Kongressen wieder. 1972 wurde er Chairman der ganzen Chirurgie der University of Colorado, wo unter seiner Leitung annährend 1000 Nieren und 200 Lebern transplantiert wurden.

Im Dezember 1980 wechselte er als Professor der Chirurgie an die University of Pittsburgh School of Medicine und machte Pittsburgh damit zum Mekka der Lebertransplantation, aufgesucht von Patienten aus aller Welt und mit jährlich gegen 200 Transplantationen in den besten Jahren auch entsprechend leistungsfähig. Diese überragende Stellung erklärt auch, warum es für die Basler pharmazeutische Industrie nach der Entwicklung des Ciclosporins (gleich wie für die Japaner zehn Jahre später mit dem Tacrolimus) eine Prestigesache und grösste Referenz war, dass dieses neue Immunsuppressivum von Starzl in grossem Rahmen getestet und für gut befunden worden war. Auch Pittsburgh bekam später den zunehmenden Organmangel zu spüren. Starzl, der schon in Denver Schimpansenlebern mit einem einmaligen, zeitlich befristeten Erfolg (neun Monate) transplantiert hatte, nahm 1992 kurzzeitig die Affenlebertransplantation beim Menschen (diesmal mit Lebern von Pavianen) wieder auf, aber mit enttäuschenden Resultaten (Überleben maximal 70 Tage).

Thomas Starzl war schon seit acht Jahren als Chairman der Chirurgie altershalber pensioniert (aber nicht als Direktor des vom ihm gegründeten University of Pittsburgh Transplantation Institute), als wir uns zum letzten Mal trafen. Am Jahreskongress 1999 der Österreichischen Gesellschaft für Chirurgie in Linz war er als Redner zum Hauptthema «Chirurgie 2000» eingeladen. Der 3. Juni war ein heisser Tag, auch im Vortragssaal, und in der Nachmittagspause hatte ich das Bedürfnis nach frischer Luft. Starzl ging es offenbar gleich, denn wie ich so am Ufer der Donau spazierte, kam er mir entgegen, gross und schlank wie früher. Wir begrüssten uns und tauschten die bei solchen Gelegenheiten üblichen Freundlichkeiten und Erinnerungen aus. Seither haben wir uns nicht wiedergesehen.

In den Zeitungen konnte man lesen, dass Thomas E. Starzl am 13. Februar 2006, vier Wochen vor seinem 80. Geburtstag, ins Weisse Haus eingeladen war, wo ihm George W. Bush als Präsident der Vereinigten Staaten von

Amerika die renommierte National Medal of Science überreichte, mit der Laudatio *«For his pioneering work in liver transplantation and his discoveries in immunosuppressive medication that advanced the field of organ transplantation».*

Roy Y. Calne

Roy Calne wurde am 30. Dezember 1930 (zwölf Tage nach mir!) in Richmond, Surrey, geboren. Sein Medizinstudium im Guys Hospital schloss er 1952 ab. Von 1954 bis 1956 tat er Dienst als Sanitätsoffizier eines Gurkha-Regiments in Hong Kong und Malaysia und anschliessend absolvierte er die Chirurgieweiterbildung im Royal Free Hospital London; schon damals war er von der Transplantation fasziniert.

1960/61 weilte Calne als Fellow im Peter Bent Brigham Hospital der Harvard Medical School in Boston. Er gehörte dort zum Team, das das bis anhin für die Nierentransplantation verwendete Immunsuppressivum 6-Mercaptopurine zum Azathioprin weiterentwickelte, zum Medikament des erfolgreichen Durchbruchs bei der Nierentransplantation (und später auch bei anderen Organen). 1961 kehrte er nach England zurück und wurde bereits 1965 zum Chirurgieprofessor der University of Cambridge und zum Chirurgiechef im Addenbrooke's Hospital ernannt. Im gleichen Jahr startete er ein Nierentransplantationsprogramm (mit über 1600 Patienten bis zu seiner Emeritierung 1998), und 1968 folgte die erste Lebertransplantation in Europa (bis 1998 über 1200 Transplantationen).

Wir lernten uns im April 1969 in Davos kennen. Ich hatte zusammen mit zwei Kollegen die Organisation des 4. Kongresses der European Society for Experimental Surgery (ESES, später ESR) vom 13. bis 16. April übernommen, war selbst für das Transplantationsprogramm zuständig (S. 83) und lud selbstverständlich auch Calne ein. Er hielt einen Vortrag über Fremdtransplantate (Allotransplantate) der Leber beim Schwein, also über eine experimentelle Studie mit dem Ziel der Weiterentwicklung der von ihm im Vorjahr gestarteten menschlichen Lebertransplantation.

Am 25. Mai 1970 sahen wir uns in Berlin wieder, an einem internationalen, von der Kongressgesellschaft für ärztliche Fortbildung organisierten Rundtischgespräch über medizinische Probleme der Nierentransplantation beim Menschen. Die Gesprächsergebnisse waren weit weniger interessant als die Teilnehmer am Rundtisch und am Nachtessen: neben Calne auch J. Crosnier (Paris), R. Nagel (Berlin), J. Brod (Prag). R. Ceppellini (Turin), L. Röhl (Heidelberg) und L.E. Gelin (Göteborg). Den nachhaltigsten Eindruck hinterliess auf Helene und mich aber eine Aufführung der «Salome» von Richard Strauss in der Deutschen Oper.

Roy Calne war in der Zwischenzeit eine international anerkannte Autorität geworden. Man wusste auch, dass er von seinen Mitarbeitern und den vielen ausländischen Visitors als ruhig, gradlinig und sehr höflich empfunden wurde. Als Autoritätsperson erreichte er aber auch, dass seine Konzepte von den Mitarbeitern vorbehaltlos übernommen wurden; dies wurde durch grosszügiges Einbeziehen der Mitarbeiter und der Visitors in die operative Tätigkeit belohnt. Als wir Zürcher im Jahr 1982 die Initiative zur Gründung einer europäischen Gesellschaft der Transplantationschirurgen ergriffen und interessierte Repräsentanten des Fachs aus ganz Europa nach Zürich zur Gründung einluden, waren sich die Anwesenden bald einig, dass Calne das Präsidium der nun *European Society for Organ Tranplantation (ESOT)* genannten Gesellschaft übernehmen sollte. Er sagte unter der Bedingung zu, dass er selbst keinen Kongress organisieren müsse; darum wurde ich selbst Chairman des lokalen Organisationskommitees für den ersten ESOT-Kongress vom 23. und 24. November 1983 in Zürich. In den Vorstand schickte ich meinen Mitarbeiter Georg Uhlschmid; als weitere Vorstandsmitglieder figurierten viele der damals bekanntesten Transplantationssachverständigen Europas wie Maurice Slapak, Walter Land, Hans Brynger, Max Dubernard, Raimund Margreiter, Paul Michielsen, Gerhard Opelz, Jules Traeger und Jon J. van Rod. Das Emblem der Gesellschaft schuf die Künstlerin Gisela Andersch, die Frau des von mir hochverehrten Alfred Andersch.

Calne wurde – wie ich selbst – im Jahre 1998 altershalber pensioniert. Seither hat er noch mehr Zeit für seine Hobbies, insbesondere das Malen. Gemäldeausstellungen mit Motiven vorwiegend aus dem weiten Umkreis der Organtransplantation zeugten schon an vielen internationalen Kongressen von seinem Können auch auf diesem Gebiet.

Rudolf Pichlmayr

Rudolf Pichlmayr (Abb. 19), der Pionier der Lebertransplantation in Deutschland, wurde am 16. Mai 1932 in München geboren, wo er auch aufwuchs, das Gymnasium besuchte und an der Universität 1951 bis 1956 Medizin studierte. Ich selbst verbrachte das Wintersemester 1954/55 ebenfalls in München, und es ist sicher, dass wir zum Teil in den gleichen Vorlesungen sassen, ohne jedoch persönlich bekannt zu werden. Am ehesten in der Chirurgievorlesung, die ich kaum je verpasste. Seine Frau Ina schreibt allerdings in ihren Erinnerungen, *am liebsten hätten sie die Vorlesung Innere Medizin*

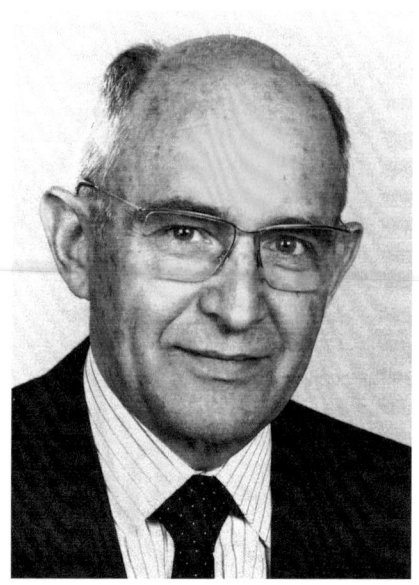

Abb. 19 Rudolf Pichlmayr (16. Mai 1932 bis 29. August 1997) (zur Verfügung gestellt von Ina Pichlmayr).

von Prof. Bodechtel gehabt. Auch ich habe diese damals fast regelmässig besucht!

Zu Beginn des 8. Studiensemesters heirateten Rudolf und seine Studienfreundin Ina, zusammen absolvierten sie dann das Staatsexamen und die Doktorprüfung. Nach den Medizinalassistentenjahren und je einem Jahr Pathologie und Chirurgie im Krankenhaus rechts der Isar konnte Rudolf 1960 seine Wunschweiterbildungsstelle in der Chirurgischen Universitätsklinik bei Prof. Rudolf Zenker antreten. Ina hatte inzwischen eine Anästhesieweiterbildung begonnen, und die beiden hatten bereits zwei Töchter.

Wir begegneten uns erstmals am 25. November 1966 am von mir organisierten Zürcher Transplantationskolloquium. Er referierte über die immunsuppressive Wirkung eines Antilymphozytenserums (zu diesem Zeitpunkt noch ein heterologes Hundeantilymphozytenserum). Mit dieser Arbeit konnte er sich kurz darauf, am 23. Februar 1967, an der Universität München habilitieren und die Schrift wurde im Mai des gleichen Jahres von der Deutschen Gesellschaft für Chirurgie mit dem Von-Langenbeck-Preis ausgezeichnet. Inzwischen hatte Pichlmayr aber einen weiteren, entscheidenden Schritt vollzogen: Er impfte ein Pferd, den hochbetagten Pensionär Otto, mit menschlichen Lymphozyten und gewann so ein beim Menschen wirksames Antilymphozytenserum (ALS), eine markante Verbesserung der bis anhin nur aus Azathioprin und Prednison bestehenden Immunsuppression bei menschlichen Transplantatträgern. Aber nicht nur die Münchner und wir Zürcher als Lymphozytenlieferanten profitierten, sondern auch Christiaan Barnard in Kapstadt, der dieses ALS bei seinen ersten Herztransplantationen einsetzte. Die Industrie übernahm dann das Prinzip und brachte ein auf das wirksame Globulin reduziertes Präparat (ALG) auf den Markt.

Noch im Sommer 1967 erfuhr die Laufbahn von Rudolf Pichlmayr eine unerwartete Wende, die aber sein ganzes weiteres Leben bestimmen sollte. Damals erhielt Professor Hans Borst, Zenkers erster Oberarzt, den Ruf auf das Ordinariat für Chirurgie der neu errichteten Medizinischen Hochschule Hannover (MHH). Da er selbst nur die Herz-, Gefäss- und Lungenchirurgie abdecken wollte, forderte er Pichlmayr auf, mitzukommen und die Bauchchirurgie zu übernehmen. Dies war der Beginn einer äusserst erfolgreichen und harmonischen Zusammenarbeit. Die beiden gingen schon im Herbst 1967 nach Hannover, vorerst in ein Provisorium im Städtischen Krankenhaus, um von dort aus beim Aufbau der neuen Hochschule und ihrer Gebäude mitzuwirken. Im Sommer 1968 wurde Pichlmayr an die MHH umhabilitiert; Ina und die bereits vier Töchter blieben bis zum Frühjahr 1969 in München.

Unser nächstes Treffen war ebenso ungeplant wie unerwartet. Am 27. November 1968 fuhr ich nach Ulm zur Vorstellung als möglicher Kandidat für einen neuen Lehrstuhl für Gefäss- oder Transplantationschirurgie und traf dort neben anderen Bewerbern auch Rudolf Pichlmayr. Wie ich an anderer Stelle schildere (S. 180), wurde dort aber schliesslich gar kein Transplantationschirurg berufen. Für Pichlmayr, der nach meiner Einschätzung einen Ruf nach Ulm ohnehin nicht angenommen hätte, ging es in Hannover rasch vorwärts. Ende 1968 wurde dort erstmals eine Niere transplantiert, im September 1969 wurde er zum Ordentlichen Professor und zum Abteilungsvorsteher für «Spezielle Chirurgie insbesondere Transplantationswesen» befördert und kurz darauf konnte die Chirurgie das neue Klinikgebäude der MHH beziehen. Kurt Wonigeit errichtete dort zur Weiterentwicklung der Transplantation ein immunologisch-chirurgisches Forschungslabor, 1972 folgte die erste Lebertransplantation und am 1. Mai 1973 wurde Rudolf Pichlmayr erster Inhaber des Lehrstuhls für Abdominal- und Transplantationschirurgie der Medizinischen Hochschule Hannover. Als solcher betreute er mit hoher Kompetenz die gesamte viszerale Chirurgie, inklusive ihrer onkologischen Aspekte, und schrieb seit 1976 auch Lehrbücher über sein Fachgebiet, national und international bekannt wurde er aber vor allem als Lebertransplanteur. Er bereicherte deren Technik auch mit neuen Methoden, vor allem mit der Split-Leber (Zweiteilen einer Leber für zwei Empfänger).

Als 1981 Georg Heberer in den Ruhestand trat, erwarteten alle, dass Pichlmayr nun nach München zügeln werde. Er bekam auch diesen Ruf. Die Verlockung, nach Bayern zurückkehren zu können, ins geliebte Land und zu vertrauten Leuten, war sicher riesengross. Auf der anderen Seite hatte er in Hannover beruflich und familiär sehr viel aufgebaut und erreicht und die Aufbauerbeit dort war sicher noch nicht am Ende. Nach langem Überlegen entschied er sich für Hannover, wo ihm als Bleibegeschenk ein grosser Forschungstrakt versprochen wurde. Ina schreibt aber in ihren Erinnerungen, *«die sehnsuchtvolle Trauer um München verliess ihn ein ganzes Leben lang nicht»*.

International hatte dieser Entscheid keine Auswirkungen. Die Zahl der Operationen stieg, die Resultate wurden dank Ciclosporin auch immer besser, das Lebertransplantationszentrum Hannover wurde noch grösser und es gab kaum einen Transplantationskongress, an dem Pichlmayr nicht zu einem Leberreferat eingeladen war. Parallel dazu stiegen auch die lokalen Aufgaben für die Fakultät und die internationalen Anerkennungen. 1987 errichtete er zusammen mit seiner Frau eine Stiftung zur Rehabilitation von Kindern und Jugendlichen nach Organtransplantation und fünf Jahre später konnte im Osttirol der von ihm für die kleinen Patienten gekaufte und renovierte Ederhof bezogen werden. In Hannover selbst arbeitete er jahrelang an einem Konzept für ein Transplantationszentrum, für das er auch die Unterstützung des niedersächsischen Ministerpräsidenten Gerhard Schröder (des späteren Bundeskanzlers) gewinnen konnte. Im Herbst 1996 hatte ich die Ehre, in Hannover einer Jury anzugehören, die die von verschiedenen Architekten vorgelegten Pläne zu begutachten hatte und einen Entscheid fällen musste.

Wir sahen uns in diesen Jahren auch deshalb besonders häufig, weil ich selbst dem Präsidium der Deutschen Gesellschaft für Chirurgie angehörte. Dass Rudolf trotz all seiner Verpflichtungen einmal meine Einladung annahm, ein Nachtessen im Kreise meiner Zürcher Klinik zu verbringen und am nächsten Morgen im grossen Hörsaal Ost des USZ eine Vorlesung für meine Studenten zu halten, freute mich ganz besonders.

Ein Höhepunkt seiner beruflichen Laufbahn war sicher das Präsidium der Deutschen Gesellschaft für Chirurgie. Er organisierte in dieser Funktion den Kongress vom 9. bis 13. April 1996 in Berlin, der uns als besonders glanz- und gehaltvoll in Erinnerung geblieben ist, nicht nur deshalb, weil ich bei der Eröffnungsveranstaltung im Deutschen Theater am Gendarmenmarkt eine Ansprache im Namen der ausländischen Gäste zu halten hatte beziehungsweise halten durfte, und nicht nur deshalb, weil wir in der Abschlusssitzung im Kongresszentrum Gerhard Schröder mit einer Rede live erleben konnten.

Wir trafen uns wieder im August 1997 in Acapulco am Kongress der Internationalen Chirurgiegesellschaft, an der International Surgical Week. Beim festlichen Schlussabend sassen wir mit ihm, seiner Gattin Ina und seiner jüngsten Tochter zusammen, tauschten alte Erinnerungen aus, diskutierten Neuigkeiten und besprachen auch die Möglichkeit, seiner Tochter für die gewünschte Pflegefachausbildung einen Platz in Zürich zu organisieren. Am nächsten Morgen, am 29. August 1997, während Helene für die Weiterreise packte, wollte ich nochmals ins Kongresszentrum. Auf dem Weg dorthin traf ich Christoph Broelsch und der fragte mich: *«Weisst Du das von Rudolf?»*

Ich verneinte und daraufhin erzählte er mir ganz aufgewühlt, dass Rudolf Pichlmayr am frühen Morgen beim Schwimmen im Meer ertrunken sei. Wie betäubt ging ich zurück ins Hotel, bat Helene zu einem Spaziergang und als wir durch den Sand der Küste stapften, erzählte ich ihr das Unfassbare.

Am 8. September, einem glanzvollen und milden Herbsttag, konnte die Kapelle des Nordfriedhofs München die riesige Trauergemeinde kaum fassen. Nach der Trauerfeier standen wir auf dem Friedhof, kondolierten Ina und warfen Blumen ins offene Grab. Wir hatten einen echten Freund verloren.

Die Transplantation und das Berufsziel

Wie in den olympischen Spielen nicht die Schönsten und Stärksten bekränzt werden, sondern jene, die kämpfen (denn unter diesen befinden sich die Sieger), so werden auch jene die schönen und guten Dinge des Lebens gewinnen, die richtig handeln.

ARISTOTELES

Dass ich Arzt und Chirurg geworden bin, verdanke ich dem väterlichen Vorbild. Endgültig zur Chirurgie hingezogen haben mich auch meine Lehrer im klinischen Studium. Dass ich dann in der Chirurgie eine akademische Karriere anstrebte, war mitbeeinflusst von Vaters Erzählungen und seiner Hochachtung für seine chirurgischen Lehrer Ferdinand Sauerbruch und Paul Clairmont; meinerseits war auch eine Portion persönlichen, für eine solche Laufbahn durchaus nötigen Ehrgeizes dabei. Mir war aber schon damals bewusst, dass das Zeitalter der chirurgischen Alleskönner abgelaufen war. Bereits im Studium interessierte mich vor allem die Bauchchirurgie und wenig später stiess ich auf die Organtransplantation, deren Faszination ich mich nicht mehr entziehen konnte und wollte.

Habilitation in Zürich

Zwei Jahre meiner Weiterbildung, 1963 bis 1965 verbrachte ich als Research Fellow an der University of Minnesota in Minneapolis (S. 55) und konnte mich dort in die Transplantation einarbeiten. Von Minneapolis brachte ich dann auch eine grosse Studie über Organe als Transplantate nach Hause, über ihre Ischämietoleranz, die biochemischen Voraussetzungen, über Methoden zur Toleranzverlängerung und über die möglichen Konservierungsverfahren. Nach deren Fertigstellung reichte ich, damals noch Assistent (und zum Ärger von bestandenen, noch nicht habilitierten Oberärzten) diese Schrift mit Unterstützung von Prof. Senning der Zürcher Fakultät als Habilitationsschrift ein. Bereits im Dezember 1966 hatte ich vor der Fakultät eine Probevorlesung zu halten und auf Sommersemester 1967 erteilte mir der Zürcher Regierungsrat die Venia legendi (die Privatdozentur) für Chirurgie. Am 28. Oktober des gleichen Jahres hielt ich dann in der Aula der Universität meine Antrittsvorlesung zum Thema «Organtransplantation als Beispiel für die heutige Chirurgie». Damals galt noch die selbstverständliche Erwartung, dass der Redner mit diesem Auftritt seine didaktischen Fähigkeiten unter Beweis stellen würde, mit 40 bis 45 Minuten Vorlesung auf dem Katheder ohne Manuskript und ohne Bilder. Dass die Familie sich während der vorhergehenden Tage diese Vorlesung noch und noch durch den in der Wohnung umherschreitenden und memorierenden Vater anhören musste, wurde als normal hingenommen. Welch ein Unterschied zu heute, wo der Redner lässig an einem Tisch steht, den Blick nur auf den Computer gerichtet, der die ganze Präsentation gespeichert hat und erklärende Randbemerkungen fast überflüssig macht! Dafür erschienen damals die eine breite Öffentlichkeit interessierenden Antrittsvorlesungen in toto in der NZZ (Tab. 7). Heute hingegen sind die wissenschaftlichen Beilagen der grossen Zeitungen mit eigenen Fachleuten bestückt, die lieber selbst etwas schreiben und deshalb nur noch in beschränktem Masse umfangreiche Originaltexte übernehmen.

Weitere Laufbahn anderswo?

Die enorme Entwicklung der Chirurgie nach dem 2. Weltkrieg (Schlagwort: Herzchirurgie) bewirkte, dass in Deutschland und in der Schweiz wie auch in anderen europäischen Ländern in den späten 1950er und frühen 1960er Jahren die vormals so monolithische Chirurgie in Teilgebiete zerfiel und auch – dem Beispiel der USA folgend – wieder vermehrt Gewicht auf die chirurgische Forschung gelegt wurde. So wurden in München, in Heidelberg und andernorts den chirurgischen Kliniken Forschungsabteilungen angegliedert, denen oft nicht mehr ein Chirurg, sondern ein Biochemiker oder ein anderer Grundlagenforscher vorstand.

Kaum war ich 1967 habilitiert, orientierte Prof. Georg Heberer, damals noch Ordinarius in Köln, meinen Chef Senning über eine in Köln geplante Professur für experimentelle Chirurgie und fragte ihn, ob er mich als Kandidaten portieren wolle. Sehr weit gedieh die Sache nicht, denn ich war auf keinen Fall gewillt, auf die klinische Chirurgie zu verzichten. Forschung und Patientenbetreuung gehören zusammen, das war schon damals meine Überzeugung, und die Konsequenz aus dieser Haltung war die Beschränkung auf ein Teilgebiet der Chirurgie, in meinem Falle auf die viszerale Chirurgie einschliesslich der Transplantation.

Später kam dann eine Anfrage aus Giessen. Auch dort wollte der mächtige und damals einzige chirurgische Ordinarius Karl Vossschulte ein Extraordinariat für chirurgische Forschung einrichten. Ich fuhr hin zu Vorstellung und Vortrag, mit dem Zug nach Frankfurt und weiter mit einem Mietwagen. Es waren die Jahre der terroristischen Anschläge in Deutschland, was ich

Tabelle 7

Organtransplantation als Beispiel für die heutige Chirurgie.
Der erste, ein nachfolgender und der letzte Abschnitt der Antrittsvorlesung von Felix Largiadèr. Auszüge aus: NZZ, Sonntag, 19. November 1967, Blatt 6, Nr. 4943 (131).

«Jede Epoche der Geschichte zeigt Entwicklungen, die ihr das besondere Gepräge geben. Das gilt für die allgemeine Geschichte so gut wie für irgendeine spezielle Geschichte und es gilt für die ganze Medizin so gut wie für ihre einzelnen Disziplinen. Und so gibt es auch in der Geschichte der Chirurgie Entwicklungen, die beispielhaft sind für ganze Epochen. Das ausgehende 19. Jahrhundert stand im Zeichen der Bauchchirurgie, die erste Hälfte unseres Jahrhunderts gehörte der Thoraxchirurgie und nach der Jahrhundertmitte folgte der rasche Aufstieg der Herzchirurgie. Die Zukunft gehört der Transplantation.»

«Der Gedanke, ein unheilbar krankes Organ durch ein gesundes zu ersetzen, ist so einfach, so klar, so folgerichtig und so faszinierend, dass schon die Ärzte des Altertums von ihr träumten. Die Verwirklichung dieser Idee erwies sich hingegen als so schwierig, so komplex und so problembeladen, dass trotz allen Möglichkeiten der Medizin unseres 20. Jahrhunderts bis vor wenigen Jahren keine Erfolge zu verzeichnen waren. Die schon seit Jahrzehnten laufenden intensiven Forschungen haben lange Zeit vor allem immer wieder neue Schwierigkeiten und Hindernisse aufgezeigt. Heute beweisen die ersten dank Transplantation geheilten Patienten, dass die einst utopisch anmutende Idee verwirklicht werden kann. Heute beherrscht die Transplantation die Forschungslaboratorien und morgen wird sie zur klinischen Selbstverständlichkeit werden.»

«Anhand der hier behandelten Themen wurde versucht, nicht nur ein Bild der Transplantation, sondern der heutigen Chirurgie überhaupt zu entwerfen. Es ist dabei wenig von der operativ-technischen Seite die Rede gewesen, obwohl gerade dieser Aspekt die Chirurgie am klarsten von den anderen Disziplinen unterscheidet. Aber wenn auch in der Ausbildung und Ausübung der Chirurgie das reine Handwerk im Vordergrund steht, so ist es doch nur Voraussetzung für den Erfolg, nur Mittel. Auch dies gilt in besonderem Masse für die Transplantation. So sehr eine operativ-technisch einwandfreie Ausführung einer Transplantation die Grundlage des Erfolges ist und so sehr sie den Chirurgen mit tiefer Befriedigung oder gar mit Stolz zu erfüllen vermag, so ist sie eben doch nur die Grundlage. Noch mehr als bei den herkömmlichen Operationen ist hier der ganze Aufwand nutzlos vertan, wenn nicht das ganze Problem mit all seinen biologischen und moralischen Aspekten in seiner Gesamtheit erfasst wird. Am Anfang wurde gesagt, wie schwierig und komplex die Erfassung und gar die Beherrschung dieses Problems sei, und nichts liegt der Chirurgie ferner, als zu behaupten, dass sie es schon beherrsche. Sie steht wirklich erst in den Anfängen. Es wurde aber auch gesagt, wie einfach und faszinierend die Grundidee und wie klar das Ziel sei. Die heutige Chirurgengeneration ist von dieser Faszination gepackt und sie wird nicht ruhen, bevor das Ziel erreicht ist.»

sogleich zu spüren bekam: Noch vor der Auffahrt auf die Autobahn stoppte mich die Polizei, für die ein einsamer Fahrer nachts in einem Mietwagen offenbar verdächtig war, und liess mich erst nach gründlichster Untersuchung weiterfahren. Am folgenden Morgen hielt ich meinen Vortrag über den Nutzen experimenteller Ergebnisse für die Nierentransplantation beim Menschen, bewusst ein nicht rein experimentelles Thema. In den nachfolgenden Gesprächen wurde aber bald klar, dass ein reiner Experimentalchirurg gewünscht wurde, womit sich die Sache für mich schon erledigt hatte.

Weitaus attraktiver schien eine Anfrage aus Ulm zu sein. Am 15. November 1968 erreichte mich ein Telefonanruf von Prof. Knörr aus Ulm, der sich als Gynäkologe und Vorsitzender eines Berufungsausschusses vorstellte und sagte, sie hätten an der Medizinischen Fakultät der neugeschaffenen Universität Ulm zwei chirurgische Lehrstühle zu besetzen, einen davon für Gefässoder Transplantationschirurgie. Mein Name sei genannt worden; ob ich bereit sei, für die Vorstellung und einen Vortrag nach Ulm zu kommen? So fuhr ich am 26. November nach Ulm und traf dort im Spital weitere Kandidaten, nämlich Rudolf Pichlmayr, damals bereits in Hannover, Heinz Pichlmaier aus München, Heinz Köhnlein aus Freiburg i.Br. und einen Dr. Hirsch, alles Viszeralchirurgen wie ich selbst. Mein Vortrag «Erfahrung mit der Nierentransplantation und Folgerungen für die Verpflanzung anderer Organe» und das anschliessende Rundtischgespräch verliefen nach meinem Empfinden sehr gut und das Nachtessen in der «Forelle» mit Forelle blau in Gesellschaft des Gynäkologen Knörr, des Chirurgen Niederer, der Internisten von Uexküll und Pfeiffer und des Anästhesisten Ahnefeld war ebenso sehr harmonisch. Ich fuhr bei Nacht und dickem Nebel noch zurück, fand Helene noch wach und dann begann die Diskussion, die uns in der nächsten Zeit beschäftigen sollte: Darf man im Alter von weniger als 40 Jahren einen Ruf auf ein Ordinariat mit grossem Zukunftspotential überhaupt ablehnen? Ich war ja erst 38 und begann deshalb, meine Verbindungen spielen zu lassen und eine Unterstützung aufzubauen. Und als mich am 5. Dezember aus Ulm ein Brief erreichte mit der Frage, ob ich einen Ruf annehmen würde, schien die Sache schon fast gelaufen. Sie war es nicht. In einer Negativphase, ich lag im Spitalbett mit einer beim Skifahren im Toggenburg erlittenen linksseitigen Knieverletzung, kam der nächste Brief. Ich stand zwar auf der Berufungsliste, aber schliesslich wurde gar kein Transplanteur, sondern ein reiner Gefässchirurg gewählt. Dass damit die Viszeralchirurgie zu kurz kam, liegt auf der Hand. Das war dann die Chance für den Freiburger Oberarzt Christian Herfarth, der wenige Jahre später als Ordinarius nach Ulm berufen wurde.

Nachdem ich 1975 in Zürich ausserordentlicher Professor geworden war, sah ich eigentlich keine Veranlassung mehr, mich aktiv um einen auswärtigen Lehrstuhl zu bemühen. Wenn nicht Wien ins Spiel gekommen wäre! Denn im gleichen Jahr wurde Prof. Senning eingeladen, sich um den frei werdenden Lehrstuhl für Chirurgie an der Medizinischen Fakultät der Universität Wien zu bewerben. Er war natürlich nicht interessiert und reichte mir das Schreiben weiter. Sollte sich wiederholen, was Billroth 100 Jahre früher vorgelebt hatte, ein Wechsel von Zürich nach Wien? Obwohl ich Realist blieb und wusste, dass nur ein Österreicher Wahlchancen haben würde, bewarb ich mich mehr aus Sport (und um meinen Namen im Gespräch zu halten), zumal ich von mehr als einem deutschen Ordinarius erfahren hatte, dass er sich ohne Illusionen ebenfalls gemeldet hatte. Im Oktober kam dann die Bitte, die kompletten Akten einzureichen, ein Zeichen, dass ich zumindest in der engeren Auswahl stand. Und dann folgte nichts mehr. Später war in der Fachpresse der Name des gewählten Österreichers zu lesen und viele Jahre später schickten mir die Wiener meine Akten «mit Dank» zurück.

Ordinarius in Innsbruck?

Und auch als im Herbst 1977 aus Innsbruck ein Telefonanruf mit einer Anfrage kam, sagte ich mehr aus Neugierde als aus wirklichem Interesse zu. Themen dieses Gesprächs waren die geplante Umwandlung der Klinik für geriatrische Chirurgie in eine vollwertige, zweite Chirurgische Universitätsklinik, das deswegen laufende Berufungsverfahren und der Wunsch, ich möge mich als Kandidaten vorstellen.

Am 15. November 1977 fuhr ich mit meiner noch nicht ganz zwölfjährigen Tochter Ursina nach Innsbruck, zuerst für die skibegeisterte Tochter zur grossen Schanze, dann in die Stadt für Einkäufe und anschliessend in die Klinik, wo eine sehr zuvorkommende Sekretärin Ursina sofort in ihre Obhut nahm. Die Besichtigung der Klinik mit Führung durch einen liebenswürdigen Kollegen, das Interview mit der bevollmächtigten Kommission und das anschliessende Nachtessen im kleinen Kreis bewirkten, dass bei mir mehr als nur Neugierde zurückblieb. Da ich am nächsten Vormittag Vorlesung zu halten hatte, fuhren wir noch spät in der Nacht zurück. Ursina sang fast während der ganzen Fahrt, repetierte Ferienerlebnisse und sorgte so dafür, dass ich sicher wach blieb.

Genau nach einem Monat kam ein Brief aus Innsbruck mit der Bitte um komplette Unterlagen, da ich in der engeren Wahl stehen würde, und bereits am nächsten Abend begann deshalb die innerfamiliäre Diskussion über das Thema, das während der nächsten Monate alle anderen beherrschen sollte: Innsbruck ja oder nein? Und ganz konkret wurde die Frage, als Anfang Februar aus Wien ein Brief des Ministeriums eintraf mit dem offiziellen Ruf auf den Innsbrucker Lehrstuhl und mit der Aufforderung, in Wien die Modalitäten zu besprechen. In den folgenden Tagen bestätigten viele Telefonate aus Innsbruck diese Entwicklung und sie orientierten mich auch darüber, dass mein Bekannter Gregor Esser aus Mönchengladbach auf dem zweiten Listenplatz stehe und der Innsbrucker Ernst Bodner auf dem dritten. Dies war auch der Moment, meinen Chef Senning wiederum und im Detail zu orientieren, der mir seinerseits in Aussicht stellte, er werde sich im Falle meines Verbleibens in Zürich voll für seinen bei der Fakultät bereits gestellten Antrag auf ein persönliches Ordinariat für mich einsetzen.

Im April fuhren wir über Flawil (zur Deponierung des Jüngsten bei meinen Eltern) und Innsbruck (für Gespräche mit dem Dekan, mit dem geschäftsführenden Direktor «meiner» Klinik, mit Prof. Bodner und mit meinem Förderer Prof. Gschnitzer) nach Wien zur Besprechung mit der «Roten Hertha» (Kurzname der Presse für die sozialistische Erziehungsministerin) und ihren Bürokraten. Die Unterredung dauerte viele Stunden; ich weiss gar nicht mehr, warum sie so lange gedauert hat, jedenfalls so lange, dass meine Kinder im Hotel eine Postkarte an den vermissten Vater schrieben. Bei vielen vom Kanzleichef in Aussicht gestellten Vorschriften konnte ich mir, dank der vorhergehenden Instruktion in Innsbruck, nur denken, das Tirol liege ja sehr weit weg von Wien. Und dann wurde mir eröffnet, aufgrund eines Gesetzes von Maria Theresia könne nur ein Österreicher Professor an einer österreichischen Universität werden. Deswegen würde ein Ausländer wie ich mit der Annahme einer Wahl automatisch und obligatorisch österreichischer Staatsbürger; nur der Rest der Familie könne auf dieses Privileg verzichten. Nach einem weiteren vollen Tag in Wien fuhren wir über St. Florian und St. Johann heimwärts. Unterwegs kaufte Helene noch einige Blumen in Töpfen, was in der Familie eine heitere Diskussion auslöste, ob es uns wohl erlaubt sei, Tiroler Heimaterde zu exportieren. Als der Schweizer Zöllner fragte, ob wir nichts zu verzollen hätten, löste der Gedanke an die Tiroler Heimaterde ein solches Gelächter aus, dass er offenbar überzeugt war, einen guten Fang gemacht zu haben und unser Auto fast so gründlich durchsuchte, wie es damals bei der Einreise in die DDR üblich war. Und am nächsten Morgen sagte mir Senning am Klinikrapport, ich hätte zwei Kilogramm zugenommen vor lauter Mehlspeisen!

Nach Wien war für mich die Zeit der Entscheidung näher gekommen, für die weitaus schwierigste Entscheidung in meinem Berufsleben, denn die Vorteile und Nachteile hielten sich fast die Waage. Finanzielle Aspekte spielten überhaupt nicht mit; ich wusste gar nicht genau, wie viel ich in Innsbruck verdient hätte. Auch die in Zürich in Aussicht gestellte Beförderung spielte keine Rolle. Die Familie war gespalten; die beiden immer durch die Aussicht auf ein Abenteuer faszinierten Gymnasiasten Philipp und Markus waren dafür, Ursina hing an Erlenbach, Thomas schwieg und Helene wollte die Entscheidung mir allein überlassen. Mir war klar, dass die Option für Innsbruck eine endgültige sein und eine eventuelle Rückkehr nach Zürich als Nachfolger Sennings ein Wunschtraum bleiben würde (was später die Querelen bei dieser Nachfolgeregelung auch bestätigten). Zudem wäre es nicht mein Stil gewesen, in Innsbruck während einiger Jahre eine Klinik aufzubauen und sie dann sofort wieder zu verlassen. Sollte ich die mir im 48. Lebensjahr offerierte Professur und Klinikdirektion nicht besser annehmen, statt noch sieben Jahre auf die unsichere und schlecht berechenbare Senning-Nachfolge zu bauen? Zumal unsere Heimat, das Val Müstair, von Innsbruck schneller zu erreichen war als von Zürich? Negativ schlugen in meinen Überlegungen zu Buch, dass ich wegen meiner Abklärungen zweifelte, ob in Innsbruck die finanziellen Mittel für zwei grosse chirurgische Kliniken überhaupt ausreichten (es gab zum Beispiel noch keine kinderchirurgische Klinik) und dass ich keine Zusage besass, dass die bereits vorhandene 1. Chirurgische Klinik für mich ganz auf die viszerale Chirurgie verzichten würde. Und die Organtransplantation hatte in Innsbruck mit Raimund Margreiter bereits einen exzellenten Vertreter, Bergsteiger wie ich (als solcher allerdings zwei Stufen besser) und ihn unterzuordnen, wäre nicht ohne Zerwürfnis möglich gewesen.

Schliesslich überwog mein alter Traum und ich sagte ab. Der einzige Innsbrucker, der sich darüber freute, wie Ernst Bodner später sicher übertreibend sagte, sei er selbst gewesen, denn er bekam die Klinik. Mein Verhältnis zu den Innsbruckern blieb ungetrübt, ja wurde sogar freundschaftlich. Die drei Professoren waren in grösseren Abständen Präsidenten der Österreichischen Gesellschaft für Chirurgie; jedesmal waren wir als Mitglieder dabei und genossen eine Vorzugsbehandlung. Später lud ich Franz Gschnitzer und Ernst Bodner zu einer Gastvorlesung vor meinen Zürcher Studierenden und zum Nachtessen mit der Klinik ein und Ursina konnte im Medizinstudium ihr Chirurgiepraktikum in Innsbruck absolvieren. Raimund Margreiter bereicherte die Feier zu meinem 65. Geburtstag mit einem höchst packenden Vortrag über seine Touren in den Bergen der Welt. Aber immer, und das auch heute noch, wenn wir an Innsbruck vorbeifahren, auf der Fahrt nach Wien oder zu einem österreichischen Chirurgenkongress oder auf dem Weg in die Dolomiten und ich dann von der Autobahn aus das Allgemeine Krankenhaus mit dem Chirurgiehochhaus sehe, frage ich mich, wie unser Leben wohl verlaufen wäre, wenn …

Chirurgienachfolge in Zürich

Auf das Sommersemester 1980 wurde ich vom Zürcher Regierungsrat gemäss Antrag der Fakultät zum Ordentlichen Professor ad personam für Organtransplantationschirurgie befördert. *«Er hat das grösste und leistungs-*

fähigste Nierentransplantationszentrum im deutschsprachigen Raum weiter ausgedehnt. Daneben entfaltet er eine rege experimentelle und klinische Forschungstätigkeit. Davon zeugt seine umfassende publizistische Tätigkeit.» Damit hatte ich ein bedeutendes Zwischenziel erreicht. Die Familie freute sich sehr und Glückwünsche von Kollegen von nah und fern blieben nicht aus. Aber für mich persönlich war es vor allem der zweitletzte Schritt zur Übernahme der ganzen Chirurgie, denn für andere Karrieremöglichkeiten war es nach der Absage an Innsbruck zu spät. Seit 15 Jahren hatte ich mich konsequent auf die akademische Karriere als klinischer und wissenschaftlicher Chirurg ausgerichtet und mir nicht, wie alle anderen Chirurgen meiner Generation, ein Türchen zum Absprung in eine zwar nicht akademische, aber lukrativere Chefarztposition offengehalten. Auch war ich inzwischen 50 Jahre alt geworden und damit ohnehin jenseits des Alters für nichtuniversitäre Spitzenpositionen (universitär galt hingegen damals noch das Rücktrittsalter 70). Jetzt hätte ich mich mit der erreichten Position zufrieden geben können, beschränkt auf die Transplantation und in diesem Teilgebiet wahrscheinlich sehr produktiv, aber ohne Einfluss auf die nichttransplantologische Entwicklung der viszeralen Chirurgie: Das wollte ich nicht. Mein Ziel war die ganze viszerale Chirurgie mit Einschluss der Transplantation ihrer Organe. So brachte mir die Beförderung im Sommer 1980 keine Pause, keine ruhigen Jahre, denn im Hintergrund wurde bereits über die Nachfolge der chirurgischen Ordinariate Buffs und Sennings gesprochen.

Zum Verständnis der nachfolgenden Ereignisse sei hier nur kurz beschrieben, wie damals Nachfolgen im Lehrkörper gehandhabt wurden. Etwa zwei Jahre vor dem Rücktritt eines Professors ernannte der Fakultätsausschuss, bestehend aus Dekan, Prodekan, Altdekan sowie je einem Vertreter jeder Fachgruppe eine Nachfolgekommission (Berufungskommission) mit einem Präsidenten. Damals hatten weder der administrative Spitaldirektor noch ein medizinischer Spitaldirektor, geschweige denn ein Pflegedirektor (oder eine -direktorin) in diesem Gremium einen Sitz, obwohl die klinischen Ordinarii in Personalunion auch Klinikdirektoren im Universitätsspital sind. Dieser Nachfolgekommission war es übertragen, im In- und Ausland geeignete Kandidaten ausfindig zu machen, die am besten Befundenen nach Zürich zu Gesprächen und zu einem Gastvortrag einzuladen und schliesslich der Fakultät einen Vorschlag zu unterbreiten, in der Regel einen Dreiervorschlag mit Bezeichnung der Listenplätze primo, secundo und tertio loco. Die Fakultätsversammlung bestimmte dann nach Diskussion und mit geheimer Abstimmung die endgültige Liste; dabei war sie nicht an den Kommissonsvorschlag gebunden. Diese fakultäre Liste ging mit einem (fast geheimen) Begleitbrief des Dekans an die Hochschulkommission und dann an den

Erziehungsrat, die festlegten, mit welchem Kandidaten der Dreierliste zuerst Berufungsgespräche aufzunehmen seien. Die Wahl erfolgte schliesslich durch den Regierungsrat; de facto entschieden dort der Bildungsdirektor zusammen mit dem Gesundheitsdirektor. Heute hingegen geht der Vorschlag der durch Spitalvertreter, Mittelbau und einen externen Fachmann erweiterten Nachfolgekommission direkt an den Universitätsrat, nicht mehr an die Fakultät. Der Universitätsrat wird vom Bildungsdirektor bzw. der Bildungsdirektorin präsidiert, in ihm sitzt bei Geschäften der Medizinischen Fakultät auch ein Vertreter der Gesundheitsdirektion und dieser Rat nimmt auch die endgültige Wahl vor.

Die Organtransplantation hatte bisher meinen beruflichen Weg geprägt und sicher günstig beeinflusst, aber zur Erreichung des Karriereziels schien sie nun plötzlich zum Hindernis zu werden. Wir hatten in Zürich ab 1964 Nieren transplantiert, zwar als zweites Zentrum in der Schweiz, aber als erstes, das sich durch anfängliche Fehlschläge nicht (wie Bern) entmutigen liess. Wir hatten in Zürich 1969 erstmals Herzen transplantiert und ab 1973 das Pankreas, aber mit der Leber liessen wir uns von Bern 1983 und von Genf 1984 überholen. Warum habe ich nicht Lebern transplantiert, als nach 1980 das neue Immunsuppressivum Ciclosporin der Organtransplantation viel bessere Erfolgsaussichten eröffnete? Da spielte, so paradox es klingen mag, mein persönliches Zukunftsziel die entscheidende Rolle.

Im Jahre 1981, also zwei Jahre vor dem Rücktritt von Prof. Hans-Ueli Buff, Direktor der Chirurgischen Klinik B (Unfallchirurgie, Wiederherstellungs- und Plastische Chirurgie, periphere Gefässchirurgie), wählte die Fakultät für diese Stelle eine Nachfolgekommission. Kommissionspräsident wurde der Professor für Orthopädie im Balgrist, der in der heissen Phase der Nachfolgenregelung für die Chirurgie zusätzlich Fakultätsdekan wurde: beinahe ein Letalfaktor für einen ihm persönlich nicht genehmen Kandidaten. Er war nämlich bereits Präsident der Kommission zu meiner Beförderung zum persönlichen Ordinarius gewesen und erst nachträglich wurde mir klar, warum mein Chef Senning mir zu seinem noch weitergehenden Vorschlag gesagt hatte, *«die Fakultät will nicht»*. Es war der Kommissionspräsident! Nach dem einzigen Gespräch, das ich damals mit ihm zu führen hatte, einem wirklich unangenehmen Gespräch, sagte ich zu Hause zu Helene: *«Gottlob nie wieder!»* Und jetzt besetzte er die Schlüsselposition für die Nachfolge Chirurgie.

Langsam wurde mir aus Bemerkungen und durch Gespräche mit mir wohlgesinnten Kollegen klar, welches Ziel der Kommissionspräsident verfolgte, und das erst recht, als 1983 wegen der offiziellen Rücktrittserklärung von Prof. Senning die Kommission noch aufgestockt wurde: Ich sollte zum reinen Transplantationschirurgen abgestempelt werden, der von der restlichen Chirurgie nicht viel verstehe, denn der neu zu wählende Ordinarius für Chirurgie müsse ein «Allgemeinchirurg» sein, der die Bauch- und Unfallchirurgie gleichermassen beherrsche. Die fast 25 Jahre zuvor in Zürich realisierte, damals zeitgemässe chirurgische Organisation mit einer fachlich selbständigen Unfallchirurgie sollte also rückgängig gemacht werden; nur der Transplantations- und der Herzchirurgie sollten Spezialisten zugestanden werden. Das war das Konzept der Allgemeinchirurgie, das damals für mittelgrosse Spitäler durchaus noch seine Berechtigung hatte, das von Prof. Martin Allgöwer aber auch an der Uniklinik Basel noch realisiert worden war (was aber zur Folge hatte, dass dort ein beträchtlicher Teil der Unfallchirurgie von den Orthopäden übernommen wurde). Der wahre Grund für dieses Ziel des Zürcher Kommissionspräsidenten und eines Teils der Kommission lag aber darin, dass sie bereits auf einen Wunschkandidaten fixiert waren, den Chefarzt eines mittelgrossen Kantonsspitals, der nur das allgemeinchirurgische Profil aufwies. Sein Vater und er selbst waren mit gewichtigen Fakultätsmitgliedern verwandtschaftlich oder freundschaftlich eng verbunden. Darum votierten auch Allgöwer und der damalige Generalsekretär der Deutschen Gesellschaft für Chirurgie auf Anfrage im gewünschten Sinn. Da nützte es nichts, dass mehrere gewichtige und angesehene deutsche Lehrstuhlinhaber auf die Bitte der Kommission nach Strukturvorschlägen schon 1981 die von mir vertretene Entwicklung vorschlugen (und mich anschliessend vertraulich darüber informierten). Ein Beispiel für ein solches Schreiben: «*Es gibt keinen Chirurgen mehr, der die gesamte Traumatologie, insbesondere die moderne Osteosynthesetechnik einerseits und die viszerale Chirurgie andererseits noch im Ganzen beherrscht und in Klinik, Forschung und Lehre vertreten könnte.*» Und es wurde auch immer klarer, mit welcher Taktik der Kommissionspräsident sein Ziel zu erreichen hoffte: Da offenbar in der Kommission im Moment keine Mehrheit für die Besetzung des ersten Listenplatzes mit dem präsidialen Wunschkandidaten erreichbar war, sollte dieser von zwei Ausländern im Vertrauen darauf oder mit der Hoffnung eingerahmt werden, die Regierung werde zuerst schon mit dem Schweizer verhandeln. Ich dürfe auf keinen Fall auf der Dreierliste figurieren, so wurde mir hinterbracht, da ich sonst wahrscheinlich – Listenplatz hin oder her – ohnehin gewählt würde.

Mir war während dieser Zeit bewusst geworden, dass ich durch blosses passives Abwarten mein Ziel vielleicht nicht erreichen würde, weshalb ich mich zum Versuch entschloss, den weiteren Lauf der Dinge aktiv zu beeinflussen, nämlich durch vorläufigen Verzicht auf die Lebertransplantation, durch das Formulieren eines eigenen Strukturkonzepts und durch persönliche Gespräche mit vielen Fakultätsmitgliedern, vor allem auch mit den nichtchirurgischen. Wenn ich damals mit Lebertransplantationen begonnen hätte, wäre das für meine Widersacher ein weiteres Argument gewesen, so befürchtete ich, mich zum einseitigen Transplanteur abzustempeln. Die Leber stellt von allen Organverpflanzungen eindeutig die höchsten Ansprüche; sie ist keine Gelegenheitsoperation, sondern muss als Programm mit entsprechendem personellem Aufwand und mit persönlichem Engagement durchgeführt werden. Zudem wären Todesfälle in der Frühphase eines solchen Programms nicht sicher zu vermeiden gewesen. Todesfälle aber kann man immer auch ohne Sachkenntnisse zu Ungunsten des Operateurs ausschlachten.

Das eigene Strukturkonzept für die Chirurgie enthielt im Kern bereits alle Elemente, die ich bei meinem Amtsantritt zwei Jahre später in die Realität umsetzen konnte: fachlich völlig selbständige Kliniken mit eigenen Betten, insbesondere je eine Klinik für Viszeralchirurgie, Unfallchirurgie sowie für Herz- und Gefässchirurgie, die Kliniken zusammengefasst in ein Departement Chirurgie zur Erledigung der gemeinsamen administrativen und organisatorischen Aufgaben, insbesondere auch zur Organisation des Lehrbetriebs und zur gemeinsamen Nutzung der Operationsinfrastruktur, der Poliklinik, der Notfallstation und der Forschungsabteilung. Am 8. März 1983 überreichten wir das Konzept als gemeinsamen Vorschlag der vier chirurgischen Fakultätsmitglieder (neben mir Brunner, Eberle und Turina) dem Dekan und gleichzeitigen Kommissionspräsidenten der Nachfolge Chirurgie. Wir baten ihn auch, den Vorschlag in der Kommission zu diskutieren. Er bestätigte den Erhalt und forderte mich auf, meine Bewerbungsunterlagen einzureichen, was ich prompt tat. Weiteres geschah aber vorläufig nicht, dafür wurde der Wunschkandidat des Präsidenten zu einem traumatologischen Gastvortrag und zu Gesprächen nach Zürich eingeladen, als einziger Schweizer, ich hingegen nicht. Es bedurfte der Reklamation eines einflussreichen Fakultätsmitglieds, dass ich nachträglich und in letzter Minute doch noch «*zur Erläuterung Ihres Konzepts*» aufgeboten wurde, am späten Abend im Anschluss an die letzte Fakultätssitzung des Sommersemesters. Die Schulferien hatten bereits begonnen und damit für unserer Familie die Hochtourensaison. Ich hatte zusammen mit Helene, Ursina und Thomas bereits das Grosse Lauteraarhorn bestiegen; nach Abstieg bis zur Lauteraarhütte (ganz schmale Kost, da Hüttenwart abwesend!) und am nächsten Tag Restabstieg bis zum Grimselhospiz fuhr ich – es war der 13. Juli – von dort allein nach Zürich zurück, erklärte nach der Fakultätssitzung einer müden Kommission mein Konzept und war nach Mitternacht wieder auf der Grimsel. Bei der Sitzung hatte sich einzig ein internistischer Ordinarius zu

Wort gemeldet, der zu wissen vorgab, die Regierung werde nie und nimmer einem Departement zustimmen und mich aufforderte, mein Konzept eine Hierarchiestufe tiefer anzusiedeln, das heisst als eine einzige Klinik mit fachlich selbständigen Abteilungen. Und der Kommissionspräsident liess nachträglich gegenüber Fakultätskollegen verlauten, mein Auftritt sei ungebührlich gewesen, da in Berghosen und unrasiert.

Für die Gespräche mit unorientierten Fakultätsmitgliedern hatte ich genügend Argumente zur Hand, um mich als Viszeralchirurgen auszuweisen. Die Bauch- und Lungenchirurgie war seit den letzten 15 Jahren meine Alltagstätigkeit, zahlenmässig viel bedeutender als die Transplantation. Noch als Assistent hatte ich die Ersatzmagenbildung nach der totalen Gastrektomie wegen Magenkrebs in der Klinik eingeführt. Wenig später ersetzte ich beim Magen- und Duodenalgeschwür die bisher übliche, mit einer gewissen Mortalität verbundene Magenresektion durch die selektive Vagotomie, die auch als typische Weiterbildungsoperation für Assistenten nach über 400 Eingriffen eine Null-Letalität ergab (also keinen einzigen Todesfall) und für die ich mit anderen Verfechtern dieser Methode an internationale Kongresse eingeladen wurde. In diesen Jahren galt die Leber noch als letztes grosses Organ als noli me tangere; in den 1970er Jahren begann ich jedoch mit der Leberresektion bei Tumoren und Metastasen und konnte bis anhin – alle Operationen persönlich durchgeführt – 26 Resektionen wegen Metastasen ohne einen einzigen Todesfall präsentieren. Und ich führte routinemässig viele (der auch später noch zur Viszeralchirurgie gehörenden) Lungenoperationen durch, im Jahre 1982 zum Beispiel 165, worunter 74 Resektionen und Pneumonektomien. Meine «Checkliste Viszerale Chirurgie» war damals das von Studierenden und Assistenten meistgekaufte chirurgische Taschenbuch im deutschsprachigen Raum und schon in der dritten Auflage. Und ich konnte nicht ohne Stolz darauf hinweisen, dass die Studierenden in einer Bewertung der klinischen Dozenten der medizinischen Fakultät mich (hinter dem Rheumatologen und Heinz Eberle) auf den dritten Rang gesetzt hatten. Schliesslich vertrat ich die Fakultät in der Weiterbildungskommission (WBK) und war Präsident der Schweizerischen Medizinischen Interfakultätskommission (SMIFK).

Der Rest des Jahres 1983 verging mit den bei diesen Geschäften üblichen Hintergrundgesprächen, Spekulationen und widersprüchlichen Informationen. Immerhin wurde langsam immer klarer, dass in der Nachfolgekommission eine Allianz von Befürwortern eines Deutschen mit den Anhängern des präsidialen Wunschkandidaten eine solide Mehrheit ergeben würde. Kurz vor Weihnachten wurden vier deutsche Ordinarii und Klinikdirektoren zu Gastvorlesungen und Gesprächen mit der Kommission eingeladen, später kam auch noch Christian Herfarth aus Heidelberg ins Gespräch, alle mir wohlbekannt, die mir gegenüber zum Teil auch das Erstaunen und sogar Unverständnis über dieses Vorgehen kundtaten. Warum sie trotzdem kamen? Für einen etablierten Lehrstuhlinhaber und Klinikdirektor ist es, oder war es damals, zumindest im deutschen Sprachraum ein willkommener Prestigegewinn, wenn man von einer anderen Universität auf den ersten Listenplatz einer Nachfolge gesetzt wurde. Auch wenn man nie die Absicht hatte, dem Ruf Folge zu leisten, konnte man in sogenannten Bleibeverhandlungen für die eigene Klinik vielleicht Zusagen für mehr Forschungsgeld oder mehr Räumlichkeiten erreichen.

Die Entscheidung

Langsam näherte sich die Entscheidung und damit für mich die emotional schwierigsten, mein Denken immer mehr in Anspruch nehmenden Monate. Am 11. Januar 1984 stellte der Kommisionspräsident in der Fakultätsversammlung sein Konzept vor und berichtete über die in Aussicht genommenen Kandidaten und drei Wochen später zitierte er mich, offensichtlich zur Vermeidung eines für ihn möglicherweise ungünstigen Verlaufs in der Fakultät, in seine Klinik. Er wiederholte, «es» werde bestritten, dass ich die Viszeralchirurgie vertreten könne, und während mehr als einer Stunde versuchte er (vergeblich!), mich zum offiziellen Verzicht auf die Nachfolge zu bewegen, wobei er von der irrealen Drohung nicht zurückschreckte, sonst werde die Nachfolge so lange verzögert, bis ich zu alt geworden sei. Die entscheidende Sitzung der Fakultät war auf den 22. Februar 1984 angesagt. An diesem Tag erreichte mich um 15 Uhr die Nachricht, dass mein Vater soeben gestorben sei. Damit war die Nachfolge Chirurgie plötzlich nicht mehr wichtig; ich schrieb ein Entschuldigungsschreiben an den Dekan und fuhr dann sofort in die Ostschweiz zu meiner Mutter und meinem toten Vater. Erst nach meiner Rückkehr spät in der Nacht orientierte mich ein Fakultätskollege über den turbulenten Verlauf der Sitzung. Dem Kommissionspräsidenten sei nachgewiesen worden, dass er im seit zwei Tagen aufliegenden Gutachten die für mich positiven Voten einfach eliminiert habe. Die Fakultät habe daraufhin sein Gutachten in offener Abstimmung zurückgewiesen! Fünf Tage später wurde mein Vater in Oberglatt beerdigt, für mich emotional ein Tiefpunkt in doppelter Hinsicht: vom USZ war niemand anwesend, wie wenn man mich schon abgeschrieben hätte. Nur die St. Galler Chirurgie war mit meinem guten Kollegen und Freund Rudolf Amgwerd vertreten.

Die Chirurgienachfolge kam dann in einer eigens für dieses Geschäft anberaumten ausserordentlichen Fakultätssitzung am 28. März unter Leitung des neuen Dekans René Humbel zur Abstimmung. Wegen teilweise immer noch unkorrekten Passagen im «verbesserten» Gutachten sah ich mich veranlasst, eine schriftliche Richtigstellung zu formulieren und zu verlangen, dass sie zu Beginn verlesen werde (was dann auch geschah, ich selbst nahm ja nicht teil). Primo-loco-Kandidat war Christian Herfarth aus Heidelberg (von dem die Insider wussten, dass er auf keinen Falle kommen würde), secundo loco der Wunschkandidat gewisser Fakultätsangehöriger, und tertio loco wurde ein weiterer deutscher Lehrstuhlinhaber vorgeschlagen. Nach offenbar ausgiebiger Diskussion wurden in der Abstimmung die ersten Plätze gemäss Antrag besetzt und ich verdrängte den zweiten Deutschen. Als mich Georg Hossli nachts telefonisch orientierte, glaubte der fast achtjährige Christian (Hitsch) Benjamin, der offensichtlich gespürt hatte, dass etwas in der Luft lag und der deshalb à tout prix nicht ins Bett gehen wollte, es handle sich um ein Sportereignis, und er schrie laut: *«Dä Bapi hät Broncemedallie!»*. Nach einem dem Resultat angepassten Trunk, telefonischen Gratulationen von weiteren Fakultätskollegen und nach «Morgen» von Richard Strauss (*«Und morgen wird die Sonne wieder scheinen ...»*) konnte ich gut und sorgenfrei schlafen, erstmals wieder seit langer Zeit. Bereits am nächsten Tag erreichte mich ein dürrer Brief des Kommissionspräsidenten mit der Bitte um Sonderdrucke meiner wichtigsten Arbeiten; die ihm früher zugestellten hatte er offenbar weggeworfen. Das war unser letzter Kontakt. Acht Jahre später, die Chirurgienachfolge war längst Geschichte, zwang ihn der kantonale Gesundheitsdirektor zum Rücktritt als Klinikdirektor wegen wiederholter Missachtung von klaren Weisungen der Gesundheitsdirektion und einer unrechtmässigen Finanztransaktion. Es wäre unehrlich, wenn ich jetzt behaupten würde, ich hätte damals Mitleid für ihn empfunden.

Im Juni wurde ich aufgefordert, mich der Hochschulkommission vorzustellen und mein Konzept zu erläutern, und im August gab der Gesamtregierungsrat den Direktionen für Erziehung (heute Bildung) und Gesundheit die Ermächtigung, mit mir Verhandlungen aufzunehmen. Jetzt war besonders der Gesundheitsdirektor Peter Wiederkehr und mit ihm der Spitaldirektor natürlich an der neuen Chirurgiestruktur im Universitätsspital hochgradig interessiert, was viele Gespräche und Verhandlungen auslöste. Am 23. Januar 1985 wählte mich der Zürcher Regierungsrat zum etatmässigen Ordinarius für Chirurgie, zum Vorsteher des neuen Departements Chirurgie und zum Direktor der Klinik für Viszeralchirurgie, mit Amtsantritt zu Beginn des Sommersemesters am 16. April 1985. An diesem Tag übergab mir Prof. Åke Senning die von ihm während 24 Jahren geleitete Klinik.

Und die Lebertransplantation?

In meiner neuen Funktion war ich mit Arbeit völlig ausgelastet, mit der Organisation des Departements, der Neuordnung der eigenen Klinik ohne Unterbruch der Patientenversorgung und ohne Reduktion der eigenen operativen Tätigkeit, mit vielen Vorträgen über die neue Chirurgie, zusätzlich mit der interimistischen Direktion der neuen Klinik für Wiederherstellungschirurgie (ein Jahr später wurde als Direktor mein Favorit Viktor Meyer eingesetzt) und auch mit dem Antrag auf Beförderung des interimistischen Klinikdirektors Unfallchirurgie Heinz Eberle zum persönlichen Ordinarius. Marko Turina war rechtzeitig zum etatmässigen Ordinarius für Herz- und Gefässchirurgie befördert worden. Ich stellte ihm die Transplantationsinfrastruktur zur Verfügung und Turina startete im September 1985 sein sehr erfolgreiches Herztransplantationsprogramm. Für die Lebertransplantation hatte ich vorerst schlicht keine Zeit und auch keinen genügend freien Kopf – und deshalb musste sie bis 1986 warten.

Die Lebertransplantation

Warum Lebertransplantation?

Die Leber, das zentrale Stoffwechselorgan, liegt im rechten und mittleren Oberbauch unter dem Zwerchfell. Bei erwachsenen Männern wiegt sie 1,4 bis 1,8 kg, bei Frauen 1,2 bis 1,4 kg. Die spezialisierten Leberzellen (Hepatozyten) synthetisieren aus Nahrungsbestandteilen für den Stoffwechsel unentbehrliche Produkte (zum Beispiel die Gallensäuren aus Cholesterin und wichtige Eiweisse). Die Leberzellen produzieren auch Galle, mit der giftige Substanzen und weitere Stoffwechselendprodukte (zum Beispiel der Gallenfarbstoff Bilirubin) in den Darm ausgeschieden werden. Nützliche Substanzen der täglich produzierten 600 ml Galle werden im Dünndarm wieder resorbiert (zum Beispiel Cholesterin). Die Leber ist aber nicht nur die grosse «Chemiefabrik» des Körpers, sondern auch ein wichtiges immunologisches Organ. Ohne Leber würden wir von Keimen und Giftstoffen aus dem Darm innert Kürze überschwemmt.

Grundsätzlich soll bei Lebererkrankungen, die zum definitiven Verlust der Funktion führen, keiner anderen Behandlung mehr zugänglich sind und deshalb zum Tode führen würden, eine Transplantation erwogen werden, da es keine irgendwie geartete künstliche Ersatzmethode gibt, die die Leberfunktion übernehmen könnte. Voraussetzung ist selbstverständlich, dass keine lebenslimitierende Krankheit eines anderen Organs vorliegt.

Hingegen macht der teilweise Verlust von normalem Lebergewebe, zum Beispiel durch einen Unfall oder die operative Wegnahme eines grossen gutartigen Tumors, praktisch nie eine Transplantation notwendig. Die gesunde Leber besitzt ein gewaltiges Regenerationspotential, dank dessen auch nach Verlust von bis zu 80% des Gewebes die verbleibenden Leberreste wieder zu einem normal grossen Organ auswachsen können. Diese Regenerationsfähigkeit der Leber ist allerdings nur bei einem gesunden Gewebeaufbau gegeben. Bei chronisch vernarbtem Lebergewebe (Zirrhose) oder stark verfettetem Gewebe ist sie stark eingeschränkt.

Das fortschreitende Versagen der Leberfunktion macht sich mit vielen Zeichen bemerkbar: körperliche Schwäche, Verfall, zunehmende Müdigkeit, Bewusstseinsstörungen (sog. Hepatische Enzephalopathie), Wasser im Bauch (Aszites), Blutungen aus dem Magendarmtrakt, gestörte Nierenfunktion. Zusätzlich verändern sich gewisse Laborwerte im Blut (Bilirubin, Albumin, Cholinesterase, Gerinnungsfaktoren) in typischer Weise.

Bei Unklarheit bezüglich der Natur des Grundleidens helfen oft spezifische Bluttests (Hepatitisserologie, Eisen- oder Kupferstoffwechselendprodukte) weiter; gelegentlich ist auch eine Leberbiopsie (Entnahme eines Gewebezylinders mit einer speziellen Nadel) zur histologischen (mikroskopischen) Untersuchung angezeigt.

Die zusammenfassende Bewertung aller dieser Befunde, insbesondere die Prognose bezüglich Fortschreiten oder Erholung der Krankheit und die Abschätzung der Erfolgsaussichten einer weiteren medikamentösen Behandlung ist schwierig und soll den Spezialisten, also den internistischen Hepatologen oder noch besser einem spezialisierten, multidisziplinären Team überlassen werden. Dies gilt noch vermehrt für die Bestimmung des Zeitpunkts, ab wann ein Patient auf die Warteliste für eine Transplantation gesetzt werden soll beziehungsweise gesetzt werden muss.

Die wichtigsten chronischen Leberleiden, die eine Transplantation nötig machen können (Tab. 8), werden in entzündliche und/oder infektiöse Erkrankungen des Leberparenchyms, Stoffwechselerkrankungen sowie Gallenwegserkrankungen eingeteilt. Zahlenmässig (siehe auch Abb. 19) im Vordergrund steht heute die durch das Hepatitis-C-Virus verursachte chronische Hepatitis und Zirrhose. Man geht davon aus, dass die Spitze der Hepatitis-C-Epidemie erst in 10 bis 15 Jahren erreicht wird, womit chronische Lebererkrankungen auch volkswirtschaftlich zu einem relevanten Faktor werden. Eine stark zunehmende Ursache des Leberversagens ist die chronische Entzündung bei Leberzellverfettung. Ein spezieller Stellenwert kommt auch der Alkoholerkrankung zu. Einerseits werden viele Patienten mit Leberleiden zu Unrecht als Alkoholiker stigmatisiert, andererseits ist Alkohol in einzelnen Fällen als Ursache des Leberversagens involviert. Nur solche Alkoholiker, die über längere Zeit abstinent sind und deren soziale Einbettung eine Langzeitabstinenz gewährleistet, sollen mit einer Lebertransplantation behandelt werden. Aktive Alkoholabhängigkeit verbietet diese Behandlung.

Ein Sonderproblem bezüglich Indikation zur Lebertransplantation stellt sich bei den in Europa – und wahrscheinlich auch anderen hochzivilisierten Ländern – zahlenmässig deutlich zunehmenden, bösartigen Geschwülsten der Leber. Diese führen ja primär nicht nur durch Verlust der Leberfunktion zum Tod, sondern durch Ausbreitung auf andere Gewebe und Organe (Metastasen*)*. Beim weltweiten Aufkommen der Lebertransplantation nach 1980 erprobte man das einfache Konzept, die wegen ihrer Grösse und/oder Lage nicht mehr mit einer Operation beherrschbaren Geschwülste (Karzinome) einfach mitsamt der ganzen Leber wegzunehmen und an ihrer Stelle eine gesunde Leber einzupflanzen. Die Resultate dieses Vorgehens waren

Tabelle 8

Leberleiden, die zu einer Lebertransplantation Anlass geben können
(zahlenmässige Gewichtung bzw. Häufigkeit nicht berücksichtig, siehe Abb. 19).

Entzündliche Erkrankungen des Leberparenchyms
Autoimmunhepatitis
Kryptogene Zirrhose
Chronische Virushepatitis B
Chronische Virushepatitis C
Chronische Virushepatitis D

Chronisch-toxische Schädigung des Leberparenchyms
Alkoholische Leberzirrhose

Angeborene Stoffwechselerkrankungen
Morbus Wilson
Alpha-1-Antitrypsinmangel
Galaktosämie
Tyrosinämie
Hämochromatose

Angeborene Missbildungen
Zystenleber
Budd-Chiari-Syndrom

Erkrankungen und Missbildungen der Gallenwege
Primär biliäre Zirrhose
Primär sklerosierende Cholangitis
Intrahepatische Gallengangsatresie
Alagille-Syndrom

Bösartige Geschwülste
Hepatozelluläres Karzinom (HCC, hepatocellular carcinoma)
Zentrales Gallengangskarzinom (CCC, cholangiocellular carcinoma)

aber dermassen schlecht, dass verantwortungsvolle Lebertransplanteure diese Geschwülste während Jahren kaum mehr anrührten und sie anderen Behandlungsverfahren überliessen. Eine gezielte Auswahl der Patienten, die gewaltige Entwicklung im Bereich der bildgebenden Verfahren sowie neue, das Tumorwachstum weniger begünstigende immunsuppressive Medikamente brachten schliesslich die Wende. Bei Beschränkung der Transplantation auf Lebern mit einer einzigen Geschwulst von höchsten 5 cm Durchmesser oder mit drei Knoten von höchstens 3 cm Durchmesser werden heute schon gleich gute Ergebnisse erzielt wie bei anderen, nichttumorösen Leberleiden und bessere als mit einfacher, chirurgischer Wegnahme dieser Knoten. Mit noch feineren Verfahren und Kriterien werden die Grenzen bereits heute zum Teil noch weiter gezogen.

Neben den bisher beschriebenen chronischen oder bösartigen Leberleiden stellt sich die Transplantationsfrage auch beim akuten Versagen einer bis anhin gesunden Leber. Dass aus voller Gesundheit die Funktion plötzlich teilweise oder ganz verlorengeht, und sei es auch nur vorübergehend, kommt bei allen hier besprochenen lebensnotwendigen Organen vor. Die möglichen Ursachen sind mannigfaltig, sie reichen von viralen und/oder bakteriellen Infektionen über die Wirkung von Giften oder Medikamenten bis hin zu Durchblutungsstörungen und ungeklärten Einflüssen. Eine notfallmässige Transplantation ist in diesen Situationen in der Regel nicht angezeigt, denn für die Niere steht die Dialyse zur Verfügung, für das Pankreas die Insulinspritze, für das Herz die Entlastung mit einer künstlichen Pumpe, für die Lunge die extrakorporale Membranoxygenation und für den Dünndarm die intravenöse Ernährung. Nur die Leber kennt keine entsprechende künstliche Überbrückungsmöglichkeit. Ein akutes Leberversagen kann vor allem durch eine Virusinfektion oder durch gewisse Medikamente und Gifte verursacht sein.

Die Besonderheit dieser akuten Erkrankungen liegt darin, dass die Leber sich eigentlich vollständig erholen könnte, dass aber das Zeitfenster zu knapp sein kann und es daher zwischenzeitlich zu irreversiblen Schäden am Gehirn und an anderen Organen kommen kann. Mit speziellen Kriterien lässt sich heute ziemlich genau voraussagen, ob das Zeitfenster für eine vollständige Erholung ausreicht oder ob der Funktionsausfall zu lange dauern wird. Wenn letzteres angenommen werden muss, wird der Patient von der Organzuteilungsstelle – in der Schweiz von Swisstransplant – auf die Liste der höchsten Priorität (Super urgent list) gesetzt. Wenn eine passende Leber zur Verfügung steht, muss diese von der Zuteilungsstelle zuerst für den Patienten dieser Spezialiste angeboten werden, bei dem dann aufgrund der aktuellsten Befunde entschieden wird. Zeigen diese keine Anzeichen der Erholung, wird sofort transplantiert, bei Anzeichen von Besserung hingegen kann das Angebot abgelehnt werden (und die Leber kommt einem anderen Patienten zugute). Nach sieben Tagen ohne Leberangebot wird der Patient wieder von der Prioritätenliste genommen, da er nach dieser Zeit entweder auf dem Weg zur Besserung oder aber gestorben ist.

Die Anfänge in der Schweiz

Da die Geschichte und weltweite Entwicklung der Lebertransplantation bis in die 1980er Jahre bereits im Kapitel über die Pioniere und besonders über Thomas Starzl beschrieben worden ist (S. 167), kann sich der nachfolgende

Text vor allem der Schweiz widmen. Dies erlaubt auch, für einmal die Mühen ausführlicher zu schildern, die die junge Organtransplantation – am Beispiel der Leber – während langer Zeit den Kostenträgern und gewissen politischen Instanzen bereitet hat, zum Nachteil der Patienten.

Zwischen 1980 und 1985 gewann die Organtransplantation, wie schon mehrfach dargelegt, dank der Einführung des neuen und besser wirksamen immunsuppressiven Medikaments Ciclosporin weltweit und somit auch in der Schweiz an Schwung. Dies galt besonders auch für die Leber. 1983 wurde in Bern erstmals in unserem Land eine Leber verpflanzt, allerdings durch einen aus dem Ausland eingeflogenen Transplanteur. Genf folgte 1984. Warum Zürich erst zwei Jahre später mit dieser Transplantation begann, wurde schon im vorhergehenden, dem «Berufsziel» gewidmeten Kapitel begründet (S. 185, 191). Im November 1986 war es endlich soweit: Der 46-jährige Patient litt unter einem Leiomyoblastom des Magens mit Lebermetastasen, also an einer bösartigen Bindegewebegeschwulst, die allerdings nicht so aggressiv ist wie das Magenkarzinom. Vier Monate zuvor war der Magen mit einer radikalen Operation saniert worden; jetzt drängte der Patient wegen der stetigen Grössenzunahme der Leber auf die Transplantation. Am 25. November transplantierte ich eine Leber, assistiert vom soeben von einer einjährigen Weiterbildung bei Roy Calne in England zurückgekehrten Marco Decurtins, ohne venovenösen Bypass; der Blutrückstrom zum Herzen konnte nach gut 30 Minuten wieder freigegeben werden (Abb. 20). Das verpflanzte Organ nahm seine Funktion nach Freigabe der Durchblutung sofort wieder auf und abgesehen von einmaligen Anzeichen einer beginnenden Abstossungsreaktion, die medikamentös sofort beherrscht werden konnte, war der weitere Verlauf unauffällig. Die folgenden Eingriffe bei den viel häufigeren chronischen Leberleiden waren dann erwartungsgemäss etwas schwieriger und zeitraubender und erforderten selbstverständlich auch routinemässig den venovenösen Bypass (Direktrückführung des venösen Blutes der unteren Körperhälfte ins Herz) während der leberlosen Phase.

Auch im Centre Hospitalier Universitaire Vaudois (CHUV) in Lausanne startete 1988 ein neuer Chirurgiechef, ein Franzose, ein Lebertransplantationsprogramm, was nur die Waadtländer Regierung hätte verhüten können, denn das Transplantationswesen war damals noch strikte kantonale Kompetenz. Das CHUV war also nach Bern, Genf und Zürich das vierte lebertransplantierende Universitätsspital in unserem Land. In der Statistik der Jahre 1986 bis 1989 stand zwar Zürich zahlenmässig mit total 21 Lebertransplantationen bereits an der Spitze, gefolgt von Bern mit 20, Genf mit 16 und Lausanne mit 5 Eingriffen. Im Moment wichtiger als die Zahl der Zentren war allerdings, dass während zehn Jahren die Bezahlung der Lebertransplantation durch die Krankenkassen noch nicht endgültig gesichert, sondern im Gegenteil so umstritten war, dass die Hauptbeteiligten viel Zeit und Energie an dieses Thema verschwenden mussten.

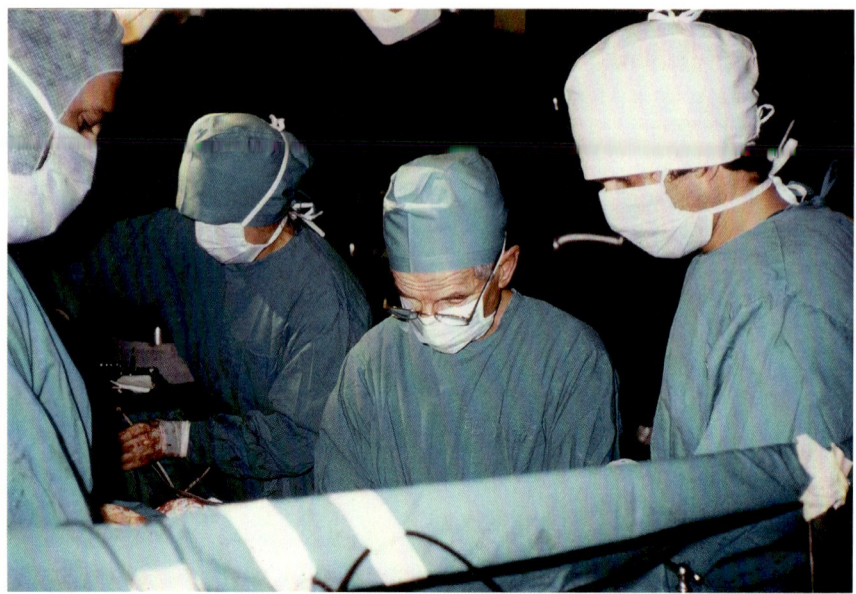

Abb. 20 Die erste Lebertransplantation im Universitätsspital Zürich aus der Sicht des Narkosearztes (Foto: Fotodienst Departement Chirurgie, USZ).

Die Kassen wollen nicht bezahlen

Die Finanzierung und Kostenübernahme der Organtransplantation war nur im Falle der Niere, und damit zusammenhängend auch des Pankreas, rechtzeitig geregelt worden (S. 86), bei den folgenden Organen aber ab initio umstritten, was am Beispiel der Leber besonders drastisch illustriert werden kann. Akteure bei diesem Geschehen waren die Ärzte als Initiatoren des Fortschritts, die Transplantationsspitäler als Kostenträger, die kantonalen Gesundheitsdirektionen, eine eidgenössische Kommission und die Krankenkassen. Damals spielte das erst am 18. März 1994 in Kraft tretende Bundesgesetz über die Krankenversicherung (KVG) noch keine Rolle. Die Leistungen für Krankheiten und Operationen wurden von drei Instanzen bestimmt. Die *Eidgenössische Fachkommission für allgemeine Leistungen der Krankenkassen (Fachkommission)* des Bundesamtes für Sozialversicherungen bestimmte die Pflichtleistungen der Kassen. Hier wirkte sich aus, dass in dieser Kommission nur Internisten sassen, aber kein einziger Vertreter der Transplantationschirurgie. Der *Schweizerische Verband für die erweiterte Krankenversicherung,* ab 1990 *Schweizerischer Verband für die Gemeinschaftsaufgaben der Krankenkasse (SVK),* führte zwar zuverlässig Buch darüber, was für die Kassen Pflichtleistung und was rückversicherbar ist, war aber bezüglich Lebertransplantation von der Aufbruchstimmung der späten 1960er Jahre meilenweit entfernt, als der vorausschauende Verwalter Joseph Schurtenberger die Zeichen der Zeit erkannt und die Niere mitsamt Niere-Pankreas in der Rückversicherung aufgenommen hatte. Jetzt aber war das Schlagwort «Kostenexplosion im Gesundheitswesen» im Munde aller Beteiligten und dauernd in den Medien. Unter diesem Vorwand versuchten nun die Krankenkassen, zusammengeschlossen im *Konkordat der Schweizerischen Krankenkassen (KSK/CCMS),* auf eigene Faust und willkürlich Gesundheitspolitik zu betreiben, indem sie die Lebertransplantation zwar den Spitälern von Bern und Genf bezahlten, aber Zürich und Lausanne als überflüssig ablehnten. So kam zum Beispiel die Rechnung für eine erfolgreiche Lebertransplantation bei einer Walliserin an die Patientenbuchhaltung des USZ zurück mit der folgenden Begründung: *«Im Auftrag unsrer Verbandskrankenkasse Törbel senden wir Ihnen die beiliegende Rechnung retour und bitten Sie, die entstandenen Kosten unter dem Titel Forschung abzubuchen.»* Rechtlich gesehen waren die Patienten als Leberempfänger die Honorarschuldner, weshalb sie vom Spital hätten betrieben werden können, was selbstverständlich nie gemacht wurde. Die Lebertransplantation vergrösserte zu jener Zeit einfach das Spitaldefizit.

Das Schlagwort der «Kostenexplosion im Gesundsheitswesen» zielte nur auf die von den Ärzten und Spitälern gestellten Rechnungen. Die durch die moderne Medizin geschaffenen grossen volkswirtschaftlichen und gesellschaftspolitischen Vorteile erschienen überhaupt nicht in dieser rechnungsfixierten Denkweise. Dies kann auch mit Beispielen aus der Lebertransplantation illustriert werden. Damals standen fast alle Patienten im besten Alter, zwischen 30 und 50, weil die obere Altersgrenze für Kandidaten noch bedeutend tiefer angesetzt war als heute. Was es bedeutete und einbrachte, dass ein schwerkranker Mann dank einer Lebertransplantation wieder gesund und leistungsfähig in seinen Beruf zurückkehren oder eine todkranke Mutter wieder gesund für ihre Kinder sorgen konnte, wurde in keiner Kostenrechnung berücksichtigt.

Inzwischen hatte sich endlich auch die bereits erwähnte Fachkommission mit der Finanzierungsfrage befasst. Am 31. August 1989 erklärte sie die Lebertransplantation zur Pflichtleistung der Kassen. Diese Leistungspflicht war aber ausdrücklich an die Voraussetzung geknüpft, dass die Transplantation in einem Zentrum mit der nötigen Infrastruktur und Erfahrung durchgeführt werde; die nötige Erfahrung wurde als Transplantationsfrequenz von mindestens 10 bis 15 Operationen pro Jahr definiert. Wir Zürcher arbeiteten unbeeinflusst weiter. Im Herbst 1990 erschien aber der (sehr korrekte und höfliche) Vertrauensarzt des SVK mit dem Auftrag, die im USZ zwischen Februar 1989 und Februar 1990 durchgeführten Lebertransplantationen anhand aller Unterlagen zu überprüfen. Es waren zehn, und damit konnte er seinem Auftraggeber melden, die Anerkennungskriterien für eine Pflichtleistung seien erfüllt. Aber schon im nächsten Jahr waren es nur noch acht. Es fehlte nicht an Kandidaten für die Transplantation, aber der Spendermangel machte sich damals schon stark bemerkbar. Der SVK gewährte daraufhin dem Leiter der Patientenadministration des USZ (nicht den Ärzten!) einen einjährigen Aufschub, um die Sache wieder in die von der Fachkommission gewünschte Ordnung zu bringen.

Der Rechtssprechung sei Dank

Am 3. Februar 1992 transplantierten wir im USZ beim 29-jährigen Mathias Zahner eine Leber bei einer ohne Zweifel korrekten Indikation. Nach dem weitgehend problemlosen Verlauf stellte das Spital der CSS Versicherung, der Krankenkasse des allgemeinversicherten Patienten, eine Rechnung von 37 134.60 Schweizer Franken. Am 12. Oktober 1992 lehnte die Kasse die Bezahlung ab, weil im Jahre 1991 im USZ die Minimalzahl von zehn Lebertransplantationen nicht erreicht worden sei. Mathias Zahner zögerte nicht lange und gelangte an das Versicherungsgericht des Kantons Zürich mit dem Begehren, die Kasse habe die versicherte Leistung zu erbringen. Das Gericht schrieb in seinem Urteil vom 27. April 1993, die Lebertransplantation gelte grundsätzlich als wissenschaftlich anerkannte Heilmethode. *«Dass das Universitätsspital Zürich nicht nur über die für die Durchführung von Lebertransplantationen nötige Infrastruktur verfügt, sondern auf diesem Gebiet schon beträchtliche Erfahrungen gesammelt hat, ist unbestritten. Immerhin wurden in diesem Spital bis Ende 1992 bereits 41 solche Operationen durchgeführt.»* Und: *«Es ist nicht einzusehen, warum die dabei erworbenen Kenntnisse und Fertigkeiten nicht mehr gewährleistet sein sollten, sobald das von der Leistungskommission festgelegte Minimum an Operationen in einem bestimmten Jahr nicht erreicht wird.»* Nach ausführlicher Begründung dieser Kernsätze erkannte das Gericht: *«In grundsätzlicher Gutheissung der Beschwerde wird die Verfügung vom 12. Oktober 1992 aufgehoben und die*

Beschwerdegegnerin verpflichtet, dem Beschwerdeführer im Zusammenhang mit der am 3. Februar 1992 im USZ durchgeführten Lebertransplantation die versicherten Leistungen zu erbringen.» Im Weiteren wurde die Kasse verpflichtet, dem Beschwerdeführer, also Mathias Zahner, eine Prozessentschädigung von 2000 Franken zu bezahlen.

Die Krankenkasse CSS wollte dieses Urteil des Versicherungsgerichts des Kantons Zürich nicht akzeptieren und gelangte deshalb an das Eidgenössische Versicherungsgericht in Luzern mit dem Antrag, das Urteil des Zürcher Versicherungsgerichts sei aufzuheben, die Verfügung vom 12. Oktober 1992 sei zu bestätigen und auch das Urteil der Vorinstanz bezüglich der Parteikosten sei aufzuheben. Das Eidgenössische Versicherungsgericht entschied bereits am 14. April 1994 und wies die Beschwerde ab. Aus dem ausführlich begründeten Urteil sei nur ein Teil der Erwägung 4 zitiert: *«Denn ob die genannte qualitative Voraussetzung erfüllt ist, kann – wie die Vorinstanz treffend ausgeführt hat – nicht entscheidend von der Anzahl der durchgeführten Eingriffe abhängig gemacht werden, wobei sich gerade auch die Anknüpfung an die Verhältnisse im Vorjahr als fragwürdig erweist. Eine solche Auslegung lässt sich weder mit dem zuvor angesprochenen Wirtschaftlichkeitsgebot noch mit Zweckmässigkeitsüberlegungen anderer Art rechtfertigen. Sie erscheint jedenfalls dann als unhaltbar und geradezu willkürlich, wenn eine Klinik – wie im vorliegenden Fall das Universitätsspital Zürich – der verlangten Anzahl während einer gewissen Zeit sogar genügt hatte. Unter diesen Umständen kann es namentlich aus Sicht der für die soziale Krankenversicherung wesentlichen Grundsätze der Gleichbehandlung und Gegenseitigkeit nicht angehen, dass später ausgeführte Lebertransplantationen einzig deshalb nicht mehr als Pflichtleistungen anerkannt werden, weil die erforderliche Mindestzahl im Jahr zuvor unerreicht geblieben war.»*

Pro memoria: Das Bundesgericht Lausanne hatte nach der ersten Zürcher Herztransplantation entschieden, dass die Herzentnahme beim verstorbenen Spender aufgrund der damals gültigen kantonalen Vorschriften korrekt erfolgt war. Mit dem Urteil vom 22. November 1988 hatte das Eidgenössische Versicherungsgericht Luzern die für den Fall zuständige Krankenkasse verpflichtet, die beim Walliser Louis Caloz (S. 252) in Zürich durchgeführte Herztransplantation zu bezahlen; seither ist dieser Eingriff eine Pflichtleistung der Krankenkassen. Und dazu kam jetzt das Leberurteil vom 14. April 1994. Damit haben die obersten eidgenössischen Gerichte dreimal im Zusammenhang mit im Universitätsspital Zürich vorgenommenen Organtransplantationen die Möglichkeit gehabt, Recht zu sprechen. Sie haben jedes Mal das Vorgehen der Transplanteure beziehungsweise die Anliegen der Transplantationspatienten gutgeheissen. Diese Rechtsprechung hat deshalb viel, wenn nicht sogar entscheidend dazu beigetragen, dass sich die Organtransplantation in unserem Land auf gesichertem Grund weiterentwickeln konnte.

Zweiter Nachtrag: Im USZ haben wir bis zu meiner Emeritierung am 15. April 1998 genau 100 Lebern transplantiert. Und mit dem sich nach wie vor einer tadellosen Leberfunktion erfreuenden und sich immer noch für Patientenanliegen einsetzenden Mathias Zahner (jahrelang Präsident der Patientenvereinigung «Trans-Hepar») stehe ich heute noch in Kontakt.

Rolle und Zukunft der Virushepatitis und des Virus C

Bei den einleitenden Ausführungen wurde bereits die infektiöse Gelbsucht, das heisst die durch eine Virusinfektion verursachte Leberentzündung (Hepatitis) und insbesondere die Hepatitis-C-Epidemie erwähnt. Am Beispiel dieser heute für die Hälfte aller Lebertransplantationen verantwortlichen Hepatitis C können hier für einmal neuere diagnostische Fortschritte der Medizin und zugleich sowohl die Grenzen, als auch die möglichen zukünftigen Indikationsverschiebungen der Transplantation aufgezeigt werden.

Zuerst zu den Grenzen, die durch die Grundkrankheit bestimmt sind und die trotz sorgfältigster Auswahl des zu transplantierenden Organs, trotz technisch fehlerfrei durchgeführter Operation und trotz Nachbehandlung mit den besten und modernsten Mitteln ein optimales Resultat im Sinne einer definitiven Heilung bei gewissen Krankheitserregern verhindern. Die infektiöse Gelbsucht, die Hepatitis, war früher ein relativ buntes, ganz verschieden verlaufendes Krankheitsbild, dessen Ursache im Dunkeln lag. Das feingewebliche, histologische Bild zeigte zwar eine typische Entzündung, aber keinen Infektionserreger. Erst im Jahr 1966, also in der Frühphase der Organtransplantation, aber natürlich unabhängig von ihr, wurde erstmals im Elektronenmikroskop ein Virus identifiziert, das später als Hepatitis-B-Virus (HBV) klassifiziert wurde. Es wird mit dem Blut übertragen, vor allem durch Transfusionen, Dialysen, Transplantate, Injektionen mit unsauberen Nadeln und Spritzen und auf anderen Wegen. Bei rund zehn Prozent der Betroffenen heilt diese Hepatitis nicht mehr aus, sondern wird chronisch, was bei einem Drittel dieser Patienten zur Leberzirrhose führen kann. Gegen das HBV kann aber seit langem geimpft werden. 1973 wurde als Verursacher einer Hepatitisform, die ausschliesslich fäkal-oral übertragen und deshalb durch mangelhafte körperliche Hygiene begünstigt wird, ein anderes Virus elektronenoptisch sichtbar gemacht, das Hepatitis-A-Virus.

Die Hepatitis A heilt innerhalb von drei bis sechs Monaten folgenlos aus und auch gegen das HAV kann geimpft werden. Aber bei gewissen, besonders schwer verlaufenden Fällen konnte keine der bekannten Viren nachgewiesen werden, weshalb die «Non-A-Non-B»-Hepatitis als eigenes Krankheitsbild definiert wurde. Sie wird ebenfalls durch Blut und venerisch übertragen und ist deshalb bei intravenösem Drogenabusus besonders häufig. Der Verlauf ist meistens chronisch und kann nach Jahren in einer Leberfibrose oder Leberzirrhose oder gar im Leberzellkarzinom enden. Erst 1989, als die Lebertransplantation weltweit schon voll im Schwung war, wurde auch dieses Virus entdeckt, das HCV.

Von dieser Hepatitis C sind Millionen von Menschen betroffen (in den USA schätzungsweise vier Millionen). Seit 1990 ist in Europa und in den USA ungefähr die Hälfte aller Lebertransplantationen wegen dieser Krankheit nötig. Aber die Operation kann noch so perfekt durchgeführt worden und der postoperative Verlauf noch so glatt sein – das C-Virus zirkuliert weiterhin im Körper des Empfängers. Es gibt keine Impfung gegen dieses Virus und auch keine virustötenden Medikamente, weshalb die Viren bei 20 bis 25% derjenigen Transplantatträger, die nicht vorher an irgendwelchen Komplikationen gestorben sind, schon innerhalb von fünf Jahren wieder eine Zirrhose und damit ein funktionelles Versagen der transplantierten Leber verursachen. Eine vorangegangene Abstossungsbehandlung mit Prednison beschleunigt das Fortschreiten der Virusschädigung. Und dann wird ein Dilemma offenkundig: Wenn man den Patienten nicht sterben lassen will, ist eine Zweittransplantation (englisch «Retransplantation»), also der Ersatz des durch das Virus zerstörten ersten Lebertransplantats durch eine neue, noch gesunde Leber die einzige Möglichkeit. Aber die Resultate dieser Zweittransplantation sind eher noch schlechter und damit stellt sich die vorwiegend ethische Frage: Soll man in Zeiten des Organmangels wirklich ein gesundes Lebertransplantat an einen Patienten «verschwenden», dessen Einjahresüberlebenswahrscheinlichkeit unter 60% liegt? Rosen und Martin sind anhand des UNOS-Registers dieser Frage nachgegangen. Ihre Analyse von 1539 Zweittransplantationen, wovon 23% wegen Hepatitis C, hat bestätigt, dass der Befall mit dem HCV ein von der eigentlichen Transplantation unabhängiger Risikofaktor ist. Das Erzielen akzeptabler Resultate setzt voraus, dass eine Zweittransplantation bei HCV nicht routinemässig bei allen Transplantatversagern, sondern nur bei streng selektionierten Patienten erwogen wird.

Dies ist der heutige Stand der Lebertransplantation wegen einer Hepatitisvirus-C-Zirrhose. Sie ist heute – wie gesagt – die einzige Behandlungsmöglichkeit für dieses Leiden. Aber sie wird es nicht für immer bleiben, denn der medizinische Fortschritt geht weiter. Eines Tages werden Mittel und Wege zur Verfügung stehen, um auch das HCV zuverlässig zu eliminieren, dieser Tag scheint aber noch in weiter Ferne zu liegen. Einer Impfung – sonst ein probates Mittel gegen viele bakterielle und virale Krankheitserreger – entzieht sich dieses Virus, weil es genetisch nicht uniform ist, sondern sechs verschiedene Genotypen mit über 100 Subgruppen umfasst, die auch unterschiedlich auf Beeinflussungsversuche ansprechen. Dazu kommt eine offenbar grosse Mutationsfreude dieser Gene. Die Schwierigkeiten einer Impfung lassen sich deshalb zum Teil mit der Grippeimpfung vergleichen, bei der der Impfstoff jährlich dem zu erwartenden saisonalen Grippegenotyp angepasst werden muss.

Wegen dieser Hindernisse konzentrieren sich die Behandlungsversuche neuerdings auf Stoffe aus der Gruppe der erst 1957 entdeckten Interferone, körpereigene zelluläre Abwehrstoffe gegen Virusinfektionen. Für die Behandlung werden sie jetzt gentechnologisch in grossen Mengen als Peg-Interferon alfa und Peg-Interferon lambda hergestellt. Die Liste ihrer möglichen Nebenwirkungen und Komplikationen ist aber erschreckend lang und bei einer beträchtlichen Zahl von Patienten muss die Behandlung deswegen vorzeitig abgebrochen werden. Zur noch stärkeren Virushemmung werden die Interferone meistens mit einem zweiten Medikament (Ribavarin) kombiniert, das aber neben anderen Nachteilen auch noch teratogen wirken kann. Immerhin werden heute 90% der Patienten mit einer frischen, akuten Hepatitis C geheilt. Wird erst im späteren, chronischen Stadium behandelt, sinkt die Heilungsquote auf 50%. Es werden aber noch viele Jahre vergehen, bis wir wissen, ob die heutigen Behandlungen bei diesen Fällen einer HCV-Infektion eine Abnahme der Transplantationsnotwendigkeit bewirken kann. Für Spätfälle, also Transplantationskandidaten und Transplantatträger, kommen diese virushemmenden Massnahmen wegen allzu gefährlichen Nebenwirkungen und Komplikationen nicht mehr in Frage, zumal die für den Transplantationserfolg unverzichtbare Immunsuppression den Anti-HCV-Medikamenten entgegenwirkt.

Zahlen und Resultate weltweit

Nach mehr als 25-jährigem Aufschwung hat sich die Lebertransplantation in so vielen Spitälern von Europa, Nordamerika, Südamerika und Australien festgesetzt und so viele Menschen haben bereits von ihr profitiert, dass eine wirklich genaue, weltweite Zusammenstellung dieser Operation und ihrer aktuellen Resultate gar nicht mehr möglich ist. Eine Einschränkung bezüglich «weltweit»: Grosse Teile von Asien und fast ganz Afrika hinken dieser Entwicklung noch stark hinterher, Japan befindet sich wegen des religiösen Verbots der Organentnahme bei Verstorbenen in einer besonderen Lage. Das internationalste statistische Unterfangen, die von Gerhard Opelz in Heidelberg 1982 ins Leben gerufene und ab 1985 voll aktive *Collaborative Transplant Study (CTS)*, zählte bereits im September 1993 nicht weniger als 5092 Lebertransplantationen in 56 Zentren der Welt. Bis zum 1. Februar 2010 hat sich diese Zahl mehr als verzehnfacht: 57 133 Transplantationen in 87 Zentren, worunter 69 europäischen. Die US-Spitäler sind hingegen dem UNOS (United Network of Organ Sharing) angeschlossen und melden ihre Bedürfnisse und Resultate dorthin. Seit 1997 werden Lebertransplantationen noch zusätzlich erfasst, mit der vom Pariser Leberchirurgen Henri Bismuth gegründeten European Liver Transplant Registry (ELTR). Die Gesamtdaten dieser Register (jedoch nicht diejenigen eines bestimmten Zentrums!) sind für alle abrufbar.

Ergebnisse und Teilergebnisse wie auch Resultate von Studien zur Lebertransplantation werden – wie in anderen Teilgebieten der Medizin – laufend in vielen medizinischen Fachzeitschriften publiziert und analysiert, wobei sich die englische Sprache längst als lingua franca durchgesetzt hat. Es ist nicht die Aufgabe der vorliegenden Schrift und es würde ihren Rahmen bei weitem sprengen, alle neuen Entwicklungen und auch Irrwege aufzuzeigen und zu analysieren, denn die wichtigsten Grundsätze einer erfolgreichen Transplantationsoperation sind seit langem bekannt und akzeptiert. Von allgemeinem Interesse kann allenfalls die Nennung einiger besonderer Themen sein, um die sich nach wie vor auch viele dieser Publikationen drehen (und die für die Spezialisten natürlich sehr wichtig sind): Die für rund die Hälfte aller Transplantationen verantwortliche Hepatitis C (wie oben bereits beschrieben), die Leberlebendspende, die Lebendspende für Kinder (besonders in Japan), das Leberzellkarzinom (wann ist eine Transplantation noch erfolgversprechend?) und gelegentlich auch das Leberversagen bei HIV-Kranken (bei denen aber nach übereinstimmender Meinung fast aller Fachleute nicht transplantiert werden soll).

Erwähnunenswert ist insbesondere die Lösung der schwierigen Allokationsfrage: Wem soll in den Zeiten des Organmangels zuerst eine Leber zugeteilt werden? Dass nicht die blosse Wartefrist das allein bestimmende Kriterium sein kann, war wie bei den anderen Organen schon seit langem allgemein akzeptiert. Das Zauberwort für die Leber lautet MELD-Score! Er lässt die Transplantationsanwärter bezüglich Dringlichkeit des Leberersatzes zuverlässig einteilen. Dieser MELD-(Model of End Stage Liver Disease-)Score wurde nach 2000 von amerikanischen Transplantationsspezialisten (besonders der renommierten Mayo-Klinik, aber auch die U of M war dabei) erarbeitet. Er berücksichtigt das Serumkreatinin (als Mass der Nierenfunktion), das Serumbilirubin und die Blutgerinnung (INR) als Mass der Leberfunktion und eventuelle Dialysen in der letzten Woche. Seine retrospektive Berechung bei 3437 Transplantationsresultaten fiel eindrücklich aus: Dreimonatssterblichkeit bei tiefem Score 1,9%, bei höchstem Score 71,3%! Bereits 2002 übernahm die UNOS diese Risikoeinteilung (mit Ausnahme für Kinder unter zwölf Jahren) und seither ist er zum weltweiten Standard geworden.

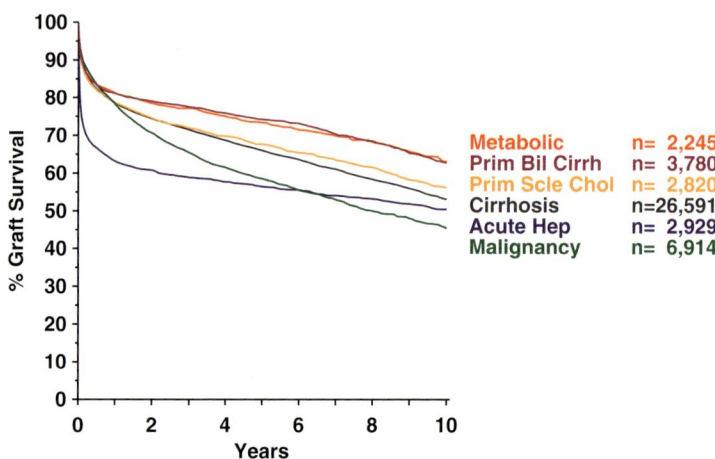

Abb. 21   Funktionsdauer der Lebertransplantate von 45 279 europäischen Patienten 1988 bis 2008. Statistik CTS (zur Verfügung gestellt von Gerhard Opelz).
Nur Ersttransplantate, nur verstorbene Spender. Nach Diagnosegruppen aufgeschlüsselt. Das Patientenüberleben ist höher (Möglichkeit einer Zweittransplantation!).

Metabolic: Stoffwechselerkrankungen
Prim Bil Cirr: Leberzirrhose wegen primären Gallenwegserkrankungen
Prim Scle Chol: Sklerose (Schrumpfung) der kleinen Endgallengänge
Cirrhosis: Leberzirrhose, unter anderem wegen Hepatitis C
Acute Hep: Akute Hepatitis
Malignanc: Leberkrebs

Die Stoffwechselerkrankungen und die primären Gallenwegserkrankungen führen zu den besten Resultaten: nach zehn Jahren funktionieren noch 64% dieser Lebern (und ein Teil der Patienten mit einem früheren Versager hat inzwischen von einem Zweittransplantat profitiert).
Nach Transplantation wegen Leberkrebs funktionieren nur noch 45% (weil 55% der Patienten an Krebsmetastasen gestorben sind).

Für eine wirklich aussagekräftige Analyse des Werts und der Leistungsfähigkeit einer Organtransplantation – wie im vorliegenden Fall der Lebertransplantation – sind sehr grosse Zahlen nötig. Mit diesen werden Unterschiede zwischen den einzelnen Zentren bezüglich zurückhaltender oder aggressiver Indikationsstellung, Verschiedenheiten der Ansprüche an die Organqualität, Unterschiede zwischen exzellenten und durchschnittlichen Chirurgen, Abweichungen der Nachbehandlungsschemata und vieles andere mehr ausgeglichen. Auf die wirklich grossen Zahlen stützt sich zum Beispiel die Überlebensanalyse des CTS. Diese untersuchte 30 709 zwischen 1988 und 2006 vorgenommene Lebererstransplantationen, auf Europa beschränkt, und zwar ausschliesslich mit Lebern verstorbener Spender. Diese Analyse zeigt (Abb. 21):
– Im ersten Jahr nach der Transplantation gehen 20% verloren (wegen Zwischenfällen, Todesfällen, akuter Abstossung, usw).
– Vom zweiten bis zum zehnten Jahr fällt die Zahl der funktionierenden Leber-Ersttransplantate praktisch linear ab, von knappen 80 auf 55%, verursacht durch späte Abstossungen, Komplikationen der immunsuppressiven Behandlung und transplantationsunabhängige «normale» Todesfälle.
– Bei den Zehnjahreswerten zeigen die Stoffwechselerkrankungen und die primär biliäre Zirrhose die besten, die bösartigen Geschwülste die schlechtesten Resultate.

Die illusionslose Schlussfolgerung aus dem linearen, wenig diagnoseabhängigen Abfall lautet (wie auch bei anderen Organen), dass die immunologische Abstossung mit den heutigen Mitteln bei der Mehrzahl der Patienten noch nicht ganz ausgeschaltet ist, sondern dauernd weitermottet.

Ausblick in die nahe Zukunft

Die dieses Kapitel einleitenden Ausführungen über die Indikationen zur Lebertransplantation sind von Prof. Daniel Candinas, Direktor der Universitätsklinik für Viszerale Chirurgie und Medizin am Inselspital Bern, auf den neuesten Stand gebracht worden. Er sieht auch einige Hauptthemen, die in Zukunft den Weg der Lebertransplantation säumen werden.
 Das weiter zunehmende Missverhältnis zwischen verfügbaren und benötigten Spenderorganen belastet die Thematik. Die Frage der «gerechten» Organzuteilung wird dadurch weiter verschärft und stellt ein schier unlösbares Problem dar. Der Widerstreit zwischen Kriterien der medizinischen

Dringlichkeit gegen Aspekte des langfristigen Nutzens schafft ein schwieriges Problem, weil unweigerlich das Gewicht auf die eine oder andere Seite gelegt werden muss. Soll der kränkste Patient (auch wenn er schlechte Langzeitchancen hat) ein Spenderorgan erhalten oder soll man denjenigen bevorzugen, der die besten Aussichten hat, mit dem Transplantat lange zu leben und wieder voll in die Gesellschaft integriert werden zu können?

Eine medizinische Antwort sieht Candinas in der Suche nach Möglichkeiten, die verfügbaren Spenderorgane zu mehren. Der sogenannten Splitlebertansplantation (eine Spenderleber in zwei Teile präparieren, für zwei Empfänger) sind leider enge anatomische Grenzen gesetzt. Der linke Leberlappen ist wesentlich kleiner als der rechte und somit nur in Sonderfällen sicher zu verwenden. Vielleicht wird es eines Tages gelingen, auch kleine Leberanteile so aufzubereiten und in ihrer Regenerationsfähigkeit zu stützen, dass auch damit sichere Transplantationen durchgeführt werden können. In diese Richtung geht schon heute die Transplantation einzelner im Reagenzglas isolierter Leberzellen, ein Verfahren, das zum Beispiel bei einzelnen Stoffwechselerkrankungen eingesetzt werden kann. Auch die Lebendleberspende (S. 305) kann nur in ausgewählten Fällen und idealer Konstellation eine konventionelle Transplantation ersetzen. Zudem ist das Risiko für den gesunden Leberspender im Vergleich zur Lebendnierenspende um das Dreissigfache erhöht.

Die Xenotransplantation (Verpflanzung einer tierischen Leber) wurde lange Zeit auf ihre Möglichkeit hin untersucht. Heute weiss man, dass die Leber auch von mit dem Menschen nahe verwandten Tierarten auf molekularer Ebene inkompatibel mit menschlichen Rezeptoren und Strukturen sein kann. Auch die Kunstleber, über die in der Vergangenheit viel geforscht wurde, ist bis auf weiteres wohl kein Thema.

So sieht Candinas für die nächste Zukunft nur drei Optionen für das weitere Vorgehen: Verhindern (bessere Prävention von Lebererkrankungen), zeitgerechte Transplantation mit guten Langzeitchancen, Fortschritte in der Forschung und verbessertes Verständnis der Leberregeneration.

Die Lungentransplantation

Warum Lungentransplantation?

Die Lunge liegt im Brustkorb, in Form von zwei separaten Lungenflügeln rechts und links des Herzens und des Mediastinums. Sie sorgt für die Zufuhr von Sauerstoff in den Körper und für den Abtransport von Kohlendioxid aus dem Körper. Dies geschieht durch dauerndes, von der Muskulatur der Brustwand, des Zwerchfells und auch des Bauchs bewirktes Ein- und Ausatmen von Luft. Die Lunge ist, wie auch das Herz, ein lebenswichtiges Organ, dessen Totalausfall nur während einiger Minuten ohne irreversible Schädigung des Gesamtorganismus vertragen wird. Das auf Sauerstoffmangel empfindlichste Gewebe, das Hirngewebe, stirbt mit Sicherheit ab, wenn es (bei normaler Körpertemperatur und ohne den Einfluss von gewissen Medikamenten wie Barbituraten) während mehr als sechs bis maximal acht Minuten überhaupt keinen Sauerstoff erhält. Nur bei Kleinkindern ist die Toleranz für Sauerstoffentzug etwas besser.

Die Lungenkrankheiten, die trotz optimaler Behandlung im fortgeschrittenen oder Endstadium eine Lungentransplantation nötig machen können, weil die Patienten sonst an Atemnot oder an Infektionen sterben, können den folgenden Gruppen zugeordnet werden:
- massive Einschränkung des funktionstüchtigen Lungengewebes, gleichbedeutend mit zu wenig Lungenbläschen (restriktive Erkrankungen);
- massive Behinderung der Atemluftzufuhr zu den noch in genügender Zahl vorhandenen Lungenbläschen (obstruktive Erkrankungen);
- Erkrankungen der Lungenarterien mit irreversibler Erhöhung des Gefässwiderstands.

Eine medizinische Liste der in Frage kommenden Lungenkrankheiten zeigt Tabelle 9. Im Transplantationskrankengut des Universitätsspitals Zürich litten 38% der Patienten an Zystischer Fibrose (CF), 26% an Lungenemphysem wegen obstruktiver Erkrankung, 18% an Lungenfibrose, 11% an pulmonaler Hypertonie und 7% an anderen, selteneren Affektionen.

Nicht für die Transplantation in Frage kommen Patienten mit einem aktiven Krebsleiden (vor allem auch nicht mit Raucherkrebs der Lunge), Patienten mit einer systemischen Infektion (zum Beispiel Tuberkulose oder HIV), solche mit unbehandelbaren schweren Erkrankungen von anderen Organen und solche mit Psychosen. Schliesslich ist die unfallverursachte

Zerstörung der Lunge eine absolute Notfallsituation; eine Transplantation ist schon aus zeitlichen Gründen völlig ausgeschlossen.

Je nach Grundkrankheit wird ein oder werden beide Lungenflügel ersetzt. Paradebeispiel für die einseitige Transplantation ist die idiopathische Lungenfibrose, für die beidseitige (doppelseitige) Transplantation die Zystische Fibrose.

Der optimale Zeitpunkt für die Transplantation ist je nach Grundkrankheit verschieden. Es soll erst transplantiert werden, wenn die medikamentösen Möglichkeiten zur Besserung ausgeschöpft sind, der Aktionsradius des Kandidaten kleiner wird und zeitweise Sauerstoffzufuhr nötig ist, aber noch bevor ein schlechter Allgemeinzustand die Erfolgsaussichten einer Transplantation verringert. Man spricht vom optimalen Therapiefenster für die Transplantation. Dieses ist sehr eng (nur wenige Monate) für die Lungenfibrose und sehr weit (möglicherweise Jahre) für die chronisch-obstruktiven Lungenerkrankungen. Die Zystische Fibrose liegt zeitlich dazwischen.

Der Vollständigkeit halber sei noch darauf hingewiesen, dass bei einem plötzlichen funktionellen Versagen einer bis anhin gesunden Lunge eine notfallmässige Transplantation nie zur Diskussion steht. Solche Notfälle kommen vor, vor allem bei ausgedehnten Lungenentzündungen, mit anderen Worten bei Pneumonien, verursacht durch bakterielle und vor allem virale Infektionen; der Fachmann spricht in diesen Fällen vom ARDS (Acute Respiratory Distress Syndrome). Ein historisches Beispiel ist die spanische Grippe von 1918, der mehr Menschen zum Opfer fielen als dem vorausgegangenen 1. Weltkrieg. Ein aktuelles Beispiel ist die Schweinegrippe (Virus H1N1) der Jahre 2008/2009 (ursächlich ganz verschieden, bezüglich Lebensbedrohung aber ganz ähnlich ist übrigens das ARDS der unreifen Frühgeburtenlunge). Wenn einem solchen Pneumoniepatienten wegen des fortschreitenden Lungenversagens trotz Einsatz aller Möglichkeiten der Intensivtherapie, inklusive Beatmumg mit 100% Sauerstoff, der Tod droht, ist das nie eine Indikation für eine notfallmässige Lungentransplantation oder den Einsatz einer Herzlungenmaschine. Bis vor wenigen Jahren hätte an dieser Stelle geschrieben werden müssen, für diese und ähnliche Notfallsituationen gäbe es keinen wirkungsvollen Lungenersatz. Heute jedoch verfügen hochspezialisierte Lungenzentren über eine «künstliche Lunge». Das ist ein ausserhalb des Körpers platzierter Membranoxygenator (ECMO), der an eine grosse Arterie und eine grosse Vene angeschlossen ist und der dem dank der arteriovenösen Druckdifferenz durch ihn zirkulierenden Blut Kohlendioxid entzieht und Sauerstoff zuführt. Bei noch leistungsfähigeren Systemen wird der zwischen zwei grossen Venen zwischengeschaltete Blutstrom mit einer Pumpe beschleunigt.

Erste Forschungen mit Tierversuchen

In der medizinischen Literatur sind bereits seit 1950 Ergebnisse von Studien mit Lungentransplantationsexperimenten an Versuchstieren zu finden, 1950 eine erste aus Frankreich, 1951 die nächsten beiden aus den USA und, erstaunlicherweise, aus Argentinien und in den folgenden Jahren wiederum die meisten aus den USA. Bis 1959 betrug die Zahl dieser Publikationen zwar erst zehn, aber sie nahm in der Folge so massiv zu, dass bis 1965 nur noch zur Niere mehr über experimentelle Organtransplantationen publiziert worden war als zur Lunge. Die Gründe dafür liegen auf der Hand. Die Lunge ist ein lebenswichtiges Organ, am Lungenversagen stirbt man sofort und die Operation an sich bereitet dem chirurgisch-technisch Geübten keine unüberwindbaren Probleme, viel weniger als das Herz oder die Leber. Zur Wiedervereinigung der Arterie stand die geeignete Nahttechnik schon damals zur Verfügung und dass die Lungenvenen am einfachsten nicht einzeln wieder angeschlossen werden, sondern gesamthaft mit einem Saum von Herzvorhofswand, hatte der Franzose Métras schon 1950 gezeigt. Auch die Tücken und Besonderheiten der Bronchusnaht wurden nicht bereits während der Operation, sondern erst im weiteren Verlauf offenkundig und verhinderten deshalb Anfangserfolge nicht.

Bei der Entnahme einer Lunge als Transplantat werden zwangsläufig sowohl die feinen, den Hauptbronchus versorgenden Bronchialarterien als auch die Nerven der Lunge und die entlang dem Bronchus ziehenden Lymphgefässe durchtrennt. Mit ausgedehnten tierexperimentellen Studien konnte schliesslich gezeigt werden, dass für die Lungenfunktion eine Versorgung mit Nerven nicht unerlässlich ist und dass schädliche Auswirkungen der Bronchialarteriendurchtrennung kaum nachzuweisen sind, sofern man den am Transplantat belassenen Hauptbronchus möglichst kurz hält. Das Einwachsen von neuen Lymphgefässen schliesslich nimmt nur zwei bis drei Wochen in Anspruch. Da die transplantierten Lungen in jenen Jahren aber trotz Etablierung einer guten chirurgischen Technik nur ungenügend funktionierten, galten weitere Studien im Tierexperiment der Frage, ob die Compliance (die Dehnbarkeit) des Lungengewebes herabgesetzt sei, was bejaht wurde, und ob die Surfactant (die grenzflächenaktive Substanz der Alveolarepithelien) vermindert sei, was verneint werden konnte. Trotzdem gelang es im Tierversuch vorerst nie zu zeigen, dass ein in den Spender zurück verpflanzter oder in einen fremden Empfänger verpflanzter Lungenflügel in der Lage war, die sofortige Ausschaltung der gegenseitigen Eigenlunge (mittels Unterbinden der Lungenarterie oder Pneumonektomie) zu tolerieren, also sofort wieder genügend zu funktionieren.

Es bleibt aber festzuhalten, dass in jenen Jahren die Ischämietoleranz (die Toleranz für die Unterbrechung der Sauerstoffzufuhr) der Lunge noch wenig erforscht war. Dasselbe gilt für die Möglichkeiten der Konservierung von entnommenen Lungen. Und dass die Resultate der oben zitierten Untersuchungen wahrscheinlich mit teilweise nicht absolut gesunden und kräftigen Versuchshunden erarbeitet worden waren, mag bei den eher negativen Resultaten auch mitgespielt haben.

Minneapolis und die Lungenkonservierung

Als ich am 6. Juli 1964 im Department of Surgery der University of Minnesota Hospitals in das Forschungslabor von Richard C. Lillehei wechselte, nahm ich als zweites Forschungsprojekt neben der Pankreastransplantation auch noch die Konservierung von Lungentransplantaten in Arbeit. Ein Erfolg meiner Pankreasstudien war zu diesem Zeitpunkt noch sehr unsicher. Ich benötigte aber auch noch ein Forschungsvorhaben, das ich innerhalb eines Jahres mit wissenschaftlich einwandfreien Resultaten abschliessen konnte, so dass die Arbeit von der Universität als Masters' Thesis akzeptiert würde. Schon im ersten Minneapolis-Jahr hatte ich deshalb zur Erfüllung der weiteren Promotionsbedingungen ein Nachdiplom-Biochemie-Studium begonnen und an allen Postgraduate Courses der Chirurgie teilgenommen.

Das gewählte Forschungsprojekt «Preservation of the lung for homotransplantation» hatte den Vorteil, dass diese Fragestellung noch kaum jemals konsequent bearbeitet worden war. Es lagen allerdings schon unsystematisch gewonnene Erkenntnisse vor, beruhend auf Erfahrungen mit tierexperimentellen Lungentransplantationen. Bereits unbestritten war, dass die Basisanforderung an jede Konservierung, die möglichst rasche Freispülung der Lungengefässe von Blut und die Abkühlung auf vier Grad Celsius (oder etwas höher, aber auf keinen Fall tiefer) erfüllt sein müsse. Es galt nun, die Ischämietoleranz, also die Überlebensfähigkeit des Lungengewebes ohne Sauerstoff, bei dieser Basisbehandlung zu bestimmen und zu untersuchen, ob diese mit einer Zusatzbehandlung noch verlängert werden könnte. Als solche Zusatzbehandlungen kamen die dauernde künstliche Beatmung, das medikamentös herbeigeführte Supercooling oder der Sauerstoffüberdruck in Frage; ich wählte den Sauerstoffüberdruck (hyperbare Oxygenation), weil im Labor von R. C. Lillehei die entsprechende apparative Ausrüstung bereitstand, da sie schon der Untersuchung von anderen Organen gedient hatte (Abb. 5). Als Modell wählte ich die Homotransplantation (heute Allotransplantation genannt) der Hundelunge. Mit 13 Gruppen à 4 Experimenten wurden die Konservierungsmethoden mit unterschiedlichem Sauerstoffüberdruck, einmal auch mit Medikamentenzugabe, und mit verschieden langen Konservierungszeiten getestet. Anschliessend wurden diese Lungen transplantiert. In Fällen mit offensichtlichem Misserfolg der Konservierung wurden diese Transplantate nach einem bis drei Tagen wieder entnommen und histologisch untersucht; bei den übrigen wurde zum Teil länger zugewartet und ein Teil der Tiere wurde auch immunsuppressiv behandelt. Die Auswertung ergab, dass die Lunge in Hypothermie eine Konservierungszeit von sechs Stunden ohne Zusatzbehandlung gut toleriert; kombiniert mit 3 ata Sauerstoffüberdruck verlängerte sich die tolerierte Ischämiezeit auf 24 Stunden.

Die Arbeit wurde als Masters' Thesis angenommen. Am 12. Juni 1965 wurde ich in einer eindrücklichen Feier der University of Minnesota zum Master of Science in Surgery promoviert (S. 65).

Beim Menschen vorerst nur Misserfolge

Die erste Lunge bei einem Menschen wurde 1963 von James D. Hardy in Jackson (Mississippi) transplantiert, der zuvor auch experimentell an dieser Fragestellung gearbeitet hatte. Empfänger bei dieser ersten Transplantation war, eigentlich bezeichnend, ein 56-jähriger Mann, bei dem nichts mehr zu verlieren war, denn er litt an einem nicht mehr radikal operablen Bronchialkarzinom, kompliziert durch einen eiterigen Brustfellerguss. Der Patient starb am 18. Tag.

In den folgenden Jahren wurden, offensichtlich stimuliert durch die inzwischen wirkungsvoller gewordene Immunsuppression, Berichte von mindestens elf weiteren Lungentransplantationen beim Menschen veröffentlicht, und man darf annehmen, dass andere erfolglose Operationen gar nicht publik wurden. Als Fritz Derom aus Gent (Belgien) im Dezember 1968 uns für den Kongress der European Society for Surgigal Reseach (ESSR) einen Vortrag über eine schon seit 26 Tagen funktionierende Lunge anmeldete, war dies im Moment bereits «Weltrekord» (der aber auch nicht zum längeren Überleben führte). Es gilt indessen festzuhalten, dass bei all diesen Transplantationen nur ein Lungenflügel verpflanzt wurde und man bei einigen Krankheiten nachträglich feststellen musste, dass der belassene kranke Lungenflügel das normale Funktionieren der transplantierten Gegenseite verunmöglicht hatte. Im Weiteren waren bei diesen ersten Operationen die Indikationen manchmal mehr als zweifelhaft, zum Beispiel eine Notfalltransplantation bei Salzsäureschädigung der Lunge oder wegen schwerer Lungenverletzungen. So oder so, Ernüchterung machte sich breit und die Lunge galt als nicht transplantierbar. Bezeichnenderweise war beim ersten Kongress der auf Zürcher Initiative hin gegründeten European Society for Organ Transplantation (ESOT) im Jahr 1983 die Lungentransplantation überhaupt kein Thema.

Erste Erfolge mit einem zweifelhaften Konzept

Zu dieser Zeit fand ein neues, anfänglich fast revolutionär anmutendes Konzept die Aufmerksamkeit der Spezialisten: die Transplantation beider Lungenflügel mitsamt dem Herzen an einem Stück (en bloc). Im März 1981 gelangen Reitz und Shumway in Stanford mit dieser Technik bei zwei von drei Kranken die ersten längerfristig erfolgreichen Lungentransplantationen (S. 146). Die Indikation war einwandfrei; beide Patienten hatten an Krankheiten sowohl des Herzens als auch der Lungen gelitten. Mit der fast gleichzeitigen Einführung des Ciclosporins als neuem und wirkungsvollerem Immunsuppressivum veranlasste dieser Erfolg aber mit der Zeit viele Transplantationszentren und -chirurgen, die En-bloc-Technik für die reinen Lungenerkrankungen mit dem Ziel zu übernehmen, auch die Lungentransplantation auf diesem Weg endlich zum Erfolg zu führen. Günstige Frühresultate stellten sich zum Teil tatsächlich ein, und in Zeitschriften und an Kongressen wurde heftig diskutiert, ob nun die Einzellungen-, die Doppellungen- oder die En-bloc-Herz- und Lungentransplantation die beste Methode sei und wie diese Methoden eventuell differenziert einzusetzen seien. Da man mit der En-bloc-Technik beim Kranken neben den kranken Lungen auch das gesunde Herz entfernen musste, wurden abenteuerliche Pläne für die Kombination mit einer gleichzeitigen Herztransplantation bei einem anderen Herzkranken entwickelt, die sogenannte Dominotechnik. Den Höhepunkt erreichte diese Entwicklung zwischen 1988 und 1995 mit weltweit über 200 Herz-Lungen-Transplantationen pro Jahr. Dann fiel die Zahl aber rapide ab, da Infektionen, Abstossungen, Blutungen oder Misslingen der Bronchusnaht nicht zum Verschwinden gebracht werden konnten und insbesondere die Lungentransplantation ohne Herz inzwischen zum Standard geworden war. Die Protagonisten der En-bloc-Technik hatten übersehen, dass nicht die Kombination mit dem Herzen, sondern die Gleichzeitigkeit der Verpflanzung beider Lungenflügel für den Erfolg entscheidend sein konnte.

Vorbereitungen in Zürich

Im Herbst 1986 entnahm ich einem Kongressbericht die schier unglaubliche Neuigkeit, dass ein mir damals unbekannter Dr. Joel Cooper mit seiner Gruppe in Toronto vier aufeinander folgende Einzellungentransplantationen (nur ein Lungenflügel) zum Erfolg geführt hatte; nur ein fünfter Patient war gestorben, weil die Transplantation offensichtlich zu spät erfolgt war. War dies der entscheidende Durchbruch? Nachdem ich Anfang 1987 in einer Fachzeitschrift auch die entsprechende Publikation genau gelesen hatte, wurden mir die Gründe dieses Erfolgs klar: Hier hatte ein Chirurg die etablierte Operationstechnik noch mit der Umhüllung der Bronchusnaht mit einem Lappen des grossen Netzes ergänzt und in seinem detaillierten Behandlungsplan wirklich alle Erkenntnisse der Vorgänger genau berücksichtigt und diesen konsequent durchgeführt, ohne bei jeder Besonderheit gleich vom Konzept abzuweichen. Das imponierte mir, weshalb ich einen Brief an Dr. Cooper schrieb und fragte, ob er einen meiner Assistenten zur Weiterbildung und zum Studium der Lungentransplantation aufnehmen könne. Nach einiger Zeit kam die freundliche, positive Antwort, er nehme meinen Mitarbeiter gerne auf. Er legte mir auch ein soeben fertiggestelltes Manuskript über erfolgreiche, doppelseitige Transplantationen bei und orientierte mich, dass er demnächst an die Washington University Medical School in Saint Louis (Missouri, USA) wechseln werde.

Nun stand ich vor der Frage: Wen schicken? Ich dachte primär an Dr. Walter Weder, der im August 1985 vom Regionalspital Herisau in meine Klinik gekommen war und seither auch durch andere Kliniken des Departements rotierte. Er hatte schon früh spüren lassen, dass er sich nicht in Richtung Allgemeinchirurgie bewegen wolle, sondern einen Schwerpunkt anstrebe. Zur Diskussion standen die onkologische Chirurgie, die Sporttraumatologie (er wechselte aus diesem Grund nochmals für einige Monate nach Davos) und eben die Thoraxchirurgie. Ich nahm bewusst in Kauf, dass er in höheren Positionen wahrscheinlich nicht mehr so leicht zu führen sein werde. Aber immer, wenn er mir in späteren Jahren eine wesentliche Information zu seinen Transplantationen vorenthielt, musste ich mit leisem Lächeln daran denken, dass ich dies selbst mit meinem früheren Chef auch so gemacht hatte.

Ich hatte Walter Weder einige Jahre zuvor unter wirklich ungewöhnlichen Umständen kennen gelernt (die allerdings auf seine spätere Anstellung keinen Einfluss hatten!). Meine Tochter Ursina fuhr während ihrer Gymnasialzeit Skirennen mit dem Juniorenkader des Zürcher Skiverbands. Wenn der Verband ein Rennen selbst organisierte, wurden die Eltern der Rennläufer manchmal um Mithilfe gebeten. So fand ich mich einmal in den frühen 1980er Jahren an einem Sonntagvormittag an einem Tor der Rennstrecke von Oberiberg, bewaffnet mit Startliste und Bleistift. Auf dieser Startliste entdeckte ich einen Weder Walter, cand med. Das musste einer meiner Studenten sein! (Wozu ich anmerken darf, dass ich natürlich nicht alle 220 Studierenden eines Jahrgangs persönlich kennen konnte.) Ich war gespannt. Der Rennläufer Weder fuhr zügig daher, aber genau bei «meinem» Tor machte er einen Fehler und stürzte am Tor vorbei. Das war das erste und einzige Mal, dass Walter Weder vor mir auf den Knien lag und ich ihn zudem noch disqualifizieren musste.

Walter Weder nahm das Angebot, zu Joel Cooper zu gehen, sehr gerne an. Nach Organisation der Finanzierung reiste er im Juli 1988 nach Saint Louis.

Hierarchische Verselbständigung der Thoraxchirurgie

Die Chirurgie der Lunge und des Brustkorbs eignet sich zum Nachweis, dass die hierarchische Stellung eines medizinischen Teilgebiets in Spital und Universität nicht ein für allemal zementiert ist, sondern dem medizinischen Fortschritt angepasst werden muss. Für diesen Prozess gab die Lungentransplantation den entscheidenden Anstoss.

Die Thoraxchirurgie, das heisst die Chirurgie der Lungen, des Mediastinums, des Brustfells und der Brustwand kann im Universitätsspital und in der Universität Zürich auf eine lange Tradition zurückblicken. Schon 1883 hatte der damalige Klinikdirektor Ulrich Krönlein als erster Chirurg weltweit überhaupt wegen eines bösartigen Rippentumors einen Teil der Brustwand mit dem darunter liegenden Lungengewebe weggenommen; das Mädchen überlebte. Als sein Nachfolger amtete mit Ferdinand Sauerbruch der eigentliche Pionier der Thoraxchirurgie von 1910 bis 1918 als Klinikdirektor Chirurgie im damaligen Kantonsspital. Sauerbruch, 1875 in Barmen geboren, hatte zuvor mit seinem Druckdifferenzverfahren erstmals eine Methode entwickelt, um bei offenem Brustkorb an der Lunge zu operieren. Sein Nachfolger Paul Clairmont kam aus der Wiener Schule und war mehr der Bauchchirurgie zugetan. In dieser Zeit aber führten Tuberkuloseärzte Sauerbruchs Behandlungen weiter, vor allem in Davos. 1941 übernahm der Sauerbruch-Schüler Alfred Brunner die Klinikdirektion in Zürich. Der aus Diessenhofen stammende Brunner brachte die Thoraxchirurgie zurück, stellte den wegen des 2. Weltkriegs fast verlorenen Anschluss an die internationale Spitze wieder her und führte die modernen Resektionsverfahren ein. 1961 übergab Brunner die Klinik dem schwedischen Herzchirurgen Åke Senning, selbst ein brillanter Lungenchirurg, der die auf Sicherheit ausgerichtete operative Technik Brunners mit einigen eleganten Neuerungen verfeinerte. Unter ihm operierte ich neben der Viszeral- und der Transplantationschirurgie auch sehr viel und gerne an der Lunge. So war es für mich selbstverständlich, dass ich 1985 bei der Neuordnung der Zürcher Chirurgie als Departement das Teilgebiet Thoraxchirurgie weiterhin bei mir in der Viszeralchirurgie beliess und nicht nach dem Beispiel der USA und anderer Länder sowie auch Berns zur Schaffung einer Klinik für Thorax-, Herz- und Gefässchirurgie Hand bot. Schon damals war es in Kliniken mit dieser Struktur übrigens so, dass unter dem gemeinsamen Dach meistens fachlich eigenständige Abteilungsleiter die Lungen- sowie die Gefässchirurgie betreuten.

Doch schon bald kündigten sich Neuentwicklungen an, die mich zum Nachdenken über die Stellung dieses Teilgebiets bewogen, nämlich die videoassistierte minimal-invasive («Schlüsselloch»-)Lungenchirurgie und vor allem die Lungentransplantation. Und weil gleichzeitig auch die Viszeralchirurgie immer vielfältiger und anspruchsvoller wurde, kam ich zum Schluss, dass die Thoraxchirurgie mindestens im akademischen Bereich zu einem eigenen und selbständigen Fach zu entwickeln sei. Um sichere Weichen für diese Entwicklung zu stellen, beantragte ich im September 1992 der Medizinischen Fakultät, nota bene mit Zustimmung der übrigen Klinikdirektoren des Departements Chirurgie, ein etatmässiges Extraordinariat für Thoraxchirurgie einzurichten. Stellenplanmässig war dies ohne weiteres möglich, weil wir ein früheres Extraordinariat für Allgemeine Traumatologie nicht wieder besetzt hatten. Eine achtköpfige Fakultätskommission mit dem Internisten Prof. Wilhelm Vetter als Präsidenten, in der ein Privatdozent die Pneumologie und nur ein Assistent die Herzchirurgie vertraten, klärte meinen Antrag und das Bedürfnis ab, verfasste einen Strukturbericht und empfahl der Fakultät, dem Antrag zuzustimmen, was diese auch sogleich tat. Bereits am 15. März 1993 liess Regierungsrat Dr. A. Gilgen die Zustimmung der Erziehungsdirektion (heute Bildungsdirektion) zum Strukturbericht mitteilen und lud die Fakultät ein, das Verfahren für die Besetzung der Professur einzuleiten.

Für einen chirurgischen Lehrer ist es immer eine besondere Genugtuung, wenn seine besten Schüler Karriere machen. Deswegen stimulierte ich den aus Saint Louis zurückgekehrten Walter Weder, sich bald zu habilitieren (denn ich hatte ihn für den oben erwähnten Lehrstuhl im Auge). Er war aber mit der Aufarbeitung des bei Cooper Gelernten und mit dem Aufbau der minimal-invasiven Thoraxchirurgie so beschäftigt und im Winter zudem noch hie und da als Teamarzt mit der alpinen Weltcupequipe des Schweizer Skiverbands unterwegs, dass mehr als eine Wiederholung dieser Stimuli nötig waren. Weder habilitierte sich schliesslich auf das Wintersemester 1993/94, gerade noch rechtzeitig, denn die Fakultätskommission hatte die Stelle bereits ausgeschrieben und orientierte sich bei anderen Fakultäten über mögliche Kandidaten, nahm aber auch direkte Bewerbungen entgegen.

Die auf dem Papier am besten qualifizierten Anwärter luden wir zu Gesprächen nach Zürich ein. Von diesen machte uns neben Walter Weder vor allem der Wiener Walter Klepetko einen hervorragenden Eindruck. Er war klinisch ebenso erfahren wie Weder, so dass die Kommission nach gründlicher Diskussion der Fakultät eine Berufungsliste mit Walter Klepetko und Walter Weder primo et ex aequo loco und einem Bayern secundo loco vorlegte. In der Sitzung vom 15. Juni 1994 übernahm die Medizinische Fakultät den Kommissionsvorschlag ohne Änderung. Aber meine Befriedigung über den glatten Verlauf war verfrüht. Der übliche Begleitbrief des Fakultätsvorstands zum Antrag war, wie ebenfalls üblich, für Fakultätsmitglieder nicht einsehbar und prompt orientierte der Dekan bereits in der nächsten Fakultätssitzung, dass Hochschulkommission und Erziehungsrat den Antrag der Fakultät zurückgegeben hätten, da *«vor der Regelung der Nachfolge Largiadèr kein so wichtiger struktureller Entscheid getroffen werden sollte»*. Und als ein halbes Jahr später der Fakultätsvorstand der Fakultät bei der ersten Vorbereitung meiner Nachfolge vorschlug, auch das vakante Extraordinariat Thoraxchirurgie *«im Gesamtkonzept von der Struktur her zu analysieren»*, wurde für jedermann offenkundig, dass der Plan der Schaffung einer Klinik für Thorax-, Herz- und Gefässchirurgie wiederbelebt werden sollte. Mir selbst waren nun die Hände gebunden; ich liess deshalb Weder von der Gesundheitsdirektion mittels Umwandlung seiner Oberarztstelle zum Leitenden Arzt befördern.

Die Lungentransplantation in der Schweiz

Nun aber weg von der eher frustrierenden Fakultätspolitik und nochmals zurück zum erfreulichen Fachlichen. Im Juni 1989 war Walter Weder aus Saint Louis wieder ans USZ zurückgekehrt und ich liess ihn auf April des nächsten Jahres zum Oberarzt befördern. Jetzt waren wir im Prinzip für die Lungentransplantation bereit. Die Infrastruktur stand dank Niere, Pankreas und Leber schon lange zur Verfügung, es fehlten nur noch die Patienten. In diesem Bereich zeigte es sich aber, dass die internistischen Pneumologen erst noch umdenken mussten. Sollten Lungenkrankheiten, bis anhin ausschliesslich ihre Domäne, plötzlich chirurgisch werden? Dies bedurfte zuerst der Aufklärungsarbeit. Weder hielt viele Vorträge in medizinischen Gremien und organisierte Symposien. Besonders auch das erste Lungentransplantationssymposium im Kasino Zürichhorn war ein grosser Erfolg. Selbst Joel D. Cooper nahm daran aktiv teil, bestach durch Kompetenz und natürliches Auftreten und stärkte dadurch die weitere Zusammenarbeit zwischen Saint Louis und Zürich. Der positive Effekt all dieser Bemühungen stellte sich zwar nur langsam ein, aber er stellte sich immerhin ein. Patienten wurden angemeldet und die spitalinternen Pneumologen übernahmen es, die Transplantationsindikation und die Operabilität der Kandidaten nochmals zu sichern.

Am Abend des 9. November 1992 war es endlich so weit: Ein Organspender stand zur Verfügung, dessen Lunge zu einer auf eine einseitige Transplantation wartenden Patientin passte. Weder operierte, ich selbst assistierte und Turina übernahm die Spenderoperation, da er anschliessend das Herz einem seiner Herzkandidaten einpflanzte. Die Operationen dauerten bis nach Mitternacht, aber für mein normales Operationsprogramm mit drei Eingriffen ab 8 Uhr morgens war ich wirklich beschwingt und hellwach. Und die Visiten bei der Patientin im Transplantationszimmer der Intensivstation meiner Klinik brachten immer wieder zum Bewusstsein, dass die Zürcher Chirurgie nun über Erfahrungen mit der Transplantation von Nieren, Pankreas, Herzen und Lebern und nun als erstes Zentrum unseres Landes auch der Lunge verfügte.

Der Erfolg kam gerade rechtzeitig, um am dritten internationalen Lung Transplant Symposium in Zürich nicht nur von ausländischen Spitälern zu hören, sondern auch über eigene Erfahrungen und Resultate berichten zu können. Dieses Symposium war wiederum minutiös vorbereitet worden, diesmal zusammen mit Saint Louis, und Joel Cooper traf denn auch mit seinem ganzen Staff von engeren Mitarbeitern ein, die nicht nur den einzelnen Sitzungen vorsassen, sondern auch mit Vorträgen das ganze Saint-Louis-Vorgehen in allen Einzelheiten schilderten. Aus dem Tagungsprogramm ist insbesondere noch Walter Klepetko zu erwähnen, der wegen der bereits beträchtlichen Wiener Erfahrungen die Behandlung der chronischen Abstossung besprechen konnte. Wir Zürcher konnten stolz sein, am 24. und 25. Juni 1993 Gastgeber eines Symposiums zu sein, das die Lungentransplantation – auch weltweit gesehen – auf dem aktuellsten Stand behandelte.

Am USZ ging die Lungentransplantation nun fast programmgemäss weiter, weil die ersten Erfolge doch die Patientenzuweisungen hatten ansteigen lassen. Bereits war aber, wie bei den anderen Organen, die Anzahl der geeigneten Spender zum limitierenden Faktor geworden; die mediane

Wartezeit stieg auf 54 Tage. Bis zum Mai 1994 zählten wir 15 Lungentransplantationen, davon bereits fünf doppelseitige. Alle 15 Transplantationen hatte Weder selbst durchgeführt. Zwei dieser erwähnten 15 Empfänger waren nach einer Zusammenstellung von Speich und Mitarbeitern 11 bzw. 62 Tage nach der Operation verstorben, während die anderen 13 im Moment nach 19 bis 567 Tagen lebten. Noch zehn Jahre zuvor wäre ein solches Resultat weltweit eine Sensation gewesen! Und die Lebenden überlebten nicht ohne funktionelle Fortschritte: Bei ihnen verbesserte sich die Lungenfunktion stetig, am schnellsten während der ersten sechs Wochen, und auch die standardisierte Zwölfminutengehstrecke stieg im Median von 315 auf 1100 Meter. Dass solche Resultate nur mit grosser Beharrlichkeit und dank optimaler Pflege möglich wurden, versteht sich. Ich erinnere mich zum Beispiel an eine Empfängerin eines doppelseitigen Transplantats, bei der wir auf der Intensivstation die Richtigkeit und den Sinn der Weiterführung einer Intensivbehandlung immer wieder besprechen und bejahen mussten, bis schliesslich doch die entscheidende Besserung eintrat.

Auch in den nächsten Jahren ging es vorwärts; limitierend blieb weiterhin wie bei den anderen Organen die Diskrepanz zwischen dem Patientenzustrom und der stagnierenden Zahl der für die Lungenentnahme geeigneten verstorbenen Spender. Bei meinem Abschied aus dem Departement Chirurgie am 15. April 1998 konnte ich konstatieren, dass in der Klinik für Viszeralchirurgie bis anhin 60 Lungen bei 59 Patienten verpflanzt worden waren (also nur eine Zweittransplantation), und zwar 19 unilaterale Transplantationen (ein Lungenflügel) und 41 bilaterale (beide Lungenflügel). Wenig später, bereits am 1. August 2000, konnte die 100. Zürcher Lungentransplantation registriert werden.

Genf und Lausanne hatten die Lungentransplantation in der Zwischenzeit auch aufgenommen, allerdings mit geringeren Zahlen. Aber 2004 wurde diese Landschaft bereinigt, man kann auch sagen vereinfacht. Genf verzichtete zu Gunsten von Lausanne auf Lungen- und Herztransplantationen (und erhielt im Gegenzug die Leber), und in Bern musste das vorgesehene Lungentransplantationsprogramm auf behördliche Weisung hin gestoppt werden. So ist diese Transplantation seither auf die beiden Zentren Romandie (CHUV Lausanne, Zusammenarbeit mit Genf, Bern und Basel) und Zürich konzentriert; für weitere Zentren besteht kein Bedarf. Und zuletzt noch eine aktuelle Zahl: Die Statistik von Swisstransplant verzeichnet für das Jahr 2009 (nur) 39 Lungentransplantationen, ausschliesslich mit Lungen Verstorbener, und am 1. Januar 2010 zählte die schweizerische Warteliste 51 Lungenkranke.

Doch nicht nur fachlich, sondern auch organisatorisch setzt sich das Richtige schliesslich durch und der Fortschritt der Medizin kann nicht mit dem Beharren auf überlieferten Organisationsformen aufgehalten werden. 2003 stimmte die Zürcher Fakultät endlich der Bildung einer Klinik für Thoraxchirurgie zu. Jetzt ist Walter Weder ordentlicher Professor und Direktor dieser Klinik. Und weitere meiner Schüler wurden an das Universitätsspital geholt: Für die Neubesetzung der Wiederherstellungschirurgie wurde Pietro Giovanoli aus Wien zurückberufen und für die Unfallchirurgie Hans Peter Simmen aus Samedan. Damit sind jetzt zu meiner grossen Freude drei von fünf Klinikdirektionen und Lehrstühlen meines früheren Departements mit ehemaligen Schülern besetzt.

Zahlen und Resultate weltweit

Die ersten Transplantationserfolge von Joel Cooper im Jahre 1987, die auch mich beeindruckt hatten, lösten weltweit einen rasanten Anstieg dieser Verpflanzungen aus. Die US-Statistik registrierte bis zum Jahr 1988 nur 88 Lungentransplantationen, erst 1990 wurde die Zahl 100 überschritten, ab 2001 kamen aber jährlich mehr als 1000 dazu und am 1. Januar 2009 zählte man in den USA 17740 Transplantationen. Die Collaborative Transplant Study mit Meldungen aus der übrigen Welt, aber vor allem aus Europa, registrierte am 1. Februar 2010 10 242 Lungentransplantationen. In Deutschland steht zahlenmässig Hannover an der Spitze, in Österreich nach wie vor Wien.

Diese Zahlen sind im Vergleich mit anderen Organen allerdings gar nicht so gewaltig. Das zeigt auch ein Blick auf die Wartelisten. Nur ein Beispiel: 2009 umfasste die Liste der in den USA auf eine Organtransplantation wartenden Kandidaten etwas über 100 000 Namen, von diesen warteten aber nur 2000 auf eine Lunge. Geringer war die Warteliste nur für Herz-Lungen en bloc, Pankreas isoliert und Dünndarm. Die Erklärung ist einfach: Die eine Transplantation erfordernden Lungenkrankheiten sind bedeutend seltener als die entsprechenden Krankheiten der Niere, der Leber und des Herzens. Die Indikationenliste (Tab. 9) ist dementsprechend nicht sehr lang und enthält zudem noch einige Raritäten.

Wenn auch die Transplantation sehr vielen Lungenkranken das für einen Nichtbetroffenen kaum nachvollziehbare Glücksgefühl zurückgibt, wieder frei atmen zu können, so muss man aufgrund der Langzeitresultate leider festhalten, dass bei vielen Patienten dieses Glück nicht ewig dauert. Die wirklich aussagekräftigen, grossen Statistiken zeigen dies unbarmherzig. Natürlich können Einzelstatistiken von besonders erfahrenen Zentren mit sorgfältigster Empfängerauswahl etwas besser ausfallen, aber das Prinzip gilt

Tabelle 9
Lungenkrankheiten, die zur Transplantation Anlass geben können.

Restriktive Erkrankungen: Das noch funktionstüchtige Lungengewebe ist massiv reduziert, das bedeutet massive Reduktion der Zahl der den Gasaustausch vollziehenden Lungenbläschen (Alveolen):
- idiopathische Lungenfibrose;
- exogen-allergische Alveolitis (Farmers lung);
- Histiocytosis X (Langerhans-Histiozytose);
- Sarkoidose.

Obstruktive Erkrankungen: Die Atemluftzufuhr zu den noch in genügender Zahl vorhandenen Lungenbläschen ist massiv behindert:
- primäres Emphysem (Alpha-1-Antitrypsinmangel);
- sekundäre, chronisch-obstruktive pulmonale Erkrankungen = COPD (vor allem durch Nikotinabusus);
- Bronchiektasen;
- Zystische Fibrose = CF = Mukoviszidose (autosomal vererbt);
- Lymphangioleiomyomatose.

Erkrankungen der Lungenarterien und -arteriolen mit in der Folge irreversibel erhöhtem Gefässwiderstand:
- primäre pulmonale Hypertonie;
- chronisch-embolische Hypertonie;
- fixierte pulmonale Hypertonie infolge Herzfehler.

auch hier, dass zuverlässige Schlüsse auf die generelle Leistungsfähigkeit eines Verfahrens nur anhand von grossen, unselektionierten Zahlen gezogen werden können. Die Lungentransplantation weist die schlechtesten Langzeitergebnisse aller Organe auf (Dünndarm vorbehalten, da nicht ausgewertet), denn nach zehn Jahren funktionieren nur noch 28% der ursprünglich verpflanzten Organe (Abb. 22). Natürlich ist das Überleben der Träger etwas höher, denn sie können zum Teil von einem Zweittransplantat profitieren, sofern sie nicht an der Abstossung oder an Komplikationen verstorben sind. Hauptursache dieses doch unbefriedigenden Verlaufs ist wie bei anderen Organen die chronische Abstossung, also das nicht beeinflussbare Faktum, dass der Immunprozess mit den heutigen Medikamenten und Massnahmen nicht völlig ausgeschaltet werden kann, sondern langsam und vorerst unspektakulär weitermottet.

Diese chronische Abstossung setzt insbesondere an zwei Lungenstrukturen Schäden. Erstens führt sie wie in anderen Organtransplantaten zu einer Sklerose und Verdickung der Arterien und Arteriolen, ähnlich wie die «gewöhnliche» Arteriosklerose des Menschen. Diese Veränderung hat eine zunehmende Minderdurchblutung und damit auch einen zunehmenden

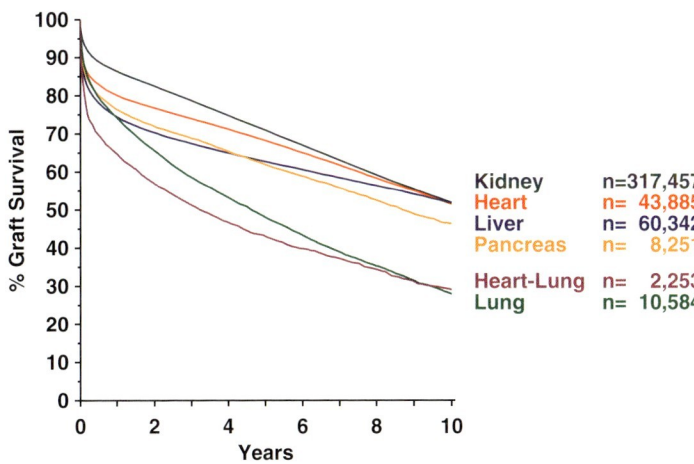

Abb. 22 Zehnjahresfunktionsdauer von 8147 während der Jahre 1985 bis 2008 transplantierten Lungen (nicht Patientenüberleben), aus einem Gesamtkollektiv von 446 815 Organtransplantationen. Statistik der Collaborative Transplant Study (zur Verfügung gestellt von Gerhard Opelz).
Nur Ersttransplantate, nur verstorbene Spender. Nach Organen aufgeschlüsselt.

Kidney:	Niere
Liver :	Leber
Heart:	Herz
Pancreas:	Pankreas
Heart-Lung:	Herz und Lunge en bloc
Lung:	Lunge

Zehnjahresfunktionsdauer der Lungentransplantate nur 28%!

Zu dieser Sonderstellung in negativem Sinn passt, dass die Herz-Lungen-Transplantation fast gleich schlecht verläuft, während Niere, Leber und Herz eine bessere, etwas über 50% liegende Zehnjahresfunktion aufweisen.

Abfall der funktionellen Leistungsfähigkeit der betroffenen Lunge zur Folge. Noch häufiger ist jedoch zweitens ein für das Organ spezifischer Schaden, nämlich die Bronchiolitis obliterans, eine entzündliche Wandverdickung und Lumeneinengung der zwischen den Bronchien und den Lungenbläschen zwischengeschalteten Bronchiolen, mit Übergreifen dieser Entzündung auch auf das benachbarte Lungengewebe. Dies führt paradoxerweise fast zum selben Krankheitsbild, das man bei vielen Patienten durch eine Transplantation heilen wollte: Die Behinderung der Belüftung der Lungenbläschen durch das chronisch-obstruktive Emphysem (COPD).

Ausblick in die nahe Zukunft

Die dieses Kapitel einleitenden Ausführungen über die Indikationen zur Lungentransplantation sind von Prof. Walter Weder, Direktor der Klinik für Thoraxchirurgie des Universitätsspitals Zürich, auf ihre aktuelle Gültigkeit hin überprüft worden.

Die Einführung der extrakorporalen Membranoxygenation bei primärem Ungenügen der Lungenfunktion und während schweren Abstossungskrisen hat die USZ Frühresultate günstig beeinflusst. Hauptanliegen für die nächste Zukunft ist jedoch die Verbesserung der unbefriedigenden Langzeitresultate, durch individuellere Medikamentendosierungen und neuere Immunsuppressiva. Des Weiteren ist auch der Entscheid, wann einseitig und wann doppelseitig zu transplantieren sei sowie der optimale Transplantationszeitpunkt nochmals zu hinterfragen.

Die Dünndarmtransplantation

Warum Dünndarmtransplantation?

Der Dünndarm ist der einzige Teil des Verdauungstrakts des Menschen, der für eine normale Nahrungsaufnahme via Mund und Speiseröhre unentbehrlich ist. Man kann auf den Magen verzichten (der bei gewissen Fällen von Magenkrebs vollständig weggenommen wird), auf den Zwölffingerdarm (der zum Beispiel bei der Operation einer Geschwulst im Kopf der Bauchspeicheldrüse ebenfalls entfernt werden muss) und auch auf den gesamten Dickdarm mitsamt Mastdarm (der bei gewissen entzündlichen Erkrankungen wie der Colitis ulcerosa eventuell und bei der sogenannten Polypose obligat entfernt werden muss). Ohne diese Organe sind zwar gewisse Umstellungen in den Ernährungsgewohnheiten und ohne Dick- und Mastdarm zusätzliche operative Anpassungen nötig, aber der betroffene Patient kann sich weiterhin auf dem normalen Weg ernähren.

Der entscheidende Teil des Dünndarms, das Jejunum und das Ileum, misst beim Erwachsenen ungefähr sechs Meter, beim Neugeborenen ungefähr 2,2 Meter; eine absolute Längenangabe ist nicht möglich, denn die Länge variiert je nach Füllungszustand, Motilität, Kontraktion oder normaler Erschlaffung stark. Beim Erwachsenen ist aber bei weniger als ungefähr 40 cm normal funktionierenden Dünndarms eine Ernährung durch Mund und Speiseröhre nicht mehr möglich, weil der Speisebrei das verbleibende, zu kurze Dünndarmstück zu rasch durchläuft und weil nicht mehr genügend Darmschleimhaut vorhanden ist, um die Nahrungsstoffe (Kalorien), die Elektrolyte (insbesondere Natrium, Kalium und Chlorid) und das notwendige Wasser aus dem Speisebrei aufzusaugen. Beim Säugling und Kleinkind müssen mehr als 20 cm funktionierender Dünndarm erhalten sein.

Die Dünndarmkrankheiten oder Krankheitsfolgen, die möglicherweise zu einer Transplantation Anlass geben, können zwei Krankheitsgruppen zugeordnet werden:
- Fehlende Dünndarmlänge (Kurzdarmsyndrom, «short gut»). Hier gilt: Mit erhaltener Ileozökalklappe (Bauhin'sche Klappe) am Übergang Dünndarm–Dickdarm wird eine kürzere Restlänge toleriert als ohne, weil die Klappe die Passage etwas verzögert.
- Fehlerhafte Darmfunktion: Der Dünndarm ist entweder in seiner Beweglichkeit gestört und deshalb nicht in der Lage, seinen Inhalt weiter zu befördern, oder der die Dünndarminnenseite auskleidenden Schleimhaut

fehlen die auf Nahrungsaufnahme spezialisierten Zellen (Enterozyten) oder diese funktionieren nicht adäquat.

Zu diesen abnormen Zuständen führen Krankheiten, die weitgehend alterstypisch sind. Bei Säuglingen und Kleinkindern sind es angeborene Missbildungen (wie Dünndarmatresie, Aganglionose oder Hirschsprung) und andere Leiden, die eine ausgedehnte, operative Entfernung des befallenen Darms erfordern. Laut Weltstatistik wurden zwei Drittel aller bisherigen Dünndarmtransplantationen bei Kindern durchgeführt, wobei der Sinn und die ethische Berechtigung der Transplantation bei ganz kleinen Kindern nach wie vor diskutiert werden. Unter anderem auch wegen eines operativ-technischen Problems: In der Bauchhöhle eines Kleinkindes hat ein auch nur kurzes Stück eines Erwachsenendünndarms gar keinen Platz, und die Bauchwand muss mit künstlichen Mitteln erweitert werden.

Beim Erwachsenen stehen ausgedehnte, operative Dünndarmverluste wegen entzündlichen Erkrankungen oder Tumoren im Vordergrund. Eine weitere, früher nicht seltene Ursache, nämlich die Darmschädigung infolge Bestrahlung einer in der Nähe liegenden bösartigen Geschwulst, haben die modernen Bestrahlungstechniken wahrscheinlich fast zum Verschwinden gebracht. In den ersten Jahren der hormonellen Empfängnisverhütung wurden bei Frauen im besten Alter vermehrt Darmvenenthrombosen (Mesenterialvenenthrombosen) beobachtet, die im Extremfall zum Absterben des ganzen Dünndarms führen konnten; mit den heutigen Medikamenten existiert diese Gefahr kaum noch. Schliesslich muss die häufigste Ursache eines plötzlichen Dünndarmausfalls beim älteren Erwachsenen angesprochen werden: die Verstopfung der zuführenden Arterien infolge von Thrombose oder Embolie. Sie ergibt aber de facto fast nie eine Indikation zur Transplantation. Dieses Krankheitsbild der totalen Darmnekrose ist immer eine absolute Notfallsituation mit einer hohen frühen Sterblichkeit. Vielfach ist auch der Zwölffingerdarm mitbetroffen und ohnehin würden die meist älteren und auch gefässgeschädigten Patienten das Warten auf ein Darmtransplantat nicht überleben.

Eine medizinische Zusammenstellung der möglichen, aber nicht in jedem Fall obligaten Indikationen für eine Dünndarmverpflanzung zeigt Tabelle 10.

Die oben zitierten, minimalen Dünndarmlängen können nicht mit genauen Zentimetermassen angegeben werden, weil die Verträglichkeit für einen Kurzdarm von Mensch zu Mensch verschieden ist und sich mit der Zeit auch eine gewisse Anpassung (Adaptation) des Darms an die neue Situation entwickeln kann. Zudem wird hie und da versucht, mit einem operativen Eingriff (zum Beispiel Umwandlung des verbleibenden Darmstücks in eine

Tabelle 10

Indikationen zur Dünndarmtransplantation.
Die Liste darf nicht darüber hinwegtäuschen, dass alle diese Indikationen sehr selten sind!

Beim Säugling und Kleinkind
Kurzdarmsyndrom nach ausgedehnten Darmresektionen wegen:
- kongenitalen Missbildungen (wie Dünndarmatresie, Aganglionose, Hirschsprung, Gastroschisis, Microvillus inclusion disease);
- nekrotisierender Enterokolitis;
- Dünndarmvolvulus mit ausgedehnter Nekrose;
- intestinaler Pseudoobstruktion.

Beim Erwachsenen
Subtotale oder totale operative Dünndarmresektion wegen:
- Darmtrauma;
- Morbus Crohn (Zustand nach mehreren Resektionen);
- Darmtumoren, insbesondere Gardner-Syndrom;
- Tumoren der Mesenterialwurzel mit Befall der Darmgefässe (Desmoid u.a.);
- Bestrahlungsschäden;
- Darmvenenthrombose;
- Darminfarkt embolisch oder thrombotisch.

Tasche oder Umkehr der Peristaltik) oder mit der Gabe von Wachstumshormon die Leistungsfähigkeit des Darms zu verbessern, bisher allerdings ohne nachweisbare Erfolge. Abgesehen vom Extremfall des totalen Dünndarmverlustes ist es deshalb bei zu kurzem Darm nicht angezeigt, sofort eine Transplantation in die Wege zu leiten. Zuerst soll unter totaler künstlicher Ernährung während längerer Zeit abgewartet werden, ob sich der verbleibende Dünndarm in seiner Funktion genügend anpassen kann.

In der Zwischenzeit (und später während des Wartens auf ein Transplantat) sind die Betroffenen auf die schon vor vielen Jahrzehnten entwickelte und seither noch verbesserte künstliche intravenöse Ernährung, in der Fachsprache totale parenterale Ernährung (TPN) genannt, angewiesen. Dazu ist ein permanenter Zugang zu einer der sechs grossen Körpervenen nötig, also ein dauernd in der Vene liegender, grosslumiger Kunststoffkatheter. Dieser Zugang ist aber selbst eine Quelle von Komplikationen: Er kann sich infizieren und muss in diesem Fall in einer anderen Vene neu angelegt werden und/oder er kann zur Thombosierung der betreffenden Vene führen. Und schliesslich, aber das darf nicht ausschlaggebend sein, ist die TPN auf die Länge teurer als die Transplantation. Die auf Erfahrung beruhende Empfehlung der Spezialisten für diese Transplantation ist daher heute auch ohne Berücksichtigung der Kosten eindeutig: Sobald die ungenügende Adaptation des verbleibenden Dünndarms feststeht, soll transplantiert werden. Besonders bei Kindern darf nicht länger zugewartet werden.

Der Verzicht auf eine Transplantation und die Wahl der (nur im Moment risikoärmeren) Variante, also die Beschränkung auf eine permanente intravenöse Ernährung, reduziert aber die Lebenserwartung massiv. Früher war diese höher als nach der Transplantation; heute ist es umgekehrt, denn mit der Dünndarmtransplantation sind heute die günstigeren Langzeitresultate erreichbar. Komplikationen der TPN wie Infektionen bis hin zur Sepsis und zum Verbrauch der für eine Katheterimplantation geeigneten Venen wurden schon erwähnt. Im weiteren kann aber die jahrelange, totale intravenöse Ernährung auch zur definitiven, nicht mehr rückgängig zu machenden schweren Leberschädigung bis hin zur Zirrhose führen; bisher waren bis zu 50% der kindlichen Patienten gemäss einiger Statistiken davon betroffen. Diese zusätzliche Komplikation kann eine kombinierte, gleichzeitige Dünndarm- und Lebertransplantation nötig machen.

Geschichte und Entwicklung der Dünndarmtransplantation

«This is the season of transplantation» schrieb Richard C. Lillehei im Jahr 1962 und meinte damit den Schub in der Transplantationsforschung, den die erfolgreiche Nierentransplantation von 1954 ausgelöst hatte. Herz, Niere und Lunge waren ja schon früher zu experimentellen Transplantationsobjekten geworden; jetzt nahmen sich Starzl in Denver der Leber und Lillehei in Minneapolis den gastrointestinalen Organen an.

Bereits 1959 beschrieb Richard C. Lillehei erstmals, dass er in Tierexperimenten den Dünndarm (ohne Zwölffingerdarm, also das Jejunum und Ileum) entfernt und erfolgreich durch das gleiche Organ eines anderen Tieres ersetzt hatte. Erfolgreich bedeutete damals, dass das Tier sich nach drei Tagen Infusionsbehandlung wieder normal ernähren konnte. Ein langes Überleben wurde in Anbetracht der damals noch völlig unzureichenden immunsuppressiven Möglichkeiten nicht angestrebt. Mit weiteren Experimenten konnte er zeigen, dass der Darm vor der Transplantation während sechs Stunden bei fünf Grad Celsius aufbewahrt werden kann, ohne Schaden zu erleiden. Auch wurde nachgewiesen, dass die Lymphgefässe des Empfängers wieder in den transplantierten Darm einspriessen, hingegen nicht die Nervenfasern, was aber bedeutungslos ist. Als dann in den folgenden Jahren mit dem 6-Mercaptopurin und dem Azathioprin erstmals immunsuppressiv wirksame Medikamente zur Verfügung standen, wurde mit der gleichen Technik im Experiment auch längeres Überleben erzielt.

Nach dem Dünndarm bearbeitete Lillehei auch die Transplantation des Magens und der Milz, allerdings nur mit dem Modell der Autotransplantation, also des Zurückeinpflanzens des entnommenen Organs in dasselbe Tier. Hier ging es ja nicht um die Vorbereitung einer späteren Fremdorgantransplantation, sondern um die Ermöglichung vielfältiger physiologischer Studien am denervierten und zum Teil extrakorporal für eine gewisse Zeit konservierten Organ. Und es ging vor allem um den Nachweis, dass das Transplantationsprinzip rein technisch auch bei diesen Organen funktioniert.

Am Schluss der eingangs zitierten Publikation steht: *«The ever-pervading, ongoing nature of surgery in the twentieth century is nowhere better illustrated than in the field of transplantation.»* Dies war der Ausdruck dessen, was wir alle damals fühlten. Ich aber bin meinem späteren Vorgesetzten und Freund Richard C. Lillehei auch dafür besonders dankbar, dass er im Laufe seiner Experimente die Bauchspeicheldrüse, das Pankreas, nicht bearbeitet hat. Sonst hätte ich 1964 ein anderes Projekt finden müssen!

Verkehrte Welt: Der Dünndarm will seinen Wirt abstossen

Voraussetzung für eine erfolgreiche Organtransplantation ist in der Regel, dass das Immunsystem des Organempfängers, der auch Wirt oder Host genannt wird, mit immunsuppressiven Medikamenten so geschwächt wird, dass es das fremde Organ nicht abstossen kann. Für den Wirt ist im Idealfall ein gut funktionierendes transplantiertes Organ keine wesentliche Belastung, da er vor allem von ihm profitiert. Erkranken kann er aber infolge von Nebenwirkungen der Immunsuppression bis hin zur lebensbedrohenden Infektion oder wegen Komplikationen von Seiten eines ungenügend funktionierenden oder abgestossenen Organs. Diese generelle Aussage gilt für die meisten Organe, aber nicht immer für den Dünndarm, der in dieser Beziehung mit einer zusätzlichen Besonderheit aufwartet.

Bereits 1962 machte Lillehei die Beobachtung, dass Träger von Fremdtransplantaten des ganzen Dünndarms ohne Immunsuppression zwischen dem sechsten und dem neunten Tag starben, ohne dass ein sichtbarer Grund vorlag. Die Lymphknoten dieser Därme waren zwar massiv vergrössert, die Abstossungszeichen am Darm hingegen gering und die Darmnähte intakt. Wenn nur ein kurzes Stück Dünndarm eingepflanzt wurde, kam es hingegen in der Regel zu einer typischen Abstossung innerhalb von sechs bis neun Tagen, wie bei anderen Organen. Diese Resultate liessen ihn vermuten, dass eine Reaktion des transplantierten Dünndarms gegen den Empfänger vorliege und dass es von der Masse an fremdem Gewebe abhänge, ob dieses fremde Organ abgestossen wird oder ob es den Empfänger abstösst. Weitere Untersuchungen an Transplantaten in immunsuppressiv behandelten Wirten und Resultate von anderen Forschern bestätigten diesen Verdacht, und auch der Fehlschlag von Lilleheis erster, totaler, menschlicher Dünndarmtransplantation im Jahre 1967 entsprach offenbar einer Abstossung der Empfängerin durch das massive Transplantat.

Zu dieser Anti-Wirt-Reaktion (auch Transplantat-gegen-Wirt-Reaktion, Graft-versus-Host-Reaction, Graft-versus-Host-Disease, GVHD oder Runt-Disease genannt) kommt es ganz generell, wenn zusammen mit dem transplantierten Organ eine grosse Zahl von immunologisch kompetenten Zellen des Spenders – also Lymphozyten – in den Empfänger gebracht wird. Für diese Lymphozyten ist das Gewebe des Empfängers, also des Wirts, ein fremdes Gewebe und deshalb reagieren sie gegen das Fremde, populärer gesagt: Sie versuchen, den fremden Wirt abzustossen. Ohne Gegenmassnahmen und Behandlung äussert sich dies als Verschlechterung des Allgemeinzustandes des Empfängers, verbunden mit Abmagerung, Ödemen (Wassereinlagerung in die Gewebe), Durchfall, Haarausfall und Verlust der Abwehr gegen Infektionen bis hin zum Tod. Das Krankheitsbild ist von der Knochenmark-(Stammzell-)Transplantation wohlbekannt. Es tritt also auch bei der Verpflanzung des gesamten Dünndarms, und hier auch unter Immunsuppression, auf, weil im Mesenterium, dem Zwischengewebe um die reich verzweigten Dünndarmarterien und -venen, massenhaft Lymphknoten mit Lymphozyten liegen. Dies erklärt auch, warum bei allen anderen Organen keine GVHD zu befürchten ist, weil mit diesen Organen sehr wenige oder gar keine Lymphknoten mittransplantiert werden. Und es erklärt auch, warum ein kurzes Darmstück keine oder keine wesentliche Anti-Wirt-Reaktion auslöst, da in dieser Situation die viel zahlreicheren Lymphozyten des Empfängers in der Lage sind, die zahlenmässig unterlegenen fremden Angreifer zu eliminieren, obwohl sie selbst ja auch durch die medikamentöse Immunsuppression in ihrer immunologischen Kompetenz eingeschränkt sind. Aber dieser Prozess verläuft nicht glatt und ohne Nebenwirkungen, denn er ist einer der Gründe für die heute noch schlechteren Langzeitresultate der Transplantation des Dünndarms verglichen mit den meisten der hier besprochenen Organe.

Vorbereitungen in Zürich ohne sowie mit positiven Folgen

Prof. Senning hatte sich in seinem Anstellungsvertrag ausbedungen, dass ihm der Kanton Zürich eine Forschungsabteilung einrichte. Über eine solche verfügten viele in- und ausländische Universitätskliniken, die immer noch mit dem Aufholen von weltkriegsbedingten Rückständen beschäftigt waren, damals noch nicht. Zur provisorischen Erfüllung von Sennings Forderung richtete das Universitätsspital im Spitaltrakt EO tatsächlich sofort einen Laborraum mit einem Tierstall ein, also fast mitten im Spital, weil ein Definitivum bald zur Verfügung stehen werde. Aus «bald» wurden aber fast zehn Jahre! Im Provisorium transplantierte ich 1962 Herzen und ab 1965 Bauchspeicheldrüsen. Erst Ende 1970 war der neue Labortrakt an der Sternwartestrasse bezugsbereit, in dem nun nicht nur die Chirurgie, sondern auch mehrere andere Kliniken des USZ Räume zugeteilt erhielten. Ich selbst wurde zu diesem Zeitpunkt zum Leitenden Arzt für chirurgische Forschung befördert.

Als solcher musste ich feststellen, dass ein Interesse an der Organtransplantation überall noch fehlte. Die Kardiologen benutzten ihren Platz für Herzkatheteruntersuchungen an Patienten, und in dem meinem Einfluss de facto entzogenen Herzchirurgiebereich wurde der Herzschrittmacher weiterentwickelt und an einer Herzlungenmaschine für Säuglinge gebastelt. Ich selbst schuf in meinem Bereich aber eine Transplantationsadministration, das Typisierungslaboratorium erhielt neue helle Räume und ich hatte genügend Platz für Forschungsvorhaben der eigenen Klinik und insbesondere auch für meine persönlichen Projekte wie die Pankreastransplantation und Organkonservierung.

Im Weiteren hatten wir nun auch die Möglichkeit, Gastforschern einen Arbeitsplatz mitsamt der nötigen Infrastruktur zur Verfügung zu stellen. Einer der ersten, der diese Möglichkeit wahrnahm, war der Assistent und spätere Oberarzt Urs Stauffer der Klinik für Kinderchirurgie im benachbarten Kinderspital. Er hatte sich vorerst im Tierspital mit der Arbeit an Zwergschweinen vertraut gemacht und kam nun zu uns, um auf dieser Basis ein Modell für die Dünndarmtransplantation bei Kleinkindern zu erarbeiten. Damals war schon bekannt, dass ein langes Darmstück eine Anti-Wirt-Reaktion auslösen kann; deswegen wählte Stauffer ein eher kurzes Stück, das er zwar in den Bauchraum platzierte, aber nicht sofort an den Darm anschloss. Die beiden Enden wurden in der Bauchwand fixiert und nach aussen geleitet. Dies erlaubte die Beurteilung der Schleimhaut und somit das rechtzeitige Erkennen und Behandeln einer eventuellen Abstossungsreaktion. Erst nach dem Überstehen dieser kritischen Phase wurde das

Transplantat mit einer zweiten Operation an den eigenen Darm angeschlossen. Die erfolgreiche Arbeit wurde in internationalen Fachzeitschriften publiziert, weswegen sie heute noch gelegentlich zitiert wird. Sie wurde von der Medizinischen Fakultät auch als Habilitationsschrift angenommen, worauf Stauffer 1974 zum Privatdozenten befördert wurde.

Damit kam diese Entwicklung aber zu einem Ende. Stauffer war nach eigenen Angaben in den nächsten Jahren zwar mit vier Kleinkindern im Alter zwischen sechs Monaten und drei Jahren konfrontiert, die wegen Kurzdarmsyndrom auf dauernde, totale parenterale Ernährung angewiesen waren und deren Eltern die Transplantation wünschten. Die Abstossungsreaktion schien ihm aber damals noch nicht genügend beherrschbar, weswegen er den Eltern beschied, *«dass ich mein eigenes Kind nicht transplantieren würde»*. Alle vier starben schliesslich an den Komplikationen der intravenösen Ernährung. Und später, als die Immunsuppression viel sicherer und die Transplantation zur Wahlbehandlung dieser Krankheiten geworden war, mochte er sich der Entwicklung nicht mehr anschliessen.

Der zweite an Transplantationen interessierte Gastforscher war Eberhard Deltz aus Kiel. Ich war immer bestrebt, die chirurgischen Nachwuchsleute der Klinik einmal auch fremde chirurgische Luft schnuppern zu lassen, als Horizonterweiterung und zur Einsicht, dass Zürich bei all seinen Vorzügen halt doch nicht der Nabel der Welt ist. Mitarbeiter mit Forschungsambitionen gingen daher mit einem Stipendium für ein oder zwei Jahre nach England oder in die USA, so wie ich selbst in jungen Jahren vom Minneapolis-Aufenthalt auch enorm profitiert hatte. Für kürzere Auslandaufenthalte organisierte ich jeweils einen administrativ vereinfachten Tausch. Nach Absprache mit einem befreundeten deutschen Lehrstuhlinhaber und Klinikdirektor erhielten die in Aussicht genommenen Assistenten oder Oberärzte der beiden Kliniken von ihrer Heimklinik einen bezahlten Urlaub für einige Monate und wechselten dann den Arbeitsort, womit alle Sorgen betreffend Anstellungsformalitäten, Besoldung und fremdenpolizeilicher Arbeitsbewilligung auf einfache Weise umgangen werden konnten.

Auf diesem Weg kam Eberhard Deltz aus Kiel zu uns. Sein Zürcher Austauschpartner schwärmte nach der Heimkehr vor allem vom Segeln in der Ostsee, einem Hobby, dem er später als Chefarzt eines Spitals am Zürichsee nur noch in ruhigeren Gewässern frönen konnte. Deltz hingegen entwickelte als Gastforscher in unserer Forschungsabteilung die Dünndarmtransplantation mit grossem Engagement weiter, nicht nur konzentriert auf die Anwendung bei Kleinkindern. Auch er beschränkte aber die Transplantatlänge, um keine schwere Anti-Wirt-Reaktion zu provozieren, und er profitierte davon, dass inzwischen mit dem Ciclosporin die Verhütung und

Behandlung der Abstossung zuverlässiger geworden war. Auch nach der Rückkehr nach Kiel beschäftigte der zum Professor avancierte Deltz sich weiter mit diesem Thema, im Wissen, dass in den letzten 20 Jahren in der Fachliteratur nur gerade zehn erfolglose Versuche zur Dünndarmtransplantation beim Menschen publiziert worden waren. Im November 1987 verpflanzte er bei einem viereinhalbjährigen Knaben ein 60 cm Dünndarmstück, das des Knaben Mutter sich als Lebendspenderin entnehmen liess. Am zwölften Tag musste das Transplantat wegen unbeherrschbarer Abstossung wieder entfernt werden; der Knabe überlebte. Am 9. August 1988 gelang Deltz aber die erste erfolgreiche Dünndarmtransplantation der Medizingeschichte. Die Patientin war eine 42 Jahre alte Frau, bei der zwei Monate zuvor der Darm wegen einer Thrombose der Darm-(Mesenterial-)Venen nekrotisch geworden war. Mit mehreren operativen Eingriffen war schliesslich der gesamte Dünndarm (Jejunum und Ileum) und ein Grossteil des Dickdarms entfernt worden. Als Darmspenderin stellte sich die 46-jährige Schwester zur Verfügung, die dieselbe Blutgruppe und in den HLA-Faktoren je eine Identität im A-, B- und DR-Locus aufwies. Deltz transplantierte ebenfalls wieder ein Darmstück von 60 cm Länge, vorerst ohne Anschluss an den Magendarmtrakt, was sechs Wochen später nach Überstehen einer einmaligen, leicht beherrschbaren Abstossungsreaktion nachgeholt wurde. Im weiteren Verlauf zeugten ein konstantes Körpergewicht und nur ein bis zwei tägliche Stuhlentleerungen davon, dass die Länge des Transplantats richtig gewählt worden war. Diese erste erfolgreiche Dünndarmtransplantation wurde selbstverständlich in deutschen und internationalen Fachzeitschriften publiziert. Eberhard Deltz wurde aber später Chefarzt der Chirurgischen Klinik des Krankenhauses Neumünster in Schleswig-Holstein, womit seine transplantologische Karriere zu Ende ging.

Späte und zögerliche Zunahme der Transplantationen

Von allen hier besprochenen Organen ist der Dünndarm also als letztes mit Erfolg beim Menschen transplantiert worden und die Zahl der erfassten Transplantationen liegt auch heute weit hinter den übrigen Organen zurück. Dies alles hängt damit zusammen, dass ein krankheitsverursachter definitiver totaler oder subtotaler Funktionsverlust beim Dünndarm viel seltener ist als bei jedem anderen lebenswichtigen Organ. Darum wurden die Kräfte und Initiativen der Transplantationsmediziner und Forscher zuerst auf die zahlenmässig überwiegenden Probleme der übrigen Organe konzentriert. Dazu kam noch, dass ab 1971 die totale parenterale Ernährung (TPN) zur Verfügung stand, als willkommene Alternative zu der damals noch erfolglosen Transplantation. Und auch als mit den Jahren die Komplikationen und Limiten der TPN offenkundig wurden, bemühte sich weiterhin nur ein kleiner Kreis von Chirurgen um die Weiterentwicklung der Transplantation. Die scheinbar naheliegende Analogie zu Dialyse und Nierentransplantation ist in Wirklichkeit keine: Bei Misslingen einer Nierentransplantation können die meisten Patienten mit oder ohne operative Wegnahme der funktionslosen Niere wieder an die Dialyse zurückkehren; die erfolglose Dünndarmtransplantation hingegen endet meistens mit dem Tod des Empfängers, nicht mit der Rückkehr an die intravenöse Ernährung.

Nach Deltzs Erfolg gelang im gleichen Jahr dem kanadischen Chirurgen Grant eine kombinierte Dünndarm- und Lebertransplantation. Die 41-jährige Patientin benötigte übrigens die Leber nicht, weil diese durch die parenterale Ernährung geschädigt war, sondern weil die Leber infolge eines angeborenen Defekts einen für die Regulierung der Blutgerinnung wichtigen Faktor nicht produzierte (Antithrombin III), was auch zur Thrombose der Dünndarmarterien und zum Absterben des Darms geführt hatte. Zehn Jahre später waren weltweit 43 Zentren auf diesem Gebiet aktiv; sie hatten aber zusammen erst bei 443 Patienten Transplantationen vorgenommen. Für den Grossteil der Eingriffe zeichneten Zentren in den Vereinigten Staaten, in Frankreich, in Kanada und in Grossbritannien verantwortlich. Ich selbst war während meiner ganzen chirurgischen Aktivzeit bis April 1998 nie mit einem die Dünndarmtransplantation benötigenden erwachsenen Kandidaten konfrontiert. In der Klinik sahen wir manchmal zwar Notfälle, die sich als totale Darmnekrose wegen fehlender Durchblutung entpuppten, aber bei diesen alten und polymorbiden Patienten war an eine Transplantation überhaupt nicht zu denken. Die nur langsame Zunahme der Eingriffe kam auch in einer Statistik von Raimund Margreiter in Innsbruck über erwachsene Empfänger in ganz Europa zum Ausdruck: Bis Juni 1995 waren nur 23 Transplantationen bei 22 Patienten bekannt, vorwiegend im Alter von 25 bis 40 Jahren. Ein Jahr später, im Mai 1996, funktionierten nur noch sieben Organe. Margreiter hat selbst auch solche Operationen vorgenommen, und das gibt mir die Gelegenheit festzuhalten, dass er als Leiter der Transplantationsabteilung der Chirurgie des Landeskrankenhauses Innsbruck meines Wissens der weltweit einzige Chirurg ist, der alle hier besprochenen lebenswichtigen Organe selbst einmal transplantiert hat.

Die Hauptkomplikationen und damit die wichtigsten Ursachen der Misserfolge waren zu jener Zeit die Abstossung, der verhängnisvolle abstossungsverursachte Durchbruch des nichtsterilen Transplantatinhalts in die Bauchhöhle und die vermehrten, auch generalisierten Infektionen. Zur

Vermeidung einer immunologischen Abstossung mussten die damals zur Verfügung stehenden immunsuppressiven Medikamente höher dosiert werden, was bakterielle und auch virale Infektionen begünstigte. Höher, weil die Dünndarmschleimhaut eine stärkere Immunantwort auslöst (wie gewisse Forscher postulierten) oder weil sonst die Anti-Wirt-Reaktion nicht vollständig unterdrückt worden wäre? Überzeugende Beweise für oder gegen die eine oder andere dieser Thesen fehlten. Die Frage verlor etwas an Bedeutung, als nach diesen ersten zehn Jahren neue wirkungsvollere und schonendere immunsuppressive Medikamente zum Einsatz kamen.

Die früher verhältnismässig schlechten Resultate der Dünndarmtransplantation und der längerdauernden intravenösen Ernährung mit den fast unvermeidlichen rezidivierenden Infektionen und Venenthrombosen brachten (und bringen vielleicht immer noch) die Transplantationskandidaten (beziehungsweise die Eltern von Kleinkindern) in ein schwieriges Dilemma. Die Patienten haben meist schon mehrere Behandlungen mit Antibiotika hinter sich, was das Auftreten von antibiotikaresistenten Keimen begünstigt und die Behandlung zunehmend erschwert. Deshalb wäre es besonders bei Kleinkindern theoretisch richtig, die Transplantation anzusteuern, sobald die definitive Abhängigkeit von der künstlichen Ernährung feststeht. So die Theorie; das praktische Verhalten war aber anders. Die Eltern und sicher auch ein Teil der behandelnden Ärzte schreckten vor der damals noch risikobeladenen und eine beträchtliche Sterblichkeit aufweisende Transplantation zurück. Sie hatten lieber den «Spatz in der Hand», der weiterlebte, und auch mit wiederholten schweren Infektionen solange weiterlebte, bis das durch die intravenöse Ernährung verursachte Leberversagen eine Entscheidung erzwang. Bei fast der Hälfte der bereits erwähnten 443 Transplantatempfänger der ersten zehn Jahre musste deshalb die Dünndarm- mit einer Lebertransplantation kombiniert werden.

Zahlen und Resultate weltweit

Um die heutige Bedeutung und Erfolgsaussicht der Dünndarmtransplantation zuverlässig zu beurteilen, muss wie bei den anderen Organen eine grosse Sammelstatistik herangezogen werden. Einzelstatistiken noch so bedeutender Zentren können verborgene, zentrumsspezifische Besonderheiten enthalten, die die Resultate anders erscheinen lassen als diejenigen eines Gesamtkollektivs. Als einzige zuverlässige Gesamtstatistik wird nachfolgend diejenige des Organ Procurement and Transplantation Network (OPTN) zitiert, dem sämtliche USA-Zentren angeschlossen sind.

Am 1. November 2008 zählten die USA 305,548 Millionen Einwohner. Für das ganze Jahr 2007 wurden aber nur 198 Dünndarmtransplantationen gemeldet, also eine verschwindend kleine Zahl. Darunter waren 101 Kinder, inklusive 37 höchst diskutable bei Kleinkindern im Alter von unter einem Jahr. Dieser äussert geringe Bedarf erklärt, warum Prof. Felix Sennhauser, seit 1996 Direktor der Medizinischen Klinik des renommierten Kinderspitals Zürich, bisher nur ein einziges für eine Dünndarmtransplantation qualifizierendes Kind gesehen hat.

Die Altersverteilung widerspiegelt die unterschiedlichen Indikationen zwischen Jung und Alt. Von total 1674 seit 1990 bis Ende Oktober 2008 gemeldeten US-Transplantationen entfallen 890 auf unter Elfjährige und 688 auf über 17-Jährige; die dazwischen liegende Altersgruppe ist zahlenmässig bedeutungslos.

Tabelle 11

Resultate der Dünndarmtransplantation.
Transplantationen von 1997 bis 2004, letztmals am 23. Januar 2009 ausgewertet (OPTN: Organ Procurement and Transplantation Network).

Alter der Empfänger bei der Transplantation	Nachkontrolle von ursprünglich 1487 Patieten nach	Zahl der Überlebenden mit funktionierendem Transplantat	Überlebensrate
< 1 Jahr	1 Jahr	30	63,8%
1–5 Jahre	„	96	75,6%
6–10 Jahre	„	18	66,7%
11–17 Jahre	„	24	80,0%
18–34 Jahre	„	39	88,9%
35–49 Jahre	„	49	83,5%
50–64 Jahre	„	27	81,8 %
< 1 Jahr	5 Jahren	11	30,8%
1–5 Jahre	„	34	34,7%
6–10 Jahre	„	18	*
11–17 Jahre	„	9	*
18–34 Jahre	„	18	45,4%
35–49 Jahre	„	18	38,6%
50–64 Jahre	„	3	*

* Zahl zu klein für sinnvolle statistische Berechnung.

Bei den Resultaten fällt zuerst auf, dass das Patientenüberleben mit den Transplantatüberleben praktisch übereinstimmt, mit anderen Worten, wenn ein Dünndarmtransplantat versagt, aus welchen Gründen auch immer, stirbt in der Regel auch der Empfänger. Das Einjahresüberleben liegt für alle Patientenalter bei 63%, das Fünfjahresüberleben bei allerdings noch sehr kleinen Zahlen zwischen 30 und 69%. Für eine Aufschlüsselung siehe Tabelle 11.

Und in der Schweiz? Einige wenige junge, zum Teil ausländische Patienten sind in Genf (Thierry Berney) mit unterschiedlichem Ausgang der Dünndarmtransplantation unterzogen worden, und Prof. Sennhauser hat im Spätsommer 2010 das oben erwähnte Kind zur Transplantation nach Tübingen geschickt, mit vorläufig gutem Resultat.

Mit diesen ephemeren, bald überholten und hoffentlich bald im positiven Sinne überholten Resultaten ist dieses Kapitel zum Dünndarm fast so lang geworden wie die anderen, die der Transplantation der viel häufigeren und «wichtigeren» Organe gewidmet sind. Aber die Dünndarmtransplantation zeigt doch interessante, auch immunologische Aspekte, die bei anderen Organen nicht dargestellt werden können. Und vor allem kümmert sich ein Betroffener nicht primär darum, ob seine Krankheit sehr selten oder sehr häufig ist. Er fragt vor allem, was man dagegen tun kann, und wenn die einzige Lösung eine Transplantation ist, will er wissen, was er von ihr zu erwarten hat und wie sie am besten gemacht wird. Auch wenn nur relativ wenige Menschen von dieser Operation profitieren, hat sie doch ihren definitiven Sinn und ihre Berechtigung.

Ausblick in die nahe Zukunft

Die Indikationen zur Dünndarmtransplantation in diesem Kapitel sind von Prof. Felix Sennhauser, Direktor der Medizinischen Klinik des Kinderspitals Zürich, auf ihre heutige Gültigkeit hin überprüft und modifiziert worden.

Beim Versuch, unter diesem Titel die zukünftigen positiven Entwicklungen und Neuerungen aufzuzeigen, gibt das Mauerblümchen Dünndarmtransplantation nicht viel her. Die Patientenzahl ist überall zu gering, um Varianten und Verbesserungen der Operation und Behandlung signifikant zu erarbeiten, zumal die operativen Voraussetzungen bezüglich Gefässnaht, Darmnaht und Dünndarmlänge ohnehin schon erarbeitet worden sind. Bezeichnenderweise kann es vorkommen, dass in einem ganzen Jahrgang einer grossen internationalen Transplantationsfachzeitschrift die Dünndarmtransplantation kaum einmal thematisiert wird. Richtige Folge dieser Seltenheit sind die Bestrebungen, die Transplantationen in spezialisierten Zentren zusammenzufassen. So sollen zum Beispiel alle Patienten Süddeutschlands nur noch in der Tübinger Universitätsklinik operiert werden.

Multiorgantransplantationen

Warum Multiorgantransplantationen?

Zuerst eine Klarstellung des Begriffs: Seit der Jahrtausendwende bemerkt der aufmerksame Beobachter der Transplantationsszene, dass grosse Transplantationszentren vor allem in den Vereinigten Staaten und in Kanada, aber mit etwas Verspätung auch im europäischen und jetzt sogar im asiatischen Raum vermehrt nebst verschiedenen einzelnen Organtransplantationen auch «Multiorgantransplantationen» («multi organ transplantation») anbieten, als ob das eine besondere Spezialität wäre. Dabei ist es meistens nur ein Marketinggag, weil in diesen Spitälern zwar Transplantationen von mehreren verschiedenen Organen angeboten werden, dies jedoch wie eh und je in unterschiedlichen Spitalabteilungen für verschiedene Patienten und durchgeführt von Spezialisten, die dasjenige Organ ersetzen, auf das sie spezialisiert sind.

Das Thema dieses Kapitels ist jedoch nur die gleichzeitige Verpflanzung von mehr als einem (in der Regel demselben Spender entnommenen) Organ in nur einen einzigen Empfänger mit den entsprechenden Organversagen. «Multi» bedeutet zwar «viel», aber de facto sind es meistens nur zwei (das schweizerische Bundesamt für Gesundheit hat sich in den Erklärungen zum Transplantationsgesetz um eine präzisere Definition des Begriffs bemüht, die zwar rein sprachlich korrekt ist, aber die international gebräuchliche Verwendung nicht mitmacht). «Multiorgantransplantation» ist international der Sammelbegriff für die beim gleichen Patienten, während derselben Operation, also gleichzeitig, vorgenommene Verpflanzung von mehr als einem einzigen Organ.

Die nachfolgende Einteilung dieser Mehrfacheingriffe berücksichtigt, ob die zu ersetzenden Organe durch denselben Krankheitsprozess geschädigt oder unabhängig voneinander von zwei verschiedenen Krankheiten betroffen sind:
– Eine Herz-Lungen-Transplantation *(Kardiopulmonale Transplantation, cardiopulmonary transplantation)* kann nötig werden, wenn diese beiden im Brustkorb liegenden Organe durch denselben Krankheitsprozess definitiv so geschädigt sind, dass der Träger ohne diese Operation in absehbarer Zeit sterben würde.
– Auch von den im Bauchraum liegenden Organen können zwei durch dieselbe Krankheit so geschädigt sein, dass nur eine Transplantation

beider noch sinnvoll ist. Eine Sonder- oder Unterform ist die Multiviszeraltransplantation *(multivisceral transplantation)*: Entnahme eines zusammenhängenden Organkomplexes beim Spender und Einpflanzung dieses intakten Komplexes en bloc (als *Cluster*) in den Empfänger.
– Dritte Situation: Zwei versagende lebenswichtige Organe bedrohen das Leben durch zwei verschiedene Krankheiten, unabhängig voneinander. Sie können im Bauchraum oder verteilt im Bauch- und Brustraum liegen.

Auswirkung auf die Dosierung der Immunsuppression?

Diese Frage ist schnell beantwortet: Ob ein oder mehrere Organe transplantiert werden, hat auf die Dosierung der immunsuppressiven Medikamente keinen Einfluss, so wenig, wie es zum Beispiel bei der Lungentransplantation bezüglich Medikamentendosierung eine Rolle spielt, ob ein oder beide Lungenflügel transplantiert werden. Die heutigen Möglichkeiten zur Abstossungsverhütung mit Medikamenten bewirken ja ausnahmslos eine generelle Schwächung der immunologischen Abwehr gegen irgendwelche körperfremde Stoffe und Substanzen, nicht nur gegen fremde Organe. Mit anderen Worten: Die heute zur Verfügung stehenden Mittel zur Verhütung der Abstossung eines transplantierten Organs wirken nicht gezielt, sondern sind völlig unspezifisch.

Auch bei Multiorganverpflanzungen gilt also, dass die Dosierung der Medikamente vor allem dem Körpergewicht des Transplantatempfängers und nicht dem Umfang oder Gewicht des transplantierten Organs angepasst werden muss. Und der Erfolg ist umso wahrscheinlicher, je besser die Verträglichkeitsfaktoren der transplantierten Organe mit denen des empfangenden Patienten übereinstimmen.

Generell schlechtere Resultate oder gar protektive Effekte?

In der Regel (jedoch nicht bei jeder Kombination) sind die Funktions- und Überlebensresultate bei gleichzeitiger Transplantation von mehr als einem Organ etwas schlechter als beim Ersatz von nur einem Organ. Die Gründe dafür sind leicht zu verstehen.

Es gibt in der Chirurgie keine Operation ohne Risiko. Und wenn die Risiken auch heutzutage klein oder sehr klein geworden sind: Sie sind nicht gleich Null. Dass sich aber die Risiken von zwei gleichzeitig vorgenommenen Transplantationsoperationen addieren, ist einleuchtend.

Auch bei einer perfekt und technisch einwandfrei durchgeführten grösseren Operation, dazu gehört die Transplantation ohne Zweifel, sind lokale oder allgemeine Komplikationen im Verlauf nie ganz auszuschliessen. Sie mögen gering sein, aber auch hier gilt: Es sind zwei Komplikationsquellen vorhanden, die Risiken addieren sich.

Für das initiale Gelingen und den Langzeiterfolg nach einer Organtransplantation sind regelmässige Kontrollen entscheidend wichtig. Dabei wird unter anderem vor allem auch die Funktion des Organs überprüft, weil Funktionsstörungen ein Zeichen einer beginnenden immunologischen Schädigung, also einer Abstossungskrise, sein können. Da die frühen Abstossungszeichen von Organ zu Organ verschieden sind und nicht immer gleichzeitig auftreten, kann nach gleichzeitiger Verpflanzung von mehreren Organen die Deutung der Kontrollergebnisse eventuell unsicherer sein.

Ganz im Gegensatz zu diesen sich eher negativ auswirkenden Faktoren scheinen aber einige publizierte Resultate auch die Interpretation zuzulassen, dass gewisse Organkombinationen das Abstossungsrisiko eher vermindern. So wurde mehrmals beschrieben, dass das Überleben transplantierter Herzen bei Kombination mit einem Lungentransplantat höher sei als für das isolierte Herz. Noch häufiger sind Beobachtungen, dass transplantierte Nieren in Kombination mit einer Lebertransplantation seltener Abstossungszeichen erkennen lassen als nach isolierter Transplantation. Ein protektiver Effekt der Leber? Möglich, aber diese Ergebnisse stützen sich vorläufig noch auf eher kleine und nicht in kontrollierten Studien erhobene Zahlen.

Herz-Lungen-Transplantation

Der erste Versuch mit dieser Transplantation, einer cardiopulmonary transplantation, wird dem berühmtem amerikanischen Herzchirurgen Denton Cooley zugeschrieben: Operation 1968, zwei Monate alter Säugling, das angeborene Herz- und Lungenleiden auch nach heutigen Massstäben einzig durch Transplantation beeinflussbar, aber Transplantation zu spät, nicht überlebt – die Zeit war noch nicht reif.

Dass später diese kombinierte Transplantation ursprünglich als einzige Möglichkeit vorgenommen wurde, um der Lungentransplantation zum Erfolg zu verhelfen, wurde schon beschrieben (S. 214) und hat sich dann bald als Irrweg erwiesen. Seither ist die Herz-Lungen-Transplantation nur noch indiziert, wenn wirklich diese beiden Organe dermassen definitiv geschädigt sind, dass die alleinige Transplantation nur des einen oder des anderen Organs mit Sicherheit im Fehlschlag und Tod des Patienten enden würde. Bei dieser kombinierten Transplantation werden fast immer beide Lungenflügel mitverpflanzt. Die Belassung eines Flügels würde die Operation technisch zwar etwas vereinfachen, wäre aber vom Konzept her gesehen sinnlos und gefährlich, da damit eine Quelle von zum Teil schweren Komplikationen im Empfänger belassen würde.

Zu dieser Transplantation Anlass geben könnte die einzige Krankheit, die gleichzeitig sowohl das Herz als auch die Lunge befällt, nämlich der Befall mit Sarkoidose (M. Boeck), einer chronischen, nicht infektionsverursachten, aber zerstörerischen Entzündung. Dieses Vorkommnis ist aber so selten, dass es in den meisten Operationsstatistiken gar nicht erscheint. Weitaus wichtiger sind hingegen primäre Krankheiten des Herzens oder primäre Krankheiten der Lunge, die sekundär nach jahrelangem unbehandeltem Verlauf auch das andere Organ definitiv schädigen.

Beim Herzen stehen die angeborenen Herzfehler mit rund 50% aller registrierten Fälle von Herz-Lungen-Transplantation im Vordergrund. Sie gehören vorwiegend zum sogenannten Eisenmenger-Syndrom, das eine Vielzahl von Herzscheidewanddefekten und weiteren Missbildungen umfasst. Wenn diese kleinen Patienten nicht schon früh sterben, kommt es wegen dauernder Überbeanspruchung der Lungenarterien zur nicht mehr korrigierbaren Hochdruckschädigung dieser Blutgefässe (sekundäre pulmonale Hypertonie), weil das Herz sein Ungenügen mit einer stark erhöhten Pumpleistung und einem dementsprechend hohen Blutfluss durch die Lungen zu kompensieren versucht.

Bei den vorerst reinen Lungenerkrankungen steht zahlenmässig eine eigenständige Form des Lungenhochdrucks im Vordergrund, die primäre pulmonale Hypertonie. Bei dieser Krankheit wird zur Überwindung des erhöhten Widerstands in den Lungenarterien beim Durchpumpen des Bluts eine dauernde Mehrleistung des Herzmuskels gefordert, der schliesslich durch diese Überbeanspruchung irreparabel geschädigt wird. Die weltweit erste erfolgreiche Herz-Lungen-Transplantation war wegen dieser Krankheit nötig geworden und war eine weitere Glanzleistung des Herztransplantationspioniers Norman Shumway. Durch den gleichen Mechanismus können auch andere, nicht oder nur ungenügend behandelte oder behandelbare Lungenerkrankungen nach langem Verlauf ein definitives Herzversagen bewirken, zum Beispiel die Idiopathische Lungenfibrose, die Zystische Fibrose oder das Lungenemphysem.

Für eine objektive Erfolgsbewertung dieser Herz-Lungen-Transplantation sind am besten nicht Resultate einzelner Zentren mit unterschiedlicher Patientenauswahl, sondern wiederum grosse Gesamtstatistiken zu zitieren. Die grosse internationale CTS-Statistik registrierte von 1985 bis 2007 nur

2204 dieser Transplantationen. Das Einjahresüberleben der Patienten und Organe betrug nur 65%, nach fünf Jahren lebten noch rund 45% und nach zehn Jahren 30% aller Patienten.

Die Herz-Lungen-Transplantation hat aber ihren zahlenmässigen Höchststand ohnehin schon längst überschritten. Pro Jahr werden jetzt weltweit weniger als 50 Eingriffe offiziell registriert (im Jahre 2007 zum Beispiel 37, wobei natürlich nicht ausgeschlossen werden kann, dass irgendwo auf der Welt weitere Transplantationen vorgenommen, aber wegen Misserfolgen gar nicht gemeldet wurden). Und es ist zu erwarten, dass dank der Fortschritte der Medizin diese kardiopulmonalen Transplantationen weiter zurückgehen, ja sogar eines Tages ganz überflüssig werden. Schon heute werden die meisten angeborenen Herzfehler bereits im Neugeborenen- oder Säuglingsalter operativ behoben (neuerdings sogar in utero) und falls nach dem ersten Eingriff noch ein Restfehler zurückbleibt, wird er später separat behoben. Für die Ausbildung einer definitiven Schädigung der Lungenarterien reicht die Zeit in diesen Fällen gottlob nicht mehr. Und auch primäre Lungenleiden, die bisher nach langem Bestehen zum sekundären Herzversagen geführt hatten, werden heute schon früh wirkungsvoll behandelt, wenn nötig sogar mit einer isolierten Lungentransplantation. Somit ist zu hoffen, dass in absehbarer Zeit die Herz-Lungen-Transplantation nur noch als medizinhistorische Kuriosität Beachtung finden wird.

Kombinierte Transplantation von Bauchorganen

Die ersten Multiorgantransplantationen der Medizingeschichte waren zu meinem nicht geringen Stolz die gleichzeitigen Transplantationen des Pankreas und der Niere, die mein Vorgesetzter in Minneapolis, Richard C. Lillehei, nach meiner Rückkehr ab 1966 erstmals systematisch angewandt hat. Diese Kombination ist auch die einzige, die heute mit vielen Tausenden von Operationen in den Statistiken erscheint, und sie bleibt die einzige aller Multiorgantransplantationen, die zahlen- und bedeutungsmässig noch weiter wächst. Für eine detaillierte Beschreibung kann auf das entsprechende Kapitel verwiesen werden (S. 123).

Auch die gleichzeitige Transplantation des Dünndarms und der Leber ist schon beschrieben worden (S. 235). Sie wird nötig, wenn anstelle eines rechtzeitigen Ersatzes des zu kurzen oder funktionsuntüchtigen Dünndarms der kleine Patient so lange rein intravenös ernährt wird, dass dies auch zur schweren und endgültigen Leberschädigung führt. Die steigenden Erfolgsquoten der reinen Dünndarmtransplantation werden aber zur Folge haben, dass diese vermehrt schon rechtzeitig vorgenommen wird. In diesen Fällen ist eine Lebertransplantation nicht mehr nötig und die Kombination Dünndarm-Leber wird vielleicht gelegentlich auch überflüssig.

Sehr selten kann auch die (autosomal dominant) vererbte Polyzystische Erkrankung der Nieren und der Leber zur kombinierten Transplantation führen. Die sogenannten adulten Zystennieren führen schliesslich zum definitiven Nierenversagen; sie sind für fünf bis acht Prozent aller Nierentransplantationen verantwortlich. Bei der Hälfte der Befallenen ist die Erkrankung auch in der Leber nachweisbar, meist aber mit nur kleinen, unbedeutenden Zystchen. Seltener ist auch die Leber völlig von kleinen bis sehr grossen Zystenblasen durchsetzt. Dieser Unterschied wird heute mit zwei Unterformen derselben Krankheit erklärt. Aber auch wenn die Leber völlig von diesen Missbildungen durchsetzt erscheint und von blossem Auge kaum noch normales Lebergewebe festgestellt werden kann – die Leberfunktion bleibt praktisch ungestört. Die Zystenleber fühlt sich aber wie ein grosser Tumor im Oberbauch an, der vor allem durch seinen Umfang starke Beschwerden macht, gelegentlich auch durch Komplikationen wie Blutungen und Infektionen. Nur beim Versagen aller lindernden operativen Massnahmen wird man aber die Patienten mit ihrer normalen Leberfunktion der Gefährdung einer Transplantation mit Immunsuppression aussetzen. Ganz anders ist die Situation, wenn wegen Zystenbefall der Leber und der Nieren ohnehin nierentransplantiert werden muss. Bei dieser sehr seltenen Konstellation wird heute vermehrt die kombinierte Leber-Nieren-Transplantation durchgeführt. Profitiert dabei die Niere vom eingangs bereits vermuteten protektiven Effekt der Leber?

Schliesslich noch ein Wort zur Multiviszeraltransplantation *(multivisceral transplantation)*, bei der mehrere Bauchorgane beim Organspender zusammenhängend in einem Stück (en bloc) entnommen und dem Empfänger anstelle der entfernten Eigenorgane in den Bauch platziert werden. Diese Organkomplexe umfassen je nach Fall die Leber mitsamt den Gallenwegen, das Pankreas und eventuell den Magen oder den Dünndarm. Die operativtechnische Durchführung profitiert von der Grösse und der geringen Zahl der anzuschliessenden Blutgefässe, das immunologische Management ist hingegen erschwert durch die grosse Vielzahl der mittransplantierten Lymphknoten. Das Ziel dieser ausgedehnten Eingriffe ist fast ausschliesslich die radikale Wegnahme einer sonst nicht mehr operierbaren, ungünstig gelegenen, aber doch noch lokalisiert erscheinenden bösartigen Geschwulst (eines Karzinoms). Darin liegt heute noch der innere Widerspruch dieses Konzepts: Die unverzichtbare Immunsuppression schwächt, weil unspezifisch, auch die wegen nicht erkannter Metastasen dringend benötigten Abwehrkräfte. Dementsprechend sind in der medizinischen Fachliteratur kaum Erfolgsmeldungen zu finden und wegen ihrer Seltenheit erscheinen diese Multiviszeraltransplantationen in den grossen internationalen Statistiken überhaupt nicht.

Transplantation bei voneinander unabhängigen Krankheiten

Dass zwei Organe unabhängig voneinander wegen verschiedener, nichtzusammenhängenden Erkrankungen zur ungefähr gleichen Zeit ihre Funktion definitiv einstellen, kommt vor, ist aber sehr, sehr selten. Und dass bei diesen Patienten heute vermehrt die beiden Organe gleichzeitig ersetzt werden, ist angesichts der verbesserten Transplantationsresultate und der wirkungsvolleren Immunsuppression nicht nur verständlich, sondern ein eindeutiges Zeichen des Fortschritts. Im Prinzip kann man alles kombinieren und jede Kombination ist wahrscheinlich schon gemacht worden. Eine genaue Statistik, wer was wo zum ersten Mal gemacht hat, wäre mit Durchforsten der medizinischen Literatur und vor allem der populären Hefte für medizinische Laien, wohl zu erstellen, wäre aber vor allem eine Sammlung von ungesicherten Einzelschicksalen und Kuriositäten. Die Zahlen würden nicht ausreichen, um für die eine oder andere Kombination Signifikanzen zu berechnen.

Swisstransplant als nationale Transplantationsorganisation

Der oft mühsame Weg zum Zusammenschluss

Wie schon beschrieben (S. 85 ff), formierten sich in der Schweiz ab 1969 vier Gruppen als organisatorische Säulen der Transplantation, nämlich die Arbeitsgemeinschaft für Transplantationschirurgie (ATC), die Nephrologische Kommission für Nierentransplantation, die Schweizerische Arbeitsgruppe für Histokompabilität und die Arbeitsgruppe für Knochenmarktransplantation. Bei den soliden Organen war es aber gar nicht so, dass die Säulen unabhängig voneinander funktionierten. Im Gegenteil: Ein gegenseitiger Informationsaustausch war selbstverständlich und zum Teil sassen die gleichen Fachleute in mehr als einem Gremium. Vor allem auch auf lokaler Ebene waren fast tägliche Absprachen über in der Klinik liegende Nierentransplantationspatienten die Regel. Gesamtschweizerisch fehlte es neben allen Gemeinsamkeiten bezüglich des Ziels – einer weiteren Verbesserung der Transplantationsresultate – aber zeitweise auch nicht an Eifersüchteleien und Streitigkeiten, von denen sich die chirurgische Arbeitsgruppe indessen möglichst fern hielt. Immer stärker wurde aber der Wunsch, die vier Säulen institutionell zusammenzuführen. Auch ein Anschluss an Eurotransplant stand im Raum, aber einzig Zürich und das Referenzlabor Genf waren wegen der früheren guten Zusammenarbeit mit Leiden an diesbezüglichen Verhandlungen interessiert; die übrigen Zentren und insbesondere die Nephrologie Basel waren strikte dagegen.

Auf Initiative von Alfred Hässig, dem Direktor des Blutspendezentrums SRK, trafen sich in den späten Siebzigerjahren verschiedene Repräsentanten der vier organisatorischen Säulen der Transplantation in Bern. Hässig vermittelte bei Streitigkeiten zwischen Basel und Genf und regte ebenfalls eine engere, institutionalisierte Zusammenarbeit der Gruppen an. Und am 24. April 1980 tagten – bereits unter dem inoffiziellen Namen «Swisstransplant» – wiederum die Vertreter der Arbeitsgruppen. Eine multidisziplinäre Spezialgruppe wurde beauftragt, einige hängige Probleme zu lösen und Vorschläge für die Art und Weise einer verstärkten Zusammenarbeit zu präsentieren. Was empfohlen wurde, löste aber auf lokaler Ebene zum Teil Zweifel bis Ablehnung aus, weil einige lokale Machthaber offenbar einen Verlust ihres Einflusses befürchteten. Gleichzeitig kam es aber zu einer überfälligen, für die Zukunft nicht unwesentlichen Klärung: Am 9. September 1982 wurde dem vom Immunhämatologen Michel Jeannet geleiteten Genfer Labor durch die Sanitäts-(heute Gesundheits-)direktorenkonferenz offiziell der Status eines schweizerischen Referenzlabors für Histokompatibilitätstestung bei Knochenmark- und Nierentransplantation zuerkannt. Trotzdem bedurfte es aber bezüglich aller Aspekte des multidisziplinären Zusammenschlusses noch jahrelanger Überzeugungsarbeit vor und hinter den Kulissen.

Gründung von Swisstransplant

Die schliesslich allgemein akzeptierte Lösung bestand in der Schaffung einer Stiftung mit Sitz in Genf, weil das dort situierte Referenzlabor sich als stärkstes Bindeglied der sechs schweizerischen Transplantationszentren erwiesen hatte und weil dessen Leiter Michel Jeannet zu den Personen gehörte, die sich schon seit Jahren für die Realisation einer Dachorganisation eingesetzt hatten.

Am 4. März 1985 wurde in der Rhonestadt die Stiftung Swisstransplant als *«Fondation Suisse pour la Transplantation»* gegründet und der Aufsicht durch das Eidgenössische Departement des Innern unterstellt. Die Gründungsakte wurde unterzeichnet von Felix Largiadèr (Professor der Chirurgie, Zürich), Jacques Vernet (Staatsrat, Genève), Bruno Speck (Professor für Innere Medizin, Basel), Rudolf Schmid (Dr. med., Vertreter der pharmazeutischen Industrie), Michel Jeannet (Chargé de cours, Genève), Bernard Courvoisier (Professor für Innere Medizin, Genève) und Jakob Schönenberger (Ständerat, Kirchberg). Neben den Gründern wurden weitere Mitglieder des Stiftungsrats bezeichnet, u.a. Nationalrätin Geneviève Aubry (Bern), Kantonsarzt Gonzague Kistler (Zürich), SVK-Direktor Joseph Schurtenberger (Solothurn), Dr. med. Danko Sege (St. Gallen) und der Banquier Olivier Turrettini (Genève).

Als Ziel der Stiftung nannte Artikel 2 *«Die Förderung, Weiterentwicklung und Koordination der Transplantation von Organen, Geweben und Zellen».* 1995 wurde der Name der Stiftung erweitert in *«Swisstransplant. Fondation nationale suisse pour le don et la transplantation d'organes»* und der Zweckartikel ergänzt mit *«favoriser l'information du public sur le don et la transplantation d'organes».*

Ein Wort noch zum Namen: «Swisstransplant» entstand in Anlehnung an die Wortschöpfung «Eurotransplant» durch den Typisierungspionier Jon van Rood für das Typisierungslaboratorium in Leiden (Niederlande) und auch an die französische Zentrale «Francetransplant» (ein Name, der aber später allerdings von staatlichen sprachlichen Puristen in «Etablissement français des greffes» umgewandelt wurde).

Präsidium Jakob Schönenberger

In seiner ersten Sitzung nach der Gründung wählte der Stiftungsrat den St. Galler Ständerat Jakob Schönenberger zu seinem Präsidenten, mich zum Vizepräsidenten, den Genfer Chargé de cours Dr. Michel Jeannet zum Aktuar und den Banquier Olivier Turrettini zum Quästor. Beim Aufbau der Stiftung musste der Stiftungsrat nicht bei Null beginnen, sondern konnte sich auf schon Vorhandenes stützen, insbesondere auf die bereits eingespielte Zusammenarbeit der nierentransplantierenden Spitäler und auf das Referenzlabor für Histokompatibilitätstestung in Genf.

Die Gründung von Swisstransplant fiel in die Zeit, in der weltweit die Transplantation als Behandlung des Versagens eines lebenswichtigen Organs nicht mehr nur auf die Niere beschränkt blieb, sondern auch für andere Organe rasch an Bedeutung gewann. In der Schweiz bedeutete dies zum Beispiel, dass Herzen sowie Bauchspeicheldrüsen nicht wie bis anhin nur in Zürich, sondern auch in anderen Zentren transplantiert wurden. In Anpasung an diese Entwicklung schuf der Stiftungsrat innerhalb von sechs Jahren organspezifische Swisstransplant-Arbeitsgruppen (STA): Nierentransplantation (STAN), Lebertransplantation (STAL), Herztransplantation (STAH), Knochenmarktransplantation (STAK, später Blood-and-Marrow-Transplantation STABMT) und Pankreastransplantation (STAP). 1994 kamen noch die Arbeitsgruppen Lungentransplantation (STALU), diejenige der Koordinatorinnen (STATKO) und vorübergehend der Xenotransplantation (STAX) dazu. Die Transplantationsspitäler delegierten ihre Spezialisten in diese Arbeitsgruppen, die auf medizinisch-fachlicher Ebene entscheidend zum Wachstum und Einfluss von Swisstransplant beigetragen haben.

Mit der Zeit erwies es sich, dass der vorwiegend aus Nichtmedizinern sowie Medizinern ohne eigene Transplantationserfahrung zusammengesetzte Stiftungsrat für die medizinische Beratung und zur Erledigung von Alltagsarbeiten einer Ergänzung bedurfte. Gestützt auf ein neues Reglement (vom 12. Juli 1990) wählte der Stiftungsrat aus seiner Mitte und aus dem Kreis weiterer ärztlicher Transplantationsspezialisten einen Arbeitsausschuss und betraute mich mit dessen Führung.

Die Finanzierung von Swisstransplant stand nach der Gründung im Jahre 1985 auf schwachen Füssen. Die Stiftung war der breiten Öffentlichkeit noch unbekannt und um dies zu verbessern, machte der Lions-Club, insbesondere die Zürcher Sektion, in verdankenswerter Weise die Unterstützung von Swisstransplant zu einer wichtigen und erfolgreichen Clubaufgabe.

Bezüglich der Kostenübernahme der Organtransplantationen durch die Krankenkassen zeigte es sich hingegen nicht zum letzten Mal, dass die Arbeit von Swisstransplant auf medizinischem Gebiet zwar unbestritten war, dass aber bei der Zulassung und Kostenübernahme von weiteren Organen zur Transplantation allein die Eidgenössische Fachkommission für allgemeine Leistungen der Krankenversicherung (Leistungskommission) das Sagen hatte. Diese eidgenössische Kommission, der zwar damals Internisten angehörten (wenn man bösartig sein wollte: Verteidiger des internistischen Primats der Diabetesbehandlung mit der Insulinspritze), aber kein einziger Transplantationschirurg, kam an ihrer Sitzung vom 31. August 1989 beim Antrag zur isolierten Pankreas- oder Inseltransplantation zum Schluss, dass sich die Pankreastransplantation in der Schweiz noch im Erprobungsstadium befinde (obwohl bekannt war, dass in Zürich seit 1973 die kombinierte Transplantation von Niere und Pankreas bei diabetisch bedingtem Nierenversagen von den Krankenkassen bezahlt wurde und dass aus der Zürcher Serie eine 1981 operierte Patientin als die weltweit am längsten lebende Empfängerin mit funktionierenden Transplantaten bereits in die medizinische Fachliteratur eingegangen war). Mit dieser fadenscheinigen Begründung wurde jedoch die Aufnahme der isolierten Transplantation zur Heilung des Diabetes mellitus Typ 1 von der Leistungskommission abgelehnt. Diese Absage kam auch im Stiftungsrat zur Sprache und die Stiftungsrätin und Nationalrätin Geneviève Aubry reichte deshalb im Nationalrat am 20. Juni 1990 eine einfache Anfrage ein: *«Ist dem Bundesrat bekannt, dass die alleinige Transplantation der Bauchspeicheldrüse von der Eidgenössischen Fachkommission für allgemeine Leistungen der Krankenversicherung des Bundesamtes für Sozialversicherung nicht anerkannt und somit nicht bezahlt wird? Man verlangt, bis zur gemeinsamen Transplantation von Nieren und Bauchspeicheldrüse zuzuwarten. Nur dann wird der Eingriff bezahlt. Kann der Bundesrat diese Praxis ändern, die zahlreiche Risiken mit sich bringt und das Leben der Patienten verkürzt? Ist der Bundesrat bereit, diese Situation zu verbessern?»* Obwohl die Begründung der Leistungskommission für ihren Entscheid nicht von Fachkenntnis gezeugt hatte, stellte sich der Bundesrat voll dahinter. Zwar hat der damals zuständige Departementsvorsteher, Bundesrat Flavio Cotti, in einem persönlichen Brief an «Chère Geneviève» diese Ablehnung noch als «vorläufig» abzuschwächen versucht. Aber noch heute wird den Patienten mit insulinpflichtigem Diabetes ohne Niereninsuffizienz, aber mit anderen schweren Diabeteskomplikationen, die isolierte Pankreasorgantransplantation als Heilungsmöglichkeit vorenthalten.

In Genf begannen auf Anordnung des Arbeitsausschusses Swisstransplant auch die Vorbereitungen zur computermässigen Vernetzung aller sechs Transplantationszentren. Das primäre Ziel war der Ersatz der von jedem einzelnen Transplantationsspital monatlich per Post versandten Wartelisten durch ein computerisiertes gesamtschweizerisches Register. Als Geburtsstunde dieses Konzepts kann die Sitzung vom 17. Dezember 1990 genannt werden, in der das System demonstriert wurde. Die zentralisierte Erfassung aller Patientendaten und damit die Möglichkeit einer Koordination der Organzuteilung wurde 1991 Wirklichkeit.

Aber für diese einem allgemeinen Bedürfnis entsprechende nationale Koordinationsstelle war kein Geld vorhanden. Dies veranlasste den Stiftungsrat, im März 1991 mit einer umfangreichen Dokumentation an die Konferenz der kantonalen Sanitätsdirektoren (heute GDK) zu gelangen. Unter der Annahme, dass die Räumlichkeiten der Geschäftsstelle vom Genfer Spital weiterhin zur Verfügung gestellt würden, umfasste das Budget vor allem einmalige Aufwendungen für das anspruchsvolle Datenaustauschsystem sowie 250 000 Schweizer Franken Lohnkosten für die Koordinatoren bzw. Koordinatorinnen. Die Sanitätsdirektoren sprachen sich aber gegen feste kantonale Beiträge aus und bevorzugten eine kostendeckende Registriergebühr für jeden Transplantationskandidaten. Nur der Kanton Genf leistete einen grossen eigenen Betrag (jährlich 400 000 Franken), vorwiegend durch Mietverzicht auf Räumlichkeiten, Besoldung der Laborantinnen als Spitalangestellte und für Allgemeines. Die Registriergebühren wurden von den Krankenkassen in der Folge zwar bezahlt, ihre Höhe war aber jahrelang umstritten. Erst 1997 konnte ein Vertrag abgeschlossen werden, der für die Leistungen von Swisstransplant und der Entnahmeklinik Pauschalen von 4250 Franken für eine Niere, 4250 Franken für Niere und Pankreas, 6750 Franken für ein Herz, 6750 Franken für eine isolierte Lunge und 7750 Franken für eine Leber festlegte. Auf die Kosten der Transplantation selbst und die Rechnungstellung durch die Spitäler hatte Swisstransplant aber nie einen Einfluss und von Tarifverhandlungen war man ausgeschlossen.

Präsidium Guy Olivier Segond

Ende 1991 trat der St. Galler Ständerat Jakob Schönenberger vom Präsidium des Stiftungsrats zurück. Im Bestreben nach einer sprachlichen und regionalen Rotation wurde er durch den Genfer Staatsrat und Gesundheitsdirektor Guy Olivier Segond ersetzt. Neben den beanspruchenden Aufgaben in der Genfer Regierung hatte er verhältnismässig wenig Zeit für Swisstransplant und führte die Organisation deshalb an der langen Leine. Seine persönliche Präsenz beschränkte sich im Wesentlichen auf die jährlichen Sitzungen des Stiftungsrats; im Übrigen überliess er die Alltagsarbeit dem Arbeitsausschuss.

In der Zwischenzeit hatten sich junge Transplantationschirurgen verschiedener Zentren, die offenbar der Meinung waren, sie hätten bei Swisstransplant mehr Einfluss verdient, zum sogenannten Transplantationsklub zusammengefunden. Dieser Klub bezeichnete sich als eine *«Vereinigung, welche allen an der Transplantation interessierten Ärzten offen steht. Das Ziel ist es, quasi zentrumsneutral sowie befreit von einschränkenden Fesseln von Swisstransplant Themen der Transplantation gesamtschweizerisch zu formulieren und zu präsentieren».* Um die Gefahr von Doppelspurigkeiten zu vermeiden, die dem Ansehen der Transplantation hätten schaden können, beschloss ich als Vorsitzender des Arbeitsausschusses die Aufnahme der Exponenten des Klubs in den Ausschuss und empfahl dem Stiftungsrat, den Vorsitz neu dem Genfer Chirurgen Philipp Morel zu übertragen. Der Stiftungsrat stimmte am 23. Juni 1992 der neuen Zusammensetzung des Arbeitsausschusses zu, der sich fortan Exekutivkomitee (Comité exécutif) nannte. Nachträglich musste ich mir eingestehen, dass ich damit selbst einer Entwicklung Vorschub geleistet hatte, die in der Folge nicht mehr ganz im Interesse der anderen Zentren, Zürich inklusive, verlief.

Der weiterhin bestehende Transplantationsklub beschränkte sich fortan auf die Realisierung von jährlichen, gesamtschweizerischen Tagungen der Transplantation. Vom 15. bis 17. Januar 1993 erlebten diese in Crans-Montana ihre Premiere. Diese erstmalige Durchführung wurde von der Patientenvereinigung «Les As de Cœur» mit ihrem charismatischen Präsidenten Louis Caloz (der bereits die Patientenzeitschrift «ReNaissance» ins Leben gerufen hatte) mitorganisiert und von der pharmazeutischen Industrie finanziell getragen. Wissenschaftliche Vorträge, Diskussionen, ein Festabend, viel Schnee und Ski sowie ein Raclette im Schnee prägten diese glanzvolle Premiere. 1994 bis 1996 tagte man auf dem Beatenberg mit weniger Schnee und Ski, immer noch auf Kosten der pharmazeutischen Industrie. Seit 1997 gastieren diese zur Tradition gewordenen Januartagungen im Hotel Viktoria

Jungfrau in Interlaken ohne Schnee und Ski, dafür mit Gebühren für die Teilnehmenden. Organisator ist seit 2002 die damals neu gegründete Schweizerische Gesellschaft für Transplantation (in die der Transplantationsklub aufgegangen war).

Der Kreis der nierentransplantierenden Spitäler war seit 1971 unverändert; er umfasste die Universitätsspitäler von Genève, Lausanne, Basel, Bern und Zürich sowie das Kantonsspital St. Gallen. Mit dem Aufkommen der Nierenlebendspende von Verwandten sahen nun plötzlich Privatspitäler eine Möglichkeit, sich unter Umgehung von Swisstransplant aus dem Transplantationskuchen ein profitables Stück herauszuschneiden. Deshalb beantragte der Stiftungsrat von Swisstransplant bereits am 20. Januar 1992 gegenüber der Sanitätsdirektorenkonferenz (heute GDK), die Durchführung von Organtransplantationen als bewilligungspflichtig zu erklären und diese Bewilligung vorläufig nur staatlichen Spitälern zu erteilen. Dieser Antrag löste vorerst kein Echo aus. In der Folge nahm aber der Plan der Privatklinik Schachen in Aarau, ein Nierentransplantationsprogramm mit lebenden Spendern aufzuziehen, konkrete Formen an. Im Oktober machte der Stiftungsratspräsident mit einem Brief die zuständige Aargauer Regierungsrätin, den Aargauer Kantonsarzt sowie den Direktor des SVK auf das Problem aufmerksam und bat diese, die zur Diskussion stehende Tätigkeit nicht zu bewilligen. Als wirksamstes Hindernis erwies sich schliesslich aber ein Paragraph des Krankenversicherungsgesetzes über spezialisierte Behandlungen. Seither sind keine weiteren Versuche unternommen worden, die Organtransplantation auch in Privatspitälern zu etablieren.

Bis anhin herrschte kein Verteilkampf um die begehrten Organe. Es war üblich, dass die Transplantationsspitäler von den nichttransplantierenden Spitälern ihres Einzugsgebiets nicht nur Patienten für die Transplantation zugewiesen bekamen, sondern dass sie auch über die Organe der in diesen Spitälern verstorbenen Spender verfügen konnten. Deshalb hatten grosse Zentren Zugang zu bedeutend mehr Spendern als kleinere und dank grösserer Wartelisten auch die besseren Möglichkeiten, für die Organe eigene, passende Empfänger zu finden. Auf den gesamtschweizerischen Listen wurden nur für hochsensibilisierte Dialysepatienten verbindliche Prioritäten mit Organaustauschpflicht festgelegt. Aber das unterschiedliche Spenderangebot erweckte in Zeiten des zunehmenden Spendermangels in spenderarmen Zentren das Verlangen nach einer sie begünstigenden neuen Regelung. Deshalb beschloss das von Genf dominierte Exekutivkomitee ohne Orientierung und Einverständnis des Swisstransplant-Stiftungsrats unter dem Schlagwort der «Verteilgerechtigkeit» eine Neuordnung. Die Zentren konnten nur noch über die im eigenen Haus anfallenden Spender verfügen; alle

Spender aus peripheren Spitälern wurden in sogenannte Poolspender umgewandelt. Die Organe aus diesem Pool wurden den einzelnen Zentren, unabhängig von der Grösse ihrer Wartelisten, nach einer festgelegten, starren Reihenfolge zugeteilt. Nicht mehr der am besten passende Patient, sondern der Anspruch eines Zentrums stand nun leider im Mittelpunkt.

Auch der Entscheid, welche zusätzlichen Organe von bestehenden Transplantationsspitälern transplantiert werden dürfen, entzog sich de facto dem Einfluss von Swisstransplant. Lokale Interessen, vorab der Chirurgen, der Spitalverwaltungen und im Falle von Universitätskliniken der Fakultäten entschieden in dieser Zeit über eine Ausdehnung der Transplantationstätigkeit. Dabei wurde kaum darauf geachtet, in wie vielen Spitälern das zur Diskussion stehende Organ bereits transplantiert wurde. Direkte Ansprechpartner der einzelnen Zentren für ihre Wünsche waren die zuständigen kantonalen Bildungs- und Sanitätsdirektionen und für die Kostenübernahme die eidgenössische Leistungskommission sowie die Krankenkassen beziehungsweise der SVK. Jahrelang wurde nichts geordnet, weshalb die Kassen versuchten, eigene regulatorische Vorschriften durchzusetzen. Swisstransplant hätte wenigstens den Zutritt zur nationalen Koordination und zum Organaustausch blockieren können. Die Frage bleibt deshalb offen, ob ein energischer, sich nicht nur auf ein einziges Zentrum stützender Stiftungsratspräsident mehr hätte erreichen können. Jedenfalls wurden die zur Verfügung stehenden Möglichkeiten nicht wahrgenommen, als in Lausanne als Nachfolger von Prof. Roger Mosimann ein französischer Viszeralchirurg (Michel Gillet) mit Schwergewicht Lebertransplantation gewählt wurde, obwohl zu diesem Zeitpunkt Lebern bereits in Bern, Genf und Zürich transplantiert wurden. Und sie wurden ebenfalls nicht wahrgenommen, als die Basler Fakultät für die Besetzung der Herzchirurgie einen Herztransplanteur portierte, der auch gewählt wurde und sogleich (als fünftes Zentrum!) die Herztransplantation aufnahm.

Bilanz der ersten zwölf Jahre Swisstransplant

Von 1986, dem ersten vollen Jahr des Bestehens, bis Ende 1997 konnte Swisstransplant die folgenden Transplantationszahlen in den angeschlossenen sechs Spitälern vermitteln und registrieren: Niere 2633, Herz 460, Herz und Lunge en bloc 7, Lunge 105 (wovon 62 beidseitig), Leber 434, Pankreas 115 (wovon 103 Organtransplantationen kombiniert mit der Niere und 3 Inseltransplantationen mit Niere), Dünndarm 0. Separat wurden von 1990 bis 1997 463 Knochenmark-(Stammzell-)Transplantationen ausgewiesen.

Präsidium Felix Largiadèr

Am 9. Juni 1998 teilte Staatsrat Guy Olivier Segond dem Stiftungsrat Swisstransplant mit, dass er ab sofort als Präsident zurücktrete. Er begründete diesen Schritt mit der Volksabstimmung, bei der am Tag zuvor die Genfer Stimmbürger die von den Regierungen der Kantone Waadt und Genf geplante institutionalisierte Zusammenarbeit ihrer beiden Universitätsspitäler abgelehnt hatten. Er ziehe damit die politischen und personellen Konsequenzen aus diesem Volksvotum und insbesondere aus der klaren und öffentlichen Ablehnung des Fusionsplans durch die Genfer Fakultät. «*Dès lors, il me paraît incongru d'être président d'une fondation suisse, qui repose sur la collaboration des différents centres cantonaux de transplantation. Pour ces motifs, je démissionne avec effet immédiat, de la présidence de la Fondation Swisstransplant.*» Als bisheriger Vizepräsident übernahm ich sofort die Präsidentschaft.

Zu diesem Zeitpunkt stand ich im 68. Lebensjahr. Knappe zwei Monate zuvor war ich altershalber von meinem Amt als Klinikdirektor Viszeralchirurgie und Vorsteher des Departements Chirurgie am Universitätsspital Zürich zurückgetreten. Für mich persönlich stand daher ausser Zweifel, dass ich nicht eine jahrelange Präsidentschaft anstreben würde, sondern dass im Hinblick auf das kommende Transplantationsgesetz die längerfristige Konsolidierung von Swisstransplant mit einem jüngeren Präsidium meine Hauptaufgabe sei.

Mit Brief vom 30. Juni 1998 schlug ich daher dem Stiftungsrat vor, eine Findungskommission einzusetzen, bestehend aus je einem Vertreter der sechs Transplantationsspitäler, des Tessins und des Patientenvereins Renaissance sowie aus interessierten Mitgliedern des Stiftungsrats. Diese Findungskommission formulierte an ihrer ersten Sitzung folgendes Wunschprofil: Eidgenössisches Parlamentsmitglied mit guter Abstützung in Bern, über die Wahlen von 1999 hinaus im Amt, Interesse für die Angelegenheiten der Transplantation, wirtschaftliche Verbindungen und ökonomisches Verständnis, zweisprachig, in der politischen Mitte angesiedelt, soziales Engagement, unabhängig von Versicherungen und Krankenkassen, Rotation der Sprachregion und des Landesteils. Aus einer grossen Liste von Vorschlägen bestimmte die Findungskommission hierauf sechs Parlamentarierinnen und Parlamentarier, mit denen ich Gespräche zu führen hatte. Aufgrund dieser Gespräche konnte sich die Kommission bereits an ihrer zweiten Sitzung auf Nationalrätin Trix Heberlein als Wunschkandidatin einigen. Sie war an der Übernahme des Präsidiums interessiert, stand aber wegen ihres bevorstehenden Nationalratspräsidiums erst im Jahr 2000 zur Verfügung. An der ausserordentlichen Sitzung vom 11. November 1998 folgte der Stiftungsrat dem Antrag der Findungskommission und wählte Trix Heberlein zur Präsidentin auf den 1. Januar 2000.

Was habe ich in meiner präsidialen Amtszeit zur Konsolidierung und Weiterentwicklung von Swisstransplant unternommen oder veranlasst?

- Um das «Comité exécutif» auf seine ursprüngliche Aufgabe der rein medizinischen Beratung zurückzuführen, schlug ich vor, für die administrative Lenkung der Alltagsgeschäfte einen Stiftungsratsausschuss zu wählen.
- Da eine Organisation von der Grösse und Komplexität von Swisstransplant sowie mit einem Budget von fast einer Million Franken nur noch professionell geführt werden kann, wurde das Pflichtenheft eines Geschäftsführers ausgearbeitet.
- Eine Vertretung der kantonalen Gesundheitsdirektoren im Stiftungsrat. Mein Vorstoss bei ihrer Konferenz führte dazu, dass der Berner Regierungsrat Samuel Bhend für diese Funktion nominiert wurde.
- Assoziation von mit der Transplantation verbundenen, selbständigen Gesellschaften mit Swisstransplant (European Donor Hospital Education Program, Donor Action, Patientenvereine).
- Gegen das Überangebot von Zentren für Herz- und Leberverpflanzungen hatten wir einen Trumpf in der Hand, nämlich den Zugang zu der von uns geschaffenen nationalen Koordination, und diesen beschloss ich auszuspielen. Wir legten fest, dass nur der Stiftungsrat diesen Zugang bewilligen könne. Davon unmittelbar betroffen war das Inselspital Bern, das auf ein geplantes Lungentransplantationsprogramm verzichten musste.
- Vertreter der Chirurgie und der Medizin des Inselspitals Bern planten die Aufnahme eines Pankreastransplantationsprogramms. Mit der Überlegung, dass die diabetischen Transplantationskandidaten im grossen Berner Einzugsgebiet von dieser Erweiterung profitieren würden, bewilligte der Stiftungsrat den Zugang zur nationalen Koordination für die Pankreastransplantation. Bern wurde aber darauf aufmerksam gemacht, dass gemäss Entscheid des Bundesamtes für Sozialversicherungen die Kosten der kombinierten Pankreas-Nieren-Transplantation nur in Genf und Zürich von der sozialen Krankenversicherung übernommen würden. Deshalb schlug diese sehr sinnvolle Erweiterung schliesslich fehl.

Bulletin Swisstransplant

Schon seit langem bestand der Wunsch nach einem regelmässig erscheinenden Swisstransplant-Mitteilungsblatts, um die im Bereich der Transplantation tätigen Ärzte und andere Fachpersonen sowie Gesundheitspolitiker über den Stand der Organtransplantation in unserem Land, über neue Entwicklungen der Transplantationsmedizin und über die Tätigkeit von Swisstransplant zu informieren. Auch einige Patientenvereine zeigten sich interessiert. Deswegen stimmte der Stiftungsrat anlässlich der Sitzung vom September 1999 einstimmig meinem Vorschlag zu, eine eigene zweisprachige Zeitschrift unter dem Namen «Bulletin Swisstransplant»

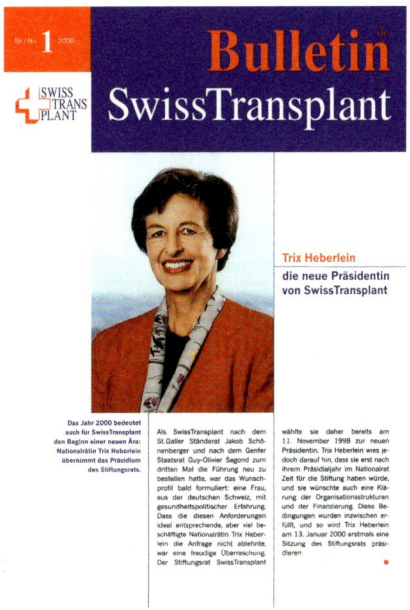

Abb. 23 Die erste Nummer des Bulletin Swisstransplant.

herauszugeben, wobei offensichtlich als selbstverständlich angenommen wurde, dass ich die Redaktion übernehmen würde. Die daraufhin im Januar 2000 erschienene erste Nummer des Bulletins (Abb. 23) konnte mit der Vorstellung der neuen Swisstransplant-Präsidentin somit gleich in zweifacher Hinsicht eine neue Ära von Swisstransplant einläuten.

Präsidium Trix Heberlein

Nationalrätin Trix Heberlein (Ständerätin von 2003 bis 2007) übernahm 2000 das Präsidium Swisstransplant und leitete am 13. Januar 2000 erstmals eine Sitzung des Stiftungsrats mit einer reich befrachteten Traktandenliste.

Das vom Stiftungsrat genehmigte Organigramm sah einen Stiftungsratsausschuss vor. An der Sitzung vom 10. Mai 2000 wurden neben der Präsidentin und mir als Mitglieder dieses Ausschusses bestimmt: Prof. Gerhard Schmid für juristische Belange, Dominique Zanetta als Finanzchef und der Präsident des Comité médical. Weil der eidgenössisch-traditionelle Anti-Zürich-Reflex sich über die Jahre hie und da auch in unserer, eigentlich nur dem Patientenwohl verpflichteten Stiftung bemerkbar gemacht hatte und um diesen nicht durch eine scheinbare Dominanz Zürichs wieder aufleben zu lassen, kehrte ich nicht ins Vizepräsidium zurück und beschränkte mich auf die Mitarbeit im Stiftungsrat und Stiftungsratsausschuss sowie auf die Redaktion des Bulletins.

Die Stiftung verfügte seit ihrer Gründung nicht über eigene Räumlichkeiten; die Verantwortlichen erledigten ihre Arbeit in ihren Spitalbüros. Für die nationale Koordinationsstelle hatte das Hôpital Cantonal Universitaire de Genève einen Raum in einer alten Villa im Spitalgelände zur Verfügung gestellt. Die Verzettelung der Mitarbeiter bereitete aber je länger desto mehr Schwierigkeiten und deshalb wurden in der Nähe des Spitals neue Räumlichkeiten gesucht und gefunden. Im Oktober 2002 bezog Swisstransplant diese Büros am Boulevard de la Tour. Und auch das Erscheinungsbild wurde geändert: Aus den Vorschlägen eines PR-Büros wurde das heute gültige Logo ausgewählt (Abb. 24).

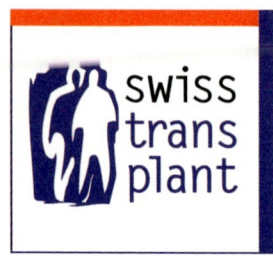

Abb. 24   Das Swisstransplant-Logo (zur Verfügung gestellt von Swisstransplant).

Kaum waren die internen Abläufe geklärt und die Organe der Stiftung für vier Jahre neu gewählt, wurde offensichtlich, dass im Hinblick auf den angestrebten Leistungsauftrag des Bundes im Rahmen des zukünftigen Transplantationsgesetzes die seit 1985 unveränderten Statuten den neuen Bedürfnissen anzupassen seien. Prof. Dominique Sprumont (Institut du droit de la santé, Université de Neuchâtel) erhielt den Auftrag zur Statutenrevision. Der so entstandene Statutenentwurf wurde weiter besprochen, bereinigt und Anfang 2004 der Stiftungsaufsicht (Eidgenössisches Departement des Innern) zur Genehmigung eingereicht.

Zur Planung einer konstruktiven Zusammenarbeit stellten die fünf Universitätsspitäler nun die Gruppe der Fünfzehn (Groupe des quinze) auf die Beine, bestehend aus den Dekanen, den ärztlichen Direktoren und den Verwaltungsdirektoren der Universitätsspitäler (und zwei zusätzlichen Vertretern des Kantonsspitals St. Gallen). Swisstransplant hatte in dieser Gruppe kein Mitspracherecht, aber die Gruppe erwies sich gegenüber Swisstransplant als sehr positiv eingestellt. Sie erteilte den schon erwähnten Auftrag zur Statutenrevision, erarbeitete einen Businessplan für Swisstransplant und beschloss, ab 2003 das Budget von Swisstransplant mit zu finanzieren. Mit der Koordination der Transplantationsaktivität – ihrer Hauptaufgabe – scheiterte die Groupe des quinze hingegen grandios: Sie legte den Gesundheitsdirektionen ein Konzept «Cluster/Netzwerk» vor, das weiterhin Organtransplantationen an allen fünf universitären Zentren vorsah, aber neben anderen Einschränkungen auch den Verzicht von Zürich auf die Herztransplantation forderte. Was dieser Plan ausgelöst hat, wurde bereits im Kapitel «Die Herztransplantation» (S. 156) beschrieben.

Die Statuten der Stiftung Swisstransplant nannten als Aufgabenbereich auch *«favoriser la recherche en matière de transplantation»*. Dieser Aufgabe konnte jedoch kaum nachgelebt werden. Die Transplantationsforschung ist eine universitäre Domäne, sie benötigt eine materielle und finanzielle Infrastruktur, sie bedarf keiner staatlichen Führung und ihr Lebensnerv ist der internationale Austausch von Gedanken und Resultaten. Swisstransplant hatte zwar jährlich einen Forschungspreis ausgesetzt und der mit ihr assoziierte Transplantationsklub hatte durch die Organisation von jährlichen Tagungen nun seit vielen Jahren in Interlaken einen Beitrag zur Förderung der Transplantationswissenschaften geleistet. Mit der sich abzeichnenden Belastung von Swisstransplant durch staatliche Aufgaben schien es jedoch richtig und zeitgemäss, Swisstransplant von der Forschungsverpflichtung zu entbinden. Deshalb wurde anlässlich der zehnten Schweizerischen Jahrestagung der Transplantation in Interlaken vom 25. und 26. Januar 2002 die Schweizerische Gesellschaft für Transplantation (*Swiss Transplantation Society*) gegründet, in die auch der Transplantationsklub aufging. Dass fast alle Mitarbeiter von Swisstransplant (Stiftungsräte, Arbeitsgruppen, Mitarbeiter der Zentrale) der neuen Gesellschaft beitraten, war höchst sinnvoll; mich selbst ernannte die neue Gesellschaft zum Ehrenmitglied.

Der internationale Austausch von Organen war immer wieder ein Thema, seit Zürich schon vor 1970 mit Eurotransplant zusammengearbeitet und die grenzüberschreitende Arbeitsgemeinschaft für Transplantationschirurgie geschaffen hatte. Auch das Genfer Referenzlabor hatte seit seinem Bestehen mit ausländischen Austauschorganisationen kooperiert. De facto erreichte dieser Austausch nie grosse Zahlen, aber er ist geeignet, Spenderorgane mit seltenen Faktorenkonstellationen einem wirklich passenden Empfänger zuzuführen. Nach der Jahrtausendwende kam das früher schon mehrmals diskutierte Thema eines Anschlusses an Eurotransplant im Stiftungsrat nochmals zur Sprache. Im Auftrag der Präsidentin klärte Prof. Michel Jeannet einmal mehr die Vorbedingungen und Vorteile ab. Diese ergaben aber, dass für Eurotransplant nur ein Vollbeitritt aller Zentren in Frage käme, womit Swisstransplant mitsamt seiner Zentrale überflüssig geworden wäre. In seiner Sitzung vom 8. November 2002 beschloss daher der Stiftungsrat, das Thema definitiv ad acta zu legen.

Schliesslich wurde auch die Besetzung der auf dem Papier bereits vorhandenen Stelle eines Geschäftsführers an die Hand genommen. Gesucht wurde eine Managerpersönlichkeit, die sowohl die administrative als auch die medizinische Führung der Genfer Zentrale gewährleisten konnte. Aus 30 Bewerbungen, wovon 20 valabel waren, fiel die Schlussevaluation eindeutig zugunsten von Dr. med. Conrad E. Müller aus, der den Titel eines Direktors erhielt und die Arbeit in Genf am 1. September 2004 aufnahm.

Nach Ablauf der vierjährigen Amtsperiode Ende 2004 traten mit Michel Jeannet und mir die letzten noch verbliebenen Swisstransplant-Gründer aus dem Stiftungsrat zurück. Auf Bitten des Direktors und der Präsidentin behielt ich jedoch die Redaktion des Bulletin Swisstransplant vorläufig noch bei. Aufgrund von weiteren Rücktritten und von Neuwahlen (unter anderem erhielt jedes Transplantationsspital einen eigenen Vertreter) konnte Trix Heberlein das Jahr 2005 mit einem deutlich verjüngten Stiftungsrat in Angriff nehmen. Die Hauptarbeit galt nun den Ausführungsbestimmungen zum inzwischen von den eidgenössischen Räten verabschiedeten Transplantationsgesetz. Noch im selben Herbst fasste der Stiftungsrat auf Antrag der Präsidentin einen Entschluss, der für Swisstransplant wirklich eine neue Epoche ankündigte: den Sitz in Genf, dem Ort der Gründung, nach 20 Jahren zu verlassen und in die Nähe der Macht, in die Bundeshauptstadt zu zügeln (S. 266). In Bern wurden im Mai 2006 an der Laupenstrasse 37 neue Räumlichkeiten bezogen, gemeinsam mit dem Roten Kreuz SRK und mit den Blood Stem Cells. Aber auch diese erwiesen sich mit der Zeit als zu klein; seit 2010 sind alle Dienste von Swisstransplant im alten, renovierten und behaglichen «Ilmenhof» untergebracht (Abb. 25).

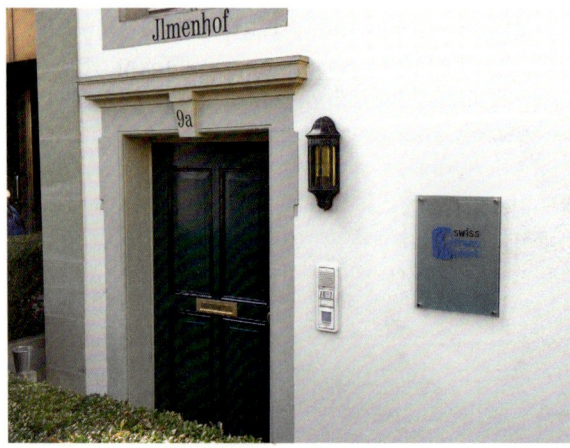

Abb. 25 Der heutige Sitz von Swisstransplant: Ilmenhof, Schlösslistrasse 9a, Bern (Foto: Felix Largiadèr).

Organzuteilung im Auftrag des Bundes

Nicht nur der Sitz von Swisstransplant war jetzt neu, sondern auch die zukünftigen Aufgaben und Wirkungsbereiche waren in der Zwischenzeit geklärt worden. Gemäss Artikel 54 des neuen Transplantationsgesetzes kann der Bundesrat *«Organisationen und Personen des öffentlichen oder privaten Rechts Vollzugsaufgaben übertragen. Dies gilt insbesondere für die Zuteilung von Organen».* Es war jetzt nicht mehr bestritten, dass Swisstransplant mit diesem Vollzug beauftragt würde. Und da das Gesetz festgelegt hatte, dass für die Zuteilung insbesondere *«die medizinische Dringlichkeit einer Transplantation, der medizinische Nutzen einer Transplantation, die Wartezeit»* und nicht mehr die zentrumsmässige Herkunft eines Kandidaten zu berücksichtigen seien, musste ein neues Computerprogramm für die Zentrale entwickelt werden. Das neue Swiss Organ Allocation System (SOAS), eine internetbasierte Applikation, stand termingerecht zur Verfügung, denn das neue Gesetz trat am 1. Juli 2007 (endlich!) in Kraft.

Die personelle Erneuerung von Swisstransplant war noch nicht zu Ende. Ich selbst trat als Redaktor des Bulletin Swisstransplant mit dem Erscheinen von Nr. 42 im März 2008 zurück (und es wurde in der Folge in «Swisstransplant News» umgetauft). In meiner Abschiedsnummer hatte ich, sicher nicht zur Freude aller Leser, unter dem Titel «Die normative Kraft des Faktischen» festgehalten, dass spitzenmedizinisch beurteilt die Schweiz jetzt drei Transplantationszentren aufweise: Bern, die Romandie (wo sich Genf und Lausanne in die Organe teilen) und Zürich. Die Nierentransplantation (Basel und St. Gallen) zählte gemäss Bundesamt für Statistik nicht mehr als Spitzenmedizin, sondern war zur Routine geworden. Damit hatte unser Land nach meiner Beurteilung die für seine Grösse, seine sprachliche Vielfalt und für den inneren Zusammenhalt optimale Transplantationsversorgung erreicht. Ich konnte wirklich zufrieden sein, zum Abschluss meiner jahrzehntelangen Arbeit für die Transplantation in der Schweiz so denken zu dürfen.

Fast gleichzeitig trat auch Conrad E. Müller als Direktor zurück, um die Leitung des Universitäts-Kinderspitals beider Basel zu übernehmen. Nachfolger ist seit dem 1. Mai 2008 der Berner Herzchirurg und Privatdozent Dr. Franz F. Immer. Ihm war dank seiner Tätigkeit in der Berner Universitätsklinik für Herz- und Gefässchirurgie und seiner Erfahrung mit dialysierten und lungentransplantierten Patienten im Kinderspital die Materie von Anfang an nicht fremd, er hatte noch kurz zuvor einen Führungs- und Coachingkurs in England und in den USA absolviert und diesen mit einem Master abgeschlossen.

Swisstransplant – umgebaut und erfolgreich

Bereits zu Beginn des Jahres 2010 war es für alle Beteiligten und Interessierten offenkundig, dass Swisstransplant sich tatsächlich weiter vorwärts bewegte. Dazu schreibt Franz Immer:

«*Die Zahl der Leichenspender ist 2009 in der Schweiz mit 103 Spendern (13,3 Spender pro Million Einwohner) auf einen neuen Höchstwert angestiegen. Dies entspricht einer Zunahme von rund 30% alleine in den letzten zwei Jahren.*

Für diese Entwicklung gibt es verschiedene mögliche Gründe. Gewisse Regionen, sogenannte Netzwerke, haben sich durch die Etablierung von klaren Strukturen in der Spenderdetektion und der Betreuung der Angehörigen sehr positiv entwickelt. Das im letzten Jahr neu geschaffene Comité National du Don d'Organes CNDO (Nationaler Ausschuss für Organspende) bei Swisstransplant, ein Gremium von Intensivmedizinern, lokalen Koordinatoren und Intensivpflegenden, arbeitet äusserst effizient und konstruktiv. Hinzu kommt eine breit angelegte, neutrale Informationskampagne des Bundesamtes für Gesundheit BAG, welche sicherlich dazu beigetragen hat, dass die Bevölkerung für die Thematik der Organspende vermehrt sensibilisiert wurde.

Nach wie vor ist die Zahl der Lebendspenden in der Schweiz sehr hoch. Insgesamt konnten im Jahr 2009 109 Organe von Lebendspendern (102 Nieren, 7 Lebern) transplantiert werden. Diese positive Entwicklung führt dazu, dass die Warteliste, zum ersten Mal seit mehreren Jahren, nicht mehr so stark zunimmt und auch die Mortalität weitgehend stabil bleibt. Am 31.12.2009 standen in der Schweiz 996 Menschen auf der Warteliste für eine Organtransplantation. Auch für das Jahr 2010 hoffen wir auf eine positive Entwicklung und somit auf eine weitere Annäherung des Spenderaufkommens an unsere Nachbarländer. Die Wiedereinführung des Non-Heart-Beating-Programms, aber auch der Start einer gross angelegten Qualitätssicherung, welche alle Todesfälle auf schweizerischen Intensivstationen erfassen und auswerten soll, dürfte sich günstig auf die Spenderzahlen 2010 auswirken.»

Abschied, aber kein Ende

Es scheint nun, wie gesagt, der Mensch der Ausgangspunkt der Handlungen zu sein. Diese Überlegung bezieht sich auf das zu Vollbringende selbst, die Handlungen wiederum sind um eines anderen willen. So ist also Gegenstand der Überlegung nicht das Ziel, sondern der Weg zum Ziel.

ARISTOTELES

Abschied – nur vom Verlassen einer vertrauten Wirkungsstätte ist hier die Rede, nicht von Verabschiedung handelnder Menschen oder Abschied vom Weg zum Ziel. Aber trotzdem gilt erst recht für das hier angesprochene Umfeld: *«Partir c'est toujours un peu mourir.»* Denn in dieser Transplantationsschrift bedeutet Abschied zwar vordergründig den Wegzug der Stiftung Swisstransplant aus der Stadt ihrer Gründung mitsamt der seither aufgebauten Zentrale. Ein Abschied auch von der völligen Unabhängigkeit mit Dislokation in die Nähe des Zentrums der Macht. Aber für mich persönlich war es der zweite Abschied von Genf. Den ersten, vor allem für mich selbst in Erinnerung zu rufen, drängt es mich, obwohl mir zu jener Zeit der Begriff «Transplantation» noch fremd war.

Als Student in Genf

Im Oktober 1950 fuhr ich zum ersten Mal nach Genf, mit dem Zug, um dort mein Medizinstudium zu beginnen. Ich hatte kurz zuvor die Maturitätsprüfung bestanden und war nun auf einer ungewöhnlichen, ungewohnten Reise: zum ersten Mal für längere Zeit fern vom Elternhaus und mit knapp 20 Jahren auf mich allein gestellt. Für einen Jüngling (ich fühlte mich damals zwar als vollwertiger junger Mann) war das der Beginn einer neuen, mit vielen Erwartungen und Ungewissheiten verbundenen Lebensphase. Und ganz zu diesen Gefühlen passte dann der überwältigende Eindruck der plötzlich ins Bild gerückten grosszügigen Léman-Landschaft mit den steilen Weinbergen, dem sich im fernen Dunst verlierenden See, mit den Savoyerbergen und dem Jura.

Für längere Zeit fern: Wegen der zu jener Zeit noch sehr viele Stunden dauernden Zugfahrt zurück in die Ostschweiz und wegen des schmalen Studentenbudgets blieb ich während des ganzen Semesters in Genf, das Wintersemester nur einmal unterbrochen für Weihnachten und Neujahr und das Sommersemester gar nicht. In Genf hatten mir im Herbst 1950 Bekannte (auf Betreiben der besorgten Eltern) ein Logis bei einer alten Russin arrangiert; für alle folgenden Semester profitierte ich vom damals noch nicht angespannten Wohnungsmarkt. Ich fuhr jeweils einfach nach Genf, studierte die Annocen und fand in kurzer Zeit eine passende Unterkunft.

Dank meiner Studentenverbindung fand ich bei den Welschen rasch Anschluss in der «Blanche Maison» und manchmal traf man sich mit Deutschschweizer Studienkollegen zu einem Fondue oder zum Vorzeigen von anderen Kochkünsten. Unter diesen Kollegen waren auch solche, die das erste Propädeutikum nicht bestanden hatten und deswegen ein Semester repetieren mussten. Dieses Risiko wollte ich auf keinen Fall eingehen; deshalb stand das Studium von Beginn weg im Vordergrund. Nach der damals gültigen Studienordnung hörte man im ersten Jahr noch nichts vom Fach Medizin, sondern ausschliesslich von Zoologie, Botanik, Chemie und Physik. Besonders in Erinnerung geblieben sind mir die Zoologievorlesungen des beeindruckenden Prof. Guyénod, der Chemieunterricht von Prof. Meyer – einem ruhigen, emigrierten Deutschen – in der Ecole de Chimie sowie die Botanikexkursionen in die Genfer Landschaft mit Prof. Chodat; nur die Physikvorlesungen vermochten mich anfänglich weniger zu begeistern. Wenn mich meine Erinnerung nicht trügt, verpasste ich kaum eine Vorlesung (mit Ausnahme von fünf Tagen vor Weihnachten, als ich zum Erstaunen der Eltern plötzlich zu Hause auftauchte). Ab dem dritten Semester wurden wir nicht mehr im Universitätsgebäude, sondern in der Ecole de médecine in Physiologie, Biochemie, Histologie und Anatomie unterrichtet. Vor allem die Anatomievorlesungen von Prof. Baumann blieben im Gedächtnis haften. Wenn er den Hörsaal betrat, wurde er von uns Studenten immer mit «Auf in den Kampf Torrero» aus Carmen – gepfiffen oder gesungen – begrüsst. Er schien uns das nicht übel zu nehmen, bis er vor Semesterschluss konstatierte, dass der Stoffplan noch nicht erfüllt sei, uns die Schuld gab und uns zum persönlichen Nacharbeiten des Fehlenden verdonnerte.

Der späte Donnerstagnachmittag und die Wochenenden gehörten meistens dem Sport: am Donnerstag regelmässiges Training für Langstreckenläufe mit der Section sportive universitaire, im Winter sogar mit einigen Cross-Country-Wettkämpfen. Dazu kam im Winter seltenes Skifahren in Hochsavoyen. Im Sommer war das Velo das bevorzugte Sportgerät: Ausflüge nach Annecy und nach Aix-les-Bains, einmal an einem Sonntag Umrundung des ganzen Lac Léman zusammen mit meinem Bruder Christoph und am Schluss des ersten Sommersemesters Heimkehr in die Ostschweiz per Velo in drei Etappen. Das Bergsteigen kam in jenen Jahren zu kurz; ich absolvierte während beider Sommerferien meinen Militärdienst.

Von den vielen besuchten kulturellen Veranstaltungen ist mir paradoxerweise diejenige im Gedächtnis haften geblieben, die gar nicht stattgefunden hat. Im Frühjahr 1951 war im Grand Théâtre eine Aufführung von Wagners «Walküre» angesagt worden, für die ich mir sofort eine Eintrittskarte besorgt hatte. Ich war begierig, in Natura zu hören und zu erleben, was ich bis anhin nur von alten, schlechten Schallplatten und vom eigenen noch schlechteren Klaviergeklimper kannte. Aber bei der Generalprobe erledigte der von Wotan am Schluss des dritten Aktes herbeigerufene Loge seine Arbeit zu gründlich: Sein Feuerzauber steckte das ganze Theater in Brand. Es war gerade Mittag und wir strömten mit der halben Universität auf die Place Neuve für das ungewohnte Schauspiel. Dass die Aufführung später konzertant in der Victoria Hall nachgeholt wurde, war für mich ein schlechter Trost. Später im Leben habe ich den Ring des Nibelungen einige Male in Zürich gehört, aber für Bayreuth und die eindrücklichste «Walküre» musste ich ein alter Mann werden.

Im Frühjahr 1953 bestand ich die zweite Vorprüfung (die Vorklinik dauerte damals noch fünf Semester), machte anschliessend allein eine Carfahrt an die Riviera und verliess dann Genf, um das Studium in Zürich und München fortzusetzen. Ein Abschied, aber für mich kein Ende. Denn die Erinnerungen an diese Genfer Zeit sind lebendig geblieben; ich habe den vorliegenden Text niedergeschrieben, ohne nur ein einziges Mal frühere Notizen ausgraben zu müssen.

Swisstransplant in Genf

32 Jahre später, am 4. März 1985, brachte unsere in Genf erfolgte Gründung der Stiftung Swisstransplant mir eine ganz andere, aber wiederum intensive Beziehung zu dieser Stadt (wie im vorhergehenden Kapitel ausführlich beschrieben). Bald wurden «Genf» und «Swisstransplant» für die schweizerische Transplantationsszene zu fast synonymen, austauschbaren Begriffen, im Guten wie auch im Kritischen. Für die neue Aufgabe als Vizepräsident fuhr ich auch wieder persönlich nach Genf, zum Besuch der alten Räumlichkeiten von Swisstransplant im Hôpital Cantonal Universitaire, für Stiftungsratssitzungen und später zum Kennenlernen des neuen Sitzes am Boulevard de la Tour. Als Klinikchef und Leiter eines Transplantationsprogramms standen für mich zeitlich aber nicht Sitzungen und Besuche im Vordergrund, sondern der chirurgische Alltag. Und in diesem Transplantationsalltag spielte Genf – also Swisstransplant – besonders seit der Etablierung einer nationalen Koordinationsstelle für jeden Spender und vor jeder Transplantation eine

zunehmend grosse Rolle. Viele Anrufe gingen hin und her und man war immer beeindruckt von der Professionalität und dem Wissen der Koordinatorin am anderen Ende der Leitung. Es war uns auch sehr bewusst, dass der Personalbestand der nationalen Koordination während langer Zeit ungenügend war und dass für die Diensthabenden das Arbeiten mit Überstunden dem Normalzustand entsprach, wobei nicht vergessen werden darf, dass damals auch die ersten lokalen Koordinatorinnen, wie Petra Bischoff in Bern und Petra Seeburger in Zürich, während langer Zeit als Ein-Frau-Equipe erledigt haben, was heutzutage die Aufgabe eines mehrköpfigen Teams ist.

Die kritischen oder negativen Kontakte mit Genf beziehungsweise Swisstransplant betrafen Situationen, in denen die Koordinatorinnen nur von oben kommende Weisungen ausführen mussten. Es war die Zeit, in der das damalige Comité exécutif mit Duldung durch den nicht sonderlich engagierten Stiftungsratspräsidenten zum Raubzug auf die Spender der grossen Zentren ansetzte: Alle Spender aus dem weiteren Einzugsgebiet eines Zentrums mutierten zu sogenannten Poolspendern, die nicht mehr den am besten passenden Patienten zukamen, sondern dem Zentrum, das «an der Reihe» war. Dass sich die Unzufriedenheit mit dieser Regelung gelegentlich in Form von Vorwürfen an die nationalen Koordinatorinnen entlud, war nicht richtig, aber vielleicht verständlich. Immer aber, auch zu jenen Zeiten, überwog die Anerkennung und die Dankbarkeit für das, was die Swisstransplant-Zentrale beziehungsweise Genf für das schweizerische Transplantationswesen dauernd leistete.

Das Verlassen von Genf bedeutete auch für Swisstransplant kein Ende: In Bern wurden ohne Unterbruch der Dienstleistungen neue Räumlichkeiten bezogen.

Der Abschied

Am 9. Dezember 2005 fuhren Helene und ich nochmals nach Genf. Offizieller Grund und Anlass war das 20-Jahre-Jubiläum von Swisstransplant, aber wir wussten natürlich bereits, dass mit diesem Anlass die Stiftung von Genf Abschied nehmen würde (was dann auch wenige Tage später durch die Medien kommuniziert wurde). So wurde die Fahrt auch zum persönlichen Abschied; nie mehr im zukünftigen Leben würde ich einen beruflichen Beweggrund haben, nach Genf zu reisen. Die Weinberge des Lavaux waren braungrau, die Weinstöcke blattlos, aber zusammen mit der Sicht auf See und Berge nicht minder eindrücklich. Auf dem Pont du Mont Blanc blies eine steife Bise – wie früher. Wir stiegen zur Altstadt hoch, durch die Grand-

Rue, und spazierten dann hinab zur Promenade des Bastions und durch die Universität.

Im Cirque de Noël auf der Plaine de Plainpalais war die Atmosphäre sofort ganz anders: warm, farbig und lebenslustig. Wir freuten uns, viele Mitarbeiter der Stiftung zu sehen, auch Ehemalige, sowie Freunde und Bekannte zu treffen. Besonders eindrücklich war das Wiedersehen mit ehemaligen Patienten und zu meiner grossen Freude weilte auch der erste Präsident von Swisstransplant, Dr. Jakob Schönenberger, mitten unter uns. Es war ein unbeschwerter Nachmittag; wir genossen die Darbietungen der Kinder und das artistische Zirkusprogramm.

Es war bereits dunkel, als wir aus dem Zelt hinaustraten. Die Bise war wieder allgegenwärtig. In der hell beleuchteten Stadt kaufte ich noch Marmites d'Escalade für die Enkelinnen und Enkel, wie vor 55 Jahren für meine Geschwister. Dann fuhren wir heimwärts.

Die Transplantation und die Gesetze

Von dem politischen Recht ist das eine natürlich, das andere gesetzlich. Das natürliche hat überall dieselbe Autorität und hängt nicht von der Meinung der Menschen ab; beim gesetzlichen kommt es ursprünglich nicht darauf an, ob es so ist oder anders; wenn es aber einmal gesetzt ist, kommt es schon darauf an.

ARISTOTELES

Sine lege? Ohne Gesetze?

Das goldene Zeitalter hatte keine Gesetze nötig, dichtete Ovid – «*Sponte sua, sine lege fidem rectumque colebat.*» Da aber goldene Zeitalter nicht ewig dauern, ist mit dieser Beschränkung auf das Goldene die Einsicht inhärent, dass später sehr wohl gesetzliche Regelungen kommen könnten.

Und die Organtransplantation benötigt tatsächlich Regelungen, weil sie sich nicht nur – wie sonst in der Medizin selbstverständlich – auf die Behandlung des einzelnen Patienten konzentriert, mit einem diesem Patienten individuell angepassten und bestmöglichen Verfahren. Bei der Transplantation sind zwei Menschen involviert, einer nur profitierend und der andere nur spendend, mit weit über die Medizin hinausreichenden moralischen, ethischen und gesellschaftlichen Aspekten und sogar gesellschaftspolitischen und realpolitischen Implikationen.

Tatsächlich hat der Staat in den meisten Ländern Europas, auch in den zwei rein deutschsprachigen Ländern und in der Schweiz, das Transplantationswesen schon vor einiger Zeit per Gesetz geregelt. Nicht von Beginn weg, denn die Einsicht in die Notwendigkeit einer eventuellen gesetzlichen Regelung wächst erst auf dem Weg zur Etablierung von neuen Bräuchen und Verfahren. Und meistens geht eine jahrelange wissenschaftliche Diskussion des Themas unter Juristen voraus, bevor eine breite Öffentlichkeit das Problem überhaupt wahrnimmt. Dies galt auch für die Transplantation und insbesondere für die Organtransplantation. Für die Schweiz kam noch dazu, dass der Bund im goldenen Zeitalter der Nierentransplantation (S. 113) noch nichts zu sagen hatte; das Gesundheitswesen im weiteren Sinne war damals ausschliesslich Sache der Kantone.

In Deutschland gilt jetzt das *Gesetz über die Spende, Entnahme und Übertragung von Organen und Geweben (Transplantationsgesetz TPG)* vom 5. November 1997. Österreich kennt (noch) kein separates Transplantationsgesetz; die Vorschriften zur Entnahme von Organen Verstorbener zum Zwecke der Transplantation sind aber im Paragraphen 62 a und b des *Bundesgesetzes über Krankenanstalten und Kuranstalten (KAKuG)* vom 1. Januar 1995 enthalten. Die Eidgenossen kamen erst später, dann aber mit dem sehr umfassenden *Bundesgesetz über die Transplantation von Organen, Geweben und Zellen (Transplantationsgesetz)* vom 8. Oktober 2004.

Es kann nicht Aufgabe der vorliegenden Schrift sein, Transplantationsgesetze in allen Einzelheiten darzustellen und zu kommentieren. Deshalb soll nachfolgend nur besprochen werden, was wirklich einer gesetzlichen Regelung bedarf, nämlich die Todeskriterien, die Zustimmung zur Organentnahme, die Organzuteilung, die Lebendspende und das Handelsverbot. Doch vorerst der lange Weg zu dieser Regelung!

Der lange Weg zum Gesetz am Beispiel der Schweiz

Als ich mir im Herbst 1965 nach der Rückkehr von Minneapolis zwecks Darstellung der Rechtslage in der Monographie «Organ-Transplantation» einen juristischen Fachmann suchte und diesen in der Person des Privatdozenten Dr. iur. Eugen Bucher von der Rechts- und Staatswissenschaftlichen Fakultät der Universität Zürich auch fand, war ich selbst vom Umfang des von ihm präsentierten Materials überrascht. Minutiös zeigte er auf, dass die meisten von der noch jungen Transplantation aufgeworfenen Probleme und Fragen aufgrund der vorliegenden Gesetze (Zivilgesetzbuch, Strafgesetzbuch, Obligationenrecht) zwar nicht direkt beantwortet werden können, dass diese jedoch dem Juristen genügend Unterlagen für die Beurteilung oder ein Plädoyer im Einzelfall bereitstellten. Ausführlich äusserte er sich unter anderem über die Lebendspende, über deren wirtschaftliche Aspekte, über die Entnahme des Transplantats von der Leiche, über die Wahrung der Würde des sterbenden Patienten und über die vorhandene bzw. fehlende Zustimmung zur Organentnahme: *«Das oben Gesagte führt zur These, dass die Entnahme eines einzelnen Organs zu Transplantationszwecken so lange erlaubt ist, als nicht der Verstorbene vor seinem Ableben oder dessen Angehörige die Organentnahme ausdrücklich abgelehnt haben ...»* Eine klare Rechtfertigung der heute noch in vielen Ländern (Tab. 13) gültigen Widerspruchsregelung!

In Zürich schaffte bald darauf der Regierungsrat Klarheit über die Berechtigung zur Organentnahme bei Frischverstorbenen. Nicht in einem Gesetz, aber in der *«Verordnung über die kantonalen Krankenhäuser»* formulierte er eine klare Widerspruchsregelung. Diese frühe Klärung der

Tabelle 13
Weltweite, meist gesetzliche Regelung der Organentnahme bei Verstorbenen (Stand vom 30. April 2009).

Widerspruchsregel
Argentinien, Belgien, Italien, Luxemburg, Österreich, Polen, Portugal, Slowakei, Slowenien, Spanien, Tschechien, Ungarn

Erweiterte Widerspruchsregel
Finnland, Griechenland, Russland

Enge Zustimmungsregel
Japan

Erweiterte Zustimmungsregel
Australien, Dänemark, Deutschland, Grossbritannien, Irland. Island, Litauen, Malta, Montenegro, Niederlande, Rumänien, Schweiz, Serbien, Türkei, USA, Weissrussland

Informationsregel
Frankreich, Lettland, Lichtenstein, Norwegen, Schweden, Zypern

Notstands- und andere Regeln
Bulgarien, Estland

Rechtslage trug wesentlich dazu bei, dass unser Transplantationsprogramm viel schneller wuchs als dasjenige in anderen Kantonen. Die Verordnung wurde dann nach der ersten Herztransplantation im Jahre 1969 mit einer Klage gegen den Kanton Zürich angefochten, aber das Bundesgericht bejahte seine Rechtmässigkeit (S. 201).

Inzwischen war die Diskussion um Transplantationsfragen in Juristenkreisen weitergegangen. Ob und wann dort erstmals von einem Gesetz gesprochen wurde, ist nicht mehr zu eruieren. Dokumentiert (und schon im ersten Kapitel zitiert) sind Artikel des Basler Rechtsprofessors Hans Hinderling aus den Jahren 1968 und 1969. Darin ist zu lesen: *«Empfiehlt es sich, die Voraussetzungen für die Zulässigkeit von Organentnahmen (bundes)gesetzlich festzulegen?»* Er diskutierte anschliessend, in welche Artikel des Zivilgesetzbuchs und des Strafgesetzbuchs entsprechende Bestimmungen aufgenommen werden könnten (denn für ein eigentliches Transplantationsgesetz fehlte in der Schweiz damals noch die verfassungsmässige Grundlage).

Für die Organentnahme bei Verstorbenen war eine Klärung des Todesbegriffes dringend, weil zu jenen Zeiten das Hirntodkonzept in der breiten Bevölkerung und auch bei vielen Ärzten noch nicht bekannt beziehungsweise akzeptiert war. Deshalb gelangten Prof. Åke Senning und ich bald nach meiner Rückkehr aus Minneapolis an die Schweizerische Akademie der

Medizinischen Wissenschaften (SAMW) mit der Bitte, allgemeingültige Richtlinien zu diesem Thema zu formulieren. Der Vorschlag wurde in Basel sofort und gerne aufgenommen. Mit der Bildung einer Expertengruppe ergab sich für uns Zürcher eine Aufgabenteilung: Senning setzte das Gewicht seines Namens ein, mir überliess er den Besuch der Sitzungen und die Schreibarbeit. Nach vielen Sitzungen und gründlicher Arbeit publizierte die Akademie im Jahr 1969 die *«Richtlinien zur Definition und Diagnose des Todes»*, die den Tod als vollständigen und irreversiblen Ausfall aller Hirnfunktionen definierten, auch bei intensivmedizinisch noch aufrechterhaltener Funktion des Herzens und des Blutkreislaufs. Diese Richtlinien wurden 1983 und 1996 revidiert und seit 2005 heissen sie *«Feststellung des Todes mit Bezug auf Organtransplantationen»*.

Weil wir in Zürich schon vor 1969 die Gewebetypisierung eingeführt, sie als Kriterium zur Auswahl der am besten passenden Organempfänger eingesetzt hatten und ab 1969 im Rahmen der Arbeitsgemeinschaft für Transplantationschirurgie (ATC) auch Organe im In- und Ausland austauschten, entsprach in Zürich auch die Zuteilung der Organe, die Organallokation, dem damaligen Stand des Wissens. Zusammen mit der rechtlich abgesicherten Widerspruchsregelung und der akzeptierten zeitgemässen Todesdiagnose waren somit die Hauptvoraussetzungen für eine ungestörte Weiterentwicklung der Organtransplantation erfüllt. Das goldene Zeitalter der Nierentransplantation (S. 113) brach an und wir hatten mit diesen gesicherten Grundlagen überhaupt keine Veranlassung, auf eine sofortige eidgenössische Regelung zu drängen oder gar auf eine solche zu warten!

1976 machte der Europarat in Strassburg den Versuch, die Lösung der nichtmedizinischen Transplantationsprobleme und -fragen europaweit zu koordinieren. Auch der schweizerische Bundesrat wurde eingeladen, zwei Experten in ein *«Comité d'experts mixte sur les prélevements, greffes et transplantations de substances biologiques d'origine humaine»* zu delegieren. Und so fand ich mich in der neuen Rolle eines Experten zusammen mit dem Juristen Dr. Heinz Hausheer vom Bundesamt für Gesundheit im Europaparlament in Strassburg ein. Um das Resultat vorwegzunehmen: Ich bekam vor allem Einsicht in das Funktionieren solcher supranationaler Gremien. Die Vorsitzende, eine belgische Europaparlamentarierin, hatte offensichtlich keine grosse Fachkenntnis. Sie liess die Delegationen aller teilnehmenden Länder der Reihe nach zum Thema sprechen, wobei man rasch spürte, ob ein Vertreter überhaupt etwas von der Transplantation wusste und verstand oder ob er nur mit schönen Worten und langem Reden zukünftige Pläne und Absichten wolkig umschrieb. Unsere während zwei Tagen aufgebrachte Geduld wurde durch Haxen im «Gourmet sans chiqué» belohnt. Ich fuhr dann heim für eine Operation und eine Fakultätssitzung und schon am nächsten Tag nochmals ins Elsass für die definitive Formulierung der Schlussresolution. Aber offenbar war irgendeine höhere europäische Instanz mit unserer Arbeit nicht zufrieden, denn im April des nächsten Jahres wurden die «Experten» wieder zur Überarbeitung nach Strassburg gerufen. Diesmal war ich allein und verbrachte den einsamen Abend wieder mit Haxen im «Gourmet». Nach getaner Arbeit folgte die definitive Verabschiedung der Schlussresolution, die für uns Schweizer sehr befriedigend ausgefallen war. Wenn ich jedoch gemeint hatte, die Strassburg-Arbeit sei nun fertig, hatte ich mich getäuscht: Im Mai 1978 wurden wir nochmals für eine Verbesserung der definitiven Resolutionsfassung ins Europaparlament zitiert. Das war dann der endgültige Schluss. Unser Opus ging direkt an den Bundesrat und ich bekam auch eine Kopie; ob das bundesrätliche Exemplar für das eigene Gesetz wieder aus den Archiven geholt wurde, weiss ich nicht.

Das Zeitalter zwischen 1985 und 1995 verdiente kaum mehr das Attribut des «silbernen», allerdings glücklicherweise auch nicht ganz des «ehernen» nach klassischem Verständnis; es war einfach nicht mehr so wie früher. Nicht nur Nieren und Bauchspeicheldrüsen wurden jetzt transplantiert, sondern auch Herzen und Lebern und die örtlichen Transplantationsfürsten in der Schweiz brachten ihre Kantonsregierungen dazu, über den Bedarf hinaus zusätzliche Organe zu bewilligen. Es kam zum Beispiel die Zeit, in der in fünf Zentren Herzen transplantiert wurden. Die Krankenkassen versuchten, ordnend einzugreifen, aber auf falschem Weg und nicht frei von Einflüssen. Das Klima zwischen den Zentren war vom Streit um die zur Mangelware gewordenen Organe belastet und der alte Anti-Zürich-Reflex tat das seinige dazu. In der breiten Öffentlichkeit wurde das sehr positive Interesse der ersten Jahre nun durch vereinzelte kritische und negative Stimmen grüner und alternativmedizinischer Färbung getrübt und der Vorwurf, die Todesdiagnose Hirntod sei nur der Transplantation zuliebe erfunden worden, war wieder hörbar. All dies blieb auch der Politik nicht verborgen. 1995 verlangten die eidgenössischen Räte mit zwei Motionen eine Regelung des Umgangs mit Transplantaten: Die Motion Onken betraf das Verbot des Organhandels und die Motion Huber eine umfassende bundesrechtliche Regelung der Transplantationsmedizin. Da der Bund aufgrund der Bundesverfassung auf diesen Gebieten gar nicht aktiv werden konnte, musste zuerst ein entsprechender Verfassungsartikel geschaffen werden. Schon bald setzte deshalb Ruth Dreifuss als zuständige Bundesrätin dafür eine Expertenkommission ein.

Ein Rückblick: Ich hatte den Motionär Hans Jörg Huber, damals noch nicht Ständerat, sondern aargauischer Regierungsrat, schon kennengelernt, als ihn Bundesrat Flavio Cotti viele Jahre zuvor zum Präsidenten einer «*Sparkonferenz für das Gesundheitswesen*» erkoren hatte. Die Gesundheitsausgaben betrugen damals allerdings nur die Hälfte der heutigen 57 Milliarden, was doch retrospektiv den Schluss zulässt, unsere damalige Arbeit habe nicht viel genützt. Denn ich war auch Mitglied dieser Konferenz. Es war die Zeit, in der es bei Politikern und Medienschaffenden Mode geworden war, alle Kostensteigerungen im Gesundheitswesen der «Spitzenmedizin» anzulasten. Die Organtransplantation ist zweifellos Spitzenmedizin, aber man konnte damals – wenn man wollte – ausrechnen, dass ihr Anteil an den Gesamtkosten verschwindend klein war, ein oder höchstens zwei Prozent. Trotzdem wurde ein entsprechender Passus zur Transplantation in die Empfehlungen aufgenommen, gegen mein Votum. Deshalb stimmte ich auch in der Schlussabstimmung «nein», worauf mich der Vorsitzende belehrte, dass es in der Politik üblich sei, der Schlussempfehlung zuzustimmen, auch wenn man zuvor in einzelnen Punkten unterlegen sei. Ich taugte wirklich nicht zum Politiker!

Nun aber zurück zur Expertenkommission für die Formulierung eines Verfassungsartikels. Die Arbeitsweise des Bundesamtes für Gesundheit (BAG) wurde rasch fassbar. Der Vorsitzende der Kommission war Fürsprecher, sein Stellvertreter ebenfalls nicht Humanmediziner, sondern Veterinär (nicht abwertend gemeint), und die vielen medizinischen Experten der Kommission wurden einzeln nach Bern bestellt, für gründliche, lange und durchaus angenehme Gespräche. Bei diesem Vorgehen kannte man aber die Aussagen der anderen Transplantationskollegen nicht und so ergab sich keine Möglichkeit zur Diskussion unter Fachleuten. Keine Diskussion? Sie war doch für uns, für unsere akademische Denkweise unverzichtbar für jeden medizinischen Fortschritt! Es ging ja um mehr als um juristisch korrekte Formulierungen, es ging um die Zukunft eines jungen medizinischen Fachs. Deswegen organisierte ich mit meinem Mitarbeiter Daniel Candinas und mit dem Lausanner Transplanteur François Mosimann ein Kolloquium im Erlengut in Erlenbach über das am meisten interessierende Teilgebiet, über die Zuteilung der Organe zur Transplantation, also die Allokation. Wir luden den Vorsitzenden der Expertenkommission auch dazu ein, der prompt mit einer Mitarbeiterin zusagte.

Zu diesem ersten Erlengut-Symposium vom 10. Mai 1996 versammelten sich prominente Fachleute weit über den medizinischen Bereich hinaus, neben Transplantationschirurgen aus dem In- und Ausland auch Ethiker, Theologen, Soziologen, Juristen und Pflegende (Tab. 12, Abb. 26). Die Vor-

Tabelle 12
Teilnehmende am ersten Erlengut-Symposium über Organallokation.

Bär Walter, Prof. Dr. med.
Institut für Rechtsmedizin, Universität Zürich

Bondolfi Alberto, Dr. theol.
Institut für Sozialethik, Universität Zürich

Buddeberg Claus, Prof. Dr. med.
Abt. Psychosoziale Medizin, USZ

Candinas Daniel, Dr. med.
Klinik für Viszeralchirurgie, USZ

Carrel Thierry, PD Dr. med.
Herzchirurgie, Inselspital Bern

Heberlein Trix, Nationalrätin
Schweiz. Pflegerinnenschule, Zürich

Hitzig Walter, Prof. Dr. med.
Zentrale Ethikkommission SAMW

Honsell Heinrich, Prof. Dr. iur.
Rechtswissenschaftliche Fakultät, Uni ZH

Höpfliger François, Prof. Dr. phil.
Soziologisches Institut, Uni ZH

Kossowsky Zalman, Dr., Rabbiner
Israelitische Cultusgemeinde Zürich

Land Walter, Prof. Dr. med.
Transplantationschirurgie, Uni München, und Eurotransplant

Lanz Rolf, Prof. Dr. med.
Ethische Kommission Chirurgie, USZ, Herisau

Largiadèr Felix, Prof. Dr. med.
Klinik für Viszeralchirurgie, USZ

Le Coultre Claude, Prof. Dr. med.
Chirurgie, Hôpital des enfants, Genève

Maeder Rolf Peter, Dr. med.
Rotkreuzchefarzt, Bern

Malacrida Roberto, Dr. med.
Ospedale Regionale Lugano, Schweiz. Gesellschaft für Bioethik

Margreiter Raimund, Prof. Dr. med.
Abt. Transplantationschirurgie, Innsbruck

Martinoli Sebastiano, Prof. Dr. med.
Ospedale Regionale Lugano, Stiftungsrat Swisstransplant

Monnier Marcel, Fürsprecher
Abt. Recht, BAG Bern

Mosimann François, PD Dr. med.
Service de Chirurgie, CHUV Lausanne

Müller Ueli, lic. rer. pol.
Konkordat der Schweiz. Krankenversicherer

Perruchoud André, Prof. Dr. med.
Dept. Innere Medizin, Uniklinik Basel

Pichlmaier Heinz, Prof. Dr. med.
Zentrale Ethikkommission der Bundesärztekammer

Schibli Priska, Dipl. AKP
Leitende Pflegerin, Viszeralchirurgie, USZ

Schlumpf Rolf, PD Dr. med.
Viszeralchirurgie, USZ, und Swisstransplant

Seiler Christian, Dr. med.
Viszerale und Transplantationschirurgie, Inselspital Bern

Thiel Gil, Prof. Dr. med.
Präsident European Society for Organ Transplantation

Turina Marko, Prof. Dr. med.
Klinik für Herz- und Gefässchirurgie, USZ

Virt Günther, Prof. Dr. theol.
Institut für Moraltheologie, Universität Wien

von Segesser Ludwig, Prof. Dr. med.
Chirurgie Cardio-Vasculaire, CHUV Lausanne

Weder Walter, PD Dr. med.
Klinik für Viszeralchirurgie, USZ, und Swisstransplant

Weidkuhn Regula, Dipl. AKP
Leiterin Intensivstation Viszeralchirurgie, USZ

Zaugg S.
Abt. Recht, BAG Bern

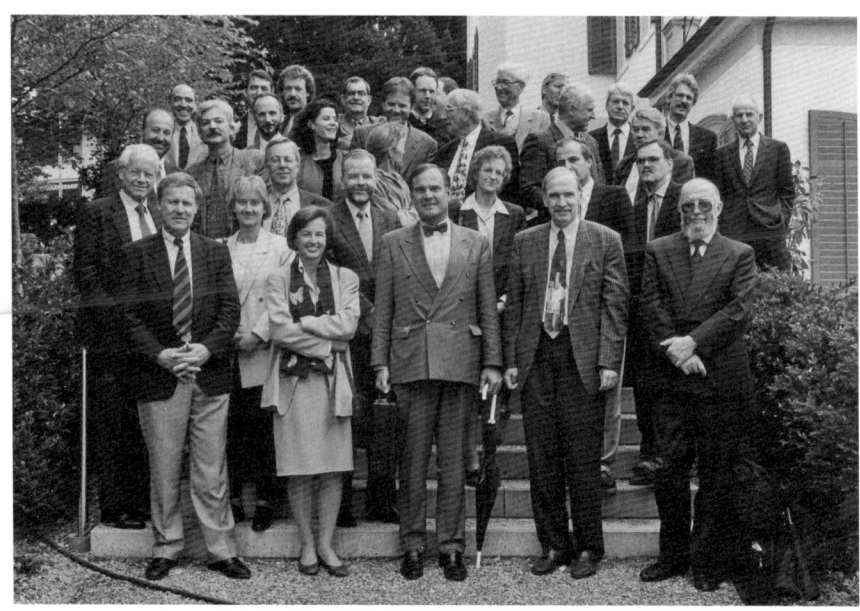

Abb. 26 Die Symposiumsteilnehmenden am 16. Mai 1996 im Erlengut (Foto: Fotodienst Departement Chirurgie, USZ).
Erste Reihe v.l.n.r.: Müller, Zaugg, Heberlein, Honsell, Buddeberg, Kossowsky.
Zweite Reihe v.l.n.r.: Pichlmaier, Perruchoud, von Segesser, LeCoultre, Mosimann, Bär.
Dritte Reihe v.l.n.r.: Virt, Malacrida, Bondolfi, Schibli, Weidkuhn, Lanz, Margreiter, Land.
Vierte Reihe v.l.n.r.: Martinoli, Candinas, Monnier, Maeder, Weder, Höpfliger, (Carrel,) Hitzig, Schlumpf, Thiel, Seiler, Largiadèr.

träge über grundsätzliche Probleme, die im Moment gültigen Austauschregeln, die Allokation bei Patienten der Warteliste, den spendeunwilligen Patienten, Zeugen Jehovas, Angehörige nichtchristlicher Glaubensgemeinschaften, Ausländer sowie Patienten mit ungesicherter Nachbehandlung und Nachkotrolle mitsamt der engagierten Diskussion sind anschliessed in gedruckter Form veröffentlicht worden.

Als die neue Verfassungsbestimmung den Segen der eidgenössischen Räte erhalten hatte und die Volksabstimmung bervorstand, wurden wir als Vertreter von Swisstransplant von Bundesrätin Ruth Dreifuss im Oktober 1998 nach Bern zitiert. Sie gab sich, umgeben von den zuständigen Amtsdirektoren, ganz als liebenswürdige und um das Volkwohl besorgte Landesmutter. Bald wurde offenkundig, dass sie sich nur vergewissern wollte, ob sich Swisstransplant bei der anstehenden Volksabstimmung nicht aus irgendwelchen Gründen gegen die Vorlage stellen werde, denn sonst war landesweit keine Opposition in Sicht. Wir konnten sie rasch beruhigen. Ein eifriges Mitglied unserer Delegation nahm die einmalige Gelegenheit des direkten Kontaktes wahr und holte zu einem langen Referat über alles Geplante und Gewünschte aus, was sich die Bundesrätin lächelnd und geduldig, aber ohne Antwort anhörte; offensichtlich hatte sie ihr Sitzungsziel schon vorher bereits erreicht.

Art. 119a Transplantationsmedizin
1. *Der Bund erlässt Vorschriften auf dem Gebiet der Transplantation von Organen, Geweben und Zellen. Er sorgt dabei für den Schutz der Menschenwürde, der Persönlichkeit und der Gesundheit.*
2. *Er legt insbesondere Kriterien für eine gerechte Zuteilung der Organe fest.*
3. *Die Spende von menschlichen Organen, Geweben und Zellen ist unentgeltlich. Der Handel mit menschlichen Organen ist verboten.*

Der Verfassungsartikel wurde am 7. Februar 1999 von Volk und Ständen mit einem Ja-Stimmen-Anteil von 87,9 Prozent angenommen. Nebenbei bemerkt: In neuerer Zeit hat nur «Rumantsch als vierte Landessprache» einen höheren Ja-Stimmen-Anteil erzielt: 90% im Jahr 1938.

Schon vor der Abstimmung hatten in der Expertenkommission die Beratungen über das zu schaffende Gesetz begonnen. Deshalb sah ich mich mit meinen Mitarbeitern veranlasst, bereits 1997 ein zweites Erlengut-Symposium mit ebenfalls prominenter Teilnehmerliste der «Transplantationsgesetzgebung» und 1998 ein weiteres dem Thema «Tod, Hirntod und Organentnahme» zu widmen. Inzwischen lief die Arbeit der Expertenkommission nach dem bereits bekannten Muster ab und endete in einem Entwurf, der das Transplantationswesen bis in alle Einzelheiten regeln und vor allem auch die Organzuteilung zur Bundessache machen wollte, also ausgerechnet die Aufgabe, welche Swisstransplant bis anhin ohne jede Beanstandung erledigt hatte!

Das letzte Erlengut-Symposium war deshalb im Februar 2000 unter der neuen Swisstransplant-Präsidentin, Nationalrätin Trix Heberlein, völlig der Swisstransplant-Stellungnahme zum vom Bundesamt «an die interessierten Kreise» versandten Gesetzesentwurf gewidmet. Unsere Beratungen gipfelten in der Forderung des Verzichts auf Einschränkungen für Swisstransplant und die Schweizerische Akademie der Medizinischen Wissenschaften, des Verzichts auf Überregulierungen (der Entwurf sah auch Vorschriften für die autologe Transplantation vor!), des Verzichts auf Regelung der klinischen Forschung und auf zahlreiche Strafandrohungen und auf Reduktion der Zahl von sechs vorgesehenen Spezialkommissionen. Unser umfangreiches, 14-seitiges Schreiben ging an Bundesrätin Ruth Dreifuss, was zur Folge hatte, dass das Gesetz abgespeckt, um gegen 30 Artikel reduziert wurde und das Bundesamt sich im Übrigen neu zu einer Formulierung bequemen musste, die das Übertragen der Allokation an Swisstransplant erlaubte.

Das weitere war dann parlamentarische Routine: Im September 2001 genehmigte der Bundesrat den Gesetzesentwurf und überwies ihn dem Parlament. Das von beiden eidgenössischen Räten nach nur kleinsten Änderungen verabschiedete Transplantationsgesetz datiert vom 8. Oktober 2004. Das Referendum wurde erwartungsgemäss nicht ergriffen und nach Formulierung der Ausführungsbestimmungen trat es am 1. Juli 2007 in Kraft.

Wann ist der Mensch tot?

Wenn das Herz stillsteht, der Atem aussetzt oder eine schwerste Hirnschädigung erlitten wird, sei es durch Unfall oder Krankheit, äussert sich der Tod bald mit den klassischen Zeichen wie dem gebrochenen (trüben) Auge, dem fehlenden Puls sowie dem Fehlen einer nachweisbaren Atmung, bald gefolgt von Totenstarre und Leichenflecken. Erzählungen von Scheintoten zeugen aber davon, dass diese schon im Altertum bekannten Todeskriterien nicht immer richtig interpretiert wurden und nicht absolut zuverlässig sind. Es gibt genügend frühere Berichte von Todeszuständen ohne nachweisbare Atmung und ohne fühlbare Herzaktion, die von der heutigen Medizin als tiefer Schockzustand im vielleicht abgekühlten Organismus erklärt werden können.

Es ist die moderne Schockbehandlung und Intensivmedizin, die bereits vor dem Aufkommen der Transplantation die herkömmlichen Todeskriterien ungeeignet gemacht hat. Die Schockbehandlung wurde während des zweiten Weltkriegs entscheidend weiterentwickelt, vor allem von angloamerikanischen Ärzten. An Patienten, die eine solche Behandlung nötig hatten, fehlte es im Krieg ja leider nicht. Noch entscheidender war jedoch die im angloamerikanischen Bereich bereits in den 1930er Jahren eingeführte Beatmung durch einen in die Luftröhre vorgeschobenen und dort platzierten Schlauch, die sogenannte intratracheale Intubation. Sie war viel einfacher, sicherer und mit weniger Aufwand verbunden als das damals in Europa noch übliche Druckdifferenzverfahren mit der eisernen Lunge. Die Intubation ermöglicht eine schnelle und langfristige Beatmung der Patienten; sie erlaubt mit anderen Worten, die aus Krankheitsgründen fehlende oder ungenügende Spontanatmung zu kompensieren. Diese neue Beatmungstechnik wurde in den mitteleuropäischen Ländern – Deutschland, Österreich und die Schweiz inbegriffen – erst gegen 1950 übernommen und bildete den Grundstock nicht nur für die moderne Schockbehandlung und Intensivmedizin, sondern auch für die heutige Anästhesiologie. Mit der sofortigen und effektiven Beatmung kann bei vielen Patienten mit schwersten Hirnschäden der Ausfall der Eigenatmung kompensiert werden. Und deshalb war die Frage des Todes mit den überlieferten Kriterien häufig nicht mehr zu beantworten. Ist ein Mensch lebendig oder tot, wenn sein Hirn durch Krankheit oder Unfall zerstört ist, die übrigen Organe aber dank künstlicher Beatmung und Schockbehandlung noch funktionieren?

Alles, was den Menschen zum lebendigen Menschen macht, sein Denken oder Träumen, sein Fühlen, seine Persönlichkeit, seine Intelligenz, die Liebesfähigkeit, die Hassgefühle und auch die Kontrolle über den eigenen Körper ist an die Funktion des Gehirns gebunden. Ohne lebendiges Hirn ist der menschliche Körper nicht mehr als ein mit künstlichen Mitteln am Funktionieren gehaltene, passive Organmaschine. Deshalb gelangte die Medizin schon vor dem Aufkommen der Transplantation zum Schluss, dass der Mensch lebt, solange sein Hirn lebt, und dass er tot ist, wenn das Hirn tot ist (für die Theologen: Wenn die Seele den Körper verlassen hat). Die Konsequenz war schon damals, dass man bei Hirntoten die künstliche Organunterstützung abbrechen durfte und dem weiteren Sterbeprozess seinen Lauf lassen konnte. Erst später haben die Transplantationsärzte diese Hirntoten mit noch funktionierenden Organen als geeignete Organspender wahrgenommen.

Weil aber das Absterben des Hirns nicht eine Frage des Alles oder Nichts ist und nicht allen Hirnregionen dieselbe Bedeutung und Wichtigkeit zukommt, wird für die Transplantation im Interesse einer klaren und undiskutierbaren Definition gefordert, dass das ganze Hirn tot sein muss, nicht nur die für das Bewusstsein entscheidende Grosshirnrinde, sondern das ganze Grosshirn und auch das Kleinhirn und der Hirnstamm. Wenn ein solcher mit künstlicher Beatmung und Kreislaufunterstützung am Funktionieren gehaltener menschlicher Körper, der normotherm ist (normale Körpertemperatur aufweist), nicht narkotisiert ist, nicht unter dem Einfluss von Medikamenten oder anderen Chemikalien steht, eine über eine längere Beobachtungszeit hin tiefe Bewusstlosigkeit aufzeigt, weite und lichtstarre Pupillen, reflexlose Extremitäten, fehlende Spontanatmung und ein völlig flaches Elektroenzephalogramm aufweist, ist das Hirn dieses Körpers tot. Der Arzt ist nach heutiger Auffassung in solchen Fällen nicht mehr verpflichtet, das Überleben peripherer Organe mit aussergewöhnlichen Mitteln zu verlängern. Sein Auftrag ist mit dem Tod seines Patienten beendet. Für den Fall, dass ein solcher Körper als Organspender in Frage kommt, werden die Anforderungen an die Hirntoddiagnostik noch verschärft, besonders auch durch die

Wiederholung der entscheidenden Untersuchungen in bestimmten zeitlichen Abständen und durch die Unabhängigkeit der Untersucher vom Transplantationsteam.

Die ganze Hirntoddiskussion hat damals (und in gewissen Kreisen auch heute noch) den Eindruck erweckt, es gäbe nun zwei Arten von Tod, den Herztod und den Hirntod. Nichts ist falscher als dies: Wenn das Herz still steht und deswegen das Hirn bei normaler Körpertemperatur während sechs bis maximal acht Minuten keinen Sauerstoff mehr erhält, stirbt es mit Sicherheit. Der sogenannte Herztod ist nur einer von möglichen Wegen zum Absterben des Hirns, also zum Tod.

Die renommierte Harvard Medical School in Boston hat in den späten 1960er Jahren eine Ad-hoc-Kommission beauftragt, «*to Examine the Definition of Brain Death*», und diese kam zum oben beschriebenen Schluss. Seither sind die 1968 publizierten «Harvard-Kriterien» weltweit zum festen Begriff geworden. Noch im gleichen Jahr kam eine von der Deutschen Gesellschaft für Chirurgie beauftragte Kommission «Todeszeichen und Todeszeitbestimmung» zu gleichen Schlüssen. Und nur ein Jahr später veröffentlichte die Schweizerische Akademie der Medizinischen Wissenschaften (SAMW) nach langer Vorarbeit ihre «Richtlinien zur Diagnose des Todes», die mit dem selben Resultat endeten. Warum die Umsetzung der damals neuen wissenschaftlichen Erkenntnisse in Gesetzestexte viel Zeit beansprucht hat, ist schon eingangs diskutiert worden. Einmal mehr spielte in gewissen Kreisen auch der Verdacht mit, die ganze Frage des Hirntods sei nur von den Transplanteuren zum eigenen Vorteil aufgebracht worden. Sogar der Philosoph Hans Jonas warf den Ärzten eine unzulässige, nutzorientierte Umdefinierung des Todesbegriffs vor. Hier sollen nicht nochmals die damaligen, fast Jahrzehnte dauernden Diskussionen erschöpfend wiederholt werden, da sie mit dem Erlass der Gesetze Geschichte geworden sind. Als einziges weiteres Beispiel für jene Verdächtigungen sei nur die Stellungnahme des Deutschen Berufsverbandes für Pflegeberufe zum Entwurf eines zukünftigen deutschen Transplantationsgesetzes erwähnt, also von Pflegenden, die zum Teil direkt in die Transplantation involviert sind. In dieser heisst es noch 1995: «*Die durch die Harvard-Kommission 1968 beschlossene Einführung des ‹Hirntod-Kriteriums› trug dazu bei, ein Kunstwort zu schaffen. Das Kunstwort Hirntod hat als solches nichts mit dem Tod des Menschen zu tun. Hirntod bezeichnet zunächst nichts weiter, als den Tod eines Teils des Zentralnervensystems.*»

Für den Wortlaut des deutschen Transplantationsgesetzes vom 5. November 1997 (auf das auch in Österreich gelegentlich Bezug genommen wird) bezüglich Tod und Feststellung des Todes siehe Tabelle 14 (im Anhang). Zwar keine wörtliche Erwähnung des Hirntods, indirekt aber mit dem klaren Primat der medizinischen Wissenschaft sehr wohl!

Das jüngere Schweizer Transplantationsgesetz vom 8. Oktober 2004 ist in der Wortwahl direkter (Tab. 15, im Anhang). Aber: Ist der Bundesrat mit Art. 9, Absatz 2, nicht überfordert und völlig von medizinischen Fachleuten abhängig? Die deutsche Formulierung ist eleganter!

Wer darf der Organentnahme bei Verstorbenen zustimmen?

Eingriffe in den toten Körper eines Menschen, in einen Leichnam, sind zumindest im westlichen Kulturkreis immer als Selbstverständlichkeit akzeptiert worden. Seit der Renaissance haben die Anatomen durch die Leichenöffnung den Bau des menschlichen Körpers bis in alle Einzelheiten erforscht und beschrieben, und dass berühmte Maler diese Anatomen bei der Arbeit mitsamt den neugierigen Zuschauern im Bild darstellten, zeugt doch von der allgemeinen Akzeptanz dieses Vorgehens. Und seit der Mitte des 19. Jahrhunderts haben die Pathologen mit der Leichenöffnung bei Verstorbenen, mit der Autopsie, alle nur denkbaren Krankheiten und Todesursachen des Menschen abgeklärt und so die unverzichtbare Basis für die moderne Medizin gelegt. Wenn auch heute, im Zeitalter der modernsten bildgebenden Verfahren und der Konzentration auf den submikroskopischen Bereich die Autopsie einiges an Bedeutung verloren hat, so bleibt sie doch von Gesetzes wegen bei aussergewöhnlichen Todesfällen, bei Verdacht auf Verbrechen und in anderen, klar umschriebenen Situationen noch Pflicht.

Man hätte sich die Sache aber zu einfach gemacht, wenn aus dieser Tradition abgeleitet worden wäre, Organe für die Transplantation dürften ohne weiteres auch aus diesen Körpern entnommen werden. Die Situation ist bezüglich Dringlichkeit und ethischer Einstufung zu unterschiedlich. Geeignete, das heisst nach der Transplantation wieder funktionierende Organe können nur bei noch vorhandenem Kreislauf oder innerhalb von höchstens einer halben Stunde nach Herzstillstand operativ entnommen werden. In der Transplantation spricht man deshalb von diesen Spendern als von «Toten» und noch lieber von «Frischverstorbenen», weil nach allgemeinem Sprachverständnis aus dem «Leichnam» oder der «Leiche» alle Spuren von Leben entflohen sind und die Verwesung bald beginnt. Dazu ist allerdings festzuhalten, dass das Recht eine solche Differenzierung nicht kennt; es unterscheidet nur zwischen lebendig und tot. Und zur Ethik: Die profitierende Zielgruppe ist total verschieden: *Salus Publica Suprema Lex* – das öffentliche Wohl ist das oberste Gebot – gilt für die Erforschung des menschlichen

Körpers wie auch für die Abklärung von Krankheiten und die Aufdeckung von Verbrechen; dies alles geschieht im Interesse der Gesellschaft. Von Organen aus einem frischverstorbenen menschlichen Körper profitieren hingegen nur ein oder einige wenige Transplantationsanwärter, die zufälligerweise am besten passen.

Trotzdem hat man in den Anfängen der Transplantation, als man sich noch auf keine spezifische gesetzliche Regelung der Organentnahme stützen konnte, *faute de mieux* auf die Vorschriften zur pathologisch-anatomischen Autopsie zurückgegriffen. Für die Schweiz hat damals eine Überprüfung der Rechtslage zum Schluss geführt, dass die Transplantatentnahme der Autopsie gleichgestellt werden kann. Sie ist erlaubt, sofern der Patient nicht vor dem Tod ausdrücklich eine Organentnahme abgelehnt hat und sofern nicht aus den Umständen geschlossen werden muss, der potentielle Spender oder seine Verwandten hätten dies abgelehnt, wenn sie Gelegenheit zur Stellungnahme gehabt hätten. In Deutschland und in Frankreich wurde die Situation ähnlich beurteilt. Eine klare Rechtsordnung war aber schon damals nötig, denn die Tätigkeit im rechtsfreien Raum hätte der Akzeptanz der aufstrebenden Transplantation sicher sehr geschadet. So wurden vorerst Richtlinien durch die Krankenhausträger erlassen, die später in derselben oder in verschärfter Form in Gesetze übergeführt wurden. Diese Verordnungen und Gesetze widerspiegeln zwei doch sehr verschiedene Ansätze der Problemlösung: Widerspruchsprinzip (oder -regel) und Zustimmungsprinzip (oder -regel).

Im Falle der *Widerspruchsregel* gilt, dass Organe dem Toten entnommen werden dürfen, sofern kein Widerspruch spontan erhoben oder festgestellt wird; eine gezielte Nachfrage ist nicht nötig. Der «enge» Widerspruch besagt, dass nur der Wille des Verstorbenen gilt, den er schriftlich auf sich trägt, den nächsten Verwandten eindeutig bekundet hat oder den er zu Lebzeiten durch den Eintrag in ein Widerspruchsregister verankert hat. Die nächsten Angehörigen können nicht gegen ihn entscheiden. Beim «erweiterten» Widerspruch steht den Angehörigen im Fall, dass vom Verstorbenen keine Willensäusserung gegen oder für die Organspende vorliegt, das Recht des Widerspruchs gegen die Entnahme zu.

Die *Zustimmungsregel* hingegen legt fast, dass Organe nur nach Zustimmung entnommen werden dürfen. Auch hier zwei Unterformen: Bei der «engen» Zustimmung gilt ausschliesslich die Zustimmung des Verstorbenen, die er durch Tragen einer Spenderkarte, durch Eintrag in ein Spenderregister oder in anderer Form schon vor dem Tod bekundet hat. Die «erweiterte» Zustimmung legt hingegen fest, dass im Falle des Fehlens von Willensäusserungen des Verstorbenen der nächste Angehörige obligatorisch um Zustimmung zur Organentnahme gefragt werden muss und dass seine eventuelle Ablehnung bindend ist.

Die *Informationsregel* ist ein selten vorgeschriebenes Zwischending zwischen Widerspruch und Zustimmung: Orientierung der Angehörigen über den Tod und schauen, was diese daraus machen.

Die nur in wenigen Ländern gültige *Notstandsregel* erlaubt die Entnahme immer, auch im Falle eines Widerspruchs, wenn das Organ dringend oder notfallmässig für einen ganz bestimmten Transplantationskandidaten benötigt wird.

Die meist gesetzliche Regelung der Organentnahme für viele Länder in Tabelle 13 (S. 271) ist verzeichnet; diese Zusammenstellung gibt zugleich eine Übersicht über die fast weltweite Verbreitung des Heilverfahrens Organtransplantation, lässt aber auch erkennen, dass dieses für die meisten Länder Afrikas und Asiens heutzutage noch terra incognita ist.

In der Schweiz (Tab. 16) und in Deutschland (Tab. 17) gilt die erweiterte Zustimmung. Im Vergleich der beiden Gesetzestexte ist man versucht, bei beiden (aus transplantatologischer Sicht!) Stärken und Schwächen zu orten. Österreich hingegen hat sich auf eine klare Widerspruchsregelung festgelegt (Tab. 18, alle Tabellen im Anhang).

Die Zuteilung: Wer erhält die Organe?

In der Schweiz wird bereits im Verfassungsartikel explizit gefordert, dass der Bund *«insbesondere Kriterien für eine gerechte Zuteilung der Organe festlegt»*. Und ein Überblick über die einschlägige Fachliteratur zeigt, dass keines der hier besprochenen Kardinalthemen um den verstorbenen Spender in allen Ländern so sehr auch Nichtmediziner wie Juristen, Ethiker, Moralphilosophen und Schriftsteller beschäftigt hat wie die Zuteilung der begehrten Organe. Ganze Bücher sind über dieses Thema geschrieben worden. Ist dies ein Ausdruck des Misstrauens und der Angst, die Transplantationsmediziner wären ohne strenge und genaue Regeln dieser zugegebenermassen verantwortungsvollen Aufgabe nicht gewachsen? Oder gar der Angst, Organe würden willkürlich zugeteilt und gute Beziehungen zum Transplanteur seien wichtiger als objektive Daten? Oder soll man die Schriftenflut positiv werten, als Ausdruck der Akzeptanz der Organtransplantation als medizinisches Heilverfahren und implizit auch der Todesdefinition und der Organentnahme bei Verstorbenen? Der Transplantationschirurg neigt zu dieser positiven Sichtweise!

Beim Entscheid über die Zuteilung eines einem frischverstorbenen Menschen entnommenen Organs sind harte, objektive Daten zum Organ massgebend: Art des Organs, Gewicht beziehungsweise Grösse, Todesursache des Spenders, Entnahmezeit, Blutgruppe und Gewebeverträglichkeitsfaktoren des Spenders, serologische Hinweise über durchgemachte oder aktive Krankheiten (z.B. Hepatitis, HIV usw.) und medizinische Besonderheiten.

Die Daten der in Frage kommenden Empfänger sind bereits bekannt, bei der Zuteilungsstelle gespeichert und deshalb nicht mehr manipulierbar: Art des benötigten Organs, Alter und Grösse des Patienten, Körpergewicht, Krankheiten, Blutgruppe, Gewebeverträglichkeits-(HLA-)Faktoren, serologische Untersuchungen wie beim Spender, Wartezeit auf die Transplantation, eventuelle Dringlichkeit.

Mit der Zuteilung eines Organs beziehungsweise der Auswahl eines Empfängers strebt der Transplantationsmediziner das unbestrittene Ziel an, den Kranken von den Folgen seines Organversagens längerfristig zu befreien und im Idealfall gänzlich und dauernd zu heilen. Der Weg dazu ist die möglichst gute Übereinstimmung der objektiven Daten von Spender und Empfänger, was umso eher erreicht wird, wenn aus einem grossen Pool von Empfängern ausgelesen werden kann. Dieses Ziel wurde schon immer verfolgt, schon lange bevor es in Gesetzestexten niedergeschrieben wurde. In der Schweiz formuliert das Bundesgesetz über die Transplantation die Kriterien der Zuteilung in Art. 18 wie folgt:

1. Für die Zuteilung sind insbesondere folgende Kriterien zu berücksichtigen:
 a. die medizinische Dringlichkeit einer Transplantation;
 b. der medizinische Nutzen eine Transplantation;
 c. die Wartezeit.
2. Bei der Zuteilung ist anzustreben, dass Patientinnen und Patienten, die auf Grund ihrer physiologischen Eigenschaften mit sehr langen Wartezeiten rechnen müssen, mit gleicher Wahrscheinlichkeit ein Organ zugeteilt erhalten wie Patientinnen und Patienten ohne diese Eigenschaften.
3. Der Bundesrat legt fest, in welcher Reihenfolge diese Kriterien anzuwenden sind, oder gewichtet sie.

Kommentar dazu: Gegen das gutgemeinte Alinea 2 sprechen die Wahrscheinlichkeitsgesetze.

Alinea 3 hat dazu geführt, dass der schweizerische Bundesrat (de facto das BAG) am 16. März 2007 eine elfseitige «Organzuteilungsverordnung» erlassen hat, die im medizinischen Teil allerdings viel zu weit geht, weil sie den Fortschritt der Wissenschaft überhaupt nicht berücksichtigt, was auch bereits zu einem Fehlurteil geführt hat (S. 160). Die Formulierungen dieser Verordnungen zeigen im Übrigen, warum dem damaligem «Gesundheitsminister», Bundesrat Pascal Couchepin, von vielen Seiten und mit vielen Begründungen vorgeworfen wurde, er sei an der Gesundheitspolitik eigentlich nicht interessiert. Er hätte unter anderem nicht eine Verordnung durchwinken dürfen, die in Art. 3 gipfelt: *«Das Eidgenössische Departement des Innern (EDI) kann die medizinischen Indikationen und Kontraindikationen für eine Transplantation regeln.»* Das EDI als oberste medizinische Autorität? Völlig absurd! Aber immerhin wurden mit Art. 38 dieser Organzuteilungsverordnung endlich *«die Aufgaben der Nationalen Zuteilungsstelle der Schweizer Stiftung für Organspende und Transplantation (Swisstransplant) übertragen».* Die direkt fühlbaren positiven Auswirkung dieser Übertragung: Der Bund stellte mehr Personal zur Verfügung und lieferte eine angepasste Hard- und Software.

Deutschland und Österreich sind hingegen bezüglich Organallokation in einer ganz anderen Lage als die Schweiz. Schon lange bevor in diesen Ländern der Gesetzgeber sich der Transplantation annahm, sind sie, wie auch viele andere Länder, der Austauschorganisation Eurotransplant in Leiden beigetreten (S. 111), was natürlich nicht mehr rückgängig gemacht werden konnte und vom Gesetzgeber zu akzeptieren war. Deshalb lautet der Paragraph 12 im deutschen «Gesetz über die Spende, Entnahme und Übertragung von Organen und Geweben»: *«Als Vermittlungsstelle kann auch eine geeignete Einrichtung beauftragt werden, die ihren Sitz ausserhalb des Geltungsbereichs dieses Gesetzes hat und die Organe im Rahmen eines internationalen Organaustausches unter Anwendung der Vorschriften dieses Gesetzes für die Organvermittlung vermittelt.»*

Die Lebendspende

Die nötigen rechtlichen Vorgaben zur Lebendspende unterscheiden sich fundamental von denjenigen zur Verstorbenenspende. Für die letztere muss vor allem die Trilogie «Wann ist ein Mensch tot?», «Eingriffsrecht in den toten Körper?» und «Wie werden die Organe zugeteilt?» klar und unmissverständlich geregelt sein. Dass die ersten zwei Punkte beim Lebendspender kein Thema sind, ist offensichtlich, aber auch die Zuteilung muss nicht geregelt werden, da ja eine Lebendspende praktisch nie anonym erfolgt, sondern einem zum vornherein bestimmten Patienten zugedacht ist.

Bei der Lebendspende bedürfen hingegen drei andere Voraussetzungen der eindeutigen gesetzlichen Regelung: Die absolute Freiwilligkeit der Spende (soweit sie überhaupt gesetzlich geregelt und durchgesetzt werden kann!), die Verhinderung eines Organkaufs und -handels sowie die finanzielle Sicherstellung des Spenders. Als Beispiele seien wiederum die Gesetze der Schweiz und Deutschlands angeführt.

Das Transplantationsgesetz der Schweiz formuliert in Art. 12 folgend Voraussetzungen der Entnahme:

Organe, Gewebe oder Zellen dürfen einer lebenden Person entnommen werden, wenn:
a. sie urteilsfähig und mündig ist;
b. sie umfassend informiert worden ist und frei und schriftlich zugestimmt hat;
c. für ihr Leben oder ihre Gesundheit kein ernsthaftes Risiko besteht;
d. die Empfängerin oder der Empfänger mit keiner anderen therapeutischen Methode von vergleichbarem Nutzen behandelt werden kann.

Art. 13 regelt den Schutz urteilsunfähiger oder unmündiger Personen und Art. 14 handelt vom Aufwandersatz und Versicherungsschutz der Spender (Tab. 19 im Anhang). Art. 15 gibt dem Bundsrat die Ermächtigung, Anforderungen an die Information zu umschreiben und festzulegen, welche anderen therapeutischen Methoden für die Empfängerinnen oder Empfänger keinen vergleichbaren Nutzen haben.

Kommentar: Das Gesetz ist wie das deutsche restriktiv bezüglich Mündigkeit und Urteilsfähigkeit. Art. 15 ist hingegen überflüssig, da der Bundesrat sich auf ausschliesslich medizinischen Sachverstand stützen müsste, der sich dynamisch weiterentwickelt und nicht in ein bürokratisches Schema gepresst werden kann.

Bestimmungen des deutschen Gesetzes zur Lebendspende zeigt Tabelle 20 (im Anhang). Das deutsche Gesetz ist sehr restriktiv bezüglich Alter und Einwilligungsfähigkeit des Organspenders. Auch formuliert es klare Limiten zum erlaubten Empfängerkreis.

Verbot des Handels mit Organen

Das Verbot des Handels mit Organen ist in beiden Gesetzen (für die Schweiz in Art. 7, für Deutschland in § 17) unter den allgemeinen Bestimmungen aufgeführt, da dieses Verbot für die Toten- und die Lebendspende gilt. Es ist für die Lebendspende und insbesondere für die Lebendnierenspende besonders aktuell, de facto aber nur in den Spitälern des eigenen Landes und bestenfalls in denjenigen Zentral- und Westeuropas durchsetzbar, aber nicht bei kaufwilligen Patienten. In § 17 des deutschen Gesetzes steht (abgekürzt):

1. *Es ist verboten, mit Organen oder Geweben, die einer Heilbehandlung eines anderen zu dienen bestimmt sind, Handel zu treiben.*
2. *Ebenso ist verboten, Organe oder Gewebe, die nach Absatz 1 Satz 1 Gegenstand verbotenen Handeltreibens sind, zu entnehmen, auf einen anderen Menschen zu übertragen oder sich übertragen zu lassen*

Solche Bestimmungen entsprechen zwar sehr unserer Transplantationskultur. Sie können aber nicht verhindern, was viele Transplantationszentren und auch wir in Zürich schon erlebt haben: Ein Dialysepatient und Transplantationskandidat, der lange Zeit vergeblich auf eine passende Niere gewartet hat, meldet sich plötzlich ab und nach einigen Wochen kehrt er aus dem Mittleren Osten mit einer neuen Niere zurück und erwartet selbstverständlich eine Nachkontrolle und -behandlung bei uns, die er ebenso selbstverständlich auch erhält. Diese eingekauften Nieren stammen praktisch ausschliesslich von Lebendspendern. Das ganze Problem des Organhandels ist aber so vielschichtig und mit weitaus mehr Unklarheiten und Vermutungen als mit Fakten beladen, dass es in einem der nachfolgenden Kapitel separat besprochen wird (S. 317).

Fazit der rechtlichen Regelungen

In der Schweiz, in Deutschland und in Österreich sind – wie in sehr vielen anderen hochzivilisierten Ländern der Welt – die über das rein medizinisch Fachliche hinausgreifenden Bereiche der Organverpflanzung rechtlich einwandfrei in Gesetzen geregelt. Dies gilt insbesondere für die Todesdefinition, die Zustimmungsberechtigung zur Organentnahme bei Verstorbenen, die Zuteilung von Organen Verstorbener, die Lebendspende und das Verbot des Organhandels. All diese Gesetze sind sich ähnlich, wenn nicht sogar in entscheidenden Punkten gleich, widerspiegeln sie ja gemeinsame wissenschaftliche Grundlagen und eine gemeinsame Kultur. Eine solche Beurteilung schliesst aber nicht aus, dass auch Gesetze noch verbessert werden können (im schweizerischen Gesetz zum Beispiel Art. 10 und Art. 18, siehe S. 294 und 284).

Organmangel begrenzt die Transplantation

Soll man aber auch keinen anderen Menschen selig preisen, solange er lebt, sondern im Sinne Solons auf das Ende schauen? Wenn wir dies so annehmen, ist der Mensch dann auch tatsächlich glückselig, wenn er gestorben ist? Wenn wir aber nicht den Toten glückselig nennen und auch Solon dies nicht meint, sondern nur, dass man erst dann mit Sicherheit einen Menschen selig preisen kann, wenn er schon ausserhalb von allem Übel und allem Unglück steht?

ARISTOTELES

Auch der beste Gesetzgeber bringt selbst der Transplantation kein einziges Organ; die Gesetze formulieren nur die mehr oder weniger günstigen Rahmenbedingungen zur Organbeschaffung. Die Transplantatgewinnung obliegt den Ärzten und weiteren Medizinalpersonen und setzt eine problembewusste und kooperative Bevölkerung voraus. Weitaus der grösste Teil der zu verpflanzenden Organe wird Verstorbenen entnommen (Todesdefinition siehe auch S. 278) und von diesen handelt das vorliegende Kapitel. Die Empfänger kennen ihre Spender nicht, denn das Verschweigen der Namen der verstorbenen Spender ist ein Grundprinzip der Organtransplantation. Empfänger können also nur ihren anonymen Wohltäter glückselig preisen.

Es gibt weltweit bei weitem nicht genügend Organe, um allen Menschen, deren Überleben von einer Organtransplantation abhängt, wirkungsvoll zu helfen. Als Beispiel seien die Zahlen des United Network for Organ Sharing (UNOS) zitiert, dem alle US-Zentren angeschlossen sind. Zu Beginn des Jahres 2010 zählte deren Kandidatenwarteliste 106 411 Patienten; im ganzen Jahr 2009 standen aber nur 14 631 Spender (Verstorbene und Lebendspender) zur Verfügung, was die Durchführung von 28 462 Organtransplantationen möglich machte. Das heisst, dass bei gleichbleibendem Spenderaufkommen im Jahr 2010 das ersehnte Organ nur an knapp 27% aller bereits wartenden Patienten zugeteilt werden könnte, von nachfolgenden neuen Patienten gar nicht zu sprechen. Die Situation in den europäischen Ländern ist ganz ähnlich. Dies führt zur Frage: Werden zu viele Patienten auf die Wartelisten genommen, stagniert die Organgewinnung oder sind beide Faktoren für diese höchst unbefriedigende Sachlage verantwortlich?

Zahlenmässiger Anstieg der Transplantationskandidaten

Die Zahl der wartenden Transplantationskandidaten ist tatsächlich weltweit überproportional angestiegen, obwohl die Indikation seit Anbeginn der Transplantationsära nicht gelockert worden ist. Die einzige Grundindikation ist und bleibt das endgültige, nicht mehr behebbare Versagen eines lebenswichtigen Organs. Der trotzdem festzustellende Anstieg entspricht aber einer Entwicklung, die die moderne Medizin und Chirurgie seit 1850 prägt: Je besser die Behandlungen und je günstiger die Resultate, desto häufiger wird ein bestimmtes Verfahren und insbesondere eine bestimmte Operation von den Ärzten empfohlen und durchgeführt. Und umso häufiger wird sie von Patienten auch gewünscht. Dies wirkt sich auch bei der zahlenmässigen Zunahme der Transplantationskandidaten aus.

Waren vor Einführung des Ciclosporins und weiterer moderner immunsuppressiver Medikamente die Verpflanzungen von Herzen und Lebern wegen unbefriedigender Resultate auf wenige Pionierspitäler beschränkt und konnten die Nierenpatienten bezüglich Überleben noch wählen zwischen der Transplantation und der gleichwertigen Dialyse, so lösten die mit den neuen Medikamenten und Verfahren erzielbaren Erfolge bei Herzen, Lebern, Nieren und Pankreas einen wahren Wachstumsboom aus. Bald kamen auch noch die Lungen dazu. Mit diesem Schub hielt die Organbeschaffung schon damals nicht mehr Schritt. Dazu kommt, dass an die zur Verpflanzung geeigneten Herzen, Lebern und Lungen höhere Qualitätsansprüche gestellt werden als an die Nieren, denn sie müssen ja sofort funktionieren. Ein überbrückendes künstliches Organ wie für die Nieren gibt es für die anderen Organe nicht (heute ansatzweise beim Herzen). Höhere Ansprüche, aber keine Erhöhung der Organangebote!

Weitere Faktoren bewirken, dass die reine Zahl der Transplantationskandidaten überall und insbesondere auch in der Schweiz angestiegen ist und weiter ansteigen wird: die sinkende Bedeutung von Nebenerkrankungen und die Anhebung der Altersimite für die Organtransplantation. Die wirkungsvolleren und besser verträglichen immunsuppressiven Medikamente erlaubten bei allen Organen, Patienten zur Transplantation anzunehmen, die früher wegen zu grossem Risiko oder wegen zu hohem Alter noch abgelehnt worden wären. Und diese Lockerung wird weitergehen, bis eines Tages eine Fast-Null-Risiko-Behandlung Wirklichkeit geworden ist. Ob aber in der Schweiz ein Thema innenpolitischer Diskussionen gerade in diesen Jahren sich auch auswirken wird? Die Bevölkerung wächst, momentan um jährlich mehr als 50 000 Einwohner, und zwar zu 80% durch Zuwanderung aus dem Ausland. Diese eingewanderten Ausländer sind im Durchschnitt jünger und gesünder; ob und wie sich das auf den Transplantationsbedarf auswirkt, wird man erst nach vielen Jahren untersuchen können. Jetzt schon ist aber zu hoffen, dass diese Neuzuzüger mindestens dieselbe Spendebereitschaft zeigen wie die Einheimischen, dass also ihretwegen kein neues Ungleichgewicht fassbar wird.

Die erwähnte Anhebung der Alterslimite für Transplantationsanwärter (und auch für Organspender!) widerspiegelt den generellen Trend zum längeren Leben, besonders auch in der Schweiz. Die Lebenserwartung von Europas Männern lag vor kurzem im Schnitt bei 70 Jahren, in der Schweiz aber bei 78,6 Jahren; diejenige der Frauen im Schnitt bei 78,6 Jahren, in der Schweiz aber bei rekordverdächtigen 83,7 Jahren (Russland liegt am anderen Ende der Skala mit 59,1 bzw. 72,5). Und die Menschen werden älter, weil sie gesünder sind: Wer heute in der Schweiz 65-jährig wird, kann mit weiteren 13 bis 16 Lebensjahren bei guter Gesundheit rechnen. Dass von solchen Menschen das isolierte Versagen eines lebenswichtigen Organs nicht mehr als Schicksal hingenommen, sondern als Transplantationsindikation wahrgenommen wird, ist angesichts der generell besseren Transplantationsresultate ebenfalls verständlich. Tatsächlich sind schon Nieren und Herzen bei über 80-Jährigen transplantiert worden. Ein spezielles Zuteilungsprogramm für alte Kandidaten ist auch bereits erstellt worden (S. 298).

Rückgang der Spender

Dass die Zahl der verstorbenen Organspender in der Tat laufend zurückgeht, kann ebenfalls mit Daten aus der Schweiz belegt werden. Zählte man bis und mit 1999 jährlich immer über 100 Organspender, sank die Zahl anschliessend unter 100, mit einem Tiefpunkt von 75 im Jahr 2002. Erst 2009 stieg sie wieder auf 103 (Abb. 27). Es gibt allerdings auch einige handfeste Faktoren, die diesen Rückgang und damit die nach wie vor wachsende Kluft zwischen Angebot und Nachfrage von Organen wenigstens teilweise erklären können.

Ein Faktor ist der höchst erfreuliche und mit Recht geförderte Rückgang der tödlichen Verkehrunfälle. So starben im Kanton Zürich im Jahre 1965, also zu Beginn der Nierentransplantationsära, 200 Personen im Strassenverkehr. Die Zahl der Todesopfer stieg im Kanton bis zum Jahr 1971 auf 260, davon viele mit isolierten Schädelhirnverletzungen (Motorradfahrer ohne Helm!), und fiel dann kontinuierlich ab bis auf 98 im Jahr 2000. 2007 wurde der historische Tiefstand von 37 Toten erreicht. Im gleichen Zeitraum sank in der Stadt Zürich die Zahl der Verkehrstoten von 82 auf 11. Diese Opfer sterben heute mehrheitlich an Mehrfachverletzungen – mit Schäden zum Teil auch an inneren Organen – und weniger an ausschliesslicher Zerstörung des Gehirns wie früher; deshalb stehen die Verkehrsunfälle bei den Spendern ohnehin zahlenmässig längst nicht mehr an erster Stelle. Heutzutage stirbt der typische Organspender vor allem an einer nicht unfallverursachten, sondern krankheitsbedingten Hirnblutung (Abb. 27). Da aber die Zahl dieser tödlichen Hirnblutungen über die Jahre mehr oder wenigs konstant geblieben ist, muss mit Blick auf die Verkehrsopfer angenommen werden, dass die Todesfälle von potentiellen Organspendern tatsächlich deutlich fühlbar abgenommen haben.

Aber werden alle Todesfälle von als Spender in Frage kommenden Menschen wirklich erfasst? Sicher nicht! In diesem Zusammenhang muss auch auf die Auswirkungen der schon besprochenen möglichen Erlaubnis-

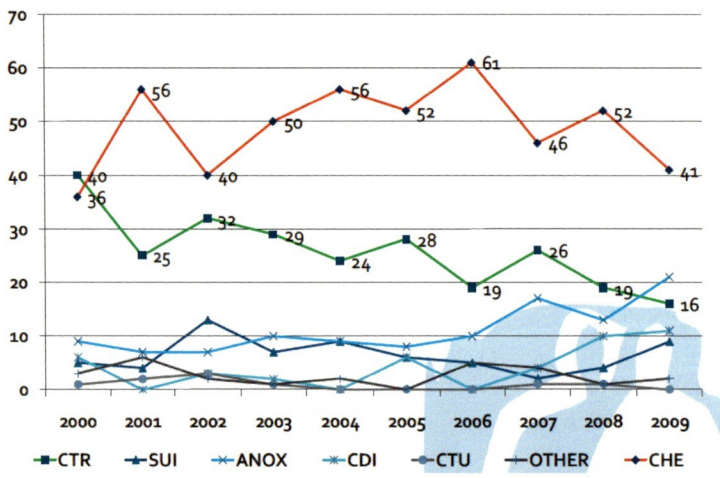

Abb. 27 Der anhaltende Rückgang der ehemals häufigsten Organspenderkategorie, der tödlichen Schädel-Hirn-Verletzungen (CTR), auf nur noch 16% aller verstorbener Spender. Haupttodesursache ist wie seit vielen Jahren die Hirnblutumg (CHE) (Statistik Swisstransplant).

CTR   Schädel-Hirn-Verletzungen
SUI   Selbstmord
ANOX   Sauerstoffmangel
CDI   Erkrankung der Hirngefässe
CTU   Hirntumor
OTHER   andere Ursachen
CHE   Hirnblutung

modi zu einer Organentnahme bei Toten hingewiesen werden (S. 281): Widerspruchsregel und Zustimmungsregel. In Transplantationskreisen sorgt insbesondere Spanien seit Jahren mit einer überaus hohen Spenderzahl für Aufsehen: jährlich über 30 Spender pro Million Einwohner (im Jahr 2005 gar 35)! Die Schweiz und Deutschland rangieren in dieser Liste unter dem Mittelfeld (im Jahr 2005 12,1 bzw. 14,8), die übrigen europäischen Länder meist etwas höher, aber immer noch unter 25! In Spanien gilt die Widerspruchsregel, das heisst, dass bei Verstorbenen ohne Orientierung der Angehörigen Organe für die Transplantation entnommen werden dürfen, sofern diese Angehörigen nicht von sich aus Einspruch erheben. Diese Regel wird zur Erklärung der hohen Spenderzahl herangezogen; sicher spielt zusätzlich auch entscheidend mit, dass spanische Spitäler den Tod von potentiellen Spendern obligatorisch der Transplantationszentrale melden müssen.

Die weltweite Erlaubnisregelung zeigt Tabelle 13 (S. 271); die Schweiz und Deutschland verlangen die Zustimmung der Angehörigen, im Gegensatz zu Österreich. Österreich zählt auch tatsächlich bedeutend mehr Organspender als die erstgenannten Länder (24,8 im Jahr 2005, also doppelt soviel wie die Schweiz!). In Anbetracht dieser Faktenlage versprechen sich die Organverteilungszentralen von einem Übergang zur Widerspruchsregel mehr Organe. In der Schweiz hat die Stiftung Swisstransplant im Jahre 2009 einen diesbezüglichen Vorstoss unternommen, unterstützt von einem Postulat im Nationalrat; das Bundesamt für Gesundheit hat allerdings vorerst negativ reagiert. In Deutschland ist ein ähnlicher Vorstoss der Deutschen Stiftung Organtransplantation (DSO) hängig. Aber zumindest für die Schweiz braucht es keine grossen prophetischen Gaben, um vorauszusagen, dass der Versuch eines Übergangs vom Zustimmungs- zum Widerspruchsprinzip chancenlos wäre. In der Schweiz wollen die meisten Angehörigen mitbestimmen, was mit einem Verstorbenen geschieht. Der Wechsel würde eine Gesetzesänderung erfordern. Dafür eine Mehrheit von Bundesparlamentariern zu gewinnen, wäre wahrscheinlich fast aussichtslos, von einem Referendum gegen einen solchen Beschluss gar nicht zu sprechen.

Ein typischer schweizerischer Überperfektionismus hat zudem dazu geführt, dass nach Inkrafttreten des Gesetzes Verstorbenen nach nicht voraussehbarem, plötzlichem und definitivem Herzstillstand de facto nicht mehr Organe entnommen werden dürfen. Laut bundesrätlicher Verordnung zum Gesetz sind für die Todesfeststellung die Richtlinien der Schweizerischen Akademie der Medizinischen Wissenschaften (SAMW) verbindlich. Gemäss diesen ist ein Mensch nach Herzstillstand erst tot, wenn während 20 Minuten sämtliche Mittel zur Herzwiederbelebung (Herzmassage, Defibrillation usw.) erfolglos eingesetzt worden sind und nach Abbruch all dieser Massnahmen während weiteren 10 Minuten sämtliche klinischen Zeichen des Todes vorhanden sind. Dann folgt in diesen Richtlinien aber der realitätsfremde Passus, dass bei Toten ohne Spenderausweis das Einverständnis der Angehörigen einzuholen sei. Realitätsfremd, weil diese zuerst gefunden werden müssen und bis zum Vorliegen der Erlaubnis sämtliche Organe wegen fehlender Durchblutung ebenfalls abgestorben wären! Die Richtlinien sind deshalb im Moment «in Überarbeitung». Zu einer Überarbeitung würde aber auch gehören, dass nach dem offiziellen Tod – also nach 20 und 10 Minuten – der Einsatz der extrakorporalen Membranoxygenation (ECMO) geregelt bzw. erlaubt wird. Gemäss Publikationen kann damit der Anteil der noch transplantierfähigen Organe von Verstorbenen um 30% gesteigert werden.

Realitätsfremd und der Transplantation nicht förderlich ist auch Art. 10 im schweizerischen Gesetz. Dieser schreibt unter anderem vor: «*Medizinische Massnahmen, die ausschliesslich der Erhaltung von Organen, Geweben oder Zellen dienen, dürfen vor dem Tod der spendenden Person nur vorgenommen werden, wenn diese umfassend informiert worden ist und frei zugestimmt hat.*» Als ob sterbende und daher meist bewusstseinsgetrübte Menschen noch zu einer gültigen Willensäusserung fähig wären!

Inzwischen haben Transplantationsspezialisten vieler Länder bei einer Tagung im niederländischen Maastricht die Organspender mit Herz-Kreislauf-Stillstand (*NHBD = Non-Heart-Beating-Donors*) kategorisiert und in vier Stufen eingeteilt, die hauptsächlich das zeitliche Intervall zwischen Herzstillstand und Beginn der Wiederbelebungsmassnahmen berücksichtigen (Tab. 21). Swisstransplant hat die Organbeschaffung nach Maastricht 3 (Herzstillstand nach Therapieentzug) ab April 2010 zugelassen, da nur diese mit den momentan gültigen Richtlinien der SAMW kompatibel ist. Es ist aber zu hoffen, dass mit einer noch weitergehenden Übernahme des Maastricht-Konzepts die Spenderzahl derjenigen anderer Länder angepasst werden kann, denn im Jahr 2007 konnten in Grossbritannien bei mehr als 150, in den Niederlanden bei weit über 100 und in Spanien bei gegen 100 Organspendern mit primärem Herzstillstand Organe entnommen werden.

Und ein letzter Grund für die unbefriedigenden Spenderzahlen liegt im Verhalten der grösstenteils gesunden Bevölkerung. Sie ist der Transplantation zwar wohlgesinnt, was sich bei Umfragen immer wieder zeigt; negative Stimmen zum Prinzip der Verpflanzung sind kaum zu hören. Gleichzeitig wollen aber diese Gesunden in der Regel keine Gedanken an den eigenen Tod verschwenden, was sich unter anderem dadurch äussert, dass nur eine Minderzahl von plötzlich Verstorbenen einen Organspenderausweis auf sich trägt. Im Rahmen der gültigen Rechtsordnung wäre aber eine fühlbare Steigerung der Spenderzahlen erreichbar, wenn der Grossteil der Bevölke-

Tabelle 21

Die Maastricht-Kriterien zur Klassifizierung der Spender mit primärem Herzstillstand (NHBD).

Maastricht 1	Death on arrival Tod bei Ankunft im Spital	Professionelle Wiederbelebungsmassnahmen während mindestens 30 Minuten (der Zeitpunkt des Herzstillstands muss bekannt sein)
Maastricht 2	Unsuccessful resuscitation Erfolglose Wiederbelebung	Sofortiger Start von professionellen Wiederbelebungsmassnahmen
Maastricht 3	Awaiting cardiac arrest Abwarten des Herzstillstands	Therapieabbruch
Maastricht 4	Cardiac arrest after brain death Herzstillstand nach Hirntod	

rung einen (positiven!) Spenderausweis auf sich trüge. Dies würde Einsprachen gegen eine Organentnahme wirkungslos werden lassen. Und vielleicht wären viele Hinterbliebene sogar froh, nicht mit dieser Frage konfrontiert zu werden.

Was weiter unternehmen gegen den Spendermangel?

Das Organspenderaufkommen, üblicherweise gemessen als Zahl der verstorbenen Spender pro Million Einwohner und pro Jahr, variiert in den Ländern Zentral- und Westeuropas gewaltig (zwischen 8 und 35!), und auch in der Schweiz sind die Unterschiede zwischen Welschland, Deutschschweiz und Tessin (als positivem Spitzenreiter) noch beträchtlich. Dies kann nicht mit einem dermassen ungleichen Gesundheitszustand der Bevölkerung erklärt werden, sondern nur mit dem unterschiedlichen Interesse an der Transplantation – unter anderem wegen ungenügender Aufklärung? In anderen Ländern, aber nicht in allen (Abb. 28), konstatiert man eine vielerorts fast fehlende oder offenbar ungenügende Information. Ein Schlüssel zur Steigerung der Spenderzahlen liegt daher offensichtlich in der verstärkten und vermehrten Aufklärung der breiten Bevölkerung über die Transplantation, ihre Erfolge und ihre Bedürfnisse.

In der Schweiz waren die Transplantationsverantwortlichen seit über 40 Jahren um Aufklärung bemüht, mit Vorträgen und Gesprächen in Laiengremien, mit vielen Zeitungsartikeln und Veranstaltungen. Seit 1985 ist auch

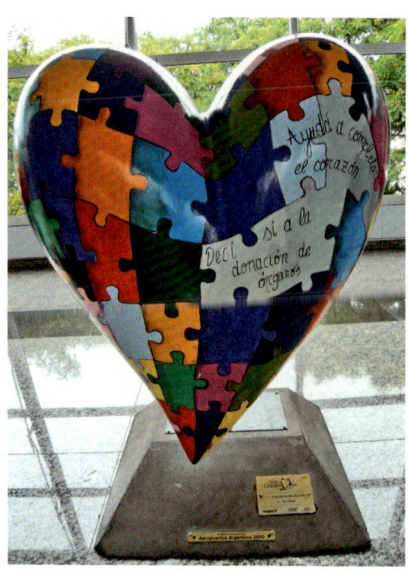

Abb. 28 Weltweite Organspendekampagnen: Aufruf zur Herzspende auf dem Flughafen Buenos Aires (Foto: Iris Spenger).

Swisstransplant in diese Bemühungen mit eingebunden (gleich wie die grossen Austausch- und Zuteilungsorganisationen Eurotransplant, Italotransplant, Scandiatransplant, das französische Institut national des greffes und das UNOS). Offenbar ist dies aber ungenügend. Für eine flächendeckende Bevölkerungsinformation fehlten jedoch in der Schweiz bis vor kurzem die Mittel. Spielte vielleicht auch mit, dass den Spenderkampagnen der Transplantationsorganisationen für das Empfinden vieler Adressaten der Geruch des Eigennutzens anhaftet? Mit dem unterschwelligen, hie und da aber deutlich zu spürenden Vorwurf, den Transplantationschirurgen sei vor allem die persönliche Profilierung wichtig? Die Aufklärung und Information der breiten Bevölkerung wird deshalb heute vermehrt als Staatsaufgabe betrachtet. Sogar das Europaparlament in Strassburg hat sich im April 2009 mit der Transplantation und dem Spendermangel befasst und allen Mitgliedländern unter anderem empfohlen, Stellen für Transplantationskoordinatoren einzurichten. Nicht sehr fortschrittlich, denn mit diesem Postulat wurden vielerorts offene Türen eingerannt! Im weiteren ist es die Absicht der EU-Kommission, bald ein Rahmengesetz zur Qualität und Sicherheit bei Organspenden vorzulegen. Zusätzliche Bürokratie, jedoch kein einziger zusätzlicher Spender! Von den Europagremien ist offensichtlich noch nichts zu erwarten. Die einzelnen Staaten müssen selbst aktiver werden – viele sind es schon.

Zum Beispiel Deutschland: Hier unterstützt das Bundesministerium für Gesundheit Leitlinien der Deutschen Krankenhausgesellschaft und der Deutschen Stiftung Organtransplantation, die zum Ziel haben, mehr Krankenhäuser in die Abklärung und Meldung von potentiellen Spendern mit einzubeziehen.

In der Schweiz ist die Bevölkerungsinformation gemäss Transplantationsgesetz jetzt Sache des Bundes *(Art. 61: Das Bundesamt und die Kantone informieren die Öffentlichkeit regelmässig über die Belange der Transplantationsmedizin)*. Von den Kantonen hat man allerdings bisher nichts gehört,

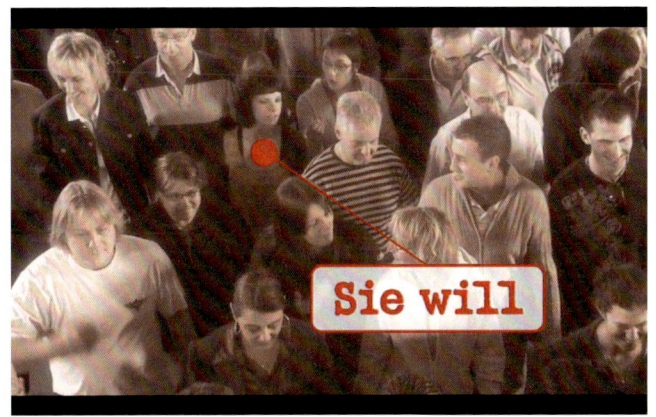

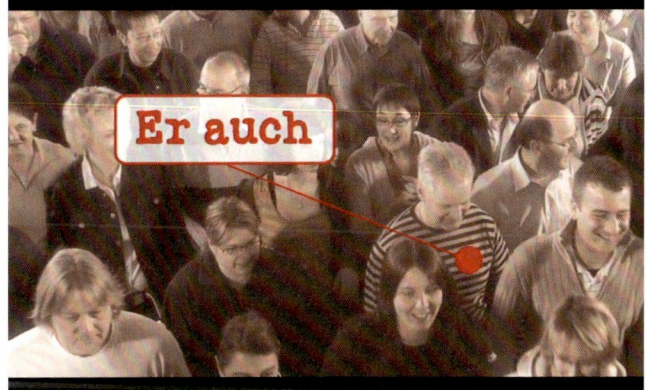

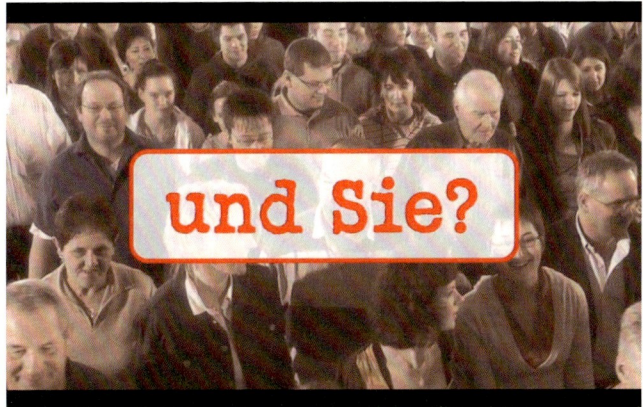

Abb. 29   Fernsehspot der Aufklärungskampagne «Organspende ja oder nein?» vom April 2009 in der Schweiz (zur Verfügung gestellt vom Bundesamt für Gesundheit BAG).

dafür hat der Bund seit 2007 jährlich mindestens eine Kampagne gestartet. Kernstück dieser Bevölkerungsinformation ist das Informationsportal www.transplantinfo.ch. Auszüge aus dem Spot vom April 2009 zeigt Abbildung 29. Diese Aktionen sind nicht einseitig auf Spendeförderung ausgerichtet, sondern vielmehr auf eine neutrale Information. Die Botschaft lässt auch ein Nein zur Spende zu, gleich wie die Spenderkarte (Abb. 30).

Aber das Fazit aus allen erwähnten und legalen Aktionen: Wenn die Spenderzahl verdoppelt werden könnte, würde dies sicher als ein grosser Erfolg gewertet werden. Genügte dies? Nein! Bei realistischer Beurteilung kommt man nicht um die Feststellung herum, dass der Organmangel heute ein inhärentes Problem der Transplantation ist. Sicher ist nur, dass die Anwärterzahl weiter zunehmen wird.

Alt für Alt?

Wegen des oben besprochenen Mangels an zur Transplantation geeigneten Organen sind die ehemals so strikten Qualitätsanforderungen an verstorbene Spender schrittweise gelockert worden. Dazu gehört auch das Heraufsetzen des tolerierten Spenderalters; für «normal» funktionierende Organe gibt es heutzutage kaum noch eine maximale Altersobergrenze. Dies gilt insbesondere auch für das weitaus am häufigsten transplantierte Organ, die Niere. Ihre Sonderstellung wird auch dadurch noch verstärkt, dass im Falle eines ungenügend funktionierenden Transplantats rasch wieder auf die Dialyse zurückgewechselt werden kann. Denn nach allgemeiner Erfahrung verlaufen Abstossungskrisen bei alten Organen zwar milder, aber die Leistungsfähigkeit ist nicht mehr diejenige von «jungen» Organen. Es gibt viele experimentelle Studien und Analysen von Transplantatverläufen, die zeigen, dass die Nieren alter Spender weniger gut und weniger lang funktionieren als jüngere. Eigentlich ohne Weiteres zu erwarten und verständlich, denn warum sollten ausgerechnet die Nieren vom allgemeinen Alterungsprozess ausgespart sein?

Aber welcher Prozess bewirkt überhaupt das Altern? Auf Ludwig Aschoff, einen der anerkanntesten deutschen Pathologen der Vorkriegszeit und mir aus dem Medizinstudium ein bekannter Name, geht das Diktum zurück *«Der Mensch hat das Alter seiner Blutgefässe»*. Tatsächlich sind die normalen Altersveränderungen der Arterien bei gesunden Menschen ohne Risikofaktoren vorerst mikroskopisch und später auch von blossem Auge als gelbliche Verfärbung mit unregelmässiger Verdickung der innersten Arterienschicht sichtbar und immer (wenn auch in unterschiedlichem Ausmass)

Abb. 30 Spenderkarte des Bundesamtes für Gesundheit (BAG), zu beziehen – als Download unter www.bag.admin.ch/transplantation – bei Swisstransplant (Tel. 0800 570 234) und in vielen Apotheken, Drogerien, Arztpraxen und Spitälern.

Ausfüllen der Spendekarte

1. Karte ausdrucken und ausschneiden.
2. Name und Vorname in gut leserlicher Blockschrift schreiben.
3. Geburtsdatum vermeidet Verwechslungen mit gleichnamigen Personen.
4. Karte unterschreiben, aktuelles Datum einsetzen.
5. Entscheiden Sie, ob Sie im Falle Ihres Todes die Entnahme von Organen, Geweben oder Zellen erlauben, teilweise erlauben oder verbieten wollen. Oder Sie haben die Möglichkeit, die Entscheidung einer Vertrauensperson zu überlassen.
Wichtig: Nur eine dieser Möglichkeiten ankreuzen!
6. Karte 2x über Kreuz falzen und stets bei sich tragen!
7. Wenn Sie Ihre Meinung bezüglich Organspende ändern, alte Karte einfach vernichten, neue Karte ausfüllen und Angehörige informieren.

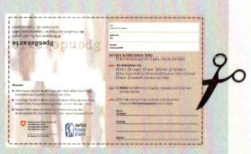
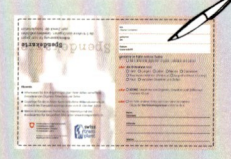

1. Karte ausdrucken und ausschneiden.

2. Karte ausfüllen und unterschreiben.

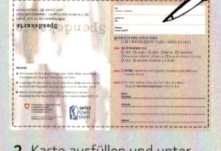
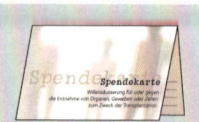

3. Karte 2x über Kreuz falzen...

...und zusammen mit Fahrausweis, Identitätskarte usw. aufbewahren.

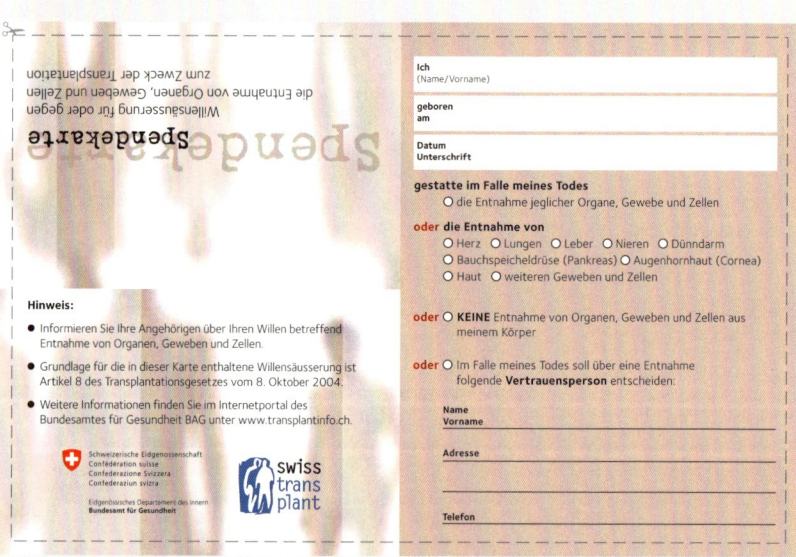

Spendekarte
Willensäusserung für oder gegen die Entnahme von Organen, Geweben und Zellen zum Zweck der Transplantation

Ich
(Name/Vorname)

geboren am

Datum
Unterschrift

gestatte im Falle meines Todes
○ die Entnahme jeglicher Organe, Gewebe und Zellen

oder die Entnahme von
○ Herz   ○ Lungen   ○ Leber   ○ Nieren   ○ Dünndarm
○ Bauchspeicheldrüse (Pankreas)   ○ Augenhornhaut (Cornea)
○ Haut   ○ weiteren Geweben und Zellen

oder ○ **KEINE** Entnahme von Organen, Geweben und Zellen aus meinem Körper

oder ○ Im Falle meines Todes soll über eine Entnahme folgende **Vertrauensperson** entscheiden:

Name
Vorname

Adresse

Telefon

Hinweis:
- Informieren Sie Ihre Angehörigen über Ihren Willen betreffend Entnahme von Organen, Geweben und Zellen.
- Grundlage für die in dieser Karte enthaltene Willensäusserung ist Artikel 8 des Transplantationsgesetzes vom 8. Oktober 2004.
- Weitere Informationen finden Sie im Internetportal des Bundesamtes für Gesundheit BAG unter www.transplantinfo.ch.

Schweizerische Eidgenossenschaft
Confédération suisse
Confederazione Svizzera
Confederaziun svizra

swiss transplant

Eidgenössisches Departement des Innern
Bundesamt für Gesundheit

Schweizerische Eidgenossenschaft
Confédération suisse
Confederazione Svizzera
Confederaziun svizra

Eidgenössisches Departement des Innern
Bundesamt für Gesundheit

vorhanden. Darum noch der Titel eines ganzen Buchs, diesmal von Gotthard Schettler: *«Der Mensch ist so jung wie das Alter seiner Gefässe»*. Auch dieses Buch erschien bereits vor der ersten erfolgreichen Nierentransplantation!

Der gesamte Alterungsprozess und die Akzeptanz von alten Spendern führte in Transplantationskreisen zur folgenden interessanten Frage: Wenn man das Organ eines alten Spenders einem jungen Empfänger zukommen lässt, wird es dann wieder jünger oder wird wenigstens der Alterungsprozess in diesem Organ verlangsamt? Dieses Problem wurde schon mehrfach untersucht, ohne sicher positive, hingegen mit negativen Antworten. Was eigentlich zu erwarten war!

Von viel grösserer praktischer Konsequenz wäre aber die Beantwortung der Frage, ob es überhaupt sinnvoll ist, junge Organe an alte Empfänger zu «verschwenden», also eine Situation in Kauf zu nehmen, in der die transplantierte Niere länger leben könnte als ihr Empfänger. Soll man nicht die Organe junger Spender ausschliesslich jungen Empfängern zukommen lassen, so dass beide bei günstigster Konstellation ein langes Leben vor sich haben? Und alte Organe den alten Transplantationsanwärtern einpflanzen, weil diese kein Organ mehr benötigen, das noch jahrzehntelang funktionieren muss? Die Zuteilungsorganisation Eurotransplant hat deshalb für die Nierentransplantation bei über 65-jährigen Spendern und Empfängern ein spezielles Zuteilungsprogramm erstellt (*Old for Old / European Senior Program*) mit reduzierten Anforderungen (Tab. 22). Also alte Organe für alte Empfänger. Wir warten gespannt auf die Resulate!

Tabelle 22

Eurotransplant-Zuteilungsprogramm «Old for Old» (European Senior Program, ESP).

Einschlusskriterien:

– Alter von Spender und Empfänger 65 Jahre oder höher;

– Blutgruppen verträglich;

– Kreuzprobe zwischen Spender und Empfänger negativ;

– keine überlange Wartezeit des Empfängers;

– Aufbewahrungszeit der Nieren weniger als 20 Stunden.

Bei einem erweiterten Protokoll (ESDP) wird noch der Verträglichkeitsfaktor HLA-DR berücksichtigt, mit randomisierter Zuteilung der Nieren desselben Spenders an Empfänger mit oder ohne Übereinstimmung.

Kommerzialisierung des menschlichen Körpers?

Kommerzialisierung des menschlichen Körpers? Rohstoff Mensch? Als Diskussionsthema in Kreisen von Ethikern, Bioethikern, Theologen, Philosophen, Geschichtsprofessoren und Medizinern unterschiedlichster Richtungen taucht diese Frage immer wieder auf, wenn es um die Organbeschaffung zum Zwecke der Verpflanzung geht, ob von toten oder lebenden Menschen. Ganze Bücher sind über diese Kommerzialisierung bereits geschrieben worden. Ausgangspunkt und Anlass ist die nicht bestrittene Tatsache, dass heute viele Teile des menschlichen Körpers medizinisch, wissenschaftlich, kosmetisch oder zur Volksaufklärung genutzt werden. Man denke nur an vergütete Blutspenden für Transfusionen (mit denen zum Teil auch gehandelt wird), Aufbewahrung von Körpersubstanzen in Biobanken, an Nabelschnur, Eizellen für die Stammzellforschung, Plazenta für die kosmetische Industrie, Haare für Perücken, bezahlte Leihmutterschaften, Verkauf von anonymen Leichen durch den Staat (nicht in Europa?) an biotechnische Firmen, testamentarischen Selbstverkauf der eigenen Leiche an ein Institut der Anatomie – und eben an Organe für die Transplantation. Das Spektrum der Antworten variiert vom Verständnis bis zur totalen Ablehnung. Im Grunde genommen ist das Thema nicht neu; Grundsatzdiskussionen haben seit der Aufklärung eingesetzt, aber die heutigen Lebensformen haben die Möglichkeiten der Kommerzialisierung ungemein erweitert.

Beschaffung von Organen für die Transplantation – fällt sie auch unter den nicht nur positiven Begriff der Kommerzialisierung? Anstelle der Formulierung von eigenen Gedanken und Antworten gestatte ich mir, hier einen Philosophen zu zitieren, der das von mir selbst Empfundene mit Worten wiedergibt, zu denen ein nüchterner Chirurg nicht fähig wäre. Er nimmt zugleich auch Stellung zum schon mehrfach in Europagremien diskutierten Vorschlag eines Verbots der Kommerzialisierung. Unter dem Titel *«Ist der Leib über jeden Preis erhaben?»* schreibt der Philosoph Andreas Brenner: *«Die Würde des Leibes besteht in seiner Integrität, also in der Wahrung seines Soseins. Die Kommerzialisierung des eigenen Leibes verkennt diesen Zusammenhang. Sie verkennt also, dass der Leib jenseits von einem Preis liegt. Den Leib geldlich zu veräussern, stellt mithin eine partielle Selbstaufgabe dar. Moralisch ist eine solche Selbstaufgabe natürlich abzulehnen. Eine andere Frage ist, ob das Recht einem solchen Ansinnen einen Riegel vorschieben soll. Die erste Antwort lautet: nein. Es ist nicht Sache des Staates, den Menschen daran zu hindern, seine Würde aufzugeben. Gerade aus Gründen menschlicher Würde ist hier ein einschränkendes Verbot nicht angesagt. Aber: Zur Vermeidung von Missbräuchen sollte ein finanzielles Anreizsystem untersagt bleiben, das die freie Entscheidungsfindung bezüglich des Verhältnisses zu seiner eigenen Würde zu korrumpieren geeignet sein könnte.*

Nehmen wir abschliessend nochmals den Leib in den Blick: Wenn der Leib über jeden Preis erhaben ist, verbietet sich dann per se jede Veräusserung des Leibes? Nein. Was aus der Würde des Leibes folgt, ist das ethische Verbot der kommerziellen Veräusserung. Davon unberührt bleibt die nicht-kommerzielle Veräusserung. Und damit ist das Thema der Gabe angesprochen. Der Leib ist eine Gabe und kann nur als solcher und als solche gegeben werden.»

Lebendspende als Ausweg aus dem Spendermangel?

Wenn es dem Freund ferner eher zukommt, Gutes zu tun als Gutes zu erfahren, und es dem Tugendhaften und der Tugend zukommt, wohlzutun, und es endlich schöner ist, Freunden wohlzutun als Fremden, so bedarf also der Tugendhafte solcher, denen er Gutes tun kann. Darum fragt man auch, ob man im Glück eher der Freunde bedarf als im Unglück; denn der Unglückliche bedarf solcher, die ihm Gutes antun, und der Glückliche solcher, denen er Gutes antun kann.

ARISTOTELES

Wenn in den bisherigen Kapiteln von einer Organtransplantation ohne nähere Spezifizierung der Spender die Rede war, galt dies für die Transplantation von Organen verstorbener Menschen. Aber: Die Lebendspende von Organen boomt! Nur drei Beispiele: In den Vereinigten Staaten mit ihren jetzt 308 Millionen Einwohnern werden heutzutage jährlich von mehr als 6000 lebenden Spendern Organe für die Transplantation entnommen; unter den zwischen 1988 und 2008 in den USA registrierten 442 833 Organspendern finden sich nicht weniger als 95 184, also 21% Lebendspender. Eine praktisch identische Lebendspenderquote rapportiert Deutschland, nämlich für 20% aller Verpflanzungen. Und in der sehr kleinen Schweiz mit ihren (Ende 2009) 7,78 Millionen Einwohnern? Heutzutage übertrifft die Zahl der Lebendspender sogar diejenige der Verstorbenen! Die Statistik von Swisstransplant für die Zehnjahresperiode 2000 bis 2009 (Abb. 31) belegt 1001 Lebendspender mit einem Höchststand von 128 im Jahr 2008, aber nur – weit unter dem europäischen Durchschnitt – 898 Leichenspender. Warum diese enormen Lebendspenderzahlen? Sind sie mehr als nur die Folgen des notorischen Mangels an Organen verstorbener Spender?

Für welche Organe geeignet?

Die Niere steht seit jeher an weitaus erster Stelle für eine Lebendspende, sowohl zahlen- als auch bedeutungsmässig. Die Voraussetzungen für eine Lebendspende sind nahezu ideal, denn (fast alle) Menschen haben zwei Nieren, aber der Mensch kann mit einer einzigen gesunden Niere problemlos und ohne irgendwelche Nachteile seine volle Lebensspanne leben. Die operative Nierenentnahme ist seit langem standardisiert und die Belastung des

Spenders ist dank der minimal-invasiven Operationstechnik mit anderen mittelgrossen Operationen (zum Beispiel Gallenblasenentfernung) vergleichbar. Die Sterblichkeit dieses Eingriffs ist dementsprechend sehr gering. Ein weiteres, wenn auch sehr kleines Risiko ist nicht aus der Welt zu schaffen: Die verbleibende Einzelniere kann später infolge einer von der Vorgeschichte völlig unabhängigen Krankheit ausfallen. Tatsächlich existieren in der medizinischen Literatur ganz vereinzelte Beschreibungen von Nierenlebendspendern, die später selbst zu Transplantationskandidaten wurden.

Die Leber hat für die hier besprochene Thematik die unschätzbare Eigenschaft, dass verlorenes Gewebe (infolge Unfall oder Operation) wieder nachwächst. Das war schon in vorhistorischer Zeit bekannt: Dem sich von der Leber des an den Kaukasus angeketteten Prometheus ernährenden Adler ging die Nahrung nie aus, weil die Leber immer wieder nachwuchs. Nach chirurgischer Wegnahme einer Leberhälfte wird tatsächlich die ursprüngliche Grösse schon nach einigen Monaten fast wieder erreicht, nicht wegen blosser Volumenzunahme der verbleibenden Leberzellen, sondern dank echter Neubildung von Lebergewebe mit neuen, normal funktionierenden Zellen. Aufgrund der Verteilung und Verästelung der Blutversorgung (Arterien, Portalvenen, Lebervenen) und der Gallengänge kann man bei einer Leber zwei Leberlappen unterscheiden, die an der Oberfläche allerdings nicht sichtbar

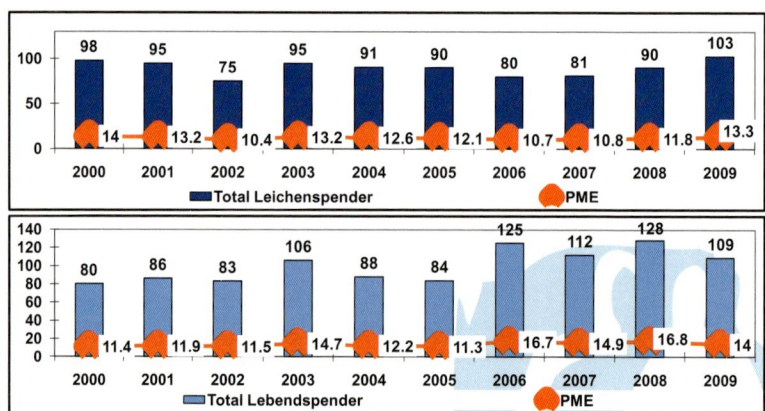

Abb. 31 Entwicklung der Organspende in der Schweiz von 2000 bis 2009: Leichenspender versus Lebendspender. Statistik Swisstransplant (www.swisstransplant.org).

PME = Pro Million Einwohner
Pro memoria: Einem verstorbenen Spender können mehrere Organe, einem Lebendspender hingegen nur ein einziges Organ entnommen werden.

sind. Für eine Lebendspende wird im Interesse des Empfängers meistens der rechte, etwas grössere Lappen entnommen, eine sehr anspruchsvolle Operation. Doch stösst dieses Vorgehen auch an Grenzen: Der im Spender verbleibende linke Leberlappen ist gelegentlich zu klein, um dem Spender sofort nach der Operation eine genügende Funktion zu garantieren. Deshalb laufen im Moment intensive Studien, mit welchen Pharmazeutika das Leberwachstum noch beschleunigt werden könnte. In der Schweiz hinkte die Leberlebendspende mit einigen wenigen Eingriffen pro Jahr der internationalen Entwicklung hinterher. Als Bremser wirkten die Krankenkassen, die sich jahrelang weigerten, die Spenderkosten zu übernehmen. Erst seit 2007 – dank des neuen Transplantationsgesetzes – stieg die Zahl der jährlichen Leberlebendspenden erstmals über zehn.

Die Bauchspeicheldrüse, das Pankreas, wird nur wegen ihrer insulinproduzierenden Pankreasinseln transplantiert. Die linksseitige Hälfte des Organs, bestehend aus einem Teil des Pankreaskörpers und dem anschliessenden Pankreasschwanz, enthält genügend viele Inseln, um als Transplantat zu funktionieren, und die im Spender verbleibende rechte Organhälfte genügt für den normalen Zuckerstoffwechsel des Spenders, sofern das Pankreasgewebe völlig gesund ist. Dies kann aber nur anhand von bereits entnommenem Gewebe mit Sicherheit festgestellt werden. Diese Transplantatentnahme wäre eine mittelgrosse, nicht allzu schwierige Operation, aber der anspruchsvolle Teil kommt zuletzt: Die im Spender verbleibende Schnittfläche des Pankreas benötigt eine spezielle Versorgung und ist auch so eine beträchtliche Quelle von Komplikationen mit möglichen schweren Folgen.

Als letztes Bauchorgan ist noch der Dünndarm zu besprechen. Seine Länge beträgt beim erwachsenen Menschen ungefähr sechs Meter; für ein Transplantat werden beim ausgewachsenen Patienten nur 60 bis 150 cm benötigt, beim Kind sogar noch weniger (S. 225). Das letzte Stück des Dünndarms mit der Klappe am Übergang Dünndarm–Dickdarm (Ileozökalklappe) soll geschont werden; bei Beachtung dieser Regel bedeutet diese Entnahme für den Spender funktionell überhaupt keinen ins Gewicht fallenden Verlust. Das Herausschneiden eines Dünndarmstücks mit nachfolgendem Wiederzusammennähen der beiden Darmenden ist bei anderen Krankheiten für einen Viszeralchirurgen alltägliche Routine; eine Darmentnahme zu Transplantationszwecken hingegen ist wegen des geringen Durchmessers der zu schonenden und im Empfänger wieder anzuschliessenden Arterien und Venen eine sehr anspruchsvolle Aufgabe. Die einzige Komplikationsgefahr für den Spender im Spätverlauf ist – wie nach jeder anderen Operation in der Bauchhöhle – die Bildung von Darmverwachsungen, also ein Zusammenkleben der Darmschlingen, die im Extremfall zum Passagestopp (Ileus) führen können, der nur mit einer Operation behoben werden kann. Die Indikationen für eine Dünndarmlebendspende sind aber ohnehin sehr selten.

Bei der Lunge sind die sinnvollen Möglichkeiten zur Entnahme eines Teils zu Transplantationszwecken sehr beschränkt. Die Wegnahme eines ganzen Lungenflügels würde den Spender zum Invaliden machen. Die Opferung eines einzelnen Lungenlappens wäre für einen Thoraxchirurgen operativ-technisch ebenfalls kein Problem, aber verlorenes Lungengewebe bleibt funktionell verloren, da dieses Organ kein neues Gewebe mehr bilden kann. Damit die verbleibende Lunge nach Verlust eines Teils trotzdem die ganze Brusthöhle ausfüllt, steigt das Zwerchfell auf der betroffenen Seite höher und die Lungenbläschen weiten sich aus, das heisst, sie werden emphysematös. Ein Emphysem vermindert aber die Funktionstüchtigkeit der Lunge und kann die Lebenserwartung beeinträchtigen. Im Falle der Inkaufnahme dieses Nachteils muss sich eine vertretbare Transplantatentnahme deshalb auf einen Lungenlappen beschränken, genügend für ein kleines Kind, aber viel zu wenig für einen erwachsenen Patienten. Wenn bei Kindern und kleinen Adoleszenten die Transplantation nur bei Wegnahme beider erkrankten Lungenflügel sinnvoll ist, wie zum Beispiel bei der Zystischen Fibrose, müssen diese bei Lebendspenden mit zwei Lungenlappen von zwei verschiedenen Spendern ersetzt werden. Für 101 solcher Eingriffe hat eine kalifornische Arbeitsgruppe ein Einjahresüberleben von immerhin 72% rapportiert. Alles in allem hat aber die Lebendspende der Lunge wegen der erwähnten Gründe eine nur sehr geringe praktische Bedeutung: Von 17 740 US-Lungentransplantationen zwischen 1988 und 2008 stammten nur 249 Transplantate, also 1,4%, von Lebendspendern.

Vorteile der Lebendspende

Von allen Vorteilen einer Organlebendspende profitiert vor allem der Empfänger und indirekt auch ein wenig das Transplantationsspital.

Für den kranken Transplantationskandidaten bringt die Lebendspende die beruhigende Gewissheit, dass er ein Organ erhält, das ohne Zeitdruck gründlich untersucht werden konnte und deshalb völlig gesund ist, optimal funktionieren kann und diese Funktion nach der Einpflanzung sofort wieder aufnehmen wird.

Da auch die Abklärung der Blutgruppen und Verträglichkeitsfaktoren sowie der Infektionsparameter ohne Zeitdruck möglich ist, kann mit einer Lebendspende auch ein im Durchschnitt besseres Langzeitresultat erzielt werden als mit dem Organ eines verstorbenen Spenders. Voraussetzung für die Nutzung dieses Vorteils wäre natürlich, dass bei ungünstiger Konstellation nicht starr auf einer Lebendspende beharrt wird.

Ein weiterer, grosser Vorteil der Lebendspende ist die Planbarkeit der Transplantation. Die Operation kann angesetzt werden, sobald das endgültige Versagen des kranken Organs mit Sicherheit voraussehbar ist. Dem Patienten kann auf diese Weise die letzte, häufig qualvolle Phase seiner Krankheit erspart werden. Besonders eindrücklich ist dies beim Nierenversagen: Mit einer rechtzeitigen Nierentransplantation (die auch ohne Lebendspende möglich ist!) wird die ganze Zwischenphase «Dialyse, künstliche Niere» überflüssig.

Für das Transplantationsteam und das Spital (aber das darf nicht ausschlaggebend sein!) wird die Organtransplantation mit Lebendspendern zum planbaren Routineeingriff, tagsüber von Montag bis Freitag. Dies im Gegensatz zur Transplantation von Organen verstorbener Spender, deren Tod ja nicht vorausgeplant werden kann und die somit von der Transplantationsequipe – vorwiegend Chirurgen, Anästhesisten, Operationssaalpersonal, Laborantinnen und Pflegepersonen – Notfalleinsätze fordern, häufig auch nachts und an Wochenenden.

Nachteile der Lebendspende

Die Nachteile hat allein der Spender zu tragen.

Dass beim potentiellen Spender nicht nur das zur Transplantation vorgesehene Organ genau getestet, sondern auch der ganze Mensch gründlich untersucht wird, ist selbstverständlich. Und ebenso selbstverständlich wird die Transplantatentnahme abgelehnt, wenn sie nach Meinung der Untersuchenden mit einem erhöhten Risiko verbunden wäre. Für den sehr unwahrscheinlichen Fall, dass ein Spendewilliger eine ihm mündlich und schriftlich mitgeteilte und begründete Absage nicht akzeptieren will, hat er in der Schweiz die Möglichkeit, von einem in den Fall bisher nicht involvierten Zentrum ein Zweitgutachten einzuholen.

Aber auch ohne manifeste, nachweisbare Risikofaktoren gilt: Es gibt keine Operation im Brust- oder Bauchraum ohne Risiko. Wenn auch die Wahrscheinlichkeit einer Komplikation bis hin zum tödlichen Zwischenfall bei einer Organentnahme sehr klein, ja für die Nieren verschwindend klein ist, ist das Risiko nicht gleich Null und dieses hat der Spender zu tragen. Es sind denn auch vereinzelte Todesfälle bei Spenderoperationen publik geworden; für die Nierenentnahme als eindeutig einfachstem Eingriff beträgt das Mortalitätsrisiko gemäss grossen Statistiken 0,03%, für die Leber um die

0,1%. Bei der Leber ist zusätzlich zu beachten, dass der Heilungsverlauf bei ungefähr 5% aller Spender durch Wundheilungsstörungen, insbesondere im Bereich der Gallenwege, verzögert wird.

Infektionen und Wundheilungsstörungen sind bei allen operativen Eingriffen möglich, nicht nur bei Transplantatentnahmen, und wenn sie auch nicht zum Tode führen, können sie den Heilungsverlauf und die Rehabilitation verzögern. Dazu hat jede Operation bei Lebendspendern ihre organspezifischen Komplikationsmöglichkeiten und manchmal auch Nachteile im Spätverlauf, wie sie in den Organkapiteln beschrieben werden.

Eine genaue und repräsentative Zusammenstellung des Verlaufs nach Lebendspende gibt das Schweizer Lebendspendergesundheitsregister (Swiss Organ Living Donor Health Registry, SOL-DHR), das der Basler Nephrologe Gilbert Thiel bereits seit 1993 führt, früher für Nieren und seit 2008 auch für Lebern. Die Absicht war und ist es, alle Spender in zweijährlichen Abständen nachzukontrollieren. Bis zum 10. Januar 2009 waren gesamtschweizerisch 1511 Lebendnierenspender registriert. Von den 737 bis Januar 2005 erfassten Spendern liegen nun aussagekräftige Nachkontrollergebnisse vor. Neun dieser Spender waren bis zum Stichtag wegen Krankheit oder Unfall gestorben, aber keiner als Folge oder Spätfolge der Spende. Die der durchgemachten Operation anzulastenden Beschwerden waren altersabhängig und betrafen von 17% der Spender unter 40 Jahren bis zu 46% der über Siebzigjährigen. Kein Nierenspender entwickelte selbst ein chronisches Nierenversagen. Die am häufigsten beklagten Langzeitbeschwerden betrafen Schmerzen im Narbenbereich, im Bauch und im Rücken sowie Bauchwandbrüche (Hernien) oder Bauchwanderschlaffungen. Eine Blutdruckerhöhung wurde nicht häufiger festgestellt als bei einer altersgleichen Kontrollpopulation.

Ethisch-moralische Bewertung

Die Organentnahme beim lebenden, freiwilligen Spender verstösst bei aller Freiwilligkeit gegen das hippokratische Gebot des «Primum nil nocere», das heisst, dass die ärztliche Handlung in erster Linie dem Menschen nicht schaden soll. Auch wenn man argumentiert, die gewollte Spende bringe als gelebte Nächstenliebe dem Spender erlebnis- und gefühlsmässig eine Bereicherung – somatisch ist sie immer nur ein Schaden. Wer aber kann und muss diesen Schaden verantworten? Nur der Spender selbst, als autonomer, willensfreier Mensch (S. 24 f)!

Ist aber das 2500 Jahre alte hippokratische Gebot überhaupt auch heute noch oberstes Gebot? Die Medizin ist in der seither vergangenen Zeit in immer neue Bereiche des Machbaren vorgedrungen und ist für unser Leben bestimmender geworden denn je. Der moderne Mensch will aber bei all seinen Entscheidungen selbstverantwortlich und nicht von überlieferten Vorstellungen abhängig sein. Autonom auch bei seiner Entscheidung: Lebendspende ja oder nein. Und deshalb treten heute bei dieser Spenderautonomie ethische Prinzipien wie das hippokratische Nichtschädigungsprinzip in den Hintergrund. Für viele heutige Bioethiker widerspiegelt die hippokratische Tradition ohnehin eine vormoderne, paternalistische Ethik. Ein einflussreicher amerikanischer Philosoph hat gar formuliert, die hippokratische Ethik sei «tot». Das ist zwar sehr einseitig formuliert, aber: «*Das primum nil nocere kann jedoch in der medizinischen Ethik nur ein Aspekt unter mehreren sein. Hippokratischer Fundamentalismus ist am Ende des 20. Jahrhunderts fehl am Platz*», hat der Münchener Bioethiker Thomas Gutmann schon vor zehn Jahren geschrieben.

Das Autonomieprinzip verlangt unbedingten Respekt für die persönliche Entscheidung. Jeder verständige, mündige und urteilsfähige Erwachsene kann sich deshalb, nachdem er entsprechend und umfassend aufgeklärt worden ist, eigenverantwortlich für oder gegen eine Spende aussprechen. Und die Erfahrung zeigt indessen auch, dass nicht nur von empfangenden Kranken, sondern auch von Spendern die Gabe vor allem auch als Geschenk, *a gift*, empfunden und erlebt werden kann.

Was sagt das Recht?

Die heute vom Staat per Gesetz geregelten Möglichkeiten und Einschränkungen der Organtransplantation und auch der Lebendspende werden bereits in einem vorhergehenden Kapitel zusammenfassend dargestellt (S. 285).

In Beachtung des Autonomieprinzips bestimmt das schweizerische Transplantationsgesetz in Art. 13, dass urteilsunfähigen oder unmündigen Personen keine Organe entnommen werden dürfen, dass sie also nicht Spender sein können. Auch das deutsche Gesetz ist im § 8 gleich strikt.

Bei der Lebendspende bedürfen aber drei Voraussetzungen der eindeutigen staatlichen Regelung: die absolute Freiwilligkeit der Spende, die Verhinderung des Organkaufs bzw. -handels und (siehe unten) die finanzielle Sicherstellung des Spenders. In Deutschland ist die Lebendspende gesetzlich nur unter nahen Verwandten und einander persönlich verbundenen Menschen erlaubt. Das schweizerische Gesetz und das österreichische kennen keine derartigen Einschränkungen. Dass hingegen die Verwaltungsjuristen wie in der Schweiz bei den Ausführungsbestimmungen zum Gesetz gleich alle medizinischen Einzelheiten vorschreiben wollen, trägt weder der Gewaltentrennung noch den dauernden Fortschritten der Medizin Rechnung.

Der Sicherstellung der absoluten Freiwilligkeit der Spende kommt besondere Bedeutung zu, hat aber auch ihre Grenzen. Wenn zum Beispiel alle Angehörigen einer Familie bezüglich ihrer Eignung zur Spende für ein krankes Familienglied getestet werden und nur ein einziges Mitglied sich als geeignet erweist, dieses aber innerlich nicht voll zur Spende bereit ist, gerät es in einen Konflikt zwischen Überzeugung und Familienloyalität. Falls trotzdem gespendet wird, kann von absoluter Freiwilligkeit nicht mehr die Rede sein. Das deutsche Transplantationsgesetz schreibt deshalb vor, dass eine Gutachterkommission jeden einzelnen Lebendspender im Vorfeld zu prüfen habe.

Wer soll das bezahlen?

Eine Organtransplantation ist teuer. Aber wenn wie mit einer Lebendspende rechtzeitig transplantiert werden kann, ist der Gesamtaufwand für den Kostenträger häufig geringer, weil zum Beispiel bei der Niere lange Monate oder gar Jahre von Dialyse vermieden werden, beim Dünndarm die aufwendige und komplikationsträchtige künstliche Ernährung abgekürzt wird und bei Lebern wiederholte, teure Hospitalisationen infolge fortgeschrittener Krankheit wegfallen. Diese Vorteile machen die etwas höheren Kosten im ersten Jahr nach der Transplantation mehr als wett. Die Voraussetzung «rechtzeitig» gilt zwar auch bei der Verstorbenenspende, aber hier ist sie weit schwieriger zu realisieren. Bei der Lebendspende ist sie hingegen, etwas vereinfacht formuliert, nur eine Sache der rechtzeitigen Abklärung und Organisation, insbesondere auch, ob ein passender Lebendspender überhaupt vorhanden ist oder gefunden werden kann.

In Staaten mit einem hochentwickelten Gesundheitssystem, und dazu gehören die Länder Mittel- und Westeuropas, ist es selbstverständlich, dass die Kosten der Hospitalisation des Lebendspenders inklusive Operation, des Arbeitsausfalls sowie gewisser ambulanter Nachbehandlung und Erholung vom Kostenträger des Transplantationspatienten übernommen werden müssen. In der Schweiz ist dies gesetzlich vorgeschrieben (S. 285). In Deutschland weist hingegen das Transplantationsgesetz die Finanzierung dem Landesrecht zu.

In der Schweiz sind seit 2007 mit Verordnungen, die auf dem Transplantationsgesetz basieren, periodische Spendernachkontrollen zu Lasten der Krankenkasse des Empfängers (bei Kindern zulasten der Invalidenversicherung) unter Miteinbezug des Registers SOL-DHR vorgeschrieben. Dabei hat sich aber gezeigt, dass die für Einzelheiten der Verordnungen zuständigen Berner Bürokraten nicht einen klaren, sondern einen komplizierten Instanzenweg vorgesehen haben. Thiel schreibt: *«Hauptgrund für den Missstand ist, dass die untersuchte Person (Organspender), auf den die Rechnung lautet, nicht identisch ist mit der versicherten Person (Organempfänger). Die Empfängerkrankenkassen erhalten deshalb Arztrechnungen für die Untersuchung von Personen (Organspendern), die oft bei ihnen gar nicht versichert sind.»* Ein anderes, offenbar häufiges Diskussionsthema mit Kassen, die sparen wollen oder müssen, dreht sich um die Dauer der Arbeitsunfähigkeit des Spenders und um die eventuelle Notwendigkeit oder Wünschbarkeit eines Erholungsaufenthalts. Diese sind aus ärztlicher Sicht zu individuell, als dass sie sich mit fixen Vorschriften eindeutig eingrenzen lassen würden.

Forcieren der Lebendspende?

Die unbestrittenen Vorteile und Annehmlichkeiten der Lebendorganspende, betrachtet aus dem Blickwinkel des gravierenden und offenbar mit allen denkbaren Massnahmen nicht zu lindernden Mangels an Organen Verstorbener, hat offenbar zu Überlegungen geführt, wie man von der Lebendspende noch zusätzlich profitieren könnte. Lebendspende «faute de mieux»? Diese Einleitung tönt sehr prosaisch, wenn nicht gar ein wenig negativ, und die hier zu diskutierenden Möglichkeiten waren bis vor kurzem tatsächlich noch tabu. Zu besprechen sind nämlich die «anonyme» Lebendspende sowie die Bezahlung für eine Lebendspende.

Bisher galt selbstverständlich, dass eine Organlebendspende nur einem familiär oder emotional mit dem Spender liierten Patienten zukommen soll oder darf, dass also der Spender sein Organ explizit für einen bestimmten Patienten hergibt. Wie schon erwähnt, hat das deutsche Gesetz diese Einschränkung ausdrücklich festgehalten, in der Schweiz ist dies auch ohne gesetzliche Vorschrift Usus. Das hier mögliche Über-Kreuz-Spenden von Ehepaaren zur Erreichung einer besseren Blutgruppenverträglichkeit ändert dieses Prinzip nicht, auch wenn die Ehepaare sich erst durch gemeinsame Krankheitssorgen kennengelernt haben und sich durch die gegenseitige Nierenspende emotional verbunden fühlen. Die Schweizerische Akademie der Medizinischen Wissenschaften (SAMW) nennt alle diese Spenden «gerichtet». Im Raum steht nun aber die «anonyme» Spende, gemäss SAMW die «nicht-gerichtete». Darunter versteht man die Lebendspende eines Organs, das nicht von vorneherein einem bestimmten Patienten zugute kommt, sondern vom Spender für den Organpool freigegeben wird. Der passende Empfänger kennt daher die Herkunft seines neuen Organs nicht und soll sie, so wenig wie bei der Transplantation von Organen Verstorbener, auch nicht kennen. Das tönt reichlich konstruiert und eine solche Operation wäre in den meisten europäischen Ländern, die deutschsprachigen inbegriffen, ohnehin gesetzlich verboten. Aber sie wird immerhin diskutiert!

Was könnte einen Menschen überhaupt motivieren, sich eine Niere entnehmen zu lassen, die dann sofort im grossen Topf des nationalen und internationalen Austauschs endgültig verschwindet? Nur das Bedürfnis und der Wunsch, etwas spektakulär Gutes zu tun? Oder vielleicht doch die Erwartung eines finanziellen Gewinns, auf eine dem (nicht bezifferbaren) Wert des Organs angemessene Bezahlung?

Eine finanzielle Belohnung der Lebendspender, also eine reguläre Bezahlung, wird hier und dort ohnehin diskutiert, besonders auch in den USA, obwohl die Bezahlung dort auch verboten ist und die Abrechnungsmöglichkeiten für anfallende Nebenkosten sehr limitiert sind, verglichen mit der Schweiz, Deutschland und Österreich. Die Befürworter einer finanziellen Abgeltung erhoffen sich davon einen Rückgang des Schwarzhandels und einen Anreiz zur Spende und damit einen Weg zur Linderung des allgemeinen Organmangels. Die Argumentation, nicht nur in den USA, lautet: An der Transplantation verdienen alle: Ärzte, Spitäler, Pflegepersonal, Laborantinnen, Koordinatoren, der Staat, die Steuerzahler und viele andere mehr – nur die Spender nicht. Aber mit einer solchen Argumentation bewegt man sich bereits in der Nähe der umstrittenen «Kommerzialisierung des menschlichen Körpers» (S. 302).

Spender- und Spenderinnenvereine

Es zeugt vom Altruismus der Lebendspender und -spenderinnen, dass sie beim Zusammenschluss zu Vereinen keine gewerkschaftlichen Ziele verfolgen, wie etwa «bessere Bezahlung», sondern sich eher als Selbsthilfegruppen verstehen. Vereinsmitglieder haben offenbar nicht selten somatische Probleme, z.B. Schmerzen, und, genau lässt sich dies häufig nicht trennen, psychische Schwierigkeiten. Auch bei Diskussionen mit Versicherungen und Krankenkassen wird Hilfe angeboten.

Der Schweizerische Organ-Lebendspender-Verein (SOLV-LN) bietet kostenlose Nachkontrollen und Zusammenkünfte an (www.lebendspende.ch).

In Deutschland offeriert die Stiftung Lebendspende ein standardisiertes Nachsorgeprogramm (www.stiftung-lebendspende.de). Sie ist als gemeinnützig anerkannt und finanziert sich zu 100% aus Spenden.

In Österreich ist eine Organisation im Aufbau (www.lebendspende.at). Die Website ist aber nur mit Passwort zugänglich.

Unsere Spenderinnen und Spender entsprechen durchaus nicht dem Bild, das die Geschichte eines Amerikaners suggeriert, die Anfang 2009 durch die Weltpresse ging (wobei zu bemerken wäre, dass die Massenmedien ohnehin lieber über ungesicherte, dafür sensationelle Einzelepisoden berichten als über den viel weniger spektakulären Transplantationsalltag). Der Mann hatte seiner todkranken Gattin eine Niere gespendet, worauf diese sich so prächtig erholte, dass sie mit einem anderen Mann ein Verhältnis eingehen konnte und sich schliesslich sogar scheiden liess. Der verlassene Ehemann eilte hierauf zum Richter und verlangte die Rückgabe seiner Niere oder ein Schmerzensgeld von zwei Millionen Dollar. Se non è vero ...

Schlussfolgerungen und Zukunft

Wegen des Mangels an Organen von Frischverstorbenen nimmt die Lebendspende seit mehr als zwanzig Jahren einen immer bedeutenderen Platz bei der Transplantation von Organen ein. Sie ist insbesondere für Nieren und Lebern nicht mehr wegzudenken; die übrigen verantwortbaren Organlebendspenden sind selten. Gemessen an Funktionsdauer und Überleben ist die Nierenlebendspende die mit Abstand erfolgreichste Organtransplantation überhaupt (Abb. 32). Und die Lebendspende ist – wie es die Zahlen dieser Eingriffe zeigen – ein von der überwiegenden Zahl der Menschen gebilligter Weg zur Organbeschaffung für die Transplantation. Der autonome Mensch verantwortet seine Spende selbst; diese Lebensphilosophie überwiegt das alte hippokratische Prinzip. Dabei entscheidet er bei der Güterabwägung meistens, aber nicht immer zugunsten des kranken Menschen. Aber: Erfolgt jede Spende aus innerer Überzeugung, komplett freiwillig, unbeeinflusst durch irgendwelche Rücksichten? Auch ein autonomer Entscheid ist nicht in jedem Fall frei von Rücksichtnahmen!

Und in Zukunft? Es ist anzunehmen, dass der Organmangel durch einen Rückgang der für ein Organversagen verantwortlichen Krankheiten oder durch eine gewaltige Zunahme der Verstorbenenspende sich von selbst lösen und die Lebendspende dadurch überflüssig machen wird – für eine solche

Hoffnung besteht heutzutage überhaupt kein begründeter Anlass. Nur wenn in unbestimmter Zukunft das menschliche Organ durch etwas gleichwertiges abgelöst werden sollte, würde die Lebendspende wieder überflüssig.

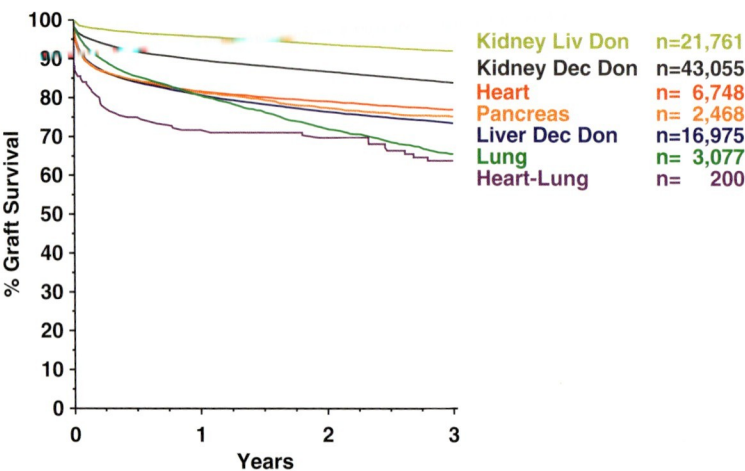

Abb. 32   *Funktionelles Dreijahresüberleben von 95 084 während der Jahre 2003 bis 2008 verpflanzten Organen, ausschliesslich Ersttransplantationen, darunter 21 760 Nieren von Lebendspendern. Die letzteren funktionieren mit Abstand am besten: nach drei Jahren noch in über 90% der Fälle (zur Verfügung gestellt von Gerhard Opelz).*

Kidney Liv Don: Niere von Lebendspender
Kidney Dec Don: Niere von verstorbenem Spender
Heart: Herz
Pancreas: Pankreas
Liver Dec Don: Leber von verstorbenem Spender
Lung: Lunge
Heart-Lung: Herz und Lunge en bloc

Organhandel und frevelhafte Organbeschaffung

Unfreiwillig scheint zu sein, was durch Gewalt oder Unkenntnis geschieht. Gewaltsam ist, was seinen Ursprung ausserhalb hat, und zwar so, dass der Handelnde oder Leidende keinen Einfluss darauf nehmen kann, etwa wenn der Sturm einen irgendwo hin führt, oder die Menschen, die über einen herrschen.

ARISTOTELES

Die Transplantationsgeschichte beginnt vor Jahrtausenden, in der mythologischen Vorzeit, wie sie in diesem Buch erzählt wird. Als später, schon in geschichtlicher Zeit, Ärzte die Grundlagen der heutigen Medizin legten, man denke nur an Hippokrates, Galen und Avicenna, war in den Vorstellungen dieser Pioniere für die Transplantation noch kein Platz; sie blieb immer nur ein Motiv in Sagen und Märchen. Das änderte sich erst wirklich mit der Renaissance; in dieser Zeit erfuhr die Verpflanzbarkeit und Verpflanzung von menschlichen Körperteilen wirklich Beachtung, gefolgt von einer sich über die folgenden Jahrhunderte erstreckenden, aber noch nicht konsequenten und nicht planmässigen Weiterentwicklung. Aber seit der ersten experimentellen Nierentransplantation zu Beginn des 20. Jahrhunderts basiert die Beschreibung der weiteren Geschichte und der konsequenten Fortschritte der Transplantation von Organen auf publizierten wissenschaftlichen Fakten und (wie in diesem Buch) auf persönlich Erlebtem. Im hier vorliegenden Kapitel sind aber nochmals unbelegte Begebenheiten und Erzählungen aufgezeichnet, die wissenschaftlichen Anforderungen nicht genügen und deren Glaubwürdigkeit zum Teil zwar vorsichtig bejaht werden kann, zum Teil aber fast einer modernen Mythologie zugeordnet werden muss. Es sind Begebenheiten und Erzählungen, die hier trotzdem erwähnt werden sollen, weil sie das Bild der Transplantation in der breiten Öffentlichkeit beeinflussen können – und dies auch tun.

Käufer beim Geschäft Organhandel

Sehr vereinfachend und für die Nierenpatienten als Hauptabnehmer formuliert: Jeder niereninsuffiziente und von der Dialyse abhängige Patient, der (allzu lange) auf eine neue Niere wartet und eine solche wegen des gravierenden, seit vielen Jahre anhaltenden Organmangels in seinem eigenen

Transplantationszentrum nicht erhält, kann zum Käufer werden. Dies, falls er die Unwägbarkeiten einer Operation in einem fremden Land auf sich zu nehmen gewillt ist, sich einem wildfremden Chirurgen anvertrauen möchte, eigene moralische Bedenken überwindet und vor allem in der Lage ist, genügend zu bezahlen. Für Ethik und Rücksichtnahme ist hier wenig Platz; der Organkauf ist ein hartes Geschäft. Da sich Krankheiten nicht an Landesgrenzen halten, sind aber nicht nur Schweizer, Deutsche und Österreicher und alle anderen Europäer potentielle Kunden, wie gemeinhin aufgrund der Feststellungen in diesen Zentren angenommen wird.

Aus dem arabischen Raum und aus Indien zum Beispiel ist nämlich bekannt, dass ebenso viele und noch mehr vermögende Patienten sich diese Behandlung leisten. Erkaufte Lebendspende war und ist in vielen Ländern dieses Erdteils ohnehin der zum Teil bevorzugte Transplantationsweg, weil die Entnahme der Organe von Verstorbenen aus religiösen Gründen vielerorts verpönt oder verboten ist und weil eine zeitgemässe Todesdefinition sich noch nicht überall durchgesetzt hat. Dazu gibt es ausnahmsweise sogar exakte Daten: Der auch an europäischen Kongressen seinerzeit auftretende und uns wohlbekannte kuwaitische Chirurg George Abouna hat schon 1990 publiziert, dass sich aus seinem Land 110 nierenkranke Patienten auf dem «market place» in Indien oder im fernen Osten neue Nieren gekauft hätten, mitsamt den Problemen, die sie heimbrachten. Die europäischen Transplantationstouristen sind also möglicherweise erst sekundär in ein bereits laufendes Geschäft eingestiegen.

Sammelbegriff Organhandel

Googelt man den Begriff «Organhandel», erschrickt man anfänglich fast: 16 900 Ergebnisse für «Organhandel Schweiz», 18 400 Ergebnisse für «Organhandel Deutschland». Man realisiert dann aber, dass das nicht Fälle von Organhandel sind, sondern nur Angaben, wie oft das gesuchte Wort in den Zeitungen und anderen gedruckten Veröffentlichungen des betreffenden Landes erwähnt worden ist. Und man ist froh, dass in der «heilen Welt» Zentraleuropas scheinbar kein Organhandel existiert.

Unter dem Begriff «Organhandel» werden alle Wege der Organbeschaffung für die Transplantation subsumiert, die ethischen Ansprüchen nicht genügen, von der einfachen bezahlten Spende bis hin zu eindeutig verbrecherischen Methoden. Doch zuerst sei klargestellt, dass in diesem Fall die Bezeichnung «Handel» gar nicht den Vorstellungen entspricht, die üblicherweise mit diesem Ausdruck verbunden werden, nämlich den Austausch einer

Ware zwischen einem Anbieter und einem Käufer nach Einigung über den Preis, wobei der Anbieter die Ware üblicherweise vorrätig hat, Unempfindliches im Lager und Verderbliches im Kühlschrank oder in der Tiefkühltruhe. Ein solcher Organhandel wird höchstens in Science-Fiction-Filmen präsentiert und lässt ausser Acht, dass Organe auch nach Abkühlung nur während kurzer Zeit aufbewahrt werden können und lebensfähig bleiben und dass gefrorene Organe unweigerlich zugrunde gehen. Ein Organhandel kann deswegen nur spielen, wenn der Empfänger schon bereit steht; die Beschaffung von Organen auf Vorrat gibt es nur in Romanen und realitätsfernen Filmen.

Für die nachfolgende Besprechung des ganzen Themenkomplexes wird der Sammelkorb «Organhandel» aufgeteilt, im Bewusstsein, dass diese aus didaktischen Gründen getrennten drei Situationen in Wirklichkeit ineinander überfliessen:
– die freiwillige und bezahlte Spende;
– die erzwungene und zum Teil trotzdem bezahlte Organentnahme;
– der verbrecherische Organraub mit oder ohne Tötung des «Spenders».

Dabei ist zu beachten, dass die ohnehin schon magere Datenlage nach obiger Reihenfolge immer prekärer wird und dass anstelle von wenigstens weichen Daten meistens nur noch unüberprüfbare Geschichten und Gerüchte wiedergegeben werden können.

Freiwillige, bezahlte Spende und Transplantationstourismus

Die weitaus häufigste und weitherum bekannteste Form von illegaler Organverpflanzung ist der Niereneinkauf irgendwo im Osten. Für diese Häufigkeit bestimmend ist erstens das Faktum, dass die zum definitiven Nierenversagen führenden Krankheiten bedeutend häufiger sind als entsprechende Krankheitsverläufe aller anderen lebenswichtigen Organe; zweitens die anatomisch-physiologische Besonderheit, dass der Mensch zwar über zwei Nieren verfügt, mit einer einzigen gesunden aber ohne weiteres gut und normal lang leben kann, also die schon besprochene Lebendspendersituation (S. 305). Als dritten Faktor könnte man noch anfügen, dass die Nierentransplantation, chirurgisch-technisch beurteilt, bedeutend einfacher ist als jede andere Organtransplantation.

Für die Transplantation reisen die nierenkranken Europäer in ein Land des Nahen oder vorwiegend des Mittleren Ostens bis nach Indien, daher die populär gewordene und verharmlosende Bezeichnung Transplantationstourismus. In einem dafür spezialisierten Spital wird einem lebenden Freiwilligen eine Niere operativ entnommen und diese dem im benachbarten Operationssaal bereits wartenden Kranken eingepflanzt. Die Spender stammen in der Regel aus dem Kreis der Ärmsten der Armen; sie bekommen dafür Geld, aber viel weniger Geld, als die Vermittler des Handels (die sogenannten Brokers) und die Chirurgen für sich abzweigen. Die herumgebotenen Zahlen für das Geschäft sowie Totalkosten in Indien von bis zu 500 000 Dollar – wovon bis zu 70 000 für den Broker und 1000 Dollar für den Spender – sind natürlich in keiner Art und Weise überprüfbar.

Statistiken zu Patientenzahlen und Resultaten existieren selbstverständlich auch nicht; Diskretion ist die Grundlage eines guten Geschäfts. Den Beweis für das tatsächliche Vorkommen dieser Praktiken liefern die europäischen Patienten selbst, weil sie sich nach der Rückkehr von ihrer angestammten Transplantationsstation kontrollieren und wenn nötig behandeln lassen müssen. Früher wurde berichtet, dass die Ergebnisse dieser Transplantationen schlecht und die Komplikationen häufig seien, von den ihrem Schicksal überlassenen Spendern gar nicht zu sprechen. Seit 1994 gilt jedoch in Indien zum Beispiel ein sicher nicht lückenlos befolgtes Transplantationsgesetz, das zwar den kommerziellen Organhandel unter Strafe stellt, nicht aber die freiwillige, bezahlte Organspende. Da Indien heutzutage die weltweit grösste Zahl von Lebendorganspenden, vor allem auch von legalen, aufweisen kann, darf man annehmen, dass die offiziellen indischen Transplantationskliniken inzwischen (für die Empfänger) einen fast europäischen Standard erreicht haben.

Auch Leberspenden sind heute in Indien nach dem gleichen Schema möglich, obwohl sie viel anspruchsvoller sind. Und es ist festzuhalten, dass Indien nur ein Beispiel ist für viele Länder, in denen arme Menschen von der freiwilligen, bezahlten Organspende finanziell profitieren. Das soll sogar in Europa vorkommen! Über Europas ärmsten Staat, Moldawien, kursierte einmal das Schlagwort durch Zeitschriften und Web: *Um ihr Elend zu mildern, verkaufen Moldawier alles: Männer ihre Nieren, Frauen ihren Körper.* Nieren für angeblich 3000 Dollar, natürlich nicht in Moldawien selbst, sondern in irgendeiner Klinik des Mittleren Ostens. Der Vermittler besorgt dem armen Spender sogar Pass und Flugticket, wird behauptet. Was der Nierenempfänger zu bezahlen hat, ist nicht bekannt.

Dass aber eine schweizerische Nationalrätin und Mitglied des Europarates in diesem Zusammenhang von kriminellen internationalen Organisationen und dringendem Handlungsbedarf in nationalen Strafgesetzbüchern spricht, zeugt von einer eher zu wenig differenzierten Sicht auf ein komplexes System. Was soll man denn gesetzlich verbieten? Man kann weder einem nierenkranken Patienten untersagen, sich dort ein Organ zu holen, wo er es wirklich erhält, noch einem nichteuropäischen Gesunden, eine seiner zwei Nieren gegen Bezahlung freiwillig herzugeben, diese also zu verkaufen!

Erzwungene und zum Teil trotzdem bezahlte Nierenentnahme

Die erzwungene Organentnahme, also der Nierenraub ohne Einverständnis des mit irgendwelchen Mitteln, sei es mit Alkohol, Rauschgift oder Medikamenten seiner Entscheidungskraft beraubten «Spenders», soll in gewissen Ländern der Erde häufig vorkommen. Zuverlässige Angaben und Zahlen existieren selbstverständlich hier noch viel weniger; eventuelle Akteure haben natürlich allen Grund, das Geschäft geheim zu halten. Deshalb ist man bei diesem Thema auf Angaben aus dritter und vierter Hand angewiesen, die nicht überprüft werden können. Als Beispiele für solche Geschichten werden nachfolgend zwei aus dem Buch *«Organhandel. Ersatzteile aus der dritten Welt»* wiedergegeben.

Als Raju im Juni 1989 auf dem Operationstisch des Vile-Parle-Hospitals lag, erinnerte er sich noch voller Dankbarkeit an sein erstes Zusammentreffen mit einem Mann namens Gobindh. Gobindh war ein Stammgast in dem kleinen Restaurant in Trivandrum (Kerala), in dem Raju arbeitete. Als er erfuhr, dass Raju ständig unter starken Bauchschmerzen litt, versprach er, ihm zu helfen.

Nach einer Reihe von Voruntersuchungen, Injektionen und der Unterzeichnung eines Dokuments, das in englischer Sprache abgefasst und damit von Raju nicht zu verstehen war, schien der Augenblick der Erlösung von seinen Schmerzen gekommen. Zur Operation wurde er in ein Krankenhaus in Bombay eingeliefert, das er früher nicht gewagt hätte, zu betreten.

Als Raju nach der Operation das Bewusstsein wiedererlangt hatte, glaubte er in einer neuen Welt zu sein. Nach ein paar Tagen konnte er das Krankenhaus verlassen. Vor dem Hospital traf er Gobindh und einen freundlich aussehenden arabischen Mann. Gobindh drückte Raju mit den Worten «Zähl es nicht jetzt, es würde meinem Begleiter nicht gefallen» ein Bündel Geldscheine und ein Flugticket nach Trivandrum in die Hand. Am Flughafen bemerkte Gobindh fast beiläufig: «Um Dich von deinen Bauchscherzen zu befreien, war es nötig, eine Niere zu entfernen. Die Frau des Arabers hat sie bekommen. Deshalb hat er Dir das Geld gegeben.»

Heute sind die 30 000 Rupien, die Raju damals bekommen hatte, längst verbraucht. Er hat lange verheimlicht, dass ihm eine Niere entnommen worden war. Er erlitt einen Nervenzusammenbruch, wurde psychiatrisch behandelt, bis die Ärzte die Ursache seines Leidens erkannten. Raju, der für sich und seine Mutter sorgen muss, schlägt sich nun mit dem Verkauf von Lotterielosen durch.

Govindbhai Thakor erzählt: «Es war sehr schwierig, in unserem Dorf Arbeit zu finden. Ich wollte nach Bombay. Dort habe ich nirgendwo ein Zuhause gehabt. Geschlafen habe ich draussen am Hafen. Die zwei ersten Monsunmonate waren hart. Es regnete Tag und Nacht. Schlafen konnte ich nur im Sitzen unter einem Vordach. Dann an einem Tag, nach der Arbeit, sass ich am Hafen und ruhte mich aus. Da kamen zwei Polizisten und fragten mich, wo ich wohne und arbeite. Sie haben mich sofort mitgenommen und in der Polizeistation eingesperrt. Wir waren 15 Leute in einem ganz kleinen Raum, und es war sehr heiss. Wegen der extremen Hitze fing meine Nase an, fürchterlich zu bluten. Ausserdem bekam ich starken Husten und Magenkrämpfe. Ein Mitgefangener, Salim, meinte, er könnte mir helfen. Am neunten Tag wurden wir endlich entlassen. Salim brachte mich zu dem Schneider Chota Master. Der würde mir weiterhelfen. Chota Master war sehr freundlich und hat mir sofort einen Schlafplatz angeboten. Er sagte, er hätte gute Beziehungen zu einem Krankenhaus. Ich sollte mir keine Sorgen machen. Alles würde in Ordnung kommen.

Am nächsten Tag brachte er mich zur Sodha-Klinik. Dort haben sie mir ein bisschen Blut abgenommen. Nach einer Weile kam ein Mann zu mir und malte ein O auf meine Hand. Er sagte, bei jeder Untersuchung sollte ich das zeigen. Am Abend meinte Chota Master, ich sollte mir keine Sorgen machen, einfach gut essen, trinken und schlafen. Nach vier, fünf Tagen musste ich wieder mit Chota Master zur Klinik. Dann haben sie mir eine leere Bierflasche gegeben, die ich mit Urin füllen sollte. Sie haben auch ein paar Röntgenbilder von meinem Rücken, der Brust und dem Becken gemacht. Wieder gingen wir nach Hause. Chota Master sagte, ich müsste operiert werden, aber es würde noch ein paar Tage dauern. Er müsste noch ein Krankenhaus finden, wo für mich noch ein Bett frei sei. Am nächsten Tag gingen wir zu einem Gericht. Dort musste ich meinen Daumenabdruck auf einige Formulare machen. […] Zwei Tage später wurde ich zum Cumballa-Hill-Krankenhaus gebracht. Abends haben sie mir ein Abführmittel gegeben, und ich durfte nichts mehr essen und trinken. Um acht Uhr morgens wurde ich operiert. Danach kam jeden Morgen ein Arzt vorbei und fragte, wie es mir ginge. Am dritten Morgen erschien ein Araber und gab mir einfach 2000 Rupien. Ich fragte die Krankenschwester, wofür ich das Geld bekommen hätte. Sie sagte, es wäre ein kleines Dankeschön für meine Niere, die die Frau des Arabers bekommen hat. Da habe ich zum erstenmal gehört, dass man mir eine Niere entfernt hat. Am siebten Tag wurde ich entlassen, und Chota Master holte mich ab. Wir gingen um die Ecke zu einem Getränkestand. Dort gab er mir 20 000 Rupien und eine Fahrkarte nach Ahmedabad.»

Zwei Geschichten. Wahr oder erfunden? Und wenn erfunden, von wem? Das ist bei den einzelnen Geschichten für die Gesamteinschätzung dieser Vorkommnisse aber vielleicht gar nicht so wichtig. Denn zu viele im Web zirkulierende Erzählungen, Behauptungen und Gerüchte tönen ähnlich. Deshalb muss man wohl annehmen, dass der hier beschriebene Weg zur illegalen Organbeschaffung tatsächlich auch häufig begangen wird.

Verbrecherischer Organraub

Organraub aus der Leiche eines mit dieser Absicht getöteten Menschen oder Nierenraub ohne Tötung des Trägers – in der Presse findet man fast seit Jahrzehnten immer wieder solche Notizen. Als Tatorte werden meistens die Armenviertel von Grossstädten vermerkt, Rio de Janeiro, Sao Paolo, Karachi und andere, neuerdings auch afrikanische. Die Taten sind so wenig überprüfbar wie die Täter, nur ihr Hintergrund und Zweck ist offensichtlich klar: Organraub für die Transplantation. Weil gewisse Menschen nach allgemeiner Erfahrung zu allen Schandtaten bereit sind, muss man leider wohl annehmen, dass nicht alle rapportierten Vorkommnisse nur erfunden sind. Eine Zusammenstellung dieser dunklen Organbeschaffungen und eine zahlenmässige Wertung ist aber auch trotz Tausenden von Meldungen im Internet (oder gerade wegen der ungeheuren, ungefilterten Datenflut) nicht möglich. Die nachfolgenden Zeilen beschränken sich darum auf Geschichten und Vorwürfe, die nicht nur ein einziges Mal durch das Web zirkulierten, sondern wiederholt zu einer gewissen weltweiten Publizität geführt haben.

Jahrelang war die chinesische Falun Gong Gesprächsthema in den internationalen Medien. Falun Gong ist eine sich am Buddhismus orientierende, religiöse Bewegung, die aber seit 1999 von der chinesischen Regierung verboten ist und verfolgt wird. Zwischen 1999 und 2004 sollen über 1000 Praktizierende im besten Alter (Durchschnitt 44 Jahre) zu Tode gefoltert worden sein, weil sie sich nicht in die Gesellschaftsordnung des Staates China einfügen liessen. Zusätzlich wurde berichtet, dass Organe von Toten mit dem Zweck der Verpflanzung entnommen worden seien. Die Körper der Toten seien den Familien ohne Organe übergeben oder zur Verwischung von Spuren eingeäschert worden, berichtet die nichtstaatliche, nichtchinesische Untersuchungskommission CIPFG. Auch der von den Kanadiern Matas und Kilgour verfasste und publizierte Untersuchungsbericht bringt weitere Argumente und glaubhaft tönende Aussagen von tatsächlich verbrecherischen chinesischen Praktiken. Das offizielle China hat die Angelegenheit stets bestritten und auch von anderen internationalen Fachleuten, die allerdings keinen direkten Einblick in die Unterlagen hatten, wurden zum Teil Zweifel angebracht.

Den Weg vom anfänglichen Leugnen bis zur schliesslich indirekten Bestätigung unethischer Organentnahmen beging die chinesische Führung in Peking mit anderen Anschuldigungen. Jahrelang zirkulierten weltweit Vermutungen und Gerüchte, dass in China den zum Tode verurteilten Verbrechern nach der Exekution Organe für die Transplantation entnommen würden und dass der Zeitpunkt der Hinrichtungen sogar auf den Organbedarf abgestimmt würde. Diese Anschuldigungen wurden von den offiziellen Stellen stets bestritten. Wie die NZZ am Sonntag am 8. April 2007 aber berichten konnte, hat Chinas Regierung zwei Tage zuvor erstmals ein Gesetz zur Kontrolle der Transplantation verabschiedet, das jede Form von Organhandel verbietet. Wie die Parteizeitung «Renmin Ribao» schrieb, dürfen wegen dieses Gesetzes nur noch Organe von freiwilligen Spendern transplantiert werden; Verstösse würden hart bestraft. An der Praxis, Organe von Hingerichteten zu transplantieren, änderte sich aber nichts, und die Behauptung, diese Entnahmen würden nur vorgenommen, wenn der Verurteilte zuvor schriftlich sein Einverständnis dazu gegeben habe, tönt wie eine makabre Entschuldigung für eine verabscheuenswürdige Praxis. Ein Vizeminister gab in einem Artikel in der internationalen Fachzeitschrift «Liver Transplantation» zu, dass in China die meisten transplantierten Organe von Hingerichteten stammten; insgesamt würden jährlich 10 000 Transplantationen durchgeführt.

Die Tessinerin Carla del Ponte, die als Chefanklägerin acht Jahre lang im UNO-Tribunal für Kriegsverbrechen im ehemaligen Jugoslawien amtete, veröffentlichte nach dem Ende ihrer Amtszeit mit *«La Caccia. Io e i criminali di guerra»* ihre Memoiren über ihre Tätigkeit. Ungeschminkt beschreibt sie ihre Enttäuschung über manche staatliche Organe, die hinter gespielter freundlicher Kooperationsbereitschaft nur Obstruktion kennen. Aufsehen erregten diese Memoiren aber vor allem mit dem darin geäusserten Verdacht, dass die albanische Kosovo-Befreiungsarmee etwa 300 Serben und Roma nach Nordalbanien verschleppt habe. Dort habe man sie in der Nähe der Ortschaft Burrel in einem auffallend gelben Haus umgebracht, ihnen die Organe entnommen und diese zur Finanzierung der Armee potenten Käufern (Kliniken) im Ausland verkauft. Dies habe nach der Stationierung der Nato-Truppen im Sommer 1999 und mit Wissen hoher Mitglieder der Kosovo-Befreiungsarmee stattgefunden; direkt nennt del Ponte den heutigen Ministerpräsidenten Kosovos. Aber bei einem Lokaltermin am mutmasslichen Ort des Verbrechens wurden zu wenige Indizien gefunden, um ein

Verfahren zu eröffnen. Del Pontes Nachfolger als Chefankläger liess zwar später erklären, es gebe auch nach intensiven Ermittlungen keine substantiellen Hinweise für einen illegalen Organhandel im Kosovo. Trotzdem kam die Sache nicht zur Ruhe, weshalb der Europarat im Sommer 2008 auf Druck Serbiens den Tessiner Ständerat Dick Marty zum Bericherstatter ernannte. Mangels neutraler und objektiver Untersuchungsresultate sei hier für einmal eine journalistische Darstellung zitiert. Thomas Zaugg hat für das Magazin des Zürcher Tagesanzeigers mit ausgedehnten Recherchen und Befragungen vor Ort – auch zur Arbeit von Carla del Ponte, Dick Marty und Berufskollegen – keine Beweise für oder gegen die Organraubgeschichte finden können. Das Schicksal der vielleicht betroffenen Menschen scheint aber ohnehin hinter die politische Ausschlachtung der Geschichte zurückzutreten. Und der Autor dieses Buchs fragt sich als Transplantationsfachmann, ob wegen der aufregenden Vorstellung von Mord und Organraub bei Kriegsopfern nüchterne Überlegungen zur praktischen Durchführbarkeit dieser Taten in einem gewöhnlichen Haus auf dem Land vergessen worden sind.

Organraub und Organhändler als Filmmotive

Die künstlerische Freiheit der Filmproduzenten und Schriftsteller macht selbstverständlich auch vor der Transplantation nicht halt, wenn es darum geht, die Anziehungskraft für die Zuschauer und Leser zu erhöhen; die Bedingungen der realen Welt müssen zu Gunsten der «Kunst» gelegentlich zurückstehen. Im 1966 erschienen Roman *«Kalte Herzen»* der Schriftstellerin Gerritsen erkennt eine junge Ärztin, dass die Mitglieder des Transplantationsteams auf den Gehaltlisten der Russenmaffia stehen, die entführte russische Waisenkinder «ausschlachten» wollen. Im Film *«Fleisch»* von 1979 (Remake 2008) ist auch vom Organraub die Rede, insbesondere von entführten Kindern, die ohne medizinische Betreuung meistens daran sterben. Im japanischen Polizeithriller *«Shinjuku Killers»* von 1995 entdecken die aufstrebenden Chinesen (als Konkurrenten der Japaner) die Entnahme von Organen Verarmter und den Verkauf an reiche Japaner als neue Einkommensquelle. Der auch im Fernsehen gezeigte «Dokumentarfilm» *«Nierengürtel in Pakistan»* glaubt mit den Narben einiger Pakistani, die wahrscheinlich eine ihrer Nieren freiwillig verkauft haben, Stimmung gegen die «Organhändler» machen zu können. Die Schrift *«Die Toten von Leticia»*, erschienen 2003, handelt von Morden in Kolumbien und von internationalen Organjägern. Das Motiv des Streifens *«Das gelbe Haus»* ist schon oben besprochen worden. Und schliesslich kann auch das im Internet zum Download angebotene E-Book «*Geheimreport Organhandel*» allein schon wegen des genannten Verfassers («Prof. X») keinen Anspruch auf Glaubwürdigkeit erheben.

Warum überhaupt diese Aufzählung und warum der negative Unterton? Die Zusammenstellung bezweckt keinesfalls, den Leser zu ermuntern, sich die Filme anzuschauen oder die Bücher zu lesen! Vielmehr dient sie als Hinweis dafür, dass kein Gebiet der modernen Medizin quasi unter Denkmalschutz steht (und stehen soll), sondern der Fantasie von Schriftstellern und Regisseuren freigegeben ist. Dem Fachmann bleibt es vorbehalten, die so entstandenen Werke aus seiner Sicht zu werten; darum der Unterton.

Internationales Verbot und Ächtung?

In den meisten Transplantationsgesetzen der westlichen Welt sind Verbote des Organhandels zu finden. Zum Beispiel heisst es im deutschen Gesetz in § 17: «*Es ist verboten, mit Organen und Geweben, die einer Heilbehandlung eines anderen zu dienen bestimmt sind, Handel zu treiben.*» Das schweizerische Gesetz verbietet in Art. 7, «*mit menschlichen Organen, Geweben oder Zellen in der Schweiz oder von der Schweiz aus im Ausland zu handeln*» und «*menschliche Organe, Gewebe oder Zellen, die gegen Entgelt oder durch Gewährung von Vorteilen erworben worden sind, zu entnehmen oder zu transplantieren*». Der Erlass von ethisch einwandfreien Gesetzestexten ist eine Sache, ihre Durchsetzung eine andere. Und genau daran hapert es im Moment noch weltweit. Bei einer Diskussion des Themas im Deutschen Bundestag im Jahre 2005 war man sich zum Beispiel einig, dass jede Kommerzialisierung des Körpers ausgeschlossen werden müsse, aber schon in der Frage, ob eine Lockerung der Bestimmungen über die Lebendspende eine solche Kommerzialisierung abbauen oder im Gegenteil das Missbrauchsrisiko erhöhen würde, wurden gegensätzliche Meinungen vertreten.

Neuerdings haben sich auch die UNO und der Europarat für ein weltweites Verbot des Organhandels ausgesprochen. In einem im Oktober 2009 in New York erschienenen Bericht heisst es, dass eine neue internationale Konvention zur Strafverfolgung von Organhändlern und zum Schutz der Spender nötig sei. Im Bericht wird aber auch zugegeben, dass es nur unzureichende Daten zum «illegalen Handel mit Organen» und zum «Menschenschmuggel mit dem Ziel der Organentnahme» gebe. Die Dunkelziffer sei sehr hoch. Und ein Mitverfasser des Berichts sagte sogar, dass sich die Staatengemeinschaft zuerst auf eine einheitliche Definition des Begriffs «Organhandel» verständigen sollte.

Also ein für die Presse, das Internet und auch für die Politiker internationaler Organisationen attraktives Thema! Aber gleichzeitig herrscht offensichtlich Ratlosigkeit darüber, wie man dem hehren Ziel zum Durchbruch verhelfen könnte. Da in gewissen Ländern offenbar das Internet als wichtiges Medium zur Organisation des illegalen Organhandels missbraucht wird, wurde schon der realitätsfremde Vorschlag gemacht, die Suchmaschinen zu verpflichten, Webseiten zu diesem Thema zu sperren beziehungsweise gar nicht anzunehmen. Und an weiteren untauglichen Vorschlägen mangelt es nicht, zum Beispiel denjenigen der vollkommenen Legalisierung des Organhandels.

Bei der ganzen Diskussion um Organhändler, Organhandel, Organraub und zu schützende Spender dürfen die hilfesuchenden Menschen, also die Patienten mit einem Organversagen, nicht ausser Acht gelassen werden. Auslöser der ganzen Aufregung und Besorgnis sind ja nicht primär die Organhändler, sondern die überlebenswilligen Transplantationsanwärter, die in ihrem eigenen und legalen Transplantationszentrum keines der gesuchten Organe erhalten oder die in Ländern leben, in denen der Transplantation von Organen Verstorbener religiöse und andere Hindernisse in den Weg gelegt werden. Der Organmangel, und nicht der Organhandel, ist das grösste der noch ungelösten Probleme der Organtransplantation.

Gedankenspiele zur Zukunft

Wenn dagegen die betrachtende Tätigkeit der Vernunft an Ernst hervorragt, und keinen andern Zweck hat als sich selbst, auch eine ebenso vollkommene wie eigentümliche Lust in sich schliesst, die die Tätigkeit steigert, so sieht man klar, dass in dieser Tätigkeit, soweit es menschenmöglich ist, die Autarkie, die Musse, die Freiheit von Ermüdung und alles, was man sonst noch dem Glückseligen beilegt, sich finden muss. Und somit wäre dies die vollendete Glückseligkeit des Menschen, wenn sie auch noch die volle Länge eines Lebens dauert.

ARISTOTELES

Der Chirurg ist jetzt ein alter Mann geworden und die Organtransplantation hat sich inzwischen zum allgemein akzeptierten, selbstverständlichen und weltumspannenden Heilverfahren entwickelt, von dem jährlich viele Zehntausende von Menschen profitieren. Und auch wenn er sich als Transplanteur nicht während der vollen Länge seines beruflichen Lebens an alle Empfehlungen des Philosophen gehalten hat, weil sein faszinierendes Spezialgebiet doch auch mit sehr viel profaner Arbeit verbunden war, weil Höhepunkte emotional erlebt und deshalb vielleicht überschätzt wurden und weil unbewusst in Kauf genommene Misserfolge und Enttäuschungen zum aktiven Leben gehörten – so sei ihm jetzt die Formulierung von Gedanken gestattet, die keinen anderen Sinn haben, als eigene Gedanken zu sein. Denn auch das ist Autarkie: nicht mehr Vorschriften für die Mitarbeiter schreiben zu müssen, mit präzisen, logischen und sachlichen Formulierungen (weil sie sonst hinterfragt oder gar nicht befolgt werden). Nicht mehr wissenschaftliche Arbeiten zu publizieren, die handfeste, gesicherte, neue Resultate erfordern (weil sie sonst wenig beachtet und bald vergessen werden). Sondern in Musse und nur wenn die Lust dazu drängt und ohne Verpflichtung, mit Gedanken zu spielen, wie es mit der Organtransplantation in Zukunft weitergehen könnte, wie sie sich eventuell wandeln wird und was es für die erst in der Mythologie realisierte Vollkommenheit bräuchte.

Bessere Resultate? Keine Patientensterblichkeit mehr!

Ein Traum wäre, dass die Patientensterblichkeit auf Null absinkt, dass also alle Patienten, die ein Organtransplantat benötigen, die Transplantation überstehen und ihre «normale» Lebensspanne leben können. Ein erster, noch unvollständiger Schritt in diese Richtung wäre das hundertprozentige Überleben aller Transplantatempfänger, auch wenn später ihre Transplantate manchmal ersetzt werden müssten. Ganze Heerscharen von Grundlagenpharmazeuten und Immunologen arbeiten in Universitätsinstituten und vor allem in pharmazeutischen Firmen an der Erreichung dieses Ziels und sogar daran, dass ein Austausch nicht mehr nötig wird. Wird das Ziel auf dem herkömmlichen Weg zu erreichen sein? Höchstwahrscheinlich nicht!

Die Nullpatientensterblichkeit ist ein generelles Problem der Chirurgie und der chirurgischen Indikationen. Man kann wohl bereits heute für Eingriffe, die elektiv, also wohl vorbereitet, vorgenommen werden und nicht notfallmässig durchgeführt werden müssen, die Sterblichkeit gegen Null senken, wie der alte Chirurg früher mit einer viszeralen Risikostudie gezeigt hat. Dies bedingt aber im Moment noch, dass Patienten mit eindeutigen, schweren Schwächen bezüglich Herz- oder Lungenfunktion oder mit gefährlichen Infektionen und anderen Risikofaktoren von der Operation ausgeschlossen werden. Im Interesse des Patienten kann man wohl so verfahren, wenn die zu operierende Krankheit nicht lebensbedrohend ist. Aber wenn es ums Überleben geht wie bei der Transplantation, wenn eine Organtransplantation vital indiziert ist? Da ist doch die Hoffnung des Patienten, der ohne diese Operation keine Aussicht auf ein längeres Leben mehr hat, höher einzustufen als eine schöne Statistik für die wissenschaftliche Publikation. Darum wird heute mit einer nicht zu engen Indikationsstellung zur Organtransplantation eine Nullsterblichkeit kaum zu erreichen sein. Der Traum aber bleibt doch die ideale Operation, die alle Patienten überleben!

Toleranz anstelle ungezielter Immunsuppression

Ein weiterer Traum wären Behandlungsverfahren nach der Transplantation, deren einzige Wirkung auf die Verhinderung der Abstossung der transplantierten Organe zielt, also zu erreichen, dass eine Transplantation gar keine Immunreaktion mehr auslöst. Die heute noch als Routine eingesetzten und für den Erfolg unentbehrlichen immunsuppressiven Massnahmen wirken samt und sonders unspezifisch, ungezielt, denn sie lähmen einfach die Immunabwehr des Körpers gegen alles Fremde. Unerwünschte, aber nicht vermeidbare Folgen der heutigen Behandlung sind die Schwächung der Infektionsabwehr und viele andere Nebenwirkungen bis hin zur Begünstigung des Entstehens bösartiger Geschwülste. Dass diese Nebenwirkungen medikamentenspezifisch sein können und dass nicht bei allen Medikamententypen die gleichen Nebenwirkungen und nicht alle zusammen auftreten, ist für die betroffenen Patienten kein Trost.

Als Billingham, Brent und Medawar im Jahre 1953 die erworbene immunologische Toleranz beschrieben hatten, glaubte die bald aufkommende Generation der Transplanteure, dass dieses Phänomen die elegante Lösung aller Probleme rund um die Transplantation von Fremdgewebe bringen würde. Auch der Schreibende war als junger Chirurg überzeugt, dass er die Einführung dieses Prinzips in die Klinik als Ersatz für die unspezifischen Medikamente noch erleben würde. Aber er wartete während seiner ganzen Aktivzeit immer vergebens. Nicht dass die Toleranz vergessen gegangen wäre; sie war immer wieder ein Gesprächsthema unter Klinikern und auch für die hochrangigen Spezialisten.

Aber siehe da: Im Jahre 2008 publizierte ein australisches Team in einer sehr renommierten Fachzeitschrift die Krankengeschichte eines neunjährigen Mädchens, bei dem nach Lebertransplantation mit einer aussergewöhnlichen Behandlung ein Zustand erreicht wurde, den man wohl als erworbene immunologische Toleranz bezeichnen kann. Nach einem komplikationsreichen Verlauf mit Hämolyse und Chimärismus (im Blut zirkulierten Zellen sowohl des Spenders als auch der Empfängerin) konnte auf die immunsuppressiven Medikamente ganz verzichtet werden. Nach 17 Monaten zeigte das Mädchen weder Zeichen für eine Abstossung noch solche für eine Antiwirt-(Graft-versus-host-)Reaktion. Einzelfall dank besonderen, noch nicht erkannten Bedingungen? Bleibt der Zustand auch im weiteren, jahrelangen Verlauf immer noch unverändert oder folgt schliesslich doch der Fehlschlag? Oder ist dies der erste Schritt zum entscheidenden Durchbruch? Die Zeit wird entscheiden, letzteres ist zu hoffen. Träumen darf man!

Transplantationen für alle?

Für einmal kein Traum, sondern der Versuch einer nüchternen Voraussage. Heute gehört die Organtransplantation in den hochzivilisierten Ländern zum normalen Heilangebot der Ärzte.

De facto profitiert aber erst ein kleiner Teil der Menschheit von diesem Fortschritt; insbesondere sind weite Teile des Mittleren und Fernen Ostens, Zentralasiens und praktisch ganz (Schwarz-)Afrika noch auf einer Stufe der medizinischen Versorgung, die andere Lücken füllen muss als den Aufbau der Transplantation. Natürlich ist zu hoffen, dass mit der langsamen Entwicklung die Menschen dieser Regionen in Zukunft auch von der Spitzenmedizin profitieren und somit ebenfalls Zugang zu Transplantationen haben werden, aber bis es so weit ist, wird noch sehr viel Zeit verstreichen. Dass die Superreichen und die Potentaten dieser Länder jetzt schon bei einer medizinisch indizierten Transplantation dorthin fahren können, wo sie das Gewünschte erhalten, ändert am generellen Bild fast nichts; diese Profiteure repräsentieren einen verschwindend kleinen Bruchteil der ganzen Bevölkerung.

Sicher ist jetzt schon, dass die unterprivilegierten Massen dieser Länder den Organhunger der Welt nie werden stillen können. Zwar geben sie sich heute noch aus schierer Not als Organlebendspender her und sind damit Teil eines riesigen Netzes von Organhandel und Organhändlern. Wenn aber einst die Organtransplantation für diese Menschen auch einmal als Heilbehandlung Einzug halten wird, wird auch dort der Eigenbedarf nicht zu decken sein. Wann dies Realität werden wird? In den hochzivilisierten Ländern hat der gewaltige Transplantationsaufschwung nach 1980, also vor 30 Jahren, eingesetzt, allerdings unter unvergleichlich viel besseren Vorbedingungen als sie jetzt in diesen Ländern noch anzutreffen sind. In vielen Ländern, die als ehemalige Kolonien erst nach dem 2. Weltkrieg ihre Selbständigkeit erlangt haben, ist zudem die Entwicklung bisher nicht nur positiv verlaufen. Werden wir eine langsame, von Land zu Land unterschiedlich schnelle Zunahme der Transplantation erleben? Wird sie nach 30 Jahren auch Allgemeingut geworden sein? Reine Spekulation!

Organtransplantationen – eines Tages überflüssig?

Man kann darüber nachdenken und sich in Spekulationen ergehen, ob die Organtransplantation eines Tages wohl überhaupt überflüssig werden wird, ob dank den Fortschritten der medizinischen Wissenschaften die heute zum Organversagen führenden Krankheiten schon in einer frühen Phase gestoppt und geheilt werden können. Nur einige wenige Beispiele für einen Wandel in diese Richtung sind heute voraussehbar.

Zuerst zur Niere: Die chronische interstitielle Nephritis als (zahlenmässig aber nicht im Vordergrund stehende) Indikation zur Nierentransplantation kann weiter zurückgehen, wenn die Hauptursache verschwindet, nämlich der Missbrauch von Phenacetin-haltigen Medikamenten als Mittel gegen Schmerz und Stress. Viel umfassendere Ziele und Ansprüche stellt in der Schweiz aber der neue 2010 Zürich zugesprochene Nationale Forschungsschwerpunkt «Kidney.CH», nach Selbsteinschätzung der Universität Zürich das *«weltweit erste Forschungsnetzwerk, das die physiologischen Prozesse der Niere in dieser grossen thematischen Breite untersucht»*. Vorgesehene Investitionen: mehr als 30 Millionen Schweizer Franken. Damit sollen *«neue präventive, diagnostische und therapeutische Ansätze für Nierenkrankheiten»* entwickelt werden. Einfluss auf die Transplantation?

Zur Leber: Die heutige zahlenmässige Hauptindikation zur Lebertransplantation, die chronische und in Zirrhose endende Hepatitis C, würde an Bedeutung verlieren, wenn einmal eine wirksame Methode zur Elimination des Hepatitis-C-Virus zur Verfügung stünde. Wie aber an anderer Stelle bereits erwähnt werden musste (S. 202), liegt eine Lösung dieses Problems jedoch noch in weiter Ferne.

Und zu den anderen Organen: Eine generelle und ins Gewicht fallende Abnahme aller im Organversagen endenden Krankheiten ist vorläufig nicht in Sicht, im Gegenteil. Die Menschheit wird eher noch kränker werden als wieder gesünder. Von den Fortschritten unserer Medizin profitieren zwar Alle, aber bei einem schönen Teil dieser Kranken wird das Leiden nicht eliminiert, sondern nur erträglicher gemacht und die Lebensdauer verlängert. Der alte Transplanteur muss daher nicht besorgt sein, dass seine im früheren, aktiven Leben bevorzugte Tätigkeit dereinst wieder verschwinden könnte und in der Medizingeschichte nur noch einer Fussnote Wert wäre.

Träumereien über Behebung des Organmangels

Der Leser dieser Schrift ist an vielen Stellen mit Klagen über den Organmangel konfrontiert worden. Die Organtransplantation sei Opfer ihres eigenen Erfolgs geworden, wurde geschrieben, denn die Zahl der den Chirurgen zur Verfügung stehenden Organe reiche heute bei weitem nicht mehr aus, um allen Wartenden innert angemessener Frist zum gewünschten neuen und gesunden Organ zu verhelfen. Ob man dieses Faktum als Klage oder als reine Feststellung einordnet, hängt von der Nähe oder Distanz zum Transplantationgeschehen ab; der alte Transplanteur beklagt es.

Wenn diese Diskrepanz zwischen Nachfrage und Angebot mit einem heute bekannten Mittel oder Verfahren behoben werden könnte, wäre sie schon längst behoben. Aber Mittel und Verfahren fehlen offensichtlich. Deshalb lädt der Mangel an Organen für die Transplantation geradezu ein, in Musse, ohne Rücksicht auf Realisierbarkeit und ohne Pflicht zum Erarbeiten eines praktikablen Programms die heutige Realität zu überdenken, Gedankenspiele zu wälzen und von futuristischen Lösungen zu träumen.

Könnte mit vermehrter und noch breitere Kreise ansprechender Werbung eine viel grössere Zahl von Organspendern, ob verstorben oder lebend, gewonnen werden? Also auf einem nicht neuen Weg? Ohne weitere Begründung muss die obgenannte Beurteilung wiederholt werden: Nein! Eine gewisse Steigerung wäre wohl möglich, aber nie und nimmer eine volle Deckung des riesigen Bedarfs.

Würde eine ins Gewicht fallende finanzielle Belohnung, eine Bezahlung der Lebendspender beziehungsweise der Angehörigen von Verstorbenen – natürlich zusätzlich zur heute schon üblichen Übernahme aller Unkosten – die Spendebereitschaft in die Höhe schnellen lassen? Ein solcher Weg ist tatsächlich schon vorgeschlagen (in den USA werden ja Blutspender seit Jahrzehnten bezahlt!), aber noch nie systematisch evaluiert worden. Auch hier könnte erwartet werden, dass eine gewisse oder vielleicht auch signifikante Steigerung der Spendebereitschaft die Folge wäre, aber bei weitem keine genügende. Der Haupteinwand gegen eine Bezahlung ist aber vor allem in den von christlicher Tradition geprägten Ländern ein ethischer: Eine Organspende ist eine Gabe an den Mitmenschen, nicht ein Geschäft.

Könnte es zum Entzug des Rechts der Verstorbenen, testamentarisch eine Organentnahme abzulehnen, kommen und zum Entzug der Verfügungsgewalt der Angehörigen über den toten Körper eines Nächsten? Weil damit allen Verstorbenen die brauchbaren Organe sofort entnommen werden könnten? Das wäre ein gewaltiger Schritt zur heute schon beklagten Kommerzialisierung des menschlichen Körpers! Eine Behebung des Organmangels auf diesem Weg wäre so unethisch, verstösse so gegen den Willen eines Grossteils der Bevölkerung und Schritte in dieser Richtung würden solche Proteste auslösen, dass ein solches Gedankenspiel nur dazu dient, dem Leser klarzumachen, dass eine Deckung des Bedarfs mit menschlichen Organen gar nicht möglich scheint.

Oder wäre doch das Klonen ein Ausweg? Das Züchten von Organen aus pluripotenten menschlichen Zellen? Nicht aussichtslos, ist doch schon vor einigen Jahren ein ganzes Schaf geklont worden. Man entnimmt einer befruchteten und sich teilenden Eizelle, also einem Embryo, vor dem Achtzellstadium die Zellen und transferiert sie in eine normale, in vitro befruchtete und entkernte Eizelle. Durch Zugabe von bestimmten Nährstoffen kann man dann die Entwicklung zum gewünschten Gewebe oder Organ hin lenken, sagen die Spezialisten. Beim Menschen stösst man jedoch auf ein ethisches, nicht ausdiskutiertes Hindernis: Man tötet mit der Zellentnahme den zellspendenden Embryo.

Und die Verpflanzung von tierischen Organen in menschliche Patienten? Dieser Weg wurde schon vereinzelt versucht, wie der aufmerksame Leser dieser Schrift bemerken konnte. Hie und da wurden tatsächlich erste Abstossungskrisen beherrscht, was weitere Forschungen anregte. Es gelang aber nie, Langzeiterfolge zu erzielen. Heute weiss man zum Beispiel von der

Leber, dass viele der über tausend Eiweisse, die sie produziert, auch bei nahe mit den Menschen verwandten Tierararten auf molekularar Ebene inkompatibel mit menschlichen Rezeptoren und Strukturen sein können. Diese Unvereinbarkeiten bleiben für den Ersatz einer verlorenen Organfunktion mit tierischen Organen limitierend.

Nicht genügend menschliche Organe, keine gezüchteten Organe, keine tierischen Organe – was bleibt für die Transplantation übrig? Nur noch Raum für futuristische, von keinem Leser ernstzunehmende Fantasien! Zum Beispiel die Züchtung von Chimären als Organspender, mit tierischem Leib (damit die Tötung nicht als Mord eingestuft wird), aber mit Organen mit menschlichen Genen (damit sie sich der Immunabwehr wie menschliche präsentieren). Und könnte man diese Organquellen so weit perfektionieren, dass sie gar keine Immunreaktion mehr auslösen könnten, dass die immunologische Toleranz quasi eingebaut wäre?

Epilog

Aber zum Schluss zurück in die Gegenwart! Der alte Transplantationschirurg weiss, dass die erfolgreiche Organtransplantation noch sehr jung ist, jünger als er selbst, dass für sie zwar der Frühling mit seinen ersten Blüten angebrochen ist, jedoch noch nicht der Hochsommer der Erfüllung. Und er realisiert, dass er darum die Lösung der noch offenen Fragen getrost einer kommenden Forschergeneration überlassen kann!

Was bleibt: der Dank

Denn jeder nimmt einen Abdruck auf von den Eigenschaften, die ihm am anderen gefallen, und so heisst es: Edles lernst du vom Edlen.
ARISTOTELES

Dank den Vorbildern und Lehrern

Mein Vater, Hans Philipp Largiadèr, war Chefarzt des Landspitals Flawil in der Ostschweiz und – wie damals üblich – verantwortlich für Chirurgie, Innere Medizin und Geburtshilfe. Und das alles mit einem einzigen, noch unerfahrenen Assistenten. Als Kind habe ich zwar nur begriffen, dass der Vater kranke Menschen behandelte, dauernd erreichbar sein musste und für die einzigen Ferien im Jahr selbst für einen Stellvertreter zu sorgen hatte. Später, als es um die Berufswahl ging, durfte ich einmal bei einer Appendektomie und später bei einer Gallenblasenoperation zuschauen; nun wusste ich, was der Vater tat und das Wunschziel Chirurgie konkretisierte sich. Dass ich dann schon während des Studiums insgeheim dachte, einmal in Zürich Professor und Chef zu werden könnte ein Lebensziel sein, war sicher zum Teil von Vaters Erzählungen und seiner Hochachtung für seine Lehrer Sauerbruch und Clairmont bewirkt. Die zu Hause den Vater entlastende und fünf Kinder erziehende Mutter unterstützte mich in allen meinen Wünschen und Plänen bedingungslos und sie hat mir kaum je einen wenigstens halbwegs vernünftigen Wunsch abgeschlagen. Sie war eine liebe, geliebte und sorgende Mutter; die Kinder können sich nicht erinnern, von ihr je ein lautes oder unbeherrschtes Wort gehört zu haben. Und offenbar ist meine Bergsteigerpassion ihr Erbstück: In einem nach ihrem Tod gefundenen Brief schrieb die junge Gertrud Stüdli im September 1929 – gute drei Wochen vor der Hochzeit – ihrem Bräutigam: «*Siehst Du, wenn es so schönes Wetter ist und die Berge so nahe winken, dann zieht es mich so hin, dass ich heulen könnte vor Heimweh. Wenn wir nochmals einen Tag hingehen könnten, auf die Marwies oder den Kasten oder nach der Meglisalp wär es mir eine grosse Freude.*»

Im Medizinstudium war es vor allem die Chirurgievorlesung von Professor Alfred Brunner, die mich faszinierte und den Wunsch nach Chirurgie endgültig zu einem höchst erstrebenswerten und, wie es mir schien, zu mir passenden Ziel werden liess. Er war kein brillanter Redner, aber unbestechlich, nüchtern und klar. Sein «*Daran kann ja wirklich kein Zweifel bestehen*», mit dem er jeweils seine Ausführungen über Vorgehen und chirurgische Behandlung eines vorgestellten Patienten abschloss, liegt mir heute noch in den Ohren. Brunner war ein Schüler von Ferdinand Sauerbruch. Mein Vater, der beide gut gekannt hatte, hat immer gesagt, der geniale, fantasievolle und ungeduldige Sauerbruch hätte nicht so grosse Erfolge erzielt, wenn nicht der gewissenhafte Brunner im Hintergrund die Patienten ausgelesen, vorbereitet und nach der Operation nachbehandelt hätte.

Bei meinem Doktorvater, Professor Hans Ulrich Zollinger, lernte ich das wissenschaftliche Schreiben mit präzisen, eindeutigen und ehrlichen Formulierungen. Er war ein Mann mit hohen Ansprüchen; wer jedoch mit guter Arbeit seine Sympathie erworben hatte, durfte im weiteren Leben auf ihn zählen. Helene und ich heirateten, als ich Assistent in seinem Institut für Pathologie des Kantonsspitals St. Gallen war und er hat uns damals die «Gartetöörliregel» mit auf den Lebensweg gegeben (die Helene auch nach Jahrzehnten manchmal zitiert): *«Ausserhalb des Gartetöörlis ist der Mann in seinen Aktivitäten frei, innerhalb befiehlt die Frau.»*

Dr. Andreas Christ in Wattwil wurde mein erster chirurgischer Chef. Auch er hatte die chirurgischen, internmedizinischen und geburtshilflichen Patienten und Patientinnen zu betreuen, allerdings damals mit einem schon etwas grösseren Ärztestab. Seine einmal gemachte Aussage, es hätte in seinem Leben keinen Tag gegeben, an dem er nicht gerne ins Spital zur Arbeit gegangen sei, machte mir einen grossen und nachhaltigen Eindruck. Dass er meinem Vater gegenüber mir eine grosse chirurgische Zukunft voraussagte, erfuhr ich hingegen erst viel später, nach Christs Tod.

Am 16. April 1961 wurde der Schwede Åke Senning im Universitätsspital Zürich (dem damaligen Kantonsspital) mein Chef. Ich erinnere mich noch sehr gut, wie er von Prof. Alfred Brunner mit einer gemeinsamen Visite die Klinik übernahm. Von den damals an dieser Visite Teilnehmenden war ich (als sein Nachfolger) der einzige, der 24 Jahre später seinen Abschied von der Klinik miterlebte. Mein verehrter Chef und Lehrer Senning war ein begnadeter Chirurg und Operateur. Er brachte seinen Schülern die damals modernsten chirurgischen Techniken bei, er zwang uns zum pathophysiologischen Denken und in der Beherrschung von Komplikationen war er der unübertroffene Meister. Seine hohe, elegante Gestalt mit einem fremdländischen Touch machte ihn zum Star in der Fakultät und in Gesellschaftskreisen. Verbunden mit einer streng naturwissenschaftlichen Lebensphilosophie war eine fast barocke Fantasie. Er passte in kein Schema; wenn die Oberärzte seine Weisungen zuhanden der Assistenten zu Papier gebracht hatten, mussten sie sich häufig von diesen Assistenten belehren lassen, der Chef habe das Verfahren bereits weiterentwickelt.

Und noch einem chirurgischen Vorbild bin ich sehr dankbar, Owen H. Wangensteen, Professor und Chairman des Departement of Surgery der University of Minnesota Hospitals in Minneapolis. Obwohl zu seiner Zeit einer der führenden und bekanntesten US-Chirurgen, kümmerte er sich um jeden seiner Assistenten persönlich (wobei ich das Gefühl hatte, wir profitierten von einem zusätzlichen Schweizer-Bonus). Er förderte alle Nachwuchschirurgen, die ein neues Gebiet erschliessen wollten, wie C. Walton Lillehei die offene Herzchirurgie und Richard C. Lillehei die Organtransplantation. Als er einmal während unserer Minneapolis-Zeit für einen Kongress in Zürich weilte, legte er Wert auf ein Treffen mit meinen Eltern.

Und was er einmal als sein «Credo of a Surgeon» vorgetragen und niedergeschrieben hat, habe ich mir immer wieder in Erinnerung gerufen, wenn meine Laufbahn zu stocken drohte oder ich Misserfolge bewältigen musste: *«The investigator with a spirit of dedication, and an unalterable love for his field of endeavor, and a willingness to plod on despite small gains – yet with an eye on the horizon, this is the person whose work most likely will come to affect the attitudes and practices of the day. Life presents very few bridges to help us over the morass of daily confusions, difficulties and obstacles. In our climb, each of us must erect his own Jacob's ladder. There is no escalator to success.»*

Dank den politischen Vorgesetzten

Auch ein Universitätsprofessor und Klinikdirektor, der definitionsgemäss sein Fach auf der höchsten Stufe vertritt und fachlich keine höhere Instanz mehr über sich weiss, muss sich als Staatsangestellter in anderen Belangen auch in eine Ordnung einfügen. Und im Rahmen dieser Ordnung hat er zwei vorgesetzte politische Instanzen. In den für meine Zürcher Karriere entscheidenden Jahren waren sowohl die Universität als auch ihr Spital noch direkt der Kantonsregierung unterstellt; die Instanz war der Regierungsrat selbst. Ich bin meinen damaligen Vorgesetzten, dem Bildungs-(damals Erziehungs-) Direktor Dr. Alfred Gilgen und dem Gesundheitsdirektor Dr. Peter Wiederkehr für Wohlwollen und Förderung sowie für objektive Einschätzung der Entwicklung der Chirurgie heute noch sehr dankbar. Sie haben entscheidend dazu beigetragen, dass ich meinen beruflichen Lebenstraum verwirklichen konnte.

Dank den Transplantationskollegen weltweit

In meinem Berufsleben habe ich sehr viele Transplantationsfachleute – Chirurgen und andere Spezialisten – kennengelernt, ausnahmslos Kollegen, die mir mit Wohlwollen begegnet sind und von denen ich auch profitiert habe. Viele, aber nicht alle, werden in diesem Buch erwähnt. Ich danke allen herzlich, ohne sie an dieser Stelle nochmals namentlich aufzuführen, mit einer Ausnahme: Gerhard Opelz hat mir in grosszügiger Weise erlaubt, Daten und insbesondere Überlebenskurven aus seiner einmalig grossen und vielseitigen Collaborative Transplant Study in dieses Buch aufzunehmen.

Dank den Mitarbeiterinnen

Forschen kann man zum Teil allein; für grössere Operationen und insbesondere für Transplantationen ist man aber auf die Hilfe einer ganzen Gruppe von Mitarbeitenden – zu meiner Zeit de facto fast ausschliesslich Mitarbeiterinnen – angewiesen. Die Transplantationspatienten entsprachen zwar zahlenmässig immer nur einer Minderheit des Gesamtkrankenguts der Klinik; bezüglich gedanklicher Inanspruchnahme und Pflege war ihr Anteil aber weit grösser. Wenn ich nachfolgend einige mit der Transplantation Verbundene namentlich nenne, stehen diese stellvertretend für eine sehr grosse Zahl von tüchtigen Mitarbeiterinnen, die mir während meiner fast 35 Jahre dauernden klinischen Transplantationstätigkeit zur Seite gestanden sind. Einige damals noch junge sind jetzt noch im USZ tätig.

Als ich ab 1965 in Zürich einen Transplantationsdienst aufbaute, konnte ich mit stillschweigender Duldung meines Chefs Senning Laborantinnen zweckentfremden, denn neue Stellen gab es schon damals nicht. Marika Popradi schickte ich nach Leiden (Niederlande), um die Typisierung zu erlernen; sie war daneben meine erste Sekretärin. Rosmarie Gasser-Sponagel verstärkte die Typisierung, wie anschliessend Monika Retsch, die später während langer Jahre die Transplantationsadministration besorgte. Später wurde die letztgenannte Stelle zur Transplantationskoordination ausgebaut, eine Aufgabe, die Petra Seeburger vorerst im Alleingang mit grossem Einsatz bewältigt hat.

Wenn für einen Patienten der Warteliste ein geeignetes Organ zur Verfügung steht, wird er notfallmässig ins Spital aufgeboten, dort nochmals gründlich untersucht, wenn nötig vorbehandelt und dann in den Operationssaal gefahren. Dort sorgt vorerst neben dem Anästhesieteam eine Spezialistin, damals Operationsschwester (und heute Dipl. Pflegefachfrau FA) genannt, für alle nötigen Operationsvorbereitungen; der Chirurg kommt erst später dazu. Aus dem goldenen Zeitalter der Nierentransplantation, als uns Patienten aus der halben Schweiz zugewiesen wurden und ich die meisten Nieren selbst transplantierte, ist mir als Operationsschwester Rösli Michel aus dem bernischen Guggisberg in dauernder Erinnerung geblieben. Ihre Liebenswürdigkeit, ihre hohe fachliche Kompetenz und ihr engagiertes Mit- und Vorausdenken bei den Operationen sind unerreicht geblieben; nie wieder habe ich so schnell und harmonisch Nieren transplantiert wie damals, als sie am Tisch stand.

Nach der Operation wird der Patient oder die Patientin in die Intensivstation verlegt. Senning hatte kurz nach seinem Amtsantritt die erste Intensivstation unseres Landes durch Umfunktionieren und Ausrüsten von zwei Achterpatientenzimmern geschaffen, klinikintern Herzwachsaal genannt. Später wurde noch ein Zweierzimmer dazugeschlagen, das sogenannte Nierenzimmer. Von den vielen dort die Transplantationspatienten betreuenden Pflegefachfrauen erinnere ich mich besonders an Helen Fürst. Sie war stets präsent, leise und höflich, wenn nötig mit einem leicht spöttischen Ton in der Stimme. Wenn ein unerfahrener Oberarzt unklare Verordnungen schrieb, brachte sie es fertig, ihn zu korrigieren, ohne dass er sich beleidigt fühlte. Wegen der Verbundenheit mit der Transplantation wechselte sie später in meine Klinik für Viszeralchirurgie.

Nachdem ich Klinikdirektor geworden war, wurde für meine Klinik durch Erweiterung des Hörsaaltrakts eine neue Intensivstation gebaut, bei deren Planung und Ausführung ich mitwirkte und dafür gerne viel Zeit opferte. Selbstverständlich veranlasste ich den Einbau eines Isolierzimmers für die Transplantationspatienten. Nach dem Bezug der in meinen Augen damals «schönsten Intensivstation des Landes» Anfang Juni 1990 amtete die Walliserin Irene Hasler weiterhin als Leiterin. Nachdem sie wenig später im Pflegedienst Karriere machte, übernahm Regula Weidkuhn aus dem bündnerischen Versam die Leitung und behielt sie über meine Pensionierung hinaus. Sie verfügte neben profunden Kenntnissen wie Irene über eine natürliche, sich gar nicht primär nach aussen manifestierende Autorität.

Nach der Intensivphase wurden unsere Transplantationspatienten bis zur Entlassung in einer Normalbettenstation der Klinik weiter behandelt; ich legte grössten Wert darauf, dass sie nicht einfach in die Medizinische Klinik abgeschoben wurden. Privatpatienten wurden in die Privatabteilung verlegt, die weitaus häufigeren Allgemeinpatienten in ein Zweierzimmer der Bettenstationen DO I und II, geführt von Brigitte Gasser und von Priska Schibli, und die glücklicherweise selteneren Transplantatträger mit einer Infektion in ein Zweierzimmer der von Waltraud Kerec geleiteten Station

DO III. Auf diesen Normalstationen wurden sie vom Pflegedienst sowie einem Assistenten und einem Oberarzt betreut; ich selbst sah sie mindestens einmal wöchentlich auf der Chefvisite. An dieser von einem Teil der heutigen Generation oft belächelten Institution hatten am Freitagnachmittag, soweit abkömmlich, alle Ärzte der Klinik und obligatorisch die Dienstequipe des kommenden Wochenendes teilzunehmen, damit die weitere Behandlung besprochen und auch der Pflegedienst spezielle Anliegen einbringen konnte. Auch wenn keine Transplantationspatienten auf den Stationen lagen, war mir die wöchentliche, gemeinsame Visite mit den charmanten, ungemein tüchtigen und mir wohlgesinnten Mitarbeiterinnen immer eine grosse Freude.

Dank den Schülern

Zu den vornehmsten (und meines Erachtens nicht delegierbaren) Aufgaben eines Klinikdirektors gehört es, aus der grossen Zahl seiner Assistenten diejenigen zu erkennen und gezielt zu fördern, denen man das Potential zum Erreichen hoher chirurgischer Ziele zutraut. Weil mir Senning schon mehr als zehn Jahre vor seinem Rücktritt das Personelle faktisch überlassen hatte, konnte ich im Universitätsspital auf eine ganze Chirurgengeneration Einfluss nehmen. Und ich bin schon ein wenig stolz, wenn ich mir die heutigen Positionen von vielen meiner Schüler vor Augen führe.

Zwei sind als Transplantionschirurgen an vorderster Front tätig. Daniel Candinas, der schon in meinen letzten Amtsjahren sehr viel zu unserer Transplantation beigetragen hatte, betreut als Ordinarius und Klinikdirektor im Inselspital Bern ein grosses und erfolgreiches Programm der Leber- und Nierentransplantation. Walter Weder ist ebenfalls Ordinarius und als Klinikdirektor im Universitätsspital Zürich für das grösste Lungentransplantationsprogramm unseres Landes zuständig. Meine Leitenden Ärzte, nacheinander Peter Buchmann (bis vor kurzem Chefarzt im Stadtspital Waid; auch Schüler werden älter!), Marco Decurtins (Kantonsspital Winterthur), Rolf Schlumpf (bis vor kurzem Kantonsspital Aarau) und Markus Röthlin (Kantonsspital Münsterlingen), waren mir vollwertige Vertreter, auch für die Transplantation, die sie nach der Wegwahl auf Chefarztstellen natürlich aufgeben mussten. Ihnen verdanke ich, dass ich Ferien mit der Familie verbringen und für Kongresse ins Ausland reisen konnte und dass ich mit Helene weiterhin Viertausender besteigen konnte.

Die Viertausender! Während zwölf Sommern auch mit unseren Kindern, der Reihe nach, sobald sie das nötige Alter erreicht hatten. Höhepunkte waren neben vielen anderen das Lagginhorn mit Philipp 1977, Aletschorn,

Jungfrau und Matterhorn mit Philipp, Markus und Ursina, mit der gleichen Seilschaft die sieben Viertausender des südlichen Monte Rosa an einem Tag, später auch der Mont Blanc, mit Ursina und Thomas der Piz Bernina über den Biancograt, mit Thomas Schreckhorn, Täschhorn, Zinalrothorn und die Aiguille Verte, und schliesslich die Barre des Écrins und ihren Dôme de Neige des Écrins mit Thomas und Hitsch. Und als alle Viertausender bestiegen waren, konnten wir zu den Bergen der Welt fahren, auf den Ararat und zum Elbrus, auf den Hohen Atlas, den Kilimandjaro und den Djebel Musa und im Karakorum über den Ghondo-koro-La ins Baltoro.

Als Scharniere zwischen Klinikleitung und Assistenten fungieren die Oberärzte. Meine etwas überspitzte Formulierung zu deren Stellung lautete damals, eine Klinik könne wohl für eine gewisse Zeit ohne Leitung funktionieren, aber nicht ohne Oberärzte. Sie trugen die Hauptlast der Patientenbetreuung, der Assistenteninstruktion, der operativen Versorgung und der Nacht- und Sonntagsdienste. Dies hatte ich auf dieser Karrierestufe noch selbst erfahren und es galt noch während meiner ganzen Aktivzeit (aber heute wegen der viel grösseren Zahl von Oberärzten nur noch bedingt). Viele waren damals transplantologisch geschult, sie konnten Routineprobleme nach Nierentransplantation selbst lösen, und der Mehrzahl konnte ich nach gebührender Anleitung und Kontrolle auch diese Operation überlassen. Die meisten haben bezeichnenderweise später Chefarztstellen erlangt; erwähnen möchte ich insbesondere Albert Hollinger (Kreisspital Männedorf), Arnold Kohler (Regionalspital Interlaken), Urs Metzger (Stadtspital Triemli in Zürich), Hans-Peter Simmen (jahrelang Chefarzt im Spital Oberengadin in Samedan, jetzt Klinikdirektor Unfallchirurgie im USZ), Othmar Schöb (Spital Limmattal in Schlieren), aber auch Dieter Baumgartner (St. Anna Luzern) und Rainer Hoffmann (Hirslandenklinik Aarau). Mein Assistent Markus Weber, während langen Jahren als Oberarzt und leitender Arzt eine Transplantationsstütze meines Nachfolgers Clavien, ist jetzt Metzgers Nachfolger im Stadtspital Triemli.

Dank an Helene

Meine Frau Helene hat mein ganzes Transplantationsleben begleitet und mich immer bedingungslos unterstützt. Die Freude am Gelingen, aber auch die schlaflosen Sorgennächte der Transplantation hat sie mit mir geteilt. Als wir uns kennenlernten, stand beruflich zwar noch nicht die Transplantation, sondern das baldige Staatsexamen im Vordergrund, aber schon für meine ersten Literatur- und Büchersammlungen zu dem mich schon als jungen

Assistenten faszinierenden Thema hatte sie uneingeschränkt Verständnis. Und bereits in Minneapolis hat sie nachts, wenn die Buben schliefen, meine handschriftlichen Manuskripte korrigiert und in die Maschine getippt. Später wurde die Handschrift durch das Diktaphon abgelöst und die einfache Schreibmaschine durch einen Schreibautomaten und schliesslich durch den Computer – nur die Hilfsmittel änderten sich, nicht ihr Interesse und Einsatz. Sie hat unsere Kinder Philipp, Markus, Ursina, Thomas und Hitsch (Christian) mit viel mehr Zeit und Geduld grossgezogen, als es mir selbst möglich war, sie hat während dieser Zeit ungezählte Manuskriptkorrekturen gelesen und mich auch an Kongresse im In- und Ausland begleitet, wenn nicht gerade ein kleines Kind der Mutter noch wichtiger war als die Wissenschaft. Nach einem Skiunfall im Toggenburg in früheren Jahren, nach einem Bergunfall am Mont Blanc mit 66 Jahren und nach meiner einzigen schweren Krankheit hat sie mich wieder gesund gepflegt. Und als die meisten Kinder ausgeflogen waren, war sie während meinen letzten acht Amtsjahren meine Chefsekretärin und Praxisassistentin im Universitätsspital. Schliesslich hat sie auch die Manuskripte des nun vorliegenden Buchs kritisch gelesen, korrigiert, ergänzt und viele Erinnerungslücken ausgemerzt und wir haben zusammen häufig stundenlang, ja fast tagelang über die richtigen und die besten Formulierungen diskutiert.

Meine ist auch ihre erlebte Transplantationsgeschichte.

Anhang

Warum Aristoteles?

Aristoteles hat die Ethik als eigenständigen Zweig der Philosophie begründet. Er wurde 384 v. Chr. in Mazedonien geboren, als Sohn des Leibarztes des mazedonischen Königs. Schon in jungen Jahren zog er nach Athen an die vom 44 Jahre älteren Platon gegründete Akademie. Platon war ein Schüler von Sokrates; frei formuliert könnte man Aristoteles als philosophischen Enkel des 86 Jahre älteren Sokrates bezeichnen. Platon selbst publizierte unter anderem über den Staat und über das Erkenntnisvermögen; mit der genauen Berechnung der «Platonischen Körper» ist er für immer auch in die Geschichte der Geometrie eingegangen. In diesem hochintellektuellen Milieu verbrachte Aristoteles fast 20 Jahre, zuerst als Schüler und dann als Lehrer und Forscher. Als nach Platons Tod nicht er, sondern ein Neffe Platons die Leitung der Akademie übernehmen konnte, zog er für fünf Jahre an den Hof von Assos und dort heiratete er auch Phytias. 342 v. Chr. wurde er von König Philipp II. als Erzieher des jungen Kronprinzen Alexander zurück an den Hof von Mazedonien gerufen. Er wirkte in dieser Funktion sieben Jahre lang, bis Alexander nach der Ermordung seines Vaters selbst König wurde und als 20-Jähriger zu den Feldzügen ansetzte, dank denen er als «der Grosse» in die Geschichte eingegangen ist. In seinem riesigen, sich bis nach Ägypten und bis nach Indien ausdehnenden Reich verbreitete Alexander die hellenische Kultur, die ihm vor allem von Aristoteles vermittelt und beigebracht worden war. Dieser selbst kehrte nach Athen zurück und gründete mit dem Lykeion seine eigene Schule, in der alle damals existierenden Wissenschaften gelehrt und behandelt wurden, von der Physik über die Biologie bis zur Metaphysik und Ethik. Nach dem Tod Alexanders musste Aristoteles Athen verlassen. Er starb auf der Insel Euböa im Jahr 322 v. Chr., im Alter von 62 Jahren.

Aristoteles' philosophisches Hauptwerk ist «Die Nikomachische Ethik», eine Zusammenfassung seiner früheren Schriften über ethische Fragen. Aristoteles hat sie seinem Sohn Nikomachos mit auf den Lebensweg gegeben, er hat sie noch selbst redigiert, aber wahrscheinlich hat erst der Sohn sie herausgegeben. Dieser auch heute noch gut lesbare Text verzichtet auf schwer verständliche philosophische Höhenflüge und Formulierungen; man braucht nicht jeden Satz dreimal zu lesen, um dessen Sinn zu verstehen. In den seither vergangenen über 2000 Jahren hat der Begriff «Ethik» eine wahre Inflation erlebt; heutzutage gibt es ja kaum mehr einen Wirkungsbereich, dem von dessen Vertretern nicht gerne ethische Relevanz bescheinigt wird. Aristoteles hingegen unterscheidet ethische und verstandesmässige Tugenden. Mit dem Verstand müssen Naturgesetze begriffen werden; das menschliche Handeln hingegen muss sich jeder selbst erarbeiten und so optimieren, dass es zum ethischen Verhalten wird. «*Die verstandesmässige Tugend entsteht und wächst zum grösseren Teil durch Belehrung; darum bedarf sie der Erfahrung und der Zeit. Die ethische dagegen ergibt sich aus der Gewohnheit; daher hat sie auch, mit einer nur geringen Veränderung, ihren Namen erhalten. Hieraus ergibt sich auch, dass keine der ethischen Tugenden uns von Natur gegeben sind.*» (S. 33)

Die den einzelnen Kapiteln des vorliegenden Buchs vorangestellten Zitate stammen aus der Nikomachischen Ethik, herausgekommen im Jahr 2005 im Patmos Verlag GmbH und im Artemis & Winkler Verlag, Düsseldorf/Zürich. Seitenangaben für die Zitate:

S. 15:   S. 100
S. 27:   S. 9
S. 43:   S. 57
S. 55:   S. 125
S. 69:   S. 166
S. 89:   S. 55
S. 99:   S. 76
S. 177: S. 22
S. 263: S. 57
S. 269: S. 112
S. 289: S. 24
S. 305: S. 204
S. 317: S. 50
S. 329: S. 226
S. 337: S. 211

Immunsuppression

In diesem Buch wird häufig die «Immunsuppression» und die «immunsuppressive Behandlung» als unabdingbare Voraussetzung für den Erfolg einer Organtransplantation erwähnt. Nachfolgend wird sie kurz beschrieben.

Diese Kurzfassung darf jedoch keinesfalls als Anleitung zur Selbstbehandlung missbraucht werden. Den Transplantationspatienten wird dringend geraten, sich für alle Belange der für sie entscheidenden wichtigen Immunsuppression ausschliesslich und genau an die Vorschriften ihres zuständigen Transplantationsarztes zu halten.

Begriffsbestimmung
«Immunsuppression» bedeutet wörtlich «die Immunreaktion unterdrückend». Wie bereits beschrieben worden ist (S. 50), werden Fremdtransplantate (mit Ausnahme solcher von eineiigen Zwillingen) von einem normal immunkompetenten, nicht medikamentös geschwächten Organismus durch einen Immunprozess abgestossen, also zerstört.

Mit einer immunsuppressiven Behandlung wird (im Idealfall) das Immunsystem des Organempfängers so weit geschwächt, dass es das fremde Organ nicht mehr zerstören kann. Als Mittel dieser Therapie dienen die immunsuppressiven Medikamente. Sie verschaffen aber den transplantierten Organen keinen lebenslangen Schutz; der prozentuale Anteil der noch funktionierenden Transplantate wird über die Jahre langsam, aber unaufhörlich kleiner.

Wirkungen und Nebenwirkungen
Die immunsuppressiven Medikamente wirken völlig unspezifisch und ungezielt. Es hängt von der Dosierung ab, ob sie das Immunsystem nur schwächen oder ganz lahmlegen. In jedem Fall ist das ganze System betroffen, mitsamt den für den Organismus unerlässlichen und nützlichen Aufgaben.

Das Immunsystem hat sich im Laufe der Evolution ja nicht entwickelt, um die Transplantationschirurgen zu ärgern, sondern zur Abwehr gegen unerwünschte fremde Einflüsse und insbesondere gegen krankmachende Erreger wie Bakterien, Viren und Pilze. Ohne Immunabwehr würde der Mensch in Kürze an schweren Infektionen sterben.

Die bewusst und gezielt eingesetzte massvolle Immunsuppression ist ein menschlicher Trick, um das funktionelle Überleben von transplantierten Organen zu erreichen. Ein besserer Weg wäre das Erzeugen einer erworbenen immunologischen Toleranz (S. 51). Dieser Zustand ist seit mehr als 50 Jahren bekannt, beim Menschen jedoch noch nicht realisierbar.

So ist die heutige Immunsuppression eine Gratwanderung zwischen zu wenig und zu viel. Ist sie zu schwach dosiert oder wird sie nicht regelmässig eingenommen, führt dies zur schleichenden Abstossung und Zerstörung des transplantierten Organs. Mit zu hohen Dosen drohen auf der anderen Seite infektiöse Komplikationen bis hin zur Blutvergiftung (Sepsis).

Aber auch bei korrekter Dosierung der Immunsuppression können an Geweben und anderen Organen Nebenwirkungen und Komplikationen auftreten, von Hautveränderungen und vermehrter Warzenbildung bis hin zu Geschwülsten.

Medikamentenkategorien und Medikamente
Die hier gewählte Reihenfolge der Kategorien und der Medikamentennamen soll in keiner Art als Bewertung oder gar Empfehlung verstanden werden; sie entspricht nur einer ungefähren, historischen Reihung.

Die Markennamen sind in Klammern angefügt; sie können von Land zu Land unterschiedlich sein.

Und nochmals ein wichtiger Hinweis für die Transplantatträger: Ein optimales Therapieresultat wird nur erreicht, wenn die verordneten Medikamente mit der vorgeschriebenen Dosis, regelmässig und in den ebenfalls vorgeschriebenen zeitlichen Abständen eingenommen werden (was leider bei weitem nicht immer befolgt wird, S. 119).

Antimetaboliten: Chemische Substanzen, die natürlichen Stoffwechselprodukten ähnlich sind und deshalb in Konkurrenz mit diesen biochemische Funktionen blockieren können.
– *Azathioprin*: Tabletten, i.v. *(Imurek, Azaimun, Azarek, Azafalk)*;
– *Mycophenolsäure*: Kapseln, Tabletten, Suspension *(Cellcept)*;
– *Mycophenolatmofetil*: Filmtabletten *(Myfortic)*.

Steroide: Synthetisch hergestellte Abkömmlinge des körpereigenen Hormons Cortison. Behandlung von vielen nichtinfektiösen (vorwiegend rheumatischen) Entzündungen sowie auch Verhinderung und/oder Behandlung von Abstossungsreaktionen nach Transplantation.
– *Prednison*: Tabletten *(viele Generika)*;
– *Prednisolon*: intravenös *(Solu-Dacortin)*.

Calcineurin-Inhibitoren: Diese Wirkstoffe hemmen das Calcineurin der Lymphozyten und blockieren dadurch die Synthese von Interleukin, Interferon und anderen Botenstoffen.
– *Ciclosporin A:* i.v., Kapseln *(Sandimmun, Sandimmun Neoral, Cicloral, Neoimmun)*;
– *Tacrolimus:* Kapseln, Infusionslösung *(Prograf)*.

Antikörper: In Tieren erzeugte Antikörper gegen die direkt im Immunprozess involvierten Lymphozyten und Thymozyten sowie monoklonale Antikörper.
– *Antilymphozytenglobulin*: intravenöse Verabreichung *(ALG, Lymphoglobulin)*;
– *antithymozytäres Immunglobulin:* intravenöse Verabreichung *(Thymoglobulin)*;
– *Basiliximab:* intravenöse Verabreichung *(Simulect)*;
– *Daclizumab:* intravenöse Verabreichung *(Zenapax)*.

mTOR-Inhibtitoren: Diese Medikamente binden mTOR, einen Teil des Komplexes, der Wachstumsfaktoren, Energiehaushalt und Proteinproduktion reguliert.
– *Everolimus:* Tabletten, dispergierbare Tabletten *(Certican)*;
– *Sirolimus:* Tabletten, Lösung *(Rapamun)*.

Ausgewählte Artikel aus Transplantationsgesetzen

Tabelle 14
Gesetzliche Regelung der Nachweisverfahren des Todes in Deutschland (Auszug aus dem Transplantationsgesetz vom 7. November 1997).

§ 5: Nachweisverfahren

(1) Die Feststellungen nach § 3 Abs. 1 Nr. 2 und Abs. 2 Nr. 2 sind jeweils durch zwei dafür qualifizierte Ärzte zu treffen, die den Organspender unabhängig voneinander untersucht haben. Abweichend von Satz 1 genügt zur Feststellung nach § 3 Abs. 1 Nr. 2 die Untersuchung und Feststellung durch einen Arzt, wenn der endgültige, nicht behebbare Stillstand von Herz und Kreislauf eingetreten ist und seither mehr als drei Stunden vergangen sind.

(2) Die an den Untersuchungen nach Absatz 1 beteiligten Ärzte dürfen weder an der Entnahme noch an der Übertragung der Organe beteiligt sein. Sie dürfen auch nicht den Weisungen eines Arztes unterstehen, der an diesen Massnahmen beteiligt ist.

Tabelle 15
Gesetzliche Regelung des Todeskriteriums und Feststellung des Todes in der Schweiz (Bundesgesetz über die Transplantation von Organen, Geweben und Zellen [Transplantationsgesetz] vom 8. Oktober 2004).

2. Abschnitt: Entnahme von Organen, Geweben und Zellen bei verstorbenen Personen

Art. 9 Todeskriterium und Feststellung des Todes
1. Der Mensch ist tot, wenn die Funktionen seines Hirns einschliesslich des Hirnstamms irreversibel ausgefallen sind.
2. Der Bundesrat erlässt Vorschriften über die Feststellung des Todes. Er legt insbesondere fest:
    a. welche klinischen Zeichen vorliegen müssen, damit auf den irreversiblen Ausfall der Funktionen des Hirns einschliesslich des Hirnstamms geschlossen werden darf;
    b. die Anforderungen an die Ärztinnen und Ärzte, die den Tod feststellen.

Art. 11 Unabhängigkeit der beteiligten Personen
1. Ärztinnen und Ärzte, die den Tod eines Menschen feststellen, dürfen:
    a. weder an der Entnahme noch an der Transplantation von Organen, Geweben oder Zellen mitwirken;
    b. nicht den Weisungen einer ärztlichen Fachperson unterstehen, die an solchen Massnahmen beteiligt ist.

Tabelle 16
Gesetzliche Regelung der Organentnahme bei Verstorbenen in der Schweiz (Bundesgesetz über die Transplantation von Organen, Geweben und Zellen [Transplantationsgesetz] vom 8. Oktober 2004).

2. Abschnitt: Entnahme von Organen, Geweben oder Zellen bei verstorbenen Personen

Art. 8 Voraussetzungen der Entnahme
1. Organe, Gewebe oder Zellen dürfen einer verstorbenen Person entnommen werden, wenn:
    a. sie vor ihrem Tod einer Entnahme zugestimmt hat;
    b. der Tod festgestellt worden ist.

2. Liegt keine dokumentierte Zustimmung oder Ablehnung der verstorbenen Person vor, so sind ihre nächsten Angehörigen anzufragen, ob ihnen eine Erklärung zur Spende bekannt ist.
3. Ist den nächsten Angehörigen keine solche Erklärung bekannt, so können Organe, Gewebe oder Zellen entnommen werden, wenn die nächsten Angehörigen einer Entnahme zustimmen. Sie haben bei ihrer Entscheidung den mutmasslichen Willen des Verstorbenen zu beachten.
4. Sind keine nächsten Angehörigen vorhanden oder erreichbar, so ist die Entnahme unzulässig.
5. Der Wille der verstorbenen Person hat Vorrang vor demjenigen der nächsten Angehörigen.
6. Hat die verstorbene Person die Entscheidung über eine Entnahme von Organen, Geweben oder Zellen einer Person ihres Vertrauens übertragen, so tritt diese an die Stelle der nächsten Angehörigen.
7. Eine Erklärung zur Spende kann abgeben, wer das 16. Altersjahr vollendet hat.
8. Der Bundesrat umschreibt den Kreis der nächsten Angehörigen.

Tabelle 17
Gesetzliche Regelung der Organentnahme bei Verstorbenen in Deutschland (Auszug aus dem Transplantationsgesetz vom 5. November 1997).

§ 3: Organentnahme mit Einwilligung des Organspenders

(1) Die Entnahme von Organen ist, soweit in § 4 nichts Abweichendes bestimmt ist, zulässig wenn
  1. der Organspender in die Entnahme eingewilligt hatte,
  2. der Tod des Organspenders nach Regeln, die dem Stand der Erkenntnisse der medizinischen Wissenschaft entsprechen, festgestellt ist und
  3. der Eingriff durch einen Arzt vorgenommen wird.

(2) Die Entnahme von Organen ist unzulässig, wenn
  1. die Person, deren Tod festgestellt ist, der Organentnahme widersprochen hatte,
  2. nicht vor der Entnahme bei dem Organspender der endgültige, nicht behebbare Ausfall der Gesamtfunktion des Grosshirns, des Kleinhirns und des Hirnstamms nach Verfahrensregeln, die dem Stand der Erkenntnisse der medizinischen Wissenschaften entsprechen, festgestellt ist.

§ 4: Organentnahme mit Zustimmung anderer Personen

(1) Liegt dem Arzt, der die Organentnahme vornehmen soll, weder eine schriftliche Einwilligung noch ein schriftlicher Widerspruch des möglichen Organspenders vor, ist dessen nächster Angehöriger zu befragen, ob ihm von diesem eine Erklärung zur Organspende bekannt ist. Ist auch dem Angehörigen eine solche Erklärung nicht bekannt, so ist die Entnahme unter den Voraussetzungen des § 3 Abs. 1 Nr 2 und Abs 2 nur zulässig, wenn ein Arzt den Angehörigen über eine in Frage kommende Organentnahme unterrichtet und dieser ihr zugestimmt hat. Der Angehörige hat bei seiner Entscheidung dem mutmasslichen Willen des möglichen Organspenders zu beachten. Der Arzt hat den Angehörigen hierauf hinzuweisen. Der Angehörige kann mit dem Arzt vereinbaren, dass er seine Erklärung innerhalb einer bestimmten, vereinbarten Frist widerrufen kann.

(2) Nächste Angehörige im Sinne dieses Gesetzen sind in der Rangfolge ihrer Aufzählung
  1. Ehegatte,
  2. volljährige Kinder,

3. Eltern oder, sofern der mögliche Organspender zur Todeszeit minderjährig war und die Sorge für seine Person zu dieser Zeit nur einem Elternteil, einem Vormund oder einem Pfleger zustand, dieser Sorgeinhaber,
4. volljährige Geschwister.
5. Grosseltern.

Tabelle 18
Gesetzliche Regelung der Organentnahme bei Verstorbenen in Österreich (Bezieht sich auf Paragraphen 62 a, b und c des Krankenanstaltengesetzes).

Innerhalb Österreich darf ein Organ, Organteil oder Gewebe einem potenziellen Spender nur dann entnommen werden, wenn kein zu Lebzeiten abgegebener Widerspruch vorliegt («Widerspruchslösung»).

Zur wirksamen Dokumentation eines Widerspruches wurde das Widerspruchregister gegen Organspende eingerichtet. Die Führung des mit 1. Jänner 1995 gegründeten Widerspruchregisters wird von ÖBIG-Transplant (Österreiches BundesInstitut für Gesundheitswesen) wahrgenommen.

Für das Ein- und Austragen in diesem Widerspruchregister stehen die entsprechenden Formulare als Download von www.oebig.org zur Verfügung. Jugendliche ab 16 Jahren können Ein- und Austräge eigenständig vornehmen.

Sämtliche Krankenanstalten sind verpflichtet, vor der Entnahme eines Organs oder Organteils (inklusive Gewebe) das Vorliegen eines Widerspruchs zu prüfen.

Neben dem dokumentierten Widerspruch im «Widerspruchregister gegen Organspende» werden auch alle anderen Willensbekundungen bezüglich einer postmortalen Organspende – wie ein in den Ausweispapieren gefundenes Schreiben oder ein mündlich bezeugter Widerspruch im Kreise der Angehörige – respektiert.

Personen, die sich nur kurzfristig in Österreich aufhalten (z. Bsp. Urlaub, Kongresse, Familienbesuche) wird empfohlen, ihre persönlichen Willensbekundungen bezüglich einer postmortalen Organspende schriftlich bei den Ausweispapieren zu deponieren.

Tabelle 19
Aufwandersatz und Versicherungsschutz für Lebendspender in der Schweiz (Bundesgesetz über die Transplantation von Organen, Geweben und Zellen [Transplantationsgesetz] vom 8. Oktober 2004).

Art. 14 Aufwandersatz und Versicherungsschutz
1. Wer bei einer lebenden Person Organe, Gewebe oder Zellen entnimmt, muss sicherstellen, dass diese Person gegen mögliche schwer wiegende Folgen der Entnahme angemessen versichert ist.
2. Der Versicherer, der ohne Lebendspende die Kosten für die Behandlung der Krankheit der Empfängerin oder des Empfängers zu tragen hätte, übernimmt:
    a. die Kosten dieser Versicherung;
    b. eine angemessene Entschädigung für den Erwerbsausfall oder anderen Aufwand, welcher der spendenden Person im Zusammenhang mit der Entnahme entsteht.
3. Die Kostentragungspflicht nach Absatz 2 gilt auch dann, wenn die Entnahme oder Transplantation nicht vorgenommen werden kann. Ist der Versicherer der Empfängerin oder das Empfängers nicht bekannt, so trägt der Bund die Kosten.
4. Der Bundesrat legt insbesondere fest:
    a. gegen welche schwer wiegenden Folgen die Spenderin oder der Spender zu versichern ist;
    b. Inhalt und Umfang der Versicherung nach Absatz 1;
    c. welcher andere Aufwand nach Absatz 2 Buchstabe b zu ersetzen ist.

Tabelle 20
Gesetzliche Regelung der Lebendspende in Deutschland (Auszug aus dem Transplantationsgesetz vom 5. November 1997).

Abschnitt 3: Entnahme von Organen und Geweben bei lebenden Spendern

§ 8: Zulässigkeit einer Organentnahme

(1) Die Entnahme von Organen einer lebenden Person ist nur zulässig, wenn
1. die Person
   a. volljährig und einwilligungsfähig ist,
   b. nach Absatz 2 Satz 1 und 2 aufgeklärt worden ist und in die Entnahme eingewilligt hat,
   c. nach ärztlicher Beurteilung als Spender geeignet ist und voraussichtlich nicht über das Operationsrisiko hinaus gefährdet oder über die unmittelbaren Folgen hinaus schwer beeinträchtigt wird,
2. die Übertragung des Organs auf den vorgesehenen Empfänger nach ärztlicher Beurteilung geeignet ist, das Leben dieses Menschen zu erhalten oder bei ihm eine schwerwiegende Krankheit zu heilen, ihre Verschlimmerung zu verhüten oder ihre Beschwerden zu lindern,
3. ein geeignetes Organ eines Spenders nach § 3 oder § 4 im Zeitpunkt der Organentnahme nicht zur Verfügung steht und
4. der Eingriff durch einen Arzt vorgenommen wird.

Die Entnahme von Organen, die sich nicht wieder bilden können, ist darüber hinaus zulässig zum Zwecke der Übertragung auf Verwandte ersten und zweiten Grades, Ehegatten, Verlobte und andere Personen, die dem Spender in besonderer persönlicher Verbundenheit nahestehen.

(2) handelt von der Aufklärung des Spenders über sein Risiko, von der Erfolgsaussicht der Transplantation, dem Inhalt der Aufklärung und von der versicherungsrechtliche Absicherung der gesundheitlichen Risiken. Die Einwilligung des Spenders ist in einer Niederschrift aufzuzeichnen, die von der aufklärenden Person, dem weiteren Arzt und dem Spender zu unterzeichnen ist. Die Einwilligung kann schriftlich oder mündlich widerrufen werden.

(3) Die Entnahme von Organen darf erst durchgeführt werden, nachdem sich der Organspender und der Organempfänger zur Teilnahme an einer ärztlich empfohlenen Nachbetreuung bereit erklärt haben. Für weitere Voraussetzungen (Freiwilligkeit der Spende, verbotenes Handeltreiben, Finanzieren einer Kommission) wird auf das Landesrecht verwiesen.

Literatur

Das nachfolgende Literaturverzeichnis dient in erster Linie dem Nachweis der Originalpublikationen der im Buch zitierten Autoren. Die zusätzlich aufgeführten Veröffentlichungen sollen dem Leser erlauben, über ein ihn speziell interessierendes Thema noch eingehender zu lesen und mehr zu erfahren, als es der vorliegende, zwangsläufig limitierte Buchtext gestattet.

Sind Organtransplantationen ethisch verantwortbar?

Ach JS, Anderheiden M, Quante M. Ethik der Organtransplantation. Erlangen: Fischer; 2000.

Gutmann T. Medizinische Ethik und Organtransplantation. Ethik Med. 1981;10:58–67.

Hinderling H. Nochmals zur Frage der Zulässigkeit von Organübertragungen. Schweiz. Juristen-Zeitung. 1969;65:234.

Jonas H. Das Prinzip Verantwortung. Versuch einer Ethik für die technologische Zivilisation. Frankfurt a.M.: Insel; 1979.

Kosta U. Gerechtigkeit im Gesundheitswesen und in der Transplantationsmedizin. Basel: Schwabe; 2008

Largiadèr F. Organ-Transplantation. Stuttgart: Thieme; 1966.

Largiadèr F. Ethik und Transplantationsmedizin. In: Bondolfi A, Müller H. Medizinische Ethik in ärztlichen Alltag. Basel/Bern: EMH Schweizer Ärzteverlag; 1999:255–266.

Löffel A. Sterben aus buddhistischer Sicht. Schweiz Ärztezeitung. 2008;89:403–6.

Marlet M. Die ethischen Grenzen der sogenannten «intensive care». Schweiz Ärztezeitung. 1968;49:873.

Morioka M. Bioethics and Japanese Culture: brain death, patients' rights, and cultural factors. Eusebios J Asian Internat Bioethics. 1995;5:87.

Pio XII. Discorsi ai Medici. Ed. Orizzonte Medico. 1959: 465–68.

Thielicke H. Ethische Fragen der modernen Medizin. Mit besonderer Berücksichtigung der künstlichen Lebensverlängerung und der Organtransplantation. Langenbecks Arch Klin Chir. 1968;321:1.

Transplantationen von der Mythologie bis zur Neuzeit

Baronio G. Degli innesti animali. Stamperia e fonderia del genio. Milano; 1804.

Ezechiel. In: Die Heilige Schrift, S. 857. Zürich: Verlag der Zwingli-Bibel;1955.

Lanz O. Zur Schilddrüsenfrage. Sammlung klinischer Vorträge, N.F.98, Band Chirurgie, Leipzig; 1894–1897:55.

Legenda aurea. In: Ökumenisches Heiligenlexikon, 14. Auflage. Güntersloh: Güntersloher Verlagshaus; 2004.

Marchand F. Der Process der Wundheilung mit Einschluss der Transplantation. Stuttgart: Ferdinand Enke; 1901.

Tröhler U. Der Nobelpreisträger Theodor Kocher 1841–1917. Basel/Boston/Stuttgart: Birkhäuser; 1984.

Fünfzig Jahre bis zum Transplantationserfolg – warum so lange?

Baronio G. Degli innesti animali. Milano: Stamperia e fonderia del genio; 1804.

Billingham RE, Brent L, Medawar PB. «Actively acquired tolerance» of foreign cells. Nature. 1953;172:603.

Burnet FM. Immunological recognition of self; in: Nobel lectures physiology or medicine 1942–1962. Amsterdam/London/New York: Elsevier; 1964:689.

Carrel A. La technique opératoire des anastomoses vasculaires et la transplantation des viscères. Lyon méd. 1902;98:859.

Carrel A, Guthrie CC. The transplantation of veins and organs. Amer Med. 1905;10:1101.

Dausset J, Ivanyi P, Colombani J, Feingold N, Legrand L. The Hu-1 system. Histocompatibility Testing. 1967. Copenhagen: Munksgaard; 1967:189–202.

Landsteiner K. Individual differences in human blood. Science. 1931;73:403.

Lexer E. Über freie Transplantationen. Arch Klin Chir. 1911;95:827.

Little CC.. The genetics of tissue transplantation in mammals. J Cancer Res. 1924;8:75.

Loeb L. The grafting of tissues into nearly related individuals in the rat, and the mode of inheritance of individuality-differentials. J Med Res. 1918;38:353.

Mann FC, Priestley JT, Markowitz J, Yater WM. Transplantation of the intact mammalian heart. Arch Surg. 1933;26:219.

Medawar PB. The behaviour and fate of skin autografts and skin homografts in rabbits. J Anat Lond. 1944;78:176.

Medawar PB. The immunology of transplantation. The Harvey Lectures, Series 51, 144–176. New York: Academic Press; 1958.

Medawar PB. Immunological tolerance; in: Nobel lectures physiology or medicine 1942–1962. Amsterdam/London/New York: Elsevier; 1964:704.

Merrill JP, Murray JE, Harrison JH, Guild WR. Successful homotransplantation of the human kidney between identical twins. J Amer Med Ass. 1956;160:277.

Ribbert H. Einige Mitteilungen zu Transplantation und Regeneration. Verh Dtsch Ges Naturf Ärzte. 1908;80:7.

Schlich T. Die Erfindung der Organtransplantation. Erfolg und Scheitern des chirurgischen Organersatzes (1880–1930). Frankfurt a.M.: Campus; 1998.

Schöne G. Vergleichende Untersuchungen über die Transplantation von Geschwülsten und von normalen Geweben. Bruns Beitr Klin Chir. 1908;61:1.

Snell GD. Methods for the study of histocompatibility genes. J Genet. 1948;49:87.

Tyzzer EE. A study of inheritance in mice with reference to their susceptibility to transplantable tumors. J Med Res. 1909;21:519.

Ullmann E. Experimentelle Nierentransplantation. Wien Klin Wschr. 1902;15:281.

Voronoy V. Sobre il bloqueo del apparato reticuloendotelial y sobre la transplantación del riñón cadavérico come método de tratamiento de la anuria consecutive aaquella intoxicación. Siglo Méd. 1936;97:296.

Williamson CS. Some observations on the length of survival and function of homogenous kidney transplants. J Urol. 1923;10:275.

Minneapolis und die Transplantation

Largiadèr F. Carbohydrate metabolism after pancreatic transplantation. Surg Clin N America. 1967;47:1363–9.

Largiadèr F, Lyons GW, Hidalgo F, Dietzman RH, Lillehei RC. Orthotopic allotransplantation of the pancreas. Amer J Surg. 1967;113:70–6.

Lillehei RC, Longerbeam JK, Bloch J, Akbar M. The transplantation of organs by direct vascular suture with special reference to the gastrointestinal tract and spleen. Military Medicine. 1963;128:173–97

Surgical Physiology. A Symposium in Honor of Owen H. Wangensteen. Surg Clinics North America. 1967;47:1301–527.

Wangensteen OH. Credo of a Surgeon following the Academic Line. J Amer Med Ass. 1961; 177:558–63.

Wangensteen OH, Goodale RL, Delaney JP, Doberneck RC, Engle JC, Largiadèr FA. Gastric freezing for duodenal ulcer: Potentiation with vasopressin. Ann Int Med. 1964;61:636–44.

Aufschwung und Zusammenarbeit im deutschsprachigen Europa

Dreikorn K. Geschichte und Entwicklung der klinischen Nierentransplantation in Deutschland aus urologischer Sicht. In: Urologie in Deutschland. Berlin/Hamburg: Springer; 2007:151–9.

Eigler FW. Zur Geschichte der Nierentransplantation in Deutschland. Zentralbl Chir. 2002;127:1001–8.

Largiadèr F. Organ-Transplantation. Mit neun Mitarbeitern. Stuttgart: Thieme; 1966.

Largiadèr F. Organ Transplantation, second edition. With 20 Contributors. Stuttgart: Thieme; 1970.

Largiadèr F, Linder E, Meyer V, Enderlin F, Harder F, Rittmann W, Krneta A, Stirnemann H, Tauber J, Staib I, Halbfass HJ, Mégevand R., Pfeiffer C, Chapuis G, Pichlmaier H, Horisberger B, Sege D. Wirkungsweise und Zielsetzung der Arbeitsgemeinschaft für Transplantationschirurgie. Helv Chir Acta. 1971;38:341–5.

Österreichisches Bundesinstitut für Gesundheitswesen, Koordinationsbüro für das Transplantationswesen: www.oebig.org.

Vahlensieck W, Wessel W, Kozuszek W, Paquet KJ, Gödde S. Histologische Nierenveränderungen nach verschiedenen Kühlungsverfahren der Niere. Z Ges Exp Med. 1967;143: 235–40.

Recht auf eine Organtransplantation und ein Organ?

Largiadèr F. Stand und Aussichten der Nierentransplantation. Veska Zschr. 1972;36:641–2.

Largiadèr F, Linder E, Uhlschmid G. Nierentransplantation 1971. Chirurgisch-organisatorische Aspekte am Beispiel Zürich. Schweiz Med Wschr. 1972;102:721–5.

Largiadèr F. Nierentransplantation im Zeichen des Organmangels. Welche Personen kommen als Nierenempfänger in Frage? Neue Zürcher Zeitung 1995, Nr. 228, 2. Oktober.

Entnahme, Aufbewahrung, Transport und Zuteilung der Organe

Aschoff L. Zur normalen und pathologischen Anatomie des Greisenalters. Berlin/Wien: Urban & Schwarzenberg; 1938.

Schettler G. Der Mensch ist so jung wie seine Gefässe. München/Zürich: Piper; 1982.

Die Nierentransplantation

Amico P, Oertli D, Gürke L, Bachmann A, Gratwohl A, Halter J, Aschwanden M, Pargger H, Infanti L, Vögele T, Stettler LB, Mihatsch MJ, Steiger J, Dickenmann M. Die ABO-inkompatible Nierentransplantation. Schweiz Med Forum. 2008;40:751–6.

Candinas D, Keusch G, Conrad B, Schlumpf R, Decurtins M, Largiadèr F. A 20-year follow-up of cadaveric kidney allotransplantation. Transplant Proc. 1992;24:2711.

Candinas D, Schlumpf R, Röthlin MA, Binswanger U, Largiadèr F. Thirty-two years of renal transplantation in Zurich. In: Clinical transplants. 1996: 241–7. Los Angeles: UCLA Tissue Typing Laboratory; 1996.

Dew MA, DiMartini AF, De Vito Darbs A et al: Rates and risk factors for nonadherence to the medical regimen after solid organ transplantation. Transplantation. 2007;83:858.

Frazier PA, Davis-Ali SH, Dahl KE. Correlates of noncompliance among renal transplant recipients. Clin Transplant. 1994;8:550–7.

Gämperli A, Leumann E, Neuhaus TJ, Schlumpf R, Largiadèr F. 25 Jahre Dialyse und Nierentransplantation bei Kindern und Jugendlichen in Zürich. Schweiz Med Wschr. 1996;126:77–85.

Hamburger J, Vaysse J, Crosnier J, Tubiana M, Lalanne CM, Antoine B, Auvert J, Amiel JL. Transplantation d'un rein entre jumeaux non monozygotes après irradiation du receveur. Presse Med. 1959;67:1771.

Inderbitzin D, Avital I, Largiadèr F, Vogt B, Candinas D. Kidney transplantation improves survival and is indicated in Fabry's disease. Transplant Proc. 2005;37:4211–4.

Largiadèr F, Weber M, Inderbitzin D, Schlumpf R, Candinas D. 33 Jahre Nierentransplantation in Zürich. Langenbecks Arch Chir. Suppl II, 1998:1568–70.

Murray JE, Harrison JH: Surgical management of fifty patients with kidney transplants including eighteen pairs of twins. Amer J Surg. 1963;105:205–18.

Murray JP, Wilson RE, Tilney NL, Merrill JP, Cooper WC, Birtch AG, Carpenter CB, Hager EB, Dammin GJ, Harrison JH. Five years' experience in renal transplantation with immunosuppressive drugs. Ann Surg. 1968;168:416–33.

Reemtsma K, McCracken BH, Schlegel JU, Pearl MA, Pearce CW, DeWitt CW, Smith PE, Hewitt RL, Flinner RL, Creech O. Renal heterotransplantation im man. Ann Surg. 1964;160:384–408.

Schmid-Mohler G, Pechula Thut M, Wüthtrich RP, Denhaerynck K, De Geest S. Non-adherence to immunosuppressive medication in renal transplant recipients within the scope of the integrative model of behavioral prediction: a cross-sectional study. Clin Transplant. 2010;24:213–22.

Starzl TE, Marchioro TL, Waddell WR. The reverseal of rejection in human renal homografts with subsequent developent of homograft tolerance. Surg Gynec Obstet. 1963;117:385.

Starzl TE, Marchioro TL, Terasaki PI, Porter KA, Faris TD, Herrmann TJ, Vredevoe DL, Hutt MP, Ogden DA, Waddell WR. Chronic survival after human renal homotransplantation. Ann Surg. 1965;162:749–84.

Die Pankreas- und Pankreasinseltransplantation

ACS/NIH Organ Transplant Registry. J Amer Med Ass. 1970;217:1520–9.

ACS/NIH Organ Transplant Registry. Chicago; 1976.

Birkeland SA, Beck-Nielsen H, Rohr N, Socci C, Christensen J, Dierperink H, Jorgensen KA, Knudsen DU et al. Islet and kidney transplantation using ATG and cyclosporin monotherapy and a central facility for islet isolation and purification. Transplant Proc. 1995;27:3150–7.

Burkhard TD. Resultate der kombinierten Nieren-Pankreas-Transplantation mit vesikaler Drainage versus Duktus-Okklusion. Eine retrospektive Studie. Inaugural-Dissertation. Zürich; 1998.

Jakob A, Largiadèr F, Froesch ER. Glucose turnover and insulin secretion in dogs with pancreatic allografts. Diabetologia. 1970;6:441–4.

Kolb E, Ruckert R, Largiadèr F. Intraportal and intrasplenic autotransplantation of pancreatic islets in the dog. Europ Surg Res. 1977;9:419–26.

Largiadèr F. Langzeitresultate der Pankreastransplantation beim Diabetes in der Prä-Ciclosporin-Ära. Schweiz Med Wschr. 1996;126:1433–6.

Largiadèr F, Decurtins M, Schlumpf R. The delayed duct occlusion technique of human pancreatic transplantation. Clin Transplantation. 1990;4:385–92.

Largiadèr F, Kolb E, Binswanger U. A long-term functioning human pancreatic islet allotransplant. Transplantation. 1980;29:76–7.

Largiadèr F, Rosenmund H, Jakob A. Das Verhalten der Serumamylase bei normalen, pankreatektomierten und pankreastransplantierten Hunden. Schweiz Med Wschr. 1968;98:323–7.

Largiadèr F, Uhlschmid G, Binswanger U, Zaruba K. Pancreas rejection in combined pancreaticoduodenal and renal allotransplantation in man. Transplantation. 1975;19:185–7.

Largiadèr F, Wegmann W. Experimental orthotopic allotransplantation of the pancreas. Transplant Proc. 1971;3:497–500.

Lillehei RC, Simmons RL, Najarian JS, Weil R, Uchida H, Ruiz JO, Kjellstrand CM, Goetz FC. Pancreatico-duodenal allotransplantation. Experimental and clinical experience. Ann Surg. 1970;172:405–34.

Markmann JF, Deng S, Huang X, Desai NM, Velidedeoglu EH, Lui C, Frank A, Markmann E, Palanjan M et al, Barker CF. Insulin independence following isolated islet transplantation and single islet infusions. Ann Surg. 2003;237:741–50.

Shapiro AMJ, Lakey JRT, Ryan EA, Korbutt GS, Toth E, Warnock GL, Kneteman NM, Rajotte RV. Islet transplantation in seven patients with type I diabetes mellitus using a glucocorticoid-free immunosuppressive regimen. New Engl J Med. 2000;343:230–3.

Sollinger HW, Odorico JS, Knechtle SJ, D'Alessandro AM, Kalayoglu M, Pirsch JD. Experience with 500 simultaneous pancreas-kidney transplants. Ann Surg. 1998;228:284–96.

Terasaki PI, Cecka JM. World transplant records. University of California; 1995.

Der Pionier der Herztransplantation

Barnard CN. A human cardiac transplant: an interim report of a successful operation performed at Groote Schuur Hospital, Cape Town. South Afr Med J. 1967;41:1271.

Carrel A, Guthrie CC. The transplantation of veins and organs. Amer Med. 1905;10:1101.

Demichow VP. Experimental transplantation of vital organs. New York: Consultants Bureau; 1962 (Russian Edition: Moscow; 1960).

Dong E, Griepp RB, Stinson EB, Shumway NE. Clinical transplantation of the heart. Ann Surg. 1972;176:503–8.

Hardy JD, Chavez CM, Kurrus FD, Neely WA, Eraslan S, Turner MD, Fabian LW, Labecki TD. Heart transplantation in man: developmental studies and report of a case. J Amer Med Ass. 1964;188:1132.

Human Heart Transplantation. South Afr Med J. 30 Dec 1967.

Lower RR, Shumway NE. Studies on orthotopic homotransplantation of the canine heart. Surg Forum. 1960;11:18.

Mann FC, Priestley JT, Markowitz J, Yater WM. Transplantation of the intact mammalian heart. Arch Surg. 1933;16:219.

Shumway NE, Lower RR, Stofer RC. Transplantation of the heart. In: Advances in Surgery. 1966; 2. Year Book Medical. Chicago; 1966:265–84.

Die Herztransplantation

Mohacsi P, Carrel T. Herztransplantation – Indikation, Vorgehen, Chancen und Probleme. Therap Umschau. 2005;62:473–6.

Wray J, Hallas CN , Banner NR. Quality of life and psychological well-being during and after left ventricular assist device support. Clin Transplant. 2007;21:622–7.

Yoda M, Tenderich G, Zittermann A, Schulte-Eistrup S, Körfer R. Cardiac retransplantation: a 15-year single-center clinical experience. Transplant Proc. 2008;40:1559–62.

Pioniere der Lebertransplantation

Bismuth H, Houssin D. Reduced-size orthotopic liver graft in hepatic transplantation in children. Surgery. 1984;95:367–70.

Broelsch CE, Edmond JC, Whitington PE, Heffron T, Thistlethwaite J. Application of reduced-size liver transplants as split gratfs, auxiliary orthotopic grafts, and living related segmental transplants. Ann Surg. 1990;212:368–75

Calne RY. Inhibition of the rejection of renal homografts in dogs with purine analogues. Transplant Bull. 1961;28:445.

Calne RY, Williams R. Liver transplantation in man. Brit Med J. 1968;4:535.

Pichlmayr R. Brendel W, Tsirimbas A, Bock E, Thierfelder S, Fateh-Moghadam A, Hornung B, Pfisterer H. Use of heterologous antilymphocyte sera in man. J Cardiovasc Surg. (Torino) 1968;57–62.

Pichlmayr R, Ringe B, Gubernatis G, Hauss J, Bunzendahl H. Transplantation einer Spenderleber auf zwei Empfänger (Splitting Transplantation). Langenbecks Arch Chir. 1988;373:127–30.

Starzl TE. Experience in hepatic transplantation. Saunders; 1969.

Starzl TE, Fung J, Tzakis A, Todo S, Demetris AJ, Marino IR. Baboon to human liver transplantation. Lancet. 1993;341:65–71.

Starzl TE, Groth CG, Brettschneider L, Moon JB, Fulginiti VA, Cotton EK, Porter KA. Extended survival in 3 cases of orthotopic homotransplantatio of the human liver. Surgery. 1968;63:549–63.

Die Lebertransplantation

Broelsch CE, Frilling A, Malago M. Should we expand the criteria for liver transplantation for hepatocellular carcinoma – Yes, of course! J Hepatol. 2005;43:569–73.

Candinas D, Joller-Jemelka HI, Schlumpf R, Wicki A, Mutimer DJ, Keusch G, Largiadèr F. Hepatitis C RNA prevalence in a Western European organ donor pool and virus transmission by organ transplantation. J Med Microbiol. 1994;41:220–3.

Clavien PA, Dutkowski P, Trotter JF. Requiem for a champion? Living donor liver transplantation. J Hepatol. 2009;51:635–7.

Powers JJ, Shumaker DA, Rosen HR. Liver transplantation for chronic hepatitis C. Curr Opin Organ Transplant. 2001;6:114–9.

Rosen HR, Martin P. Hepatitis C infection in patients undergoing liver retransplantation. Transplantation. 1998;66:1612.

Russell RT, Pinson CW: Surgical management of polycystic liver disease. World J Gastroenterol. 2007;38:5052–69.

Sarasin-Filipowicz M, Oakeley EJ, Duong FHT, Christen V, Terraciano L, Filipowicz W, Heim MH. Interferon signaling and treatement outcome in chronic hepatitis C. Proc Nat Acad Sci. 2008.

Seiler CA, Dufour JF, Reichen J, Candinas D. Lebertransplantation 2006: Was soll der niedergelassene Arzt wissen? Schweiz Med Forum. 2006;6:312–3.

Wiesner R, Edwards E, Freeman R, Harper A, Kim R, Kamath P, Kremers W, Lake J, Howard T, Merion RM, Wolfe RA, Krom R: Model for end-stage liver disease (MELD) and allocation of donor livers. Gastroenterology. 2003;124:91–6.

Die Lungentransplantation

Cooper JD, Pearson FG, Patterson GA, Todd TRJ, Ginsberg RJ, Goldberg M, DeMajo WAP. Technique of successful lung transplantation in humans. J Thorac Cardiovasc Surg. 1987;93:173–9.

Cottini S, Sailer S, Schuepbach R, Stocker R, Stover JF, Béchir M. Extracorporeal membrane oxygenation (ECMO): Beneficial strategy for lung transplant recipients: A single centre experience from 2006 to 2009. Schweiz Med Forum. 2010;10(Suppl 52):17 Seiten.

Hardy JD, Eraslan S, Webb WR. Transplantation of the lung. Ann Surg. 1964;160:440–8.

Hosenpud JD, Bennett LE, Keck BM, Novick RJ. Effect of diagnosis on survival benefit of lung-transplantation for end-stage lung disease. Lancet. 1998;351:24–7.

Largiadèr F. Preservation of the lung for homotransplantation. A Thesis, submitted to the Faculty of the Graduate School of the University of Minnesota. Minneapolis, June 1965.

Largiadèr F, Manax WG, Lyons GW, Lillehei RC. In vitro preservation of canine heart and lung. Arch Surg. 1965;91:801–4.

Métras J. Note préliminaire sur la greffe totale du poumon chez le chien. C R Acad Sci. 1950;231:1176.

Pasque MK, Cooper JD, Kaiser LR, Haydock DA, Triantafillou A, Trulock EP. Improved technique for bilateral lung transplantation: rationale and initial clinical experience. Ann Thorac Surg. 1990;49:785.

Peek GJ, Mugford M, Tiruvoipati R, Wilson A, Allen E, Thalanany MM, Hibbert CL, Truesdale A, Clemens F, Cooper N, Firmin RK, Elbourne D. Efficacy and economic assessment of conventional ventilatory support versus extracorporeal membrane oxygenation for severe adult respiratory failure (CESAR): a multicentre randomised controlled trial. Lancet. 2009;374:1351–63.

Reitz BA, Wallwork JL, Hunt SA, Pennock JL, Billingham ME, Oyer PE, Stinson EB, Shumway NE. Heart-lung transplantation: successful therapy for patients with pulmonary vascular disease. N Engl J Med. 1982;306:557.

Speich R, Boehler A, Zollinger A, Stocker R, Vogt P, Carrel Th, Lang Th, Schmid R, Stöhr S, Vogt PR, Hauser M, Pasch Th, Russi EW, Follath F, Largiadèr F, Weder W. Die isolierte Lungentransplantation – Evaluation von Patienten und erste Resultate. Schweiz Med Wochenschr. 1995;125:786–95.

Weder W, Speich R, Boehler A, Zollinger A, Stocker R, Lang Th, Largiadèr F. Die isolierte Lungentransplantation. Schweiz Med Wochenschr. 1995;125:475–82.

Die Dünndarmtransplantation

Deltz E, Schroeder P, Gebhardt H, Gundlach M, Engemann R, Timmermann W. Erste erfolgreiche Dünndarmtransplantation. Taktik und chirurgische Technik. Chirurg. 1989;60:235–39.

Deltz E, Schroeder P, Gebhardt H, Gundlach M, Timmermann W, Engemann R, Leimenstoll G, Hansman ML, Westphal E, Hamelmann H. Succesful clinical small bowel transplantation: report of a case. Clin Transplant. 1989;3:89–91.

Fecteau AH, Atkison P, Grant D. Early referral is essential for succesful pediatric small bowel transplantation: the Canadian experience. J Pediatr Surg. 2001;36:681–4.

Grant D, Abu-Elmagd K, Reyes J, Tzakis A, Langnas A, Fishbein T, Goulet O, Farmer D. 2003 report of the Intestinal Transplant Registry. Ann Surg. 2005;241:607–13.

Grant D, Wall W, Mimeault R, Zhong R, Ghent C, Garcia B, Stiller C, Duff J. Successful small-bowel/liver transplantation. Lancet. 1990;335:181–4.

Jan D, Goulet O, Revillon Y. Indications and strategies for intestinal transplantation. Curr Opin Organ Transplant. 1999;4:368–72.

Lauro A, Zanfi C, Ercolani G, Golfieri L, Amaduzzi A, Grazi GL, Vivarelli M, Cescon M, Varotti G, Del Gaudio M, Ravaioli M, Pironi L, Pinna AD. Twenty-five consecutive isolated intestinal transplants in adult patients: a five-yr clinical experience. Clin Transplant. 2007;21:177–85.

Lillehei RC, Goott B, Miller FA. Homografts of the small bowel. Surg Forum. 1959;10:197.

Lillehei RC, Longerbeam JK, Goott B, Goldberg S, Scott WR. Gastrointestinal transplantation. Surg Clin North Am. 1962;42:1191.

Margreiter R: Clinical intestinal transplantatiom: European experience in adults. Transplant Proc. 1997;29:1790–1.

Stauffer UG, Becker M, Karamehmedovic O, Gessendorfer H, Rickham PP. Transplantation of small intestines. J Pediatr Surg. 1974;9:21–8.

Stauffer UG, Becker M, Hirsig J, et al: The risks of small intestinal transplantation for the recipient: experimental results in young minipigs. J Pediatr Surg. 1978; 13: 465-467

Multiorgantransplantationen

Blanche C, Kamlot A, Blanche DA, Kearney B, Wong AV, Czer LSC, Trento A. Combined heart-kidney transplantation with single-donor allografts. J Thorac Cardiovasc Surg. 2001;122:495–500.

Demirci G, Becker T, Nyibata M, Lueck R, Bektas H, Lehner F, Tusch G, Strassburg C, Schwarz A, Klempnauer J, Nashan B. Results of combined and sequential liver-kidney transplantation. Liver Transpl. 2003;9:1067–78.

Izqierdo MT, Almenar L, Morales P, Sole A, Vincente R, Martinez-Dolz L, Moro J, Agüero J, Sanchez-Lazaro I, Salvador A. Mortality after heart-lung transplantation. Experience in a reference center. Transplant Proc. 2007;39:2360–1.

Pinderski LJ, Kirklin JK, McGriffin D, Brown R, Naftel DC, Young KR, Smith K, Bourge RC, Tallaj JA, Rayburn BK, Benza R, Zorn G, Leon K, Wille K, Deierhoi M, George JF. Multi-organ transplantation: Is there a protective effect against acute and chronic rejection? J Heart Lung Transpl. 2005;24:1828–33.

Reitz BA, Wallwork J, Hunt SA, Billingham M, Oyer P, Stinson EB, Shumway NE. Heart-lung transplantation. Successful therapy for patients with pulmonary vascular disease. N Engl J Med. 1982;306:557–64.

Ruiz R, Kunitake H, Wilkinson AH, Danovitch GM, Farmer DG, Ghobrial RM, Yersiz H, Hiatt JR, Busuttil RW. Long-term analysis of combined liver and kidney transplantation at a single center. Arch Surg. 2006;141:735–41.

Starzl TE, Todo S, Tzakis A, Alessiani M, Casavilla A, Abu-Elmagd K, Fung JJ. The many faces of multivisceral transplantation. Surg Gynec Obstet. 1991;172:335–44.

Die Transplantation und die Gesetze

Beecher HK. A definition of irreversible coma. Report of the Ad Hoc Committee of the Harvard Medical School to Examine the Definition of Brain Death. J Amer Med Ass. 1968;205:337–40.

Kommission für Reanimation und Organtransplantation der Deutschen Gesellschaft für Chirurgie. Todeszeichen und Todeszeitbestimmung. Chirurg. 1968;39:196–7.

Largiadèr F, Candinas D, Mosimann F. Organ-Allokation. Bern/Göttingen/Toronto/Seattle: Hans Huber; 1997.

Schott M. Patientenauswahl und Organallokation. Basler Studien zur Rechtswissenschaft, Band 63, Basel/Genf//München: Helbling & Lichtenhahn; 2001

Schweizerische Akademie der Medizinischen Wissenschaften. Richtlinien für die Definition und die Diagnose des Todes. Schweiz Ärztezeitung. 1969;50:431–2.

Schweizerische Akademie der Medizinischen Wissenschaften. Feststellung des Todes mit Bezug auf Organtransplantationen. Basel: SAMW; 2005.

Transplantationsgesetz Deutschlands: http://bundesrecht.juris.de/tpg/index.html.

Transplantationsrecht Österreichs: www.oebig.org/index.php?set_language.

Transplantationsrecht der Schweiz: www.bag.admin.ch/transplantation/0069/index.html.

Organmangel begrenzt die Transplantation

Avenir suisse. Demographie: Was uns morgen erwartet. 2. Auflage; 2006.

Beyeler F, Wälchli-Bhend S, Marti HP, Immer F. Wiedereinführung des Non-Heart-Beating-Donor-Programms in der Schweiz? Schweiz Ärztezeitung. 2009;90:899–901.

Brenner A. Über Körper und Leiber und deren Selbstkommerzialisierung. In: Taupitz J (Hrsg.). Kommerzialisierung des menschlichen Körpers. Berlin/Heidelberg/New York: Springer; 2007.

Magliocca JF, Magee JC, Rowe SA, Mark T, Chenault RH, Merion RM, Punch JD, Bartlett RM, Hemmila MR. Extracorporeal support for oxygen donation after cardiac death effectively expands the donor pool. J Trauma. 2005;58:1095-1102.

Lebendspende als Ausweg aus dem Spendermangel?

Ach JS, Anderheiden M, Quante M. Ethik der Organtransplantation. 1. Auflage. Erlangen: Fischer; 2000.

Cohen RG, Starnes V. Living donor lung transplantation. World J Surg. 2001;25:244–50.

Friedman AL. Payment for living organ donation should be legalised. Brit Med J. 2006; 333:746–8.

Gutmann T. Medizinische Ethik und Organtransplantation. Ethik Med. 1998; Suppl. 1;10:58–67.

Schweizerische Akademie der Medizinischen Wissenschaften. Lebendspende von soliden Organen. Medizinisch-ethische Richtlinien und Empfehlungen. Basel: SAMW; 2008.

Spital A, Jacobs CL. The beauty of the gift: the wonder of living organ donation. Clin Transplant. 2007;21:435–40.

Thiel GT. Das Schweizer Lebendspenderregister und die Krankenkassen. Schweiz Ärztezeitung. 2009;90:307–10.

Thiel GT, Nolte C, Tsinalis D. Das Schweizer Lebendspender-Gesundheitsregister (SOL-DHR). Therap Umschau. 2005;62:449–57.

Organhandel und frevelhafte Organbeschaffung

Abouna GM, Kumar MSA, Samhan M, Dadah SK, John P, Sabawi NM. Commercialization in human organs: a Middle Eastern perspective. Transplant Proc. 1990;22:918–21.

Del Ponte C, con la collaborazione di Chuck Sudetic. La caccia. Io e i criminali di guerra. Milano: Feltrinelli; 2008.

Kilgour D, Matas D. Bloody Harvest. Revised report into allegations of organ harvesting of Falun Gong practitioners in China. www.organharvestinvestigation.net.

Pater S, Raman A. Organhandel. Ersatzteile aus der Dritten Welt. Göttingen: Lamuv; 1991.

Zaugg T. Was geschah in Burrel? Das Magazin (Tages-Anzeiger); 13.02.2010. http://dasmagazin.ch/index.php/was-geschah-in-burrel/.

Gedanken zur Zukunft

Alexander SI, Smith N, Hu M, Verran D, Shun A, Dorney S, Smith A, Webster B, Shaw PJ, Lammi A, Stormon MO. Chimerism and tolerance in a recipient of a deceased-donor liver transplant. N Engl J Med. 2008;358:369–74.

Die UZH – das Zentrum der universitären Medizin. www.mediadesk.uzh.ch.

Friedman AL. Payment for living organ donation should be legalised. Brit Med J. 2006; 333:746–8.

Starzl TE, Zinkernagel RM. Antigen localization and migration in immunity and tolerance. N Engl J Med. 1998;339:1905–13.

Abkürzungen/Glossar

Allogen	von einem fremden Organismus derselben Art
Allokation	Zuteilung (von Organen)
Antigen	(eiweisshaltige) Körpersubstanz, als «fremd» empfunden
Antikörper	Abwehrstoff gegen ein Antigen
ARDS	Acute Respiratory Distress Syndrome
ATC	Arbeitsgemeinschaft für Transplantationschirurgie
Autolog	vom selben Organismus stammend
BAG	Bundesamt für Gesundheit der Schweiz
CHUV	Centre Hôpitalier Universitaire Vaudois in Lausanne
CNDO	Comité National du Don d'Organes
COPD	Chronic Obstructive Pulmonary Disease
CTS	Collaborative Transplant Study Heidelberg (www.ctstransplant.org)
DTG	Deutsche Transplantations-Gesellschaft
ECMO	Extra-Corporeal Membrane Oxygenation
EDHEP	European Donor Hospital Education Program
ELTR	European Liver Transplant Registry
ESOT	European Society for Organ Transplantation
ESR	European Surgical Research – Gesellschaft
ET	Eurotransplant
GDK	Gesundheitsdirektorenkonferenz (Kantonale Direktoren)
GVDH	Graft-Versus-Host-Disease (Antiwirtreaktion)
Heterogen	uneinheitlich
Heterolog	veraltete Bezeichnung für xenogen
Heterotop	nicht an der normalen Körperstelle eingesetzt
Homolog	veraltete Bezeichnung für allogen
HCUG	Hôpital Cantonal Universitaire de Genève
IPTR	International Pancreas Transplant Registry
Insel	Inselspital (Universitätsspital) Bern
Isolog	veraltete Bezeichnung für syngen
KVG	Krankenversicherungsgesetz der Schweiz
MELD	Model for End-Stage Liver Disease (Score)
NHBD	Non-Heart-Beating-Donor (Spender ohne Herzaktion)
ÖBIG	Österreichisches Bundesinstitut für Gesundheitswesen
OPTN	Organ Procurement and Transplantation Network der USA (www.optn.org)
SAMW	Schweizerische Akademie der Medizinischen Wissenschaften
SOAS	Swiss Organ Allocation System (Organzuteilungssystem)
SOLV-LN	Schweizerischer Organ-Lebendspender-Verein
SRK	Schweizerisches Rotes Kreuz
ST	Swisstransplant

STA	Swisstransplant-Arbeitsgruppe
SVK	Schweizerischer Verband für die Gemeinschaftsaufgaben der Krankenkassen
Syngen	von einem genetisch identischen Organismus stammend
TPN	Totale parenterale Nutrition (künstliche Ernährung)
UNOS	United Network of Organ Sharing der USA (www.unos.org)
USZ	Universitätsspital Zürich
Xenogen	von einer anderen Art stammend

Sachregister

A

Abstossung, akut 50, 241
– chronisch 115, 164, 222
Altersobergrenze 291, 298
Ansprüche des Patienten 97
Antilymphozytenglobulin ALG 81, 113, 115, 133, 172
Arbeitsgemeinschaft für Transplantationschirurgie 85, 92, 114, 247, 272
Arbeitsgruppe für Histokompatibilität 86, 247
Arbeitsgruppe für Knochenmarktransplantation 87, 247
Asylantenintermezzo 94 f
Austrotransplant 76
Autonomie des Menschen 310
Azathioprin 65, 109, 115, 133

B

Bauchfelldialyse: s. Peritonealdialyse
Bauchspeicheldrüse: s. Pankreas
Berufungskommission 184
Biomedizinische Ethik 21
Blasendrainage 136
Blood Stem Cells 260
Blutgruppenunverträglichkeit 117, 159
Blutspendezentrum SRK 247
Bluttransfusion 49 f
Buddhismus 17 f
Bulletin Swisstransplant 257, 260 f
Bundesamt für Gesundheit 274
Bundesamt für Sozialversicherungen 250, 265
Bundesgericht Lausanne 201, 271

C

Centre romand de transplantation 162
Chimäre 27, 331
Chirurgienachfolge 183–190
Chirurgische Universitätsklinik
 – Allgemeines Krankenhaus Wien 74

– Basel 155, 220, 254, 258
– Charité Berlin 74
– CHUV Lausanne 197, 220, 155, 254, 258
– Graz 74 f
– Hamburg 167
– HCU Genève 197, 220, 155, 258
– Inselspital Bern 197, 220, 155, 256, 258
– Kantonsspital St. Gallen 77 f, 258
– Landeskrankenhaus Innsbruck 175, 181 ff
– Tübingen 237
– Universitätsspital Zürich 197, 200, 155, 253, 258
Christliche Kirchen 16
Ciclosporin 115, 133, 169, 214
Cluster 240
Collaborative Transplant Study CTS 121, 163 f, 205 f, 221 f
Comité exécutif 252, 256

D

Delayed duct occlusion technique 132 ff
Deutschland 70, 96, 269, 278–287, 311 ff
Dialyse 52, 60, 105, 196
Dritttransplantationen 108
Dünndarmtransplantation 45, 60, 225–237, 269 ff

E

Eidgenössisches Versicherungsgericht 201
Epilog 335
Erlengut-Symposium 274 ff
Ernährung, künstlich, total parenteral 227
Etablissement français des greffes 296
Ethik der Transplantation 15–26
European Society for Experimental Surgery 83, 170

European Society for Organ Transplantation ESOT 171, 214
European Surgical Research 170, 213
Eurotransplant 73, 76, 91, 97, 248, 259, 296

F
Falun Gong 323
Finanzielle Sicherstellung des Spenders 311
Francetransplant 76, 248
Freiwilligkeit der Spende 311 f

G
Gastric Cooling 56
Gesundheitsdirektorenkonferenz 251, 256
Graft-versus-Host-Disease GVHD 229 f, 235
Grosses Lauteraarhorn 187
Groupe des quinze 157, 258

H
Hämodialyse 105
Hautplastik 32, 38
Hauttransplantation 32, 38 f
Herztransplantation 30 f, 60, 147, 165, 249
– von Primatenherzen 60
Herz-Lungen-Transplantation 214, 239, 241 f
Hinduismus 17 f
Histokompatibilität 111
Histokompatibilitätsarbeitsgruppe 86, 247
Histokompabilitätstestung 111
Hornhauttransplantation 40

I
Immunologische Toleranz 51, 330
Immunprozess, -reaktion 50
Immunsuppression 119, 122, 240, 290, 330, 347 f
Inseltransplantation 123–142
Ischämietoleranz 101

Islam 17
Italotransplant 76, 296

J
Judentum 17

K
Kantonsspital St. Gallen 77, 253, 258
Kidney.CH 332
Knochenmarktransplantation 249
Kommerzialisierung des menschlichen Körpers 302, 314, 326, 334
Konfuzianismus 17 f
Kostenexplosion 199
Krankenversicherung 115
Kuratorium für Dialyse und Transplantation 73

L
Lebendspende 24, 116 f, 253, 285 f, 305–316
– Bezahlung? 312 ff, 334
– Dünndarm 307
– gerichtet 314
– Leber 306
– Lunge 308
– Pankreas 307
– Nachteile 309
– nicht gerichtet, anonym 313 f
– Niere 122, 305
– Vorteile 308
Lebendspender
– Gesundheitsregister 310
– Vereine 314
Lebertransplantation 60, 191, 193–208, 249
– Pioniere 167–175
Leiden 111
Leistungskommission 250
Les As de Cœur 155
Lions-Club 250
Lunge
– Konservierung 212
– künstliche 210
– Transplantation 60, 209–224, 249

M
Maastricht-Kriterien 295
Magentransplantation 60
Masterpromotion 65
MELD-Score 205
Membranoxygenator 196, 210
Milztransplantation 45, 60 f
Minneapolis 55 ff
Multiorgantransplantation 239–245
Multiviszeraltransplantation 240, 243 f
Mythologie der Transplantation 329

N
Nephrologische Kommission 26, 247
Nierenersatz 60
Nierentransplantation 43, 52, 60, 70 ff, 77, 105–122, 249
Nobelpreise 52 ff
Non-Heart-Beating-Donor NHBD 294

O
Organaufbewahrung 100
Organentnahme 22, 99
Organersatz
 – Chimäre 335
 – Klone 334
 – von Tieren 208, 249, 334
Organhandel 286–303, 317–327
 – Internationales Verbot? 286, 326
Organmangel 289–303, 315
Organraub
 – verbrecherisch 323
 – von Hingerichteten 324
 – von Serben und Roma 324
Organspende
 – bezahlt, belohnt 319, 334
 – erzwungen 321
 – freiwillig 319
Organspender-Ausweis 300
Organtransplantation
 – für Alle? 331
 – überflüssig? 332
 – notfallmässig 196

Organ-Transplantation (Monographie) 78, 270
Organtransport 102
Österreich 74, 269, 278 287, 311, 314

P
Pankreastransplantation 61–65, 123–142, 250
Patientensterblichkeit 329
Peritonealdialyse 52, 105
Pferd Otto 113, 172
Philosophie 19
Prednison 65, 115, 133

R
Recht auf ein Organ 93
Recht auf eine Organtransplantation 89–98
Rechtswissenschaft 20
ReNaissance 252, 255
Rettungsflugwacht REGA 102

S
Sanitätsdirektorenkonferenz 251
Scandiatransplant 76, 296
Schweizerische Akademie der Med. Wissenschaften 94, 271, 277, 293
Schweizerische Gesellschaft für Transplantation 253, 259
Schweizerischer Transplantiertenverein 155, 202
Schilddrüsentransplantation 39, 45
Shintoismus 17 f
Spanische Grippe 210
Sparkonferenz 274
Spendermangel (s. a. Organmangel) 253, 291, 295
Swisstransplant 76, 156, 247–262, 265, 285, 296, 327
 – Bulletin 257, 260 f
 – Lokalisation 258, 260, 265
 – Präsidenten 249, 252, 255, 257
Swiss Transplantation Society 259

T

Tacrolimus 115
Tarifverhandlungen 251
Thoraxchirurgie 216 ff
Tod des Menschen 22, 278 ff
Totale parenterale Ernährung TPN 232 ff
Transplantat-gegen-Wirt-Reaktion (GVHD) 229 f, 235
Transplantation Dünndarm: s. Dünndarmtransplantation
- Herz: s. Herztransplantation
- Leber: s. Lebertransplantation
- Lunge: s. Lungentransplantation
- Niere: s. Nierentransplantation
- Pankreas: s. Pankreastransplantation

Transplantationsgesellschaft 73, 83
Transplantationsgesetz 269–287
Transplantationskolloquium 81
Transplantationstagungen 83, 252
Transplantationstourismus 319
- Indien 319
- Mittlerer Osten 319
- Moldawien 320
- Totalkosten 320

U

United Network Organ Sharing UNOS 139, 164, 205, 221, 289, 296
Universitätsspital Zürich 94, 200
University of Minnesota Hospitals 56 ff, 177
University of Pittsburgh Transplantation Institute 169

V

Virushepatitis C 202 ff

W

Washington University Saint Louis 215
Widerspruchsregelung 154, 270

X

Xenotransplantation 208, 249

Z

Zustimmung zur Organentnahme 281 ff, 293
Zuteilung der Organe 23, 103, 283 ff
Zweittransplantation 23, 203

Personenregister

A

Adorno Theodor W. 19
Aeppli Regina 161
Ahnefeld, Prof. 180
Alexander der Grosse 33
Alexander III., Papst 33
Allgöwer Martin 186
Amgwerd Rudolf 189
Andersch Gisela 171
Antonius von Padua 37
Aristoteles 19, 32 f, 345 f
Aschoff Ludwig 298
Aubry Geneviève 248, 250
Avicenna 33, 38, 317

B

Ballinger Walter F. 128 f
Barker Clyde F. 128f, 140
Barnard Christiaan 144 f, 151 ff, 172
Baronio Giuseppe 40, 46
Baumann, Prof. der Anatomie 264
Baumgartner Dieter 343
Beham Hans Sebald 38
Belzer Frederic 128
Berenbaum Morris C. 79
Bergson Henri 19
Bernard Claude 39
Berney Thierry 237
Bernstein Eugene F. 79 f
Bhend Samuel 256
Biller-Andorno Nikola 21
Billingham Rupert E. 51, 331
Bischoff Petra 266
Billroth Theodor 43, 69, 180
Bismuth Henri 167, 205
Blaiberg Philip 152
Bodechtel, Prof. 172
Bodner Ernst 75, 181 ff
Boeckl Oskar 79
Bosch Hieronymus 38

Borst Hans 72, 172
Brahma 28
Brendel Walter 71, 112
Brenner Andreas 302
Brent Leslie 51, 84, 153, 331
Brod J. 170
Broelsch Christoph 167, 174
Brosig Wilmhelm 71
Brunner Alfred 110, 216, 337 f
Brunner Felix P. 79
Brunner Urs 187
Brynger Hans 171
Bucher Eugen 79 f, 270
Bücherl Emil Sebastian 71
Buchmann Peter 342
Buff Hans-Ueli 184 f
Buonarroti Michelangelo 37
Burnet Frank MacFarlane 47, 50 ff
Buschor Ernst 94
Bush George W. 169

C

Calne Roy Y. 84, 153, 170 f, 197
Caloz Louis 155, 201, 252
Calvin Johannes 37
Candinas Daniel 77, 207 f, 374, 342
Carrel Alexis 45 ff, 53, 143
Carrel Thierry 156 ff, 160, 165
Celsus 32
Ceppellini R. 170
Chodat, Prof. der Botanik 264
Christ Andreas 338
Clairmont Paul 177, 216, 337
Clavien Pierre-Alain 117, 122, 140
Cooley Denton 241
Cooper Joel 215 f, 219, 221
Cosmas 34 ff
Cotti Flavio 250, 274
Couchepin Pascal 285
Courvoisier Bernard 248

Crafoord Clarence 144
Crosnier J. 170
Cushing Harvey 69

D
Damian 34 ff
Dausset Jean 53 f, 111
Decurtins Marco 197, 342
De Geest Sabina 120
del Ponte Carla 324
Deltz Eberhard 232 f
Demikhov V. V. 143
Dennis Clarence 144
Derom Fritz 213
Descartes René 19
DeWall Richard 144
Dewey John 19
Diener Verena 156 ff, 160 ff
Diocletianus 34
de Magalhaes Fernao 38
Donatello 37
Dreifuss Ruth 273, 276, 278
Dubernard Jean Michel 132, 136, 171
Dürer Albrecht 38

E
Eberle Heinz 187, f, 191
Eigler Friedrich-Wilhelm 70, 72 f
Enderlin Florin 85
Esser Gregor 181

F
Falk Volkmar 162
Felix IV., Papst 35
Forssmann Werner 151
Frey-Wettstein Franziska 96
Fricka, Göttin 28
Frutiger Adrian 136
Fürst Helen 341

G
Galen 32 f, 38, 317
Ganesha 27 ff
Gasser Brigitte 342

Gasser-Sponagel Rosmarie 340
Gelin Lars Eric 170
Genoni Michele 160 f
Gilgen Alfred 217, 339
Gillet Michel 254
Giovanoli Pietro 221
Good Robert A. 79 f
Goodale Bob 56
Gott Vincent L. 144
Grant, Dr. 234
Groth Carl 167
Gruber Ulrich F. 83
Gschnitzer Franz 75, 182 f
Gut Ulrich E. 96
Gutenberg Johannes 37
Gutmann Thomas 311
Guyénod Emile 264

H
Habermas Jürgen 19
Halbfass Hans-Joachim 72, 85
Halsted William 69
Hamburger J. 109
Harder Felix, 85
Hardy James D. 60, 145, 213
Hašek Milan 79
Hasler Irene 341
Hässig Alfred 247
Hauff Günther 78
Hausheer Heinz 272
Heberer Georg 71 f, 173, 178
Heberlein Trix 255 ff, 277
Heidegger Martin 19
Hera, Göttin 28
Herfarth Christian 180, 188 ff
Hilty Gerold 67
Hinderling Hans 20, 271
Hippokrates 15, 32 f, 38, 310, 317
Hoffmann Rainer 343
Hollinger Albert 343
Hossli Georg 190
Huber Hans Jörg 273 f
Humbel René 190

I
Idezuki Yasuo 124
Iliescu Gabriel 84
Immer Franz 261 f

J
Jeannet Michel 86, 248 f, 259 f
Jaspers Karl 19
Jesus von Nazareth 31
Jonas Hans 19, 25, 280

K
Kant Immanuel 19
Kelly William D. 79 f, 124
Kennedy John Fitzgerald 58 f
Kerec Waltraud 342
Kistler Gonzague 248
Kirste Günther 72
Klepetko Walter 74 f, 218 f
Knörr, Prof. 180
Kocher Theodor 39 ff, 45, 53, 69
Kohler Arnold 343
Köhnlein Heinz 180
Kopernikus Nikolaus 38
Kozuszek Waldemar 81
Krneta Alex 85
Krönlein Ulrich 216

L
Lacy Paul E. 128 f
Land Walter 171
Landsteiner Karl 47, 49 f, 53
Lanz Otto 41
Largiadèr
 – Anton 14
 – Anton Philipp 14
 – Christoph 56
 – Felix Anton 248 f, 255 ff, 375
 – Gertrud 337
 – Hans Philipp 337
 – Helene Eva 55, 79, 180, 266, 343
 – Hitsch (Christian) Benjamin 190, 343
 – Markus Felix 55, 66, 182, 343
 – Philipp Ernst 55, 66, 182, 343
 – Ursina Barbara 79, 181 ff, 187, 343
 – Thomas Martin 182, 187, 343
Lehmann Roger 40 f
Leski Michel 86
Lexer Erich 46 f
Lillehei C. Walton 55, 61, 144, 150
Lillehei Richard C. 61 ff, 79 f, 124, 212, 228, 243
Little Clarence Cook 47, 49
Loeb Leo 47 ff
Louisell David W. 79
Lower Richard R. 145
Lukas, Evangelist 31 f
Luther Martin 37

M
Mann F. C. 47, 143
Marchand Felix 40 f
Marchioro T. L. 60f, 168
Margreiter Raimund 74 f, 171, 183, 234
Maria Theresia, Kaiserin 182
Marlet Michael 20
Martinez Carlos 79 f
Marty Dick 325
Mebel Moritz 72
Medawar Peter Bryan 47, 50 f, 53, 84, 331
Mendel Gregor 48
Menuhin Jehudi 59
Métras J. 211
Metzger Urs 343
Meyer, Prof. der Chemie 264
Meyer Viktor 191
Michel Rösli 114, 341
Michielsen Paul 171
Minale, Dr. 114
Mohacsi Paul 165
Mondolfo Lucio 58
Monnier Marcel 274
Montandon André 86
Morel Philipp 252
Mosimann François 274
Mosimann Roger 254
Müller Conrad E. 260 f

Müller Markus Karl 141
Murray Joseph E. 52 f, 72
Muschg Adolf 70
Mühlbacher Ferdinand 75

N
Nagel Reinhard 71 f, 170
Navratil J. 79
Neumayr, Dr. 114
Niederer, Prof. 180
Notter Markus 161

O
Onken, Nationalrat 273
Opelz Gerhard 128, 163, 171, 205, 340
Ovid 113, 115, 269

P
Palestrina Giovanni Pierluigi 38
Palladio 38
Paracelsus 38
Parvati 28
Perren Stefan M. 83
Petritsch Peter 75
Pfeiffer, Prof. 180
Pichlmaier Heinz 71 f, 85, 112, 180
Pichlmayr Ina 171 ff, 175
Pichlmayr Rudolf 71 ff, 79, 112, 171–175, 180
Pius XII., Papst 16
Pien Ch'iao 30
Piza Franz 74 f
Piza-Katzer Hildegunde 75
Popper Karl Raimund 19
Popradi Marika 340

R
Ramseier Hansruedy 79 f
Reemtsma Keith 60
Reitz Bruce A. 146, 214
Remus 35
Retsch Monika 340
Reubi François 79
Reverdin Jacques Louis 39 f

Rockstroh H. 71
Romulus 35
Röhl Lars 72, 170
Röthlin Markus 342
Russell Bertrand 19

S
Sauerbruch Ferdinand 177, 216, 337 f
Scharp David W. 128 f
Scheitlin Walter 79
Schettler Gotthard 301
Schibli Priska 342
Schiesser Marc 122
Schlumpf Rolf 136, 342
Schmid Gerhard 257
Schmid Rudolf 248
Schmid-Mohler Gabriela 120
Schöb Othmar 343
Schönenberger Jakob 248, 249 ff, 267
Schröder Gerhard 174
Schurtenberger Joseph 86, 199, 248
Schwartz E. E. 109
Seeburger Petra 266, 340
Sege Danko 85, 248
Segond Guy Olivier 252 ff, 255
Sennhauser Felix 236 f
Senning Åke 55, 77 ff, 110 ff, 150, 153 f, 190, 217, 231, 271, 338
Shiva 28
Shumway Norman E. 142 f, 145 f, 151, 214, 242
Sigel Alfred 71
Simmen Hans-Peter 221, 343
Šiška Karel 84
Slapak Maurice 171
Sollinger Hans 136
Spath Franz 75
Speck Bruno 87, 248
Speich Rudolf 220
Sprumont Dominique 258
Starzl Thomas E. 60, 109 f, 167 ff
Stauffer Urs 231 f
Steiner Marcel 155
Strauss Richard 171, 190

Sushruta 32
Sutherland David 128 f, 136, 139

T
Talakov Alexander 81
Terasaki Paul I. 111, 128
Thiel Gilbert 86, 310, 313
Thielicke Helmut 16
Traeger Jules 171
Truniger Bruno 67, 79 f
Tschelissnigg Karl Heinz 74, 76
Turina Marko 127, 154 ff, 158 ff, 191, 219
Turretini Olivier 248 f

U
Uhlschmid Georg 171
Ullmann Emerich 43 f, 47

V
Vahlensieck Winfrid 71
van Rood John J. 79, 91, 111, 171, 248
Varco Richard L. 144
Vernet Jacques 248
Vetter Wilhelm 217
Vishnu 28
von Assisi Franz 37
von Bruns Viktor 69
von Eiselsberg Anton 43
von Hohenheim Theophrastus:
  s. Paracelsus
von Langenbeck Bernhard 69
von Segesser Ludwig 157 f
von Uexküll, Prof. 180
von Volkmann Richard 69
Vossschulte Karl 178

W
Wangensteen Owen H. 55 f, 144, 339
Washkansky Louis 151
Weber Markus 140, 343
Weder Hans 161
Weder Walter 215 ff, 219 ff, 224, 342
Weidkuhn Regula 341
Wiederkehr Peter 157, 190, 339
Wotan 28
Wüthrich Rudolf P. 122

Z
Zahner Mathias 200 ff
Zanetta Dominique 257
Zaugg Thomas 325
Zenker Rudolf 172
Zeus 27 f
Zollinger Hans Ulrich 338
Zwingli Ulrich 37

Der Autor

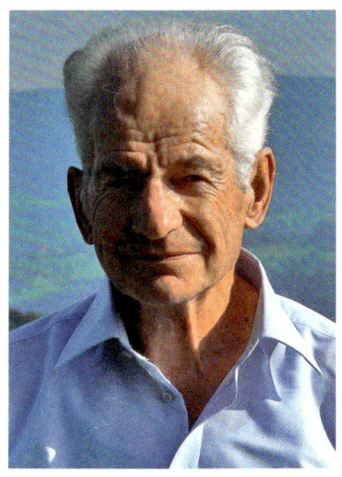

Abb. 33   Felix Anton Largiadèr (Foto: Helene Largiadèr).

Felix Anton Largiadèr, von Santa Maria im bündnerischen Val Müstair.
Verheiratet mit Helene Eva, geb. Sigg. Fünf Kinder.
Geboren (18. Dezember 1930) und aufgewachsen in Flawil. Kantonsschule in St. Gallen, Matura Typus A 1950.
Medizinstudium in Genf, München und Zürich. Staatsexamen (Arzt) im November 1956. Promotion zum Dr. med. 1959 in Zürich.
Assistenzarzt im Krankenhaus Wattwil, im Institut für Pathologie und in der ORL-Klinik des Kantonsspitals St. Gallen sowie in der Chirurgischen Klinik A des Universitätsspitals Zürich.
1963 bis 1965 Research Fellow, Department of Surgery, University of Minnesota Hospitals, Minneapolis, USA. Nachdiplomstudium, Abschluss zum Master of Science in Surgery.
Ab August 1965 im Universitätsspital Zürich. 1967 Habilitation, 1975 Extraordinarius, 1980 Ordinarius ad personam für Organtransplantationschirurgie. Von 1985 bis zur Emeritierung im April 1998 Ordentlicher Professor für Chirurgie an der Universität Zürich, Vorsteher des neu geschaffenen Departements Chirurgie und Direktor der Klinik für Viszeralchirurgie im Universitätsspital Zürich.
Mitglied der Deutschen Akademie der Naturforscher Leopoldina. Ehrenmitglied mehrerer nationaler und internationaler chirurgischer Fachgesellschaften.
Weit über 100 wissenschaftliche Publikationen zu Transplantationsproblemen, vier Bücher über die Organtransplantation, mehrere Lehrbuchbeiträge und viele weitere Texte zur Transplantation. 400 nichttransplantologische Publikationen, vorwiegend zur Viszeralchirurgie.
1985 Mitgründer und Vizepräsident der Stiftung Swisstransplant, Präsident 1998/99, Redaktor des «Bulletin Swisstransplant» bis 2008.

Der Schweizerische Ärzteverlag EMH ist ein Gemeinschaftsunternehmen der Verbindung der Schweizer Ärztinnen und Ärzte FMH und der Schwabe AG, Basel, dem mit Gründung 1488 ältesten Druck- und Verlagshaus der Welt.